Hirschauer/Heimerl/Hoffmann/Hofmann

Soziologie der Schwangerschaft

I0126217

Qualitative Soziologie · Band 19

Herausgegeben von

Jörg R. Bergmann
Stefan Hirschauer
Herbert Kalthoff

Die Reihe „Qualitative Soziologie" präsentiert ausgewählte Beiträge aus der qualitativen Sozialforschung, die methodisch anspruchsvolle Untersuchungen mit einem dezidierten Interesse an der Weiterentwicklung soziologischer Theorie verbinden. Ihr Spektrum umfasst ethnographische Feldstudien wie Analysen mündlicher und schriftlicher Kommunikation, Arbeiten zur historischen Sozialforschung wie zur Visuellen Soziologie. Die Reihe versammelt ohne Beschränkung auf bestimmte Gegenstände originelle Beiträge zur Wissenssoziologie, zur Interaktions- und Organisationsanalyse, zur Sprach- und Kultursoziologie wie zur Methodologie qualitativer Sozialforschung und sie ist offen für Arbeiten aus den angrenzenden Kulturwissenschaften. Sie bietet ein Forum für Publikationen, in denen sich weltoffenes Forschen, methodologisches Reflektieren und analytisches Arbeiten wechselseitig verschränken. Nicht zuletzt soll die Reihe „Qualitative Soziologie" den Sinn dafür schärfen, wie die Soziologie selbst an sozialer Praxis teilhat.

Soziologie der Schwangerschaft

Explorationen pränataler Sozialität

Von Stefan Hirschauer, Birgit Heimerl,
Anika Hoffmann und Peter Hofmann

Lucius & Lucius · Stuttgart

Anschriften der Autoren:

Prof. Dr. Stefan Hirschauer
Anika Hoffmann
Peter Hofmann
Institut für Soziologie
Johannes Gutenberg-Universität
Jakob-Welder-Weg 12
55099 Mainz

Dr. Birgit Heimerl
Deutsches Jugendinstitut e.V.
Nockherstraße 2
81541 München

Bibliographische Information der Deutschen Nationalbibliothek

Die Deutsche Nationalbibliothek verzeichnet diese Publikation in der Deutschen Nationalbibliographie; detaillierte bibliographische Daten sind im Internet über http://dnb.d-nb.de abrufbar

ISBN 978-3-8282-0606-9
ISSN 1617-0164

© Lucius & Lucius Verlagsgesellschaft mbH · Stuttgart · 2014
Gerokstraße 51 · D-70184 Stuttgart · www.luciusverlag.com

Umschlagentwurf: www.devauxgrafik.de
Druck und Einband: Rosch-Buch, Scheßlitz
Printed in Germany

Inhalt

Die Formierung der Person 168

1. Neuland Schwangerschaft

Dieses Buch befasst sich mit einer Soziologie der Schwangerschaft und des Ungeborenen, genauer: Es will sie ins Leben rufen, denn beide gibt es noch nicht. Die Schwangerschaft ist verglichen mit anderen ‚Lebensabschnittssoziologien' – etwa den Soziologien der Kindheit, der Jugend oder des Alters – ein kaum beforschtes Feld. Der Lebensbeginn ist auch weit weniger erforscht als der biologische Austritt aus der Gesellschaft: Es gibt eine etablierte Soziologie des Todes mit prominenten Studien und kontroversen Thesen, aber was für ein Zustand das Schwangersein – soziologisch gesehen – eigentlich ist, wurde in der Geschichte der Soziologie bislang nicht thematisiert. Woran liegt das? Ein Grund ist sicherlich, dass die Soziologie und das Thema Schwangerschaft durch die Geschlechterdifferenzierung der Gesellschaft auf Distanz gebracht wurden. In der Gründungsphase des Faches war das Schwangersein ebenso eindeutig ‚Frauensache' wie die Professionen der Wissenschaft ‚Männersache'. Soziologen wurden nicht schwanger. Darüber hinaus war die Schwangerschaft – genauso wie die Geschlechterdifferenzierung selbst – eine lebensweltliche Selbstverständlichkeit, die die Soziologie gar nicht als ihr genuines Thema begriff, sondern das sie eher als naturale Voraussetzung nahm. ‚Eigentliche' Soziologie begann postnatal – mit der ‚Sozialisation'. An dieser Ausgangslage haben auch die Frauenforschung und der Aufstieg von Frauen in der Soziologie wenig geändert. Da wurden zwar sowohl die Geschlechter dekonstruiert, als auch viel Kritikwürdiges an der Rolle der Medizin bei der Entstehung neuer Gesellschaftsmitglieder thematisiert, aber das Schwangersein selbst und „dass die Frauen die Kinder kriegen" blieb eigentümlich unangetastet von allgemein-soziologischen Fragen an soziale Zustände dieser Art.

Die hier vorgestellte Studie betritt insofern Neuland. Ihr Gegenstandsbereich sei mit dem heuristischen Begriff *pränatale Sozialität* umrissen. Er bezeichnet ein Geflecht vorgeburtlicher sozialer Beziehungen, das sich mit einer groben Typologie so ordnen lässt: Es gibt (1) *dauerhafte persönliche* Beziehungen (meist) von Paaren als Zeugungsgemeinschaft und werdenden Eltern, die in ein privates soziales Umfeld aus werdenden Großeltern, Tanten, Freunden etc. eingebettet sind; (2) die *werdenden* Beziehungen dieses Paares zu einem *werdenden nahen Dritten* (dem Ungeborenen), um das sich alles dreht: elterliche Erwartungen, Hoffnungen und Sorgen, sowie professionelle Aufmerksamkeiten und Interventionen; (3) ihre *vorübergehenden unpersönlichen* Beziehungen zu mehr oder weniger *fernen Dritten*: Geburtshelfern verschiedener Professionen (Ärzte und Hebammen), aber fallweise auch anonyme Spender, die schon bei der Zeugung körperlich involviert werden. All diese mehr oder weniger zentralen oder peripheren Gestalten sind Teilnehmer einer von Fall zu Fall variierenden sozialen Einheit, die man als Fortpflanzungsgemeinschaft betrachten könnte. Sie umfasst, noch einmal kurz gesagt, dyadische Intimbeziehungen, triadische Beziehungen zu Ungeborenen und Dienstleistungsbeziehungen verschiedener Art.

Die sozial- und kulturwissenschaftliche Forschung im Umkreis von Schwangerschaft und Geburt hat diesen Figuren und ihren Beziehungen in ganz unterschiedlichem Maße Aufmerksamkeit geschenkt. Sie hat sich in ihrer großen Mehrheit auf den dritten Typ von Beziehungen konzentriert und ein breites medizinhistorisches und -anthropologisches Wissen zur *Medikalisierung* der Schwangerschaft geschaffen. Für dieses Ungleichgewicht gibt es vor allem zwei Gründe: erstens den methodischen Grund, dass professionelle Beziehungen leichter zugänglich sind als solche des privaten Lebens. Schon Paarbeziehungen sind als Intimbeziehungen intrinsisch forschungsaversiv (man kommt ihnen für viele Fragestellungen nicht ohne Weiteres nah genug), und Ungeborene scheinen mangels Auskunftsfähigkeit auf den ersten Blick als Teilnehmer an Sozialität überhaupt nicht erforschbar. Zweitens liegen die Gründe in den Relevanzen der Forschung. Schwangerschaft und Geburt sind im Verlauf des 20. Jahrhunderts zu einem Brennpunkt medizintechnologischer Entwicklungen geworden und der Fötus zu einer umstrittenen Figur in rechtlichen, ethischen und politischen Debatten. Die kultur- und sozialwissenschaftliche Forschung hat auf diese Entwicklungen mit zahlreichen kritischen Begleitstudien zu Einzelaspekten reagiert, sie hat also versucht, mit dem Tempo dieser Entwicklungen Schritt zu halten und ihre sozialen Effekte zu beleuchten. Im Ergebnis wissen wir heute sehr viel über die Professionalisierung und Technisierung der Schwangerschaft und die Ausstrahlungseffekte dieser Prozesse auf die oben genannten ersten beiden Beziehungstypen. Aber wir wissen nur sehr wenig über das private Leben der Schwangeren und die allgemein-soziologischen Aspekte des Schwangerseins. Es wurde viel spezielles Wissen generiert (etwa über die Reproduktionsmedizin, über den Ultraschall, über Klinik- und Hausgeburten), aber es fehlt an den Grundlagen einer Soziologie der Schwangerschaft. Es ist, als gäbe es z.B. eine Soziologie der Hausarbeit ohne eine Soziologie der Arbeit, eine Musiksoziologie ohne einen Begriff des künstlerischen Feldes, eine Soziologie der Frau ohne einen Begriff von Geschlechterdifferenzierung usw.

Diesem Mangel will dieses Buch abhelfen. Es zielt auf eine sozialtheoretische Grundlegung der Schwangerschaft und des Ungeborenen als kommunikativ und praktisch konstituierte Phänomene. Es sucht einen soziologisch eigenständigen Begriff der Schwangerschaft und des Ungeborenen als sozialer Entität. Was für ein sozialer Ausnahmezustand ist das Schwangersein? Und was für elementare soziale Prozesse finden rund um Ungeborene statt? Unsere Studie zu diesen Fragen werden wir gleich vorstellen. Zuvor sei einmal in groben Zügen skizziert, was die Forschung als historischen ‚Stand der Dinge‘ über Schwangerschaft und Geburt festgestellt hat.

1.1 Schwangerschaft im 21. Jahrhundert – ein Panoramablick

Legt man die drei Typen pränataler Sozialbeziehungen zugrunde, so lassen sich in der bisherigen kultur- und sozialwissenschaftlichen Schwangerschaftsforschung drei Schwerpunkte ausmachen. Sie fokussierte (1) die Professionalisierung der Geburtshilfe (also die Dienstleistungsbeziehungen), (2) die Effekte der Technisierung der Schwangerschaft auf die gesellschaftliche und elterliche Wahrnehmung des Ungeborenen und (3) die Effekte der Technisierung der Zeugung auf Paarbeziehungen.

(1) Die *Professionalisierung der Geburtshilfe* ist einer der zentralen Gegenstände von historischen Beiträgen zur Schwangerschaftsforschung. Bis ins 19. Jahrhundert hinein entsprach schwanger zu werden einfach der Ordnung der Natur und war ein regelmäßig wiederkehrender Vorgang im Leben verheirateter Frauen (Gelis 1989, Labouvie 2000). Schwangersein und Niederkunft wurden in Analogie zu den Jahreszeiten und den Sternzyklen gedeutet, wobei Frauen als einzige valide Quelle des Wissens galten. Geburt war Frauensache. Ende des 18. Jahrhunderts änderte sich diese starke Stellung; die Professionalisierung der Geburtshilfe führte zu einer Verschiebung der Machtbeziehungen (Seidel 1998). Vor dem Hintergrund der naturwissenschaftlichen Erforschung des weiblichen Körpers (Laqueur 1992) kam es zur Pathologisierung und Abwertung von Frauen; Gebärmutter und Eierstöcke wurden zu ihrem biologischen ,Schicksal' stilisiert. Ann Oakley (1980), die als soziologische Pionierin des Themas *Geburt* bezeichnet werden kann, schildert, wie Frauen ihre reproduktive Autonomie an die damals nur Männern zugängliche Medizin verloren: Sie wurden „victims rather than victors to the experience of birth" (Oakley 1980: 294). Mit den Hebammenordnungen der bürgerlichen Gesellschaft, die die Überwachung der Geburtshilfe durch städtische Ärzte vorsahen, übernahm die Medizin die Kontrolle über die Betreuung Schwangerer. Eine wesentliche Voraussetzung dieser Verärztlichung und Hospitalisierung der Geburtshilfe war deren Verwissenschaftlichung, die ihren Höhepunkt in der Herausbildung der Gynäkologie als Spezialdisziplin für den Gesundheitszustand von Frauen als Frauen fand (Kolip 2000). Es entstand eine nachhaltige Differenzierung von lebensweltlichem und medizinischem Wissen über das Schwangersein. Durch die Akademisierung der Geburtshilfe wurde die Tätigkeit der Hebammen zur ,Semiprofession' und ihr Erfahrungswissen dem medizinischen Wissen nachgeordnet.[1]

Nach einer Reihe späterer historischer Entwicklungen, darunter dem Wider-

---

[1] Auch die kulturvergleichende *Anthropology of Birth* (Jordan 1993; Davis-Floyd 1992, 2002) stellte daher konkurrierende Wissens- und Erfahrungshorizonte in den Mittelpunkt, indem sie biomedizinisch-technokratische Modelle mit dem verkörperten Wissen der Schwangeren und dem Erfahrungswissen der Hebammen konfrontierte.

stand der Frauenbewegung gegen diese Vermachtung der Geburtshilfe und dem Zugang von Frauen zur Profession der Gynäkologie, stellen sich die Dienstleistungsbeziehungen rund um die Schwangerschaft heute ambivalenter dar. Frauen sind nicht nur passive Rezipientinnen der Medizintechnik, sie pflegen oft einen pragmatisch-flexiblen Umgang mit ihr, der davon abhängt, ob die Techniknutzung den eigenen Prioritäten entspricht oder nicht (Lock/Kaufert 1998). Angesichts der ihnen gebotenen Optionen wurden sie zu einem Hybrid von Patienten-Konsumentinnen, die sich (mit großen sozialen und nationalen Variationen) zwischen Klinik- und Hausgeburt entscheiden können, für oder gegen einen Kaiserschnitt, für oder gegen Pränataldiagnostik usw. Akrich/Pasveer (2004) finden in ihrer Analyse von Geburtsnarrativen in Frankreich und den Niederlanden zwar eine Spaltung zwischen dem Wissen der Klinikangestellten und der verkörperten Erfahrung der Gebärenden, das zu verschiedenen Körperkonzepten führt, aber in der Praxis komme es eher zu einer *Verteilung von ‚Agency'*, also von Handlungsträgerschaft zwischen Gebärenden, Professionellen und Technologien, innerhalb derer ausgehandelt wird, in wessen primäre Zuständigkeit das Ungeborene – noch oder schon – fällt.

(2) Die *Technisierung der Schwangerschaft* ist sicher der aktuell augenfälligste Aspekt ihrer Medikalisierung. Historisch sind hier vor allem eine Reihe von diagnostischen Verfahren zu nennen (Ultraschall 1965, Fruchtwasserpunktion 1966, Chorionzottenbiopsie 1983, PID 1990, gendiagnostischer Bluttest 2012), die die Schwangerschaft kontrollieren und sichern sollen, damit aber auch die sozialen Beziehungen der werdenden Eltern zum Ungeborenen katalysieren. Die Technologie mit der nachhaltigsten Wirksamkeit ist der Ultraschall. Mit seiner Einführung in den 60er Jahren des 20. Jh.s bekam der ‚Fötus' einen gewaltigen Karriereschub, den vor allem Barbara Duden rekonstruiert hat (Duden 1992, 2002; Duden/Schlumbohm et al. 2002). Der Fötus sei primär ein Konstrukt *bildgebender* Verfahren. Seine Fokussierung verändere das leibliche Selbsterleben der Schwangeren, sie werde zum biologischen Umfeld des Ungeborenen, das zu Gunsten des Fötus kontrolliert werden muss.

Viele Studien schließen an diesen Topos der konzeptuellen *Separierung* des Fötus von der Schwangeren an. Die Sonografie sei ein ‚Medienspektakel' (Petechsky 1987), das neben der Frau den Fötus als ein neues Subjekt auf den Plan treten lässt, das mittels Ultraschall in Szene gesetzt wird (Kaplan 1994), so dass eine neue Ästhetik entstanden ist: eine Schwangerschaft ohne Schwangere (Krieger 1995). An dieses Produkt ‚Kind' werden immer mehr Qualitätsanforderungen gestellt (Davis-Floyd/Dumit 1998). Es kann, wie die Entwicklung fötaler Chirurgie zeigt, auch als *Patient* gelten, auf dessen gesundheitliche Normalität sich immer neue diagnostische Techniken richten (Casper 1998).

Gegenläufig zu dieser *Separation* von Fötus und Schwangerer zeigen Studien zum Ultraschall aber auch neue Wege der *Aneignung* des Ungeborenen durch Ärzte, Mütter und Väter. Mit der Einführung bildgebender Verfahren in die

Schwangerschaftsvorsorge änderten sich auch der Zugang zur Schwangerschaft und das Wissen von ihr. Der Monitor eröffnet nämlich nicht nur der Schwangeren, sondern auch werdenden Vätern einen optischen Zugang zum Ungeborenen (Sandelowski 1994: 232). Draper (2002) identifiziert den Ultraschall als medizinische Diagnosetechnik und ‚Beziehungsstiftungstechnik‘, insbesondere für werdende Väter. Man könnte sagen: Das Ritual der ‚Couvade‘ (Meerabeau 1991), das in manchen außerwestlichen Gesellschaften in Form einer ‚kulturellen Schwängerung‘ von Männern das reproduktive Ungleichgewicht zwischen den Geschlechtern ausgleichen soll, hat eine technische Unterstützung bekommen. Nimmt man die beiden Topoi der Ultraschallforschung – die Separation und die Aneignung – zusammen, lässt sich feststellen, dass an Fötalbilder ganz im Sinne der historischen Differenzierung lebensweltlichen und medizinischen Wissens unterschiedliche Relevanzen herangetragen werden: Sie sind Diagnoseinstrument, Medium der Familienbildung, aber auch eine Ressource zur potentiellen Ausquartierung von Müttern aus ihrer Schwangerschaft.

Ein weiterer Aspekt der Möglichkeiten des Ultraschalls ist die Verwissenschaftlichung der Geschlechtsdiagnose, also einer zentralen Dimension der sozialen Identität des werdenden Gesellschaftsmitglieds, die auch für die elterlichen Beziehungen zu ihm hochrangig ist. Der Ultraschall hat kulturgeschichtlich ältere Methoden, den ‚Enthüllungsmoment‘ der Geburt vorzuverlegen und das Geschlecht ‚vorherzusagen‘ (Gelis 1989), weitgehend verdrängt. Dies führt zu neuartigen Wechselwirkungen mit den Geschlechtspräferenzen von Eltern. Während sich in Europa und in den USA inzwischen oft uneindeutige Muster (Pollard/Morgan 2002; Brockmann 2001) oder eine Tendenz zur ‚balancierten Familie‘ (Junge und Mädchen) zeigen (Hank/Kohler 2000), herrscht in vielen Ländern Asiens und Afrikas nach wie vor eine klare Höherbewertung von männlichem Nachwuchs. Die Einführung des Ultraschalls hat hier gravierende demografische Auswirkungen auf das Geschlechterverhältnis (Balen/Inhorn 2003), weil sie die postnatale Vernachlässigung von Mädchen (die vor allem in Mitgiftregeln begründet ist) um eine gezielte geschlechtsselektive Abtreibung ergänzt.

In den USA und Europa hat die Liberalisierung der Abtreibung auf andere Weise zur Separierung des Fötus beigetragen. Nicht nur mit dem Ultraschall, auch mit den gewachsenen Möglichkeiten des Schwangerschaftsabbruchs ist ein Objekt konturiert worden, mit dessen Lebensansprüchen Eltern konfrontiert werden. Luc Boltanski (2007) meint, dass genau dieser Fall der Abtreibung Einblick in die elterliche Konstitution neuer Gesellschaftsmitglieder gebe: Entweder werde das Ungeborene zu einem Tumor, der keine Spuren hinterlassen soll und zur Ausstoßung bestimmt ist, oder es werde durch das

‚Wort' der Mutter (auf die Boltanski seine Analyse verengt),[2] die ihm *Singularität* verleiht, zum Kind. Es handle sich dabei um eine Art vorwegnehmendes Versprechen der Aufnahme des zukünftigen Kindes in die Gesellschaft.

Die Konstruktion des Fötus als Person durch die sonografische Visualisierung und die sie begleitenden autoritativen Diskurse ist insgesamt stark beforscht worden. Ein Hintergrund der auffälligen Polarisierung fötaler Rechte mit den Interessen schwangerer Frauen ist sicher das stets umstrittene Abtreibungsrecht in den USA. Völlig im Schatten der Forschung blieb aber die Frage der Konstruktion des Fötus als Person *durch die Schwangeren selbst*. Man weiß empirisch viel mehr über die Diskursgeschichte des Ungeborenen als über die *intrakorporale* und paarinterne Schwangerschaftskommunikation. Man hat also gute Kenntnisse von deren Überformung durch medizinische und rechtliche Diskurse, aber kaum über den Kern des Geschehens: die innerleiblichen Differenzierungen eines schwangeren Körpers in zwei Entitäten.

(3) Gegenläufig zu den historischen Autonomieverlusten der Frauen gegenüber der Medizin haben die Liberalisierung der Abtreibung, die Reproduktionsmedizin und die technische Entwicklung der Schwangerschaftsverhütung den *Paarbeziehungen* Autonomiegewinne beschert. Sexualität und Schwangerschaft sind heute dreifach entkoppelt: durch Verhütungsmittel, Abtreibungsrechte und künstliche Befruchtung. Kinder sind zu einem entscheidbaren „elterlichen Projekt" (Boltanski 2007) geworden. Das macht es soziologisch umso brisanter, die Veränderungen zu verfolgen, die Paare im Zuge einer Schwangerschaft durchmachen.

Die Schwangerschaft ist für sie eine *Statuspassage,* die Paarbeziehungen unter dem Aspekt werdender Elternschaft restrukturiert. Eine Entbindung ist auch eine „Geburt von Eltern" (Schülein 1990). Mächtige kulturelle Weichenstellungen differenzieren das Elternsein dabei nach Geschlechtszugehörigkeit. Dieses Gendering der Elternschaft ist dabei nicht nur Rollendifferenzierung i.S. ungleicher Arbeitsteilung, sondern eine latente Kontinuierung der kulturellen Prämisse, dass die Eltern eines Kindes sich sozial in ‚Mutter' und ‚Vater' unterscheiden. Tatsächlich stellt die familiensoziologische Forschung eine einschneidende ‚Retraditionalisierung' von Paarbeziehungen durch die Elternschaft fest (Klaus/Steinbach 2002). Zu den kulturellen Weichenstellungen zählen hier etwa die Geschichte der Mutterschaft als normatives Muster (Schütze 1986; Vinken 2001), Strukturen des Arbeitsmarktes, die auf Rollendifferenzierung drängen und ein ubiquitärer Ratgeberdiskurs, der Frauen an ihre Schwangerschaft bindet, Männer dagegen tendenziell davon ent-bindet. Schwangerschaften finden aber heute nicht mehr nur in geschlecht*sungleichen*

---

[2] Boltanskis Studie, die als soziologische Beobachtung gesellschaftlicher Moralisierung beginnt, trägt durch ihre anthropologische Grundsätzlichkeit selbst zur Moralisierung bei. Zu unserer Kritik s. Heimerl et al. (2009).

Paaren statt, die durch dieses Ereignis mehr oder weniger in traditionale Rollen gedrängt werden, es gibt sie zunehmend auch in geschlechts*gleichen* Paarbeziehungen (Clarke 2002; Conolly 2002; Cadoret 2000). Mit der gestiegenen gesellschaftlichen Akzeptanz dieser Paarbeziehungen werden auch Schwangerschaften in ihrem Kontext normalisiert. Das fügt der Soziologie der Schwangerschaft eine Reihe von neuen Themen hinzu: die ‚Domestizierung‘ von Fortpflanzungstechniken mithilfe von privaten asexuellen Samenspenden in Eigenregie; unterschiedliche Formen der Spendersuche (etwa im Bekanntenkreis, über Anzeigen oder mithilfe von Agenturen); die Triadisierung und Abstufung von Elternschaften mit verschiedenen Optionen; eine neue Form der geschlechtlichen Entdifferenzierung von Elternschaft und schließlich die Adjustierung von ‚Ko-Müttern‘, die in verschiedenen Hinsichten das Fehlen einer durch das Austragen und Stillen gesicherten körperlichen Verbindung zum Ungeborenen kompensieren: durch Ähnlichkeitskriterien bei der Spendersuche, durch das Management der Insemination oder die Verleihung des eigenen Nachnamens an das Kind (Reimann 1997; Chabot/Ames 2004) – in mancher Hinsicht nicht unähnlich den Praktiken der Sicherung von Vaterschaft.

Die Intimbeziehungen der Eltern werden nicht nur durch solche Lebensstilinnovationen verändert, sie werden auch von einem weiteren zentralen Aspekt der Medikalisierung der Schwangerschaft tangiert: der *Technisierung der Zeugung*, die weit über die Effekte der Verhütungstechnik hinaus Sexualität und Fortpflanzung entkoppelt hat. Die Fortschritte der Reproduktionsmedizin (etwa der In-vitro-Fertilisation, der Keimzellenspende, der Leihmutterschaft u.a.) haben es ermöglicht, Schwangerschaften technologisch zu induzieren, die zuvor durch diagnostizierte ‚Unfruchtbarkeit‘ ausgeschlossen schienen.[3] Frühe und theoretisch avancierte Studien zu diesem Thema stammen aus der Kulturanthropologie. Die *New Kinship Studies* (Strathern 1992a/1992b, 2005; Franklin/Edwards et al. 1993; Franklin 1995; Holy 1996; Beck/Knecht et al. 2007; Franklin 2013) haben rekonstruiert, wie die neuen Zeugungsverfahren kulturelle Vorstellungen von Abstammung tangieren. So beschreibt Strathern die Zeugung *verteilt* über Beziehungsnetze aus sozialen Eltern, biologischen Spendern, Körpersubstanzen, technischen Apparaturen und professionellen Experten, die alle gerade durch diese Distribution ganz unterschiedlich geschlechtlich konnotiert werden können (Strathern 1995: 352; Franklin/McKinnon 2000). Beck/Knecht et al. (2007) untersuchen daran anschließend in einer international angelegten ethnografischen Studie die

---

[3] Zur historischen Entwicklung dieser Verfahren s. Hauser (1994), Nave-Herz/Onnen-Isemann (1996) und Barbian/Berg (1997); zur feministischen Kritik u.a. Treusch-Dieter (1990), Rothman (1989, 1994) und Hofmann (1999). Zur Aufspaltung und Aushandlung von Mutterschaft unter den Bedingungen der Leihmutterschaft s. Teman (2009), Roberts (1998), Ragone (1994).

soziotechnische Herstellung von Verwandtschaft in einem transnationalen
reproduktionsmedizinischen Raum. Unter dem Medikalisierungsaspekt vergleicht Charlotte Ullrich (2012) die reproduktionsmedizinische Behandlungs-
praxis in einem schulmedizinischen und einem alternativmedizinischen Kontext. Sie zeigt, wie ungewollte Kinderlosigkeit in ein medizinisch
behandelbares Problem übersetzt wird und wie dieser Prozess auf die Lebenswelt der Paare zurückwirkt.
Ob durch die Technisierung der Zeugung oder durch Lebensstilinnovationen
– zu Beginn des 21. Jahrhunderts sind *soziotechnische Varianten* der Schwangerschaft entstanden, die sich vor allem auf die Anzahl und die Rollen der
Teilnehmer von Fortpflanzungsgemeinschaften auswirken. Neben der *dyadischen Schwangerschaft* – dem tradierten Standardfall eines geschlechtsungleichen Paares, an dessen Schwangerschaft mehr oder weniger peripher das soziale Umfeld, Hebamme und Gynäkologin beteiligt sind – gibt es inzwischen
verschiedene Formen *triadisch erweiterter* Schwangerschaften, in denen *Dritte*
(medizinische Fortpflanzungsmanager oder Keimzellenspender und ,Austra-
gungsammen') eine beträchtliche Aufwertung erfahren haben.[4]

1.2 Die sozialen Grundlagen der Schwangerschaft – eine Studie

Unsere anfängliche analytische Unterscheidung von Beziehungstypen rückt
durch unseren Panoramablick in eine historische Perspektive. Es hat Gründe
in der Technik- und Kulturgeschichte der Schwangerschaft – in der Differen-
zierung von Wissensformen, der Separierung des Fötus und im gesteigerten
Bewusstsein für ,Dritte' – dass eine Aufschlüsselung pränataler Sozialität mit
Blick auf ihre zentralen Figuren heute einige Plausibilität beanspruchen kann.
Schwangerschaft ist in den entwickelten Gesellschaften zu Beginn des 21.
Jahrhunderts mit ihren geringen Geburtenraten nicht mehr ein Zustand von
Frauen ,in guter Hoffnung', der sich altersgemäß erwartbar wiederholt, sondern ein hochkonturiertes, zunehmend singuläres lebensgeschichtliches *Ereignis*. Die höhere Erwerbsbeteiligung der Frauen hat Kinder biografisch so
unpassend werden lassen, wie sie es in der Berufsbiografie von Männern immer schon waren. Der kontingente, individualisierte ,Kinderwunsch', den
man hat oder nicht, früh oder spät entdeckt, und für den man einen Partner
hat oder nicht, verdrängt das alte ,Kommen' der Kinder. Und diese werden in
ihrer Mehrzahl zu konkurrenzlosen Liebesobjekten, Geburten zu biografisch
einmaligen Ereignissen, die wie Hochzeiten gestaltet und dokumentiert wer-

---

[4] Am Rande erwähnt sei aber auch der entgegengesetzte Fall der *Single-Schwangerschaft* (Hertz
2006), nicht mehr nur als unfreiwillige Allein-Elternschaft von ,sitzengelassenen' Frauen (also
durch Vaterschaftsverweigerung), sondern durch anonyme, aber auch durch unwissentliche und
unwillentliche ,Samenspende' von Männern.

den. Als singuläre Ereignisse können Schwangerschaften unterbunden und abgebrochen werden, ausbleiben, aber auch technisch hergestellt werden. Sie werden heute überdies in einer Reihe von Hinsichten technisch und kulturell revolutioniert. Das erklärt die Fokussierung je aktueller Entwicklungen durch die Forschung. Aber es begründet wie gesagt auch einen gravierenden Mangel an Grundlagenwissen.

Die Schwangerschaft ist in ihren aktuellen Transformationen ethisch, journalistisch und sozialwissenschaftlich hell beleuchtet, aber sie ist in ihren *Grundzügen* sozialtheoretisch noch gar nicht eingeholt. Das liegt auch daran, dass sich umgekehrt die Theorie des Sozialen bislang (aus den eingangs genannten professionsgeschichtlichen Gründen) nicht für die Schwangerschaft interessiert hat – im Vergleich etwa zu den Erfahrungen aus Berufswelten, Bürokratien oder öffentlichen Interaktionen, die über die ‚Klassiker' der Soziologie stark in sie eingegangen sind. Vor diesem Hintergrund geht es uns darum, Sozialtheorie und Schwangerschaftserfahrung füreinander zu öffnen. Dieses Buch berichtet über eine vierjährige explorative Studie, die auf dem Weg zu einer Theorie der Schwangerschaft ausgewählte fundamentale Aspekte dieses sozialen Phänomens untersucht hat.[5]

Theoretische Leitfragen und Forschungsdesign

Man kann die Perspektive unseres Forschungsprojektes zwischen zwei dominanten öffentlichen Diskursen aufgespannt schildern. Auf der einen Seite stehen über 2000 (!) Schwangerschaftsratgeber auf dem deutschen Buchmarkt. Viele sind von Medizinern verfasst, die zwischen ihrem und dem lebensweltlichen Wissen zu vermitteln versuchen. Für sie ist der Fötus eine faktische Zellstruktur und die Schwangerschaft ein biologischer Prozess. Die Soziologie hat dieser Sichtweise bislang keinen eigenen Begriff der Schwangerschaft als sozialem Prozess entgegenzusetzen. Auf der anderen Seite finden sich normative Diskussionen von Juristen, Philosophen und Klerikern um den ontologischen und moralischen Status von Ungeborenen (etwa: Dworkin 1994; Habermas 2001; Merkel 2002; Karnein 2013). Für sie ist der Fötus eine strittige Figur, deren Rechte kontrovers sind, und die Schwangerschaft eine Arena für

---

[5] Es handelt sich um das von der Deutschen Forschungsgemeinschaft geförderte Projekt „Pränatale Sozialität", das vom April 2009 bis zum März 2013 an der Universität Mainz durchgeführt wurde. Der Projektgruppe gehörten neben dem Projektleiter und den drei promovierenden bzw. promovierten KoautorInnen dieses Buches phasenweise weitere Mitarbeiterinnen an: in der Entstehungsgeschichte des Projektes Astrid Jacobsen und Tania Pastrana, in der empirischen Durchführung Annekathrin Stange, Kathrin Keller, Cata Matos, Dorothea Bauer sowie in der Produktionsphase dieses Buches Tobias Boll, Denise Baumann und Eva Muthmann. Unsere nicht bezahlten ‚MitarbeiterInnen' – unsere InformantInnen – können wir hier nicht namentlich nennen. Wir können ihnen nur herzlichen Dank für das Vertrauen und die Offenheit aussprechen, mit der sie uns Einblick in ihr privates Leben gaben.

Konflikte um Zuständigkeit. Die Soziologie kann diese öffentlichen Debatten bislang nur beobachten (so Boltanski 2007), sie steht ihnen aber ebenfalls schlecht gewappnet gegenüber, da sie wie gesagt beim Lebensbeginn kein Äquivalent für ihre umrissene Soziologie des Todes hat. Es fehlt an *soziologischer Embryonenforschung*, die die Konstitution von Personen dort aufsucht, wo sie sozial beginnt – in den Erwartungen, Erfahrungen und Erzählungen werdender Eltern – und fragt, was für ein soziales Wesen ein ,erwartetes Kind' ist.

Die Ratgeberliteratur wird umso mehr in Anspruch genommen, desto stärker die Schwangerschaftserfahrung singularisiert wird, Frauen also Erstgebärende sind und bleiben. Das schwindende Erfahrungswissen der Frauen wird durch professionalisiertes Wissen ersetzt, das die Erfahrungen anderer verarbeitet, wissenschaftlich aufbereitet und standardisiert. Die Ratgeber zeichnen (bei aller Differenzierung im Detail) folgendes allgemeine Bild:[6] Eine Schwangerschaft ist ein biologischer Prozess, der in Frauen stattfindet und wegen seiner Risiken für das Ungeborene ständiger medizinischer Kontrolle bedarf. Die höchstpersönliche Erfahrung, die jede Schwangere zelebrieren sollte, findet im Rahmen biologischer Sachzwänge statt. Eine Schwangere ist dadurch in der Sicht der Ratgeber eine verunsicherte und hilfebedürftige Person, die sich an einem Wendepunkt ihres Lebens befindet. Sie muss eine Wandlung vom rationalen Akteur zu einem auf seinen Körper hörenden ,Bauch-Menschen' vollziehen. Sie muss die neuen (hormonellen) Signale wahrnehmen und sich bewusst machen, was sie bedeuten: dass sie eine neue verantwortungsvolle Aufgabe zu übernehmen hat. Sie lebt mit Recht in der Sorge, ihre körperlichen Veränderungen zu verkennen, etwas falsch zu machen und dadurch der Entwicklung des Ungeborenen zu schaden. Dieses ist bereits als Embryo ein ,Baby' bzw. ein ,neues Leben', das es zu schützen und zu unterstützen gilt, zumal es bereits mit seiner Mutter kommuniziert. In ihrem äußeren Privatleben sind Frauen dagegen durch die körperlichen Umbrüche weitgehend auf sich allein gestellt. Sie müssen verstehen, dass in ihrem Partner biologisch nichts geschieht (,er spürt halt nichts'), sind aber gut beraten, ihn behutsam zu involvieren.

Mit diesem Diskurs popularisieren die Ratgeber biologisches und medizinisches Wissen und stellen auch psychosoziale Sachverhalte in diesem biomedizinischen Rahmen dar. Das heißt, sie *zentrieren* die Schwangerschaft vollständig auf die Frau. Diese erscheint dabei einerseits als ein hormonell gesteuertes Gattungswesen, das durch die Schwangerschaft erst zu seiner Bestimmung kommt, also ,ganz Frau' wird – Frausein und Schwangersein werden in einen unmittelbaren Verweisungszusammenhang gebracht. Andererseits werden die Leserinnen moralisch vermuttert. Ihre Selbstverantwortung

---

[6] Wir rekurrieren hier auf die Diskursanalyse einer Stichprobe von Ratgebern (Bauer 2010).

wird mit Nachdruck auf eine zweite, neue Person ausgeweitet, deren erfolg-reiche körperliche Menschwerdung Vorrang vor allem anderen hat. Zum Glück sind sie dabei nicht ganz allein. Ihr Schwangerschaftsratgeber begleitet sie, indem er sich in ihrer betreuungsbedürftigen Lebenslage als kompetenter Partnerersatz anbietet.

Vor diesem diskursiven Hintergrund lautete unsere allgemeine Leitfrage: Was ist eigentlich eine Schwangerschaft, wenn nicht ein medizinisches Ereig-nis? Was kann man soziologisch sehen, wenn man sowohl die Beschreibungs-schemata der Medikalisierung als auch den normativen Furor scholastischer Diskurse einmal beiseite schiebt? Welche soziologischen Beschreibungs-möglichkeiten gibt es? Konsultiert man mit diesem Anliegen soziologische Theorien und Grundbegriffe, stellt man allerdings fest, dass diese Beschrei-bungsmöglichkeiten erst noch zu entwickeln sind. Die Schwangerschaft ist in vielen Hinsichten – und schon vor jeder Technisierung – eine theoretische Herausforderung. Sie ist ein mehrfacher ‚Ausnahmezustand‘, ja eine markan-te Devianz von vielen stillen Voraussetzungen alltäglicher Sozialität wie über-lieferter Sozialtheorie. Besichtigen wir einmal die wichtigsten ‚Baustellen‘:

1. Die Entstehung neuer Gesellschaftsmitglieder hat eine materielle Seite, die sich nicht ohne Weiteres als ‚sexuelle Arbeit‘ oder ‚Austragungsarbeit‘ fassen lässt. Überhaupt ist die Frage, wieweit ein aktivistisches Vokabular der „Wi-derfahrnis", dem „Lassen, Durchlassen, Herankommenlassen" (Fischer 2011: 24, 35) der Reproduktion entsprechen kann. Denkt man an die Zeugung, so ist z.B. fraglich, was eigentlich ein *handlungstheoretisches* Vokabular taugt, wenn die Entstehung von Kindern auf dem Absetzen von ‚Verhütungsmaßnahmen‘ beruht, also der *Unterlassung* einer *Unterbindung selbsttätiger* körperlicher Pro-zesse in den Gewohnheiten und Gelegenheiten sexueller Beziehungen? Und denkt man an das Thema des Abbruchs oder der Fortsetzung von Schwan-gerschaften, so fragt sich, wie weit ein *entscheidungstheoretisches* Vokabular tragen kann (s. bereits Burkart 2002).

2. Jenseits der materiellen Entstehung von Kindern stellt sich die Frage, wie eine Schwangerschaft überhaupt zu *sozialer* Existenz kommt. Wie wird sie entdeckt und festgestellt? Wie werden welche Evidenzzeichen prozessiert und wie ‚verbreiten‘ sich Schwangerschaften in sozialen Kreisen? Wie also wird eine Schwangerschaft überhaupt zu einem *kommunikativen* Ereignis? Darüber hinaus fragt sich, wie man eigentlich angesichts des innerleiblichen Geschehens *Kommunikation* neu denken muss, wenn man sie nicht als Mittei-lungshandeln zweier Gegenüber fassen kann, die sich face-to-face begegnen, sondern eine schlecht von Wahrnehmung differenzierbare intrakorporale sinnliche Sondierung vorfindet.

3. Eine weitere Devianz betrifft die Teilnehmer an dieser Kommunikation. Es ist schon schwer, sie zu zählen. Denn auch die Annahme einer *Einheit der Per-son* wird in der fundamentalen *Zweiheit und Dividualität* der Schwangeren fragwürdig. Aus Sicht der Schwangeren entsteht ein innerleiblicher Raum für eine soziale Wahrnehmung, die mit keinem Dritten geteilt wird und insofern

auch die Intimität von Paarbeziehungen noch steigert – zur kleinstmöglichen Dyade oder gar zu etwas, das mehr ist als ein Individuum, aber weniger als eine Dyade. Aber auch das Umfeld der Schwangeren muss bei der gewöhnlichen Identifizierung einer Person mit ihrem Körper mit der innerkörperlichen Präsenz eines Anderen rechnen. Wie kommt es zur personalen Differenzierung von Schwangerer und Kind? Wie machen Schwangere aus einem Übelkeitserreger ein Familienmitglied? Wie balancieren sie ihre Individualität zwischen innerer Belagerung und äußeren Einmischungen? Ziehen sie innerleibliche Grenzen gegen ihr Kind?

4. Auf der anderen Seite geht es in jeder Schwangerschaft immer auch um das Gegenteil von Teilung, nämlich um Aneignung, um die Herstellung einer sozialen Einheit. Aber kann man die entstehende Bindung zwischen Eltern und Kind im Rückgriff auf etablierte Begriffe der *sozialen Beziehung* verstehen, wenn diese austausch- oder vertragstheoretisch, also mit der Prämisse getrennter Subjekte gebaut sind, die für *Symbiotik* wenig Sinn hat? Und wie lässt sich angesichts des Ungeborenen die *Mitgliedschaft* einer Figur konzipieren, die nicht einfach per Vertrag oder Einwanderung in eine schon vorhandene soziale Einheit eintritt, sondern die zugleich Wirkung und Ursache einer werdenden Elternschaft ist, nämlich werdendes Mitglied einer erst durch es selbst werdenden sozialen Einheit (einer Familie)?

5. Auch in einer weiteren Hinsicht ist das Ungeborene, die zweite Zentralfigur pränataler Sozialität, eine theoretische Herausforderung, nämlich für Fragen der Zuschreibung von Handlungsfähigkeit und kommunikativer Autorschaft. Wie werden aus ‚Zuständen‘ der Schwangeren von ihr unabhängige ‚Kindsregungen‘ und aus diesen dann ‚Reaktionen‘ auf mütterliche ‚Ansprachen‘? Wie partizipiert das Ungeborene an der elterlichen Herstellung seiner kommunikativen Autorschaft? Es ist wie Tote, Götter, Tiere oder Intensivpatienten eine ontologisch prekäre Entität an den Grenzen des Sozialen (Luckmann 1980). Wie wird es personifiziert? Wie emergieren Personen im vorgeburtlichen Feld der Erwartungen, Codierungen und Prognosen: vom imaginierten Kind über die visuelle Wahrnehmung einer Gestalt auf dem Monitor und kinästhetisch-haptische Kontaktformen bis zum amtlich erfassten Gesellschaftsmitglied?

6. Schließlich fragt sich, wie das Ungeborene nach seiner Fixierung als kommunikativer Adresse weiter dingfest gemacht wird. Wie etwa wird es im Zuge der Namensgebung singularisiert? Darüber hinaus wird die soziale Identität eines werdenden Gesellschaftsmitglieds primär über zwei Klärungsoperationen bestimmt: die soziale Zuordnung zu Eltern (‚*Wessen* Kind ist es?‘) – das Thema der New Kinship Studies – und die zu Geschlechtsklassen (‚*Was* ist es?‘). Die Relevanz der Geschlechterunterscheidung fällt gerade auch im Vergleich mit dem Lebensende auf, und zwar ‚auf beiden sozialen Seiten‘ des Geschehens: Verstorbene und Hinterbliebene haben i.d.R. kein besonders aktives soziales Geschlecht, Eltern und Neugeborene dagegen ein höchst relevantes. Die Schwangerschaft ist ein zentraler Ort der kulturel-

len Reproduktion der Zweigeschlechtlichkeit, weil in dieser Statuspassage offenbar eine doppelte Geschlechtsdifferenzierung angelegt ist: die initiale Geschlechtsklassifikation für neue Gesellschaftsmitglieder und die Geschlechtspolarisierung seiner Eltern. Wie entwickelt sich in der Schwangerschaft die Koevolution von Personenwahrnehmungen, die um das ‚gleich oder verschieden' des Geschlechterschemas kreist? Wie und wo äußern sich Geschlechtspräferenzen: als verbalisierte Einstellungen, als Praktiken der Familienfortsetzung oder Schwangerschaftsbeendigung, als stille Wunschfantasie über Geschlechterbeziehungen zum Kind?

Vor dem Hintergrund dieser grundlegenden Fragen hat unsere empirische Studie zur Schwangerschaft ein spezifisches Forschungsdesign verfolgt. Verglichen mit anderen ‚Lebensabschnitts-Soziologien' geht es um einen engen Zeitraum von gut neun Monaten. Innerhalb dessen ist freilich mit einer Reihe von weiteren zeitlichen Strukturen zu rechnen – mit Stadien, Schwellen, Verläufen usw. Schwangerschaft, Fötalentwicklung und werdende Elternschaft sind prozesshafte Phänomene, das *Werden* (von Personen und Beziehungen) ist also ein zentraler Aspekt des Gegenstands. Unsere Studie hatte deshalb ein *zeitpunktsensitives* Forschungsdesign. Ihr Ausgangspunkt war eine rein deskriptive Darstellung dieses zentralen Zeitlichkeitsaspektes der Schwangerschaft. Das folgende Stationenmodell diente uns als Einstieg und analytische Folie für die Entfaltung der viel größeren Komplexität, die Schwangerschaften tatsächlich in zeitlicher Hinsicht haben. Das Modell zeigt eine idealtypische Chronologie:

Stationen der Schwangerschaft

1. *Projektierung: Paarkomposition, Kinderwünsche, Familienplanung, Verhütung*
2. *Feststellung: Leibliche Zeichen und medizinische Tests*
3. *Entscheidung: Paarbiografien, fortsetzen oder abbrechen?*
4. *Mitteilung: die soziale Staffelung der Teilnehmer*
5. *Visuelle Sondierungen: Ultraschall*
6. *Kinästhetische Kontaktaufnahmen: Kindsregungen*
7. *Sprachliche und dingliche Vorwegnahme: Namenssuche und Nestbau*
8. *Begegnung: die Entbindung und ‚Entpuppung' bei der Geburt*

In diesem Raster können einzelne Schwangerschaften die Sequenzordnung verändern, besondere Schwellen markieren oder ignorieren, vor allem aber können sie in ihrer Eigenzeit ganz unterschiedliche *Verläufe* nehmen: Die Metamorphosen von Erwartungen und Rekonstruktionen, Projektionen und Reprojektionen entwickeln sich verschieden, je nachdem, ob es sich um Erst- oder Zweitgebärende handelt, um Früh- oder Spätgebärende, um Mehrlings- oder Risikoschwangerschaften, um vorzeitige oder terminierte Entbindungen usw.

Schon einfache Überlegungen zu den Randbedingungen von Schwangerschaften verweisen auf eine beträchtliche Variationsbreite von Erwartungsverläufen: Im Fall der *erwünschten* Schwangerschaft ist das ‚in Erwartung sein' erwartet, aber die Schwangerschaft beginnt zu meist unbekannten Zeitpunkten. In einer *unerwünschten* Schwangerschaft setzt die Beziehung zum Ungeborenen als Konfrontation mit einer ‚bösen Überraschung' ein, während (am anderen Ende) im Rahmen der Reproduktionsmedizin *geplante* Schwangerschaften zu einem bestimmten Zeitpunkt beginnen. Starke Kontraste gibt es auch zwischen Fällen von *abgebrochenen* Schwangerschaften, nach deren spezifischer Separierung andere Sinnstiftungen stattfinden als in Fällen *gescheiterter* Schwangerschaften, bei denen die Trauer um verlorene Kinder die Kindserwartung ähnlich scharf konturiert wie bei geplanten Schwangerschaften. Schließlich nehmen Schwangerschaften auch einen anderen Verlauf, wenn sie in Bezug auf das Kindsgeschlecht *ergebnisoffen* sind und für die gewünschte Ungewissheit Ambiguitätstoleranz entwickeln müssen, als wenn sie *ergebnisorientiert* sind, sich aber nach gezielter Geschlechtsdiagnostik auf mögliche Enttäuschungen bei ärztlichen Fehlprognosen einstellen müssen. Unsere Studie hat daher keinen speziellen Typus von Schwangerschaft im Detail untersucht, ihr Beitrag zur Soziologie der Schwangerschaft soll vielmehr darin liegen, ein möglichst großes Spektrum von Schwangerschaftsverläufen zu analysieren und zu bündeln, um das Schwangersein konzeptuell zu dimensionieren und sozialtheoretisch zu verorten.[7]

Methoden und Sample der Studie

Was sind geeignete Methoden für eine Exploration der Schwangerschaft? Unsere Studie war im Prinzip *ethnografisch* angelegt, d.h. als ein offener Suchprozess, der sich an der Gegenstandsadäquatheit von Verfahren orientiert und mit einem methodenpluralen Vorgehen verschiedene Datentypen mobilisiert, wobei kopräsent erhobene Daten ‚aus erster Hand' rekonstruktiven Darstellungen vorgezogen werden (Hirschauer/Amann 1997; Breidenstein et al. 2013). Für einen solchen Forschungsansatz stellt die Schwangerschaft eine Herausforderung dar. Die Paarinteraktion und erst recht die leibliche Schwangerschaftserfahrung im engeren Sinne gehören zu intimer Sozialität, entziehen sich also weitgehend der direkten Beobachtung. Wie aber lässt sich dann das ethnografische Ziel verfolgen, die Nähe zum Gegenstand zu maxi-

---

[7] Neue reproduktionsmedizinische Entwicklungen betrachteten wir dabei nicht als Herausforderungen einer ‚natürlichen' Schwangerschaft, sondern als empirisch gegebene soziotechnische Varianten, die wir *nutzten*, um den Zustand des Schwangerseins und die Konstitution von ungeborenen Personen besser aufschlüsseln zu können. Die Reproduktionsmedizin erzeugt neue soziale Konstellationen, die als ‚natürliche Krisenexperimente' (im Sinne der Ethnomethodologie) zur theoretischen Exploration von pränataler Sozialität genutzt werden können.

mieren?[8] Wie kann man an der privilegierten Beobachtungsposition von Schwangeren soziologisch partizipieren? Wir haben dazu Folgendes unternommen:

1. Wir haben *Schwangerschaftsnarrative* erhoben, also offene Interviews durchgeführt, die InformantInnen Sprecherpositionen einrichteten, die zur Entfaltung ‚innerer Erlebniswelten' einladen. Schwangere werden sich selbst zum Phänomen und haben daher eine Menge zu erzählen, vor allem, wenn sie erstmalig schwanger sind. Solche Narrative sind auch schon in anderen Studien erhoben worden (etwa von Akrich/Pasveer 2004; Zadoroznyj 2001). Je nach Motivation, Reflexivität und Eloquenz der Befragten ließen sich diese Schilderungen mehr oder weniger interventionsfrei oder dialoggesteuert gewinnen. Charakteristisch für diesen Datentyp war, dass werdende Eltern verschiedene Zeitpunkte der Schwangerschaft durchlaufen. Je nach erzähltem Ereignis und Schwangerschaftszeitpunkt des Erzählens boten diese Daten entweder eine *retrospektive* Darstellung von ehemals zukunftsoffenen Prozessen, oder eine *prospektive* Darstellung von Umständen, die einmal ein fait accompli sein werden (‚mein Kind'). Erzählwiderstände, die aus der Intimität des Geschehens erwachsen, verlangten nach einem optimierten Rapport. Und wo der gelang und Heikles zur Sprache kam, lernten wir auch für die anderen Fälle präziser einzuschätzen, was Äußerungen in Interviews gekonnt *verschweigen*.

Insgesamt haben wir 90 Interviews durchgeführt, davon 17 Paarinterviews und 10 Zweitinterviews. Unser Sample von Schwangerschaftsfällen umfasst 71 Schwangerschaften, 63 in geschlechtsungleichen und acht in geschlechtsgleichen Paarbeziehungen, dabei sieben Fälle von medizinisch assistierter Reproduktion und vier Fälle von abgebrochenen bzw. gescheiterten Schwangerschaften.[9] In diesem Sample ist das Bildungsmilieu etwas überrepräsentiert, was uns aber weniger als Problem, denn als Vorteil erscheint. Zum einen steht die sozialstrukturelle Repräsentativität für unsere Fragestellung nicht im Zentrum, sie ist nur ein Kontrollkriterium neben anderen für die Reichweite

---

[8] Wo Zugang zu Erfahrungen des privaten Lebens gewährt wird, steigt auch die Verantwortung der Forschung zum Schutz dieser Privatheit. Neben den Namen unserer InformantInnen wurden daher gelegentlich auch Identifizierbarkeit ermöglichende Daten maskiert.

[9] Unsere Interviewpartner fanden wir zum großen Teil in der Rhein-Main-Region (also etwa in Mainz, Frankfurt, Wiesbaden, Rüsselsheim, Darmstadt, Speyer und Worms), aber auch in Köln, Bonn, Mannheim, Bielefeld, Herford, Jena, Chemnitz, Nürnberg, Leipzig, München, Regensburg, Augsburg, Wien, Berlin und London. Die Zahlen der Fälle und der Interviews differieren, weil es für einige Fälle mehrere Interviews, z.T. auch mehrere InformantInnen gibt (so wurden bei lesbischen Paaren z.T. auch Samenspender befragt), die Zahlen von Interviews und InformantInnen differieren wegen einiger Zweitinterviews und aufgrund der Paarinterviews.

unserer Aussagen.[10] Zum anderen suchten wir explizit nach verbalisierungs-
fähigen und -willigen Informantinnen, weil sie in einer Studie zu intimen und
schweigsamen Dimensionen des Sozialen etwas zur Sprache bringen müssen,
was einer nicht selbst schwangeren Beobachterin sonst grundsätzlich verschlossen bliebe (Hirschauer 2001): Informantinnen sind nicht nur ‚Aus-
kunftspersonal', sie leisten vielmehr soziologische Artikulationshilfe. Gravie-
render für unsere Fragestellung erwies sich der Zeitpunkt der Interviews, also
die (oft bereits fortgeschrittene) Schwangerschaftswoche, in der wir Informantinnen für ein Gespräch gewinnen konnten: Sie erzeugt ein schwangerschafts*spezifisches* Bias der Erzählperspektive.

2. Wir haben *Schwangerschaftstagebücher* schreiben lassen. Gemeint ist ein Genre, das auf die Schwangere selbst als teilnehmende Beobachterin im wörtli-
chen Sinne setzt: absorbiert von ihrer Erfahrung, aber auch laufend befremdet
von den Ereignissen (wie gesagt vor allem im Fall von Erstgebärenden). Noch
relativ nahe an der rekonstruktiven Erzählung sind autobiografische Darstellungen in der Belletristik, also von besonders artikulationsfähigen Beobachte-
rinnen, wie sie Cosslett (1994) nutzte. Einen Schritt weiter zum weniger litera-
risierten Protokoll sind öffentliche Tagebücher (Schwangerschaftblogs) im
Internet. Das Projekt zielte mit der Aufforderung zur Selbstbeobachtung in
alltagsnahen Schwangerschaftstagebüchern aber auf eine möglichst ereignis-
nahe Verbalisierung ohne die Interaktionsanforderungen der Interviewsituation und in einem durch kulturelle Formvorgaben möglichst schwach vor-
formatierten Genre. Im Sinne der Ethnografie setzt dieser Datentyp auf die
Gleichörtlichkeit und Gleichzeitigkeit von Datenerhebung und untersuchtem
Prozess. Erfahrungen damit, eine ethnografische Datenerhebung derart ‚aus
der Hand zu geben', gibt es bereits in der visuellen Soziologie (vgl. Mohn
2002). Ein darüber hinausgehendes ‚Dabeisein' einer sozialwissenschaftlich
geschulten Beobachterin, die die konzeptuelle Optik der Forschung in die Situation hineinträgt und Daten aus ihr herauszieht, realisierte Turner (2002)
mit einer Analyse eigener Schwangerschaftsprotokolle unter den Reflexivi-
tätsanforderungen qualitativer Forschung. Auch im Kontext unserer Studie
haben wir auf einige solcher Tagebücher von ‚sozialwissenschaftlich sozialisierten' Eltern zurückgegriffen.

Insgesamt konnten wir mit 14 Tagebuchprotokollen arbeiten (davon 9 aus
dem Internet). Unsere methodischen Erwartungen an ihre Gegenstands-
angemessenheit haben sie klar erfüllt (s. Hirschauer/Hofmann 2012). Dies hat
drei Gründe: Erstens sind Tagebücher durch die *verlaufsbegleitende, anlassge-
steuerte* Schreibaktivität der Zeitpunktgebundenheit eines Interviews überle-

---

[10] Intrinsisch relevanter ist etwa die für den Rapport nötige Erzählmotivation, da das Interview
als Erhebungsmethode grundsätzlich engagierte Schwangere zuungunsten von indifferenten be-
günstigt.

gen, weil sie das Schwangerschaftserleben in seiner Prozessualität erfassen. Zweitens kann das Tagebuch für Schwangere zu einem privaten und für sich selbst genutzten *Rückzugsort* werden, an dem die Intimität des Schwangerschaftserlebens besser zum Ausdruck kommen kann, als es die Zwänge einer Interviewinteraktion zulassen. Und drittens unterliegen die fragile Dividualität der Schwangerschaft und die entstehende soziale Beziehung der Schwangeren zum Ungeborenen einer gewissen *Präverbalität*. Die potentielle Kommunikation mit dem Ungeborenen folgt eher einer imaginierten, dem Beten ähnlichen Reziprozität. In unseren Interviews haben wir erfahren, dass diese fragilen Kommunikationsformen nicht ohne Weiteres gegenüber Dritten verbalisierbar sind, manche Informantinnen signalisieren Peinlichkeit (wie wir sie auch beim Mithören unserer Kommunikationen mit Komapatienten, Verstorbenen oder Göttern empfinden können). Das Papier des Tagebuchs ist hier geduldiger, verschwiegener und unempfindlicher.

3. Schließlich haben wir *Schwangerschaftsinteraktionen* aufgezeichnet, sofern die Intimitätsrestriktionen des Gegenstandes dies zuließen. Drei Gelegenheiten boten sich dafür an: 1. haben wir *Paarinterviews* nicht nur zur Erhebung von Narrativen genutzt, sondern auch als Exemplare früher elterlicher Interaktion. 2. konnten wir in einigen Fällen gelingenden Rapports eine *Schwangerschaftsbegleitung* einzelner Paare aufnehmen, in der sich zwanglos Chancen zur Interaktionsbeobachtung von Dienstleistungsinteraktionen, Freundinnengesprächen oder familialen Begegnungen machen ließen. 3. haben wir uns für bestimmte Fragen auf eben jenen Ort des Schwangerschaftsgeschehens konzentriert, an dem sich eine Begegnung aller möglichen Schwangerschaftsteilnehmer leicht beobachten lässt: Wir haben wie Ärztinnen, Mütter und Väter die Ultraschall-Situation als Teilhabechance an der Schwangerschaft genutzt.[11] Wir haben in einer Privatklinik vier Monate teilnehmende Beobachtungen zu Ultraschalluntersuchungen durchgeführt: in der sog. ‚Pränatalsprechstunde‘, die Schwangere für die Inanspruchnahme verschiedener Ultraschalluntersuchungen (z.B. Nackentransparenzmessungen, Amniozentesen, Dopplersonografien usw.) zu unterschiedlichen Zeitpunkten im Schwan-

---

[11] Neben diesen drei zentralen Datentypen haben wir u.a. Interviews mit Hebammen durchgeführt und Schwangerschaftsdiskurse in Sachbüchern, Vornamenbüchern, Elternzeitschriften und Internetforen untersucht. Von der Gewinnung visueller Daten haben wir aus zwei Gründen abgesehen. Zum einen stieß der Kameraeinsatz in klinischen Situationen nicht nur auf starke forschungsethische Bedenken, Aushandlungsversuche an verschiedenen Stellen gefährdeten auch unseren Feldzugang. Zum anderen hat eine im Umfeld unserer Arbeitsgruppe abgeschlossene Studie zu einem körpersoziologischen Thema (Schindler 2011) begründete Zweifel gegenüber den methodischen Möglichkeiten visueller Aufzeichnungen aufgeworfen. Wir haben daher auf der Basis einer hoch detaillierten Protokollierung teilnehmender Beobachtungen Beschreibungsdaten generiert, von denen wir meinen, dass sie Videotakes partiell überlegen sind (s. hierzu Heimerl 2013).

gerschaftsverlauf aufsuchen. Darüber hinaus haben wir für medizinisch assistierte Schwangerschaften in einem Kinderwunschzentrum ebenfalls über vier Monate Beratungsgespräche mit Patienten in unterschiedlichen Behandlungsstadien (vom Erstkontakt bis hin zu reproduktionsmedizinischen ‚Routiniers') verfolgt.

Den im Verlauf des Forschungsprojektes entstandenen Datenkorpus haben wir folgendermaßen prozessiert: Die Erstkontakt-Interviews wurden transkribiert und den Theorieinteressen des Projektes entsprechend getrichtert. Entscheidend dafür war der forschungsstrategische Wert des Falles im erwünschten Spektrum aller Fälle, die Schwangerschaftsphase, in der wir eine Informantin gewinnen konnten, und schließlich die Datenqualität – eine Frage des Rapports, des Interaktionsgeschicks der Interviewer(in), und des Reflexions- und Erzähltalents der Informantin.

Unsere *Datenanalyse* zielte nicht auf eine Herausarbeitung von Typen, sondern auf eine begriffsorientierte Analyse des sozialen Zustands Schwangerschaft, für die der einzelne Fall nur als Individualkontext dieses Zustands in den Griff zu bekommen war. Dementsprechend haben wir auf eine zeitintensive doppelte Arbeitsweise gesetzt: Zum einen haben wir in einem dreistufigen Verfahren *Einzelfallrekonstruktionen* angefertigt. Diese Fälle, also die analytischen Einheiten des Projekts, sind nicht Schwangere, sondern Schwangerschaften (mit ihren unterschiedlichen Teilnehmern). Aus den transkribierten Interviews bzw. den Tagebüchern wurden 1. zunächst durch die jeweiligen Interviewer verdichtete deskriptive Falldarstellungen erarbeitet, um das umfangreiche Material zu selektieren und den individuellen Rahmen des jeweiligen Falles freizulegen. Diese Falldarstellungen wurden 2. in gemeinsamen Datasessions der Projektgruppe einer multilateralen Analyse unterzogen, um möglichst kontrastive Deutungen zu erlangen, bevor sie 3. je individuell, aber mit schriftlicher Koautorschaft zu analytischen Einzelfallportraits ausformuliert, kondensiert, verfeinert und auf Konsistenz geprüft wurden. Zwei dieser Fallportraits werden wir in den späteren Kapiteln zeigen.

Zum anderen wurden die Daten einem *fallübergreifenden Codierverfahren* unterzogen, um zentrale Themen, Schlüsselkategorien und Querverbindungen aufzuspüren und uns einen thematisch gegliederten Zugriff auf das Material zu ermöglichen. Die entstehenden analytisch codierten Materialsammlungen wurden anschließend mit sukzessiven Entscheidungen über den Zuschnitt lohnender Themen zu Themenpapieren ausgearbeitet, die in die Kapitel dieses Buches eingemündet sind.[12]

Unsere Forschungslogik folgte dem Modell der Grounded Theory (Gla-

---

[12] Die Kapitel sind weitgehend in Koautorschaft entstanden, federführend wirkten aber für die Kap. 2 und 6 Peter Hofmann, für Kap. 4 und 5 Birgit Heimerl, für Kap. 3 und 7 Anika Hoffmann, für Kap. 1 und 8 Stefan Hirschauer.

ser/Strauss 1967), die mit der Alterierung von Erhebungs- und Analysephasen einen Grundgedanken qualitativer Sozialforschung formuliert: dass „der Prozess der Datenerhebung durch die sich entwickelnde Theorie kontrolliert wird" (Strauss 1991: 70). Diese analytische Führung sorgt für Zuspitzungen des Forschungsprozesses bei der Informantenrekrutierung, der Fokussierung von Themen sowie der Verfeinerung der begrifflichen Optik. (Zur Fortentwicklung dieses Ansatzes s. Breidenstein u.a. 2013).

Das empirische Rückgrat unserer Studie bilden die analytischen Fallportraits. Da es uns mit unserem Forschungsdesign aber nicht um die typologische Verortung von Einzelfällen geht, sondern eben um die Gewinnung von Aspekten der Schwangerschaft als sozialem Zustand, werden wir beim Rückgriff auf Interviewdaten nur punktuell auf eine ausführlichere Darstellung solcher Einzelfälle zurückgreifen. Ebenfalls nur in Bruchteilen werden wir auf unsere anderen Datentypen rekurrieren, um punktuell für mikrosoziologische Vertiefungen zu sorgen: auf Sequenzanalysen von Paarinterviews und auf Beobachtungsprotokolle. Der Gesamtkorpus, aus dem wir in diesem Buch schöpfen, stellt ein Mosaik dar: Wir werden verschiedene Formen von Schwangerschaft und verschiedene Ausschnitte aus einzelnen Schwangerschaften zu einem ‚Gesamtbild' komponieren, in dessen Schattierungen und Details sich, so hoffen wir, Konturen einer Soziologie der Schwangerschaft abzeichnen.

Die Kapitel dieses Buches

Die Kapitel dieses Buches sind angelehnt an die deskriptive Identifizierung von Schwangerschaftsstationen, die wir oben vorgenommen haben. Nur über die beiden ‚Randstationen' – die Projektierung des Kindes und seine Geburt (s. hierzu: Villa et al. 2011) – werden wir nicht gesondert berichten.

In den folgenden beiden Kapiteln schildern wir *die soziale Geburt der Schwangerschaft*, wie diese nämlich – verknüpft mit, aber auch unabhängig von ihrer biologischen Realisierung – zu einer sozialen Realität wird. Im *zweiten Kapitel* zu den Entdeckungen der Schwangerschaft geht es um die Frage, wie Schwangerschaften sich in die Lebensrealität von Personen und Paarbeziehungen einzunisten beginnen. Sie treffen dabei auf unterschiedlich ausgeprägte Erwartungen. Mit der Feststellung einer Schwangerschaft wird ihre bloße Möglichkeit, die jeder Verhütungspraxis innewohnt, plötzlich zu einer gemeinsamen Realität des Paares, die seine Zukunft auf lange Zeit und wie kaum ein anderes Ereignis betrifft. Diese Konfrontation mit der Realität der Schwangerschaft geschieht nicht ad hoc. Der Prozess, in dem unterschiedliche Evidenzen – intuitive Wahrnehmungen, körperliche Zeichen, Schwangerschaftstests, ärztliche Befunde – miteinander kombiniert werden, lässt den Akteuren einen Spielraum, um die aktual gewordene Schwangerschaft mit ihrem Erwartungshorizont zu verschmelzen. Mit ihrer körperlichen Entdeckung stellt sich auch die Frage, wie bzw. ob sie auch sozial Platz haben darf, nämlich mit den Erwartungen des Paares verbunden wird. Die Eigenzeit des Ungeborenen zwingt die Akteure spätestens jetzt dazu, auch die anderen Uhren ihres Lebens stärker aufeinander zu beziehen und gemeinsam abzustimmen. Je nach unterschiedlichen Passungen können Akteure ihrer Schwangerschaft vorauseilen und sie von Anfang an zu einem inneren Erlebnis machen, oder sie sehen sich ihr zunächst als einem äußeren Ereignis ausgesetzt, dessen Evidenz sie emotional und sozial hinterherhinken. Zu unseren Befunden gehört daher, dass man entgegen allen Behauptungen tatsächlich auch „ein bisschen schwanger" sein kann.

Im *dritten Kapitel* untersuchen wir die *Schwangerschaftsmitteilung* an das soziale Umfeld, die den paarinternen Zustand vergemeinschaftet und ein Schwangerschaftspublikum erzeugt. Wir schildern eine soziale Staffelung der Rezipienten. Die Selbstauskunft eines privaten ,Geheimnisses' ist ein hervorragendes Mittel der Beziehungspflege. Darüber hinaus erlaubt die (zumeist) frohe Botschaft eine emotionale Verstärkung der eigenen Lebenslage: Man kann die eigene Freude in den Gesichtern der Anderen spiegeln und sich durch ihre Reaktionen immer wieder erneut *sozial schwängern* lassen. Überraschend war für uns die Vielzahl affektiver und sozialer Gründe für eine temporäre Geheimhaltung: Die Schwangerschaftsdiagnose ist auch immer eine unsicher bleibende Prognose und die Schwangerschaft damit ein Zustand prekärer Vorfreude, die sich bei einem Abort ins Gegenteil verkehren kann und nach Mitleidsprävention verlangt. Der Spiegelungseffekt ist aber auch oft unerwünscht, weil das Schwangerschafts-Coming Out die Mitteilende den geweckten Erwartungen Dritter aussetzt: dass bald ein Kind entsteht, dass schon etwas ,zu sehen' ist, dass sie angemessene Gefühle mobilisieren und der Erwartung mit Stolz und Freude standhalten soll. Einige unserer Informantinnen meiden diesen Spiegel und diese massiven Affektnormen (den Zwang zur Freude), weil sie den Anderen nichts ,vorweisen' können und Angst haben, den Erwartungen nicht gerecht werden zu können. Sie beschreiben eine Art ,kommunikativer Enteignung' ihrer Schwangerschaft bzw. sie reklamieren Zeit für die psychosoziale Aneignung ihres körperlichen Zustands vor seiner öffentlichen Darstellung.

In den folgenden beiden Kapiteln wenden wir uns der Zentralfigur der Schwangerschaft zu: dem Ungeborenen. Wir untersuchen die *Konstitution eines inwändigen Anderen,* nämlich den Aufbau einer frühen Form von Personalität und sozialer Beziehung. Dies geschieht durch die Nutzung zweier sehr unterschiedlicher Kontaktformen. Im *vierten Kapitel* betrachten wir die *visuelle Sondierung* des Ungeborenen durch die medizinisch vermittelte Sehtechnologie der Ultraschallbilder. Für viele werdende Eltern sind diese Untersuchungen besondere Ereignisse, bei denen sie gespannt erwarten, auf dem Bildschirm ,ihr Kind' zu sehen. Manche distinguieren sich aber auch nüchtern oder skeptisch von der allgemeinen Erwartung, die Sonografie als besonderes Schwangerschaftsereignis zu markieren. Dies ist aber nur die eine Seite des Geschehens. Die familialen Sehweisen treffen in Ultraschallsituationen auf medizinische Praktiken und Relevanzen, die die sozialwissenschaftliche Forschung bislang kaum verfolgt hat. Wir untersuchen daher auch die situierten Praktiken, mit denen Ultraschallbilder erzeugt werden. Entscheidend ist dabei, dass unsere soziologische Beobachtung die ärztlichen Sprechhandlungen, mit denen sich viele Ultraschallstudien beschäftigt haben, erstmalig in die praktische diagnostische Arbeit und die Interaktion mit den Patienten einbettet. Distanziert sich der soziologische Blick dann auch noch davon, ‚den Fötus' bzw. ‚das Kind' als visuelle Entität auf dem Bildschirm vorauszusetzen, kann das bisher in der Forschung als ‚Personalisierung des Ungeborenen' beschriebene Phänomen völlig neu verstanden werden: als ein ‚Kindermachen', mit dem episodisch diverse kindliche Figuren hervorgerufen werden, die ihre Existenz situativen Erfordernissen verdanken.

Im *fünften Kapitel* betrachten wir die *leibliche Sondierung* im Zuge der kinästhetisch-haptischen Wahrnehmung von Kindsregungen. Im Alltag sind wir an eine Herstellung von Anwesenheit gewöhnt, bei der sich die Beteiligten unter Einsatz von Fernsinnen (Sehen, Hören) füreinander sozial präsent machen. Die Kontaktaufnahme zu Ungeborenen ist dagegen auf Nahsinne (auf das Spüren und Tasten) beschränkt. Wie kann man unter solchen Bedingungen Kontakte zu etwas/jemand initiieren, das/der kein ‚Gegenüber' ist? Zu Beginn der Schwangerschaft widmen schwangere Frauen ihre Aufmerksamkeit verstärkt dem Innenkörper, um das Ungeborene ‚aufzuspüren'. Wenn sie dann Kindsregungen wahrnehmen, können sich dyadisch-exklusive Formen des Körperkontaktes aufbauen, die sie wiederum zu Beziehungskonstruktionen anregen. Da die Körpermasse des Ungeborenen im Zuge der Schwangerschaft zunimmt und sich in Form des schwangeren Bauches materialisiert, kann es dort entsprechend betastet werden. Dies ermöglicht den Einbezug Dritter, d.h. triadisch-inklusive Kontakte. Die Erzählungen der Informantinnen zeigen, dass Schwangere einen innerkörperlichen Adressaten erwarten und mit ihm Begegnungen, die auf Wechselseitigkeit bzw. Feedback basieren. Doch diese müssen erst über eine entsprechende ‚Rückkopplungsarbeit' von den Schwangeren hergestellt werden, denn wenn das (inner)körperliche Erleben des Ungeborenen als kommunikative Offerte wahrgenommen werden soll, dann muss es erst einmal als solches gedeutet werden.

In den nächsten beiden Kapiteln betrachten wir, wie das auf der Basis visueller und leiblicher Kontaktformen konstituierte Andere als *Person formiert* und sozial kenntlich gemacht wird. Als Gesellschaftsmitglied hat das Ungeborene noch zwei Defizite: Es ist ein geschlechts- und namenloses Wesen. Im *sechsten Kapitel* beleuchten wir seine *geschlechtliche Fixierung*. Werdende Gesellschaftsmitglieder werden oft lange vor Bekanntwerden ihres Geschlechts sukzessive als Mädchen oder Jungen entworfen. Dies hat eine dreifache soziologische Relevanz. Erstens liefert die Geschlechterunterscheidung zentrale Bausteine der Personwerdung des Ungeborenen: von der Mobilisierung von Stereotypen und Klischees, über die erklärte Gleichgültigkeit gegenüber dem Geschlecht, bis hin zu genderkritischen Interventionen. Das Geschlecht stellt eine Form der Erwartungsbildung zur Verfügung, in der die ungeborene Person Profil gewinnen kann, auch dann, wenn Eltern sich von der Geschlechtsprognostik distanzieren. Zweitens stellt das Wissen vom Geschlecht des Ungeborenen der wachsenden Zahl von gesundheitsrelevanten Informationen über das Ungeborene eine Nische von *nicht* in diesem Sinne medikalisierten Wissen gegenüber. Man kann das Ungeborene dieses Wissen in Ultraschallsitzungen ‚preisgeben‘ oder ‚verbergen‘ lassen, was zwei verschiedene Pfade zu seiner Personalisierung eröffnet. Insbesondere bei ausgeprägten Geschlechtswünschen ist der Umgang mit diesem Wissen Teil des elterlichen Erwartungsmanagements. Drittens wirkt sich das Geschlecht des werdenden Familienmitglieds auf die Geschlechterbeziehungen der entstehenden Familie aus. Geschlechtspräferenzen von Eltern sind vor allem ein Ausdruck von Nähe-, Distanz- und Zuständigkeitsfantasien.

Im *siebten Kapitel* befassen wir uns mit der *Namensgebung* für das Ungeborene. Anders als bei der Herstellung von Präsenz im Kontext aktueller innerkörperlicher oder Sichtkontakte geht es bei der Namensgebung ähnlich wie bei der Einrichtung von Kinderzimmern oder der Anschaffung von Erstausstattungen um die zeitliche *Vorwegnahme* einer Präsenz des geborenen Kindes. Die besondere Bedeutung der Namensgebung liegt zum einen in der sprachlichen Fixierung (einer Entscheidung über das spätere Sosein des Kindes), zum anderen in der individualisierenden Qualität, die mit Eigennamen assoziiert wird. In der Praxis der Namenssuche werden Ungeborene als *Singuläre* gesucht und hergestellt. Wir rekonstruieren, wie das werdende Kind eine sprachliche Bezeichnung erwirbt, die einmal mit seiner Identität verschmelzen wird. Wir fragen, wie sich der Prozess der Namenssuche gestaltet: als Alleinautorschaft der Eltern und paarinternes Geheimnis oder als Partizipationschance des Schwangerschaftspublikums? Als Abgleich akustischer Geschmackspräferenzen oder als familienöffentliche Traditionswahrung? Wie für die Geschlechtszugehörigkeit so gilt auch für den Namen, dass er seine soziale Bedeutung wesentlich in einem *Beziehungssinn* hat.

Im abschließenden *achten Kapitel* schließlich versuchen wir über eine Bilanz unserer empirischen Ergebnisse Bausteine einer Theorie der Schwangerschaft zu entwickeln. Wir entwickeln einen Begriff *sozialer Schwangerschaft* als einen kollektiven Erwartungszustand, der zu seiner Verkörperung bestimmte Personen rekrutiert. Man kann Austragende von anderen Schwangerschaftsrollen – wie Ko-Schwangeren, Mitwissern oder Leidensgenossinnen – unterscheiden. Im Verhältnis zum Inwändigen erscheinen sie als *Auswändige*. Das Buch schließt damit, zu bestimmen, wie vor allem im Resonanzverhältnis dieser beiden Figuren pränatal Personen entstehen.

Die soziale Geburt der Schwangerschaft

Wie beginnt eine Schwangerschaft? Biologisch lässt sich ihr Beginn einfach auf die erfolgreiche Einnistung einer befruchteten Eizelle in die Gebärmutter festlegen. Aus soziologischer Perspektive müssen wir jedoch – jenseits unbeobachtbarer Prozesse im Innern eines Körpers – fragen, wie sich der Beginn einer Schwangerschaft *für die beteiligten Akteure* vollzieht. Diese Akteure bilden einen sich schrittweise erweiternden Kreis von Teilnehmern.

Im zweiten Kapitel betrachten wir dessen inneres Zentrum. Es besteht zunächst aus verstreuten Individuen, die in ihren Biografien irgendwann diffuse Erwartungen gegenüber einer eventuellen zukünftigen Elternschaft entwickelt haben, dann aus Paaren, die begonnen haben, diese biografische Erwartungshaltung in einer konkretisierten Schwangerschaftserwartung zu teilen. Vor dem Hintergrund dieser Erwartung werden die ersten körperlichen Anzeichen einer Schwangerschaft erlebt und gedeutet. Sie durchlaufen einen mehrstufigen Prozess der Evidenzierung, der von der Interpretation unsicherer leiblicher Zeichen über einen fehleranfälligen Gebrauch von Schwangerschaftstests bis zu einem autoritativen ärztlichen Urteil reicht. In jedem dieser Stadien ist die wachsende soziale Realität der Schwangerschaft eingebettet in ihre allmähliche emotionale und soziale Realisierung durch ein Paar, das beginnt, sich als Elternpaar, und das heißt: als Teil einer werdenden Familie wahrzunehmen.

Im dritten Kapitel betrachten wir die soziale Erweiterung des Kreises durch die Einbeziehung eines Schwangerschafts*publikums*. Nach dem paarinternen Evidenzierungsprozess und der ärztlichen Bestätigung ist die Schwangerschaft zwar schon eine kommunikative Tatsache, aber ihr fehlt noch ein Moment, das sie unwiderruflich sozial verselbständigt: das Schwangerschafts-Coming Out der werdenden Eltern gegenüber Verwandten, Freunden und Bekannten, also gegenüber werdenden Großeltern, Tanten und Onkeln. Die öffentliche Kundgabe der Schwangerschaft ist ein weiteres Schwellenereignis, das ihr zu sozialer Existenz verhilft (und dabei auch dieser Studie erst ihren Gegenstand verschafft). Sie unterstützt die emotionale Aneignung des Ausnahmezustands und kann in ihren sozial gestaffelten Adressaten einen Zustand der *Ko-Schwangerschaft* erzeugen.

2. Entdeckungen und Feststellungen: Zeichen im Erwartungskontext

Eine Schwangerschaft teilt sich körperlich weder unmittelbar noch eindeutig mit: Unter Umständen spürt eine Schwangere von ihrer Schwangerschaft lange Zeit nichts oder kaum etwas. Auch das Ausbleiben der Periode ist keinesfalls ein verlässliches Zeichen. Aber man möchte doch meinen, die Schwangerschaft sei ein körperlich so selbstevidenter Prozess, dass er zumindest im fortgeschrittenen Stadium nicht unbemerkt bleiben kann. Selbst das ist nicht der Fall: Immerhin knapp 300 Mal pro Jahr kommt es in Deutschland vor, dass Frauen von der Geburt ihres Kindes vollkommen überrascht werden (Meyer-Timpe 2014). Selbst Ärzte können, wenn eine Schwangerschaft im Möglichkeitshorizont von Patientinnen gar nicht auftaucht, lange an einer Schwangerschaft vorbeisehen.[13] Und auch den Bauch kann man nicht ohne Weiteres sehen. Dies „änder(t) sich aber, sobald der Arzt die Schwangerschaft feststellt: Der Bauch werde danach oft sehr schnell größer. Dieser sogenannte Silhouetten-Effekt wurde immer wieder bei Frauen beobachtet, die erst in sehr fortgeschrittenem Stadium von ihrer Schwangerschaft erfuhren. Das Wissen um ihren Zustand bewirkt, dass sich die Bauchmuskeln entspannen, das Kind sich drehen kann und sich das Erscheinungsbild der Schwangeren oft binnen kürzester Zeit völlig verändert" (ibid.).

Uns interessieren hier weniger diese bemerkenswerten, aber seltenen Fälle. Die Szene, in der ein Arzt der Frau die Schwangerschaft mitteilt und daraufhin der schwangere Bauch sich wölbt, bringt aber zum Ausdruck, um was es uns in diesem Kapitel geht: die enge Verzahnung der sozialen und körperlichen Prozesse einer Schwangerschaft schon in den Bedingungen ihrer Konstitution. Unentdeckte Schwangerschaften erscheinen uns als Kuriosum vor allem vor dem Hintergrund des großen Angebots medizintechnologischer Früherkennungsverfahren, die auf eine hohe Relevanz möglichst frühen Erkennens einer Schwangerschaft verweisen. Man geht heute stereotypisch von einer linearen Abfolge aus: Ausbleiben der Regel, Anwendung eines Schwangerschaftstests, Besuch beim Gynäkologen, der die Schwangerschaft gegebenenfalls bestätigt. Die Entdeckung und Feststellung der Schwangerschaft scheint fest verwurzelt in der Logik medizinischer Diagnostik.

Dieser Prozess, wie wir ihn heute (zu) kennen (glauben), hat sich erst mit der Entwicklung der modernen Medizin herausgebildet und mit ihr radikal verändert. Mit Barbara Duden lässt er sich so beschreiben: Während das

---

[13] In einem bekannt gewordenen Fall selbst im Zuge einer Computertomographie: Man diagnostizierte lediglich Gallensteine und noch am selben Abend brachte die Frau zu Hause ihr Kind zur Welt. Sie war in der 40. Woche (Meyer-Timpe 2014).

‚Schwangergehen' früher vor allem am subjektiven Wissen und an der körperlichen Selbstwahrnehmung von Frauen hing, wurde ihnen dieses ‚Wis-
sensmonopol' mit der Entwicklung der modernen Medizin und Diagnostik
nach und nach entzogen und in die Hände von Ärzten gelegt. Die Schwangerschaft ist dadurch zu einer *medizinischen Tatsache* geworden. Aus dem subjektiv geprägten *Prozess* des Schwanger*gehens* ist ein objektiver medizinischer
Zustand geworden, der sich im Substantiv der Schwanger*schaft* auch sprachlich widerspiegelt. „Heute ist es selbstverständlich, dass eine Frau, die einen
positiven Test auf HCG (menschliches Choriongonadotropin) hinter sich hat,
in den Zustand der entitativen Schwangerschaft eingetreten ist" (Duden 2002:
13). Die Schwangerschaft beginne heute entsprechend „mit einem Test und
die Frau begreift die getestete Verifikation ihrer Infoetation als Eintritt in den
neuen Zustand" (ibid.: 11).
Duden hat mit ihrer Forschung auch für die Erkenntnis der Gegenwart eine
kaum zu unterschätzende Arbeit geleistet, ohne die sich der medizinische
Einfluss auf Schwangerschaft und Geburt nicht beurteilen ließe. Ihr Schwer-
punkt wie auch ihre Stärken liegen jedoch in der Rekonstruktion vormoder-
nen Erlebens von Schwangerschaften, d.h. im Verstehen historischer Fälle.
Deren Kontrastierung mit der Gegenwart basiert dagegen auf eher beiläufi-
gen Beobachtungen und z.T. ungeprüften Unterstellungen, die nur sehr grobe
und zum Teil falsche Skizzierungen heutigen Erlebens im Kontext moderner
Medizin abgeben. Wir wollen dieses Bild anhand unseres Datenmaterials aus
Interviews und Tagebüchern von Schwangeren korrigieren und empirisch
ausmalen, indem wir feiner herausarbeiten, wie dieser Prozess der Schwangerschaftsentdeckung in die Lebenswelt der Akteure eingelassen ist. Wie machen sich Schwangerschaften bei ihrem Personal bemerkbar und wie sehen
die sozialen Konstruktionsleistungen aus, die aus körperlichen Zeichen, medizinischen Symptomen und Befunden schwangere Personen, ein werdendes
Kind, eine (wachsende) Familie oder auch die Angst vor einer verbauten Zukunft hervorbringen?
Der Weg in die Elternschaft wird einerseits häufig zum Produkt einer rationalen Entscheidung verklärt, andererseits wird der Beginn einer Schwangerschaft auch oft romantizistisch verkürzt. In einem der meistverkauften
Schwangerschaftsratgeber (Regan 2005) trägt eine der ersten Seiten groß den
Titel „Der Anfang". Darunter ist zu lesen: „Egal, ob Sie bereits schwanger
sind oder gerade erst entschieden haben, dass Sie ein Kind haben möchten –
dieser Moment ist der Beginn einer aufregenden, großartigen Erfahrung." Es
bleibt auf signifikante Weise verschlossen, worauf sich dieser ‚Anfang' beziehen soll. Weder ist er notwendig eine großartige Erfahrung, noch lässt er sich
auf einen Moment reduzieren und selten steckt dahinter eine unmittelbare
Entscheidung. Zwischen einem ersten Gedanken ans Kinderkriegen, seiner
Konkretisierung im Möglichkeitsspielraum eines Paares, der mehr oder weniger gezielten Umsetzung, und schließlich der Schwangerschaftsfeststellung
und ihrer emotionalen Realisierung liegt eine längere Zeitspanne. In dieser

vollzieht sich ein Prozess, der für die soziale Konstituierung zukünftiger Personen und werdender Familien(mitglieder) von großer Bedeutung ist.
Unsere Daten zeigen, dass sich das Wissen um eine Schwangerschaft nicht ad hoc einstellt, wie man es in Zeiten technisch ausgereifter Schwangerschaftstests vielleicht vermuten könnte. Vom ersten Verdacht bis zur vorläufigen, dann schließlich feststehenden Tatsache (k)einer Schwangerschaft können Stunden, Tage und Wochen vergehen. Trotz hoher Validitätsversprechen der Tests liegt die Evidenz einer Schwangerschaft für die Beteiligten nicht einfach so (objektiv) vor. In diesem Kapitel wollen wir zeigen, dass sie das Produkt einer selektiven Verdichtung und Bewertung unterschiedlicher Zeichen ist, die als solche *sozial hergestellt* werden müssen. Jenseits von medizinischen Definitionen betrachten wir den Beginn einer Schwangerschaft – und d.h. auch die Ankündigung eines neuen Familien- bzw. Gesellschaftsmitglieds – hier als einen sozialen Zustand ‚in the making'. Die Akteure sind keine passiven Rezipienten medizinischer Information, sie müssen dieses Wissen individuell verstoffwechseln und der Schwangerschaft zu einer sozialen Existenz verhelfen, längst bevor diese ihre stärksten biologischen Symptome zeitigt. Denn wie kaum ein anderes Wissen ist das Wissen um eine Schwangerschaft auf seine soziale Mitteilung hin angelegt (s. Kap. 3).
Die medizinische Diagnose ist daher als *ein* Bestandteil in einen längeren Prozess der sozialen Geburt einer Schwangerschaft eingelassen. Wie die Schwangerschaft von einer mehr oder weniger präsenten (erhofften oder befürchteten) *Möglichkeit* zur erlebten Realität einer Person, eines Paares bzw. einer Fortpflanzungsgemeinschaft wird, hängt zunächst entscheidend von den spezifischen Handlungs- und Erwartungskontexten ab, die noch *vor* den ersten Verdachtsmomenten liegen und innerhalb derer die Zeichen einer Schwangerschaft hervorgebracht und prozessiert werden. Es ist ein stufenweiser Prozess, in dem die Schwangerschaft für die Beteiligten im Anschluss an ihre Erwartungshorizonte zur feststehenden Tatsache wird und sich langsam in die lebensweltliche Realität von Paaren einzunisten beginnt. Drei Erwartungsebenen treffen bei der Entdeckung von Schwangerschaften unmittelbar aufeinander: ihre Potentialität (kann ich überhaupt schwanger sein?), ihre Normativität (darf/soll/will ich schwanger sein?) und ihre Realität (bin ich tatsächlich schon/noch schwanger?). Die Schwangerschaft entsteht auf dem Nährboden solcher zunächst vagen, dann sich verdichtenden, positiven wie negativen, sozial mehr oder weniger geteilten Erwartungen und setzt sich aus unterschiedlichen Elementen zusammen.
Wenn wir die lebensweltliche Entdeckung von Schwangerschaften, das Aufspüren und Erkennen ihrer ersten Zeichen verstehen wollen, müssen wir deshalb mit den Erwartungen von Akteuren beginnen, die schon lange vorher mit einer Schwangerschaft als einer (mit Befürchtung, Unsicherheit, Ambivalenz, Hoffnung etc. versehenen) *Möglichkeit* konfrontiert sind und diese Möglichkeit langsam näher rücken lassen (2.1). Anschließend werden wir einige Stationen beschreiben, in denen sich die Entdeckung und Feststellung von

Schwangerschaften für die Akteure typischerweise vollziehen: von den ersten leiblichen Zeichen (2.2) über den Gebrauch eines Schwangerschaftstests (2.3) bis hin zur ärztlichen Bestätigung (2.4). Dann wollen wir uns anhand eines ausführlichen Fallbeispiels ansehen, mit welchen Faktoren der Prozess der Schwangerschaftsentdeckung variiert (2.5). Als besonders relevant wird sich die Zeitdimension erweisen: Mit dem Beginn von Schwangerschaften wird ein medizinisch kontrolliertes Zeitregime in Gang gesetzt, das mit verschiedenen sozialen Verläufen (biografischen und paarbiografischen) retrospektiv und prospektiv verzahnt werden muss.

2.1 Schwangerschaftserwartungen und die Projektierung von Kindern

Allgemein geht man heute angesichts des technischen Standes von Verhütungsmitteln davon aus, dass Schwangerschaften einem hohen Planungsgrad und damit auch relativ hoher Erwartbarkeit unterliegen. Sie werden weitgehend als Folge rationaler Entscheidung und intentionalen Handelns vorausgesetzt. Wie Burkart (2002) in einem Review der vorhandenen Literatur zum Thema ‚Übergang in die Elternschaft' zeigt, gilt dies auch für einen Großteil der soziologischen Auseinandersetzung. Er kritisiert zu Recht ein häufig falsches und positivistisches Verständnis individueller Autonomie, die soziologisch ja in erster Linie im Rahmen eines *Zurechnungs*individualismus zu verstehen ist, zumindest aber nicht von Ambivalenzen bereinigt in Rational-Choice-basierte Entscheidungsmodelle überführt werden kann: „Es gibt biografische Wurzeln des ‚Kinderwunsches', unverstandene Motive; es gibt konfligierende Werte und Normen, Ambivalenzen und widersprüchliche Wünsche; einen zu langen Zeithorizont für eine auch nur annähernd realistische Abschätzung der Folgen. Alles in allem eine ziemlich komplexe, zu schwierige Situation für eine Kosten-Nutzen-Kalkulation. Unter Rational-Choice-Perspektive müsste also bei Lebens-Entscheidungen permanent systematische *Überforderung* festgestellt werden. Mit anderen Worten: Wäre *Rational Choice* der Modus des Entscheidens, kämen biografische Entscheidungen nur selten zustande. (...) Eine *rationale* Entscheidung wäre vor allem die Entscheidung für den *richtigen* Zeitpunkt; es müsste der *günstigste* Zeitpunkt des Übergangs auf der Grundlage von Abwägungen über biografisch erwünschte Sequenzen von Ausbildungs-, Berufs- und Familienphasen festzulegen sein. Auch dies ist offenbar nicht leicht" (ibid.: 28f.). Zwei Dinge kommen noch erschwerend hinzu: dass die Entscheidung zur Elternschaft bzw. Kinderlosigkeit keine einsame ist, sondern in der Regel als Paar getroffen werden muss, dessen Einzelbiografien entsprechend synchronisiert werden müssen. Außerdem sind biografische Übergänge – wie der Weg in die Elternschaft – mit Identitätstransformationen verbunden. Hier von der ‚Wahl einer Lebensform' auszugehen, „suggeriert, die Identität des Akteurs bliebe vor und nach der Wahl

dieselbe" (ibid.: 28).[14] Paare bringen Kinder nicht im Sinne individueller Entscheidungen und Handlungen hervor. Sie altern in einen biografischen Erwartungshorizont hinein, geraten dort in Lebenslagen, die eine Familiengründung nahe legen, haben ein mehr oder weniger schwangerschaftsaffines
Berufs- und Sexualleben und können dann, wenn auch ihre Körper mitspie-
len, mit einer gewissen Wahrscheinlichkeit schwanger werden. Eine Schwangerschaft ist also ein biografisches Ereignis, das unterlaufen kann, das man
zulässt oder zu unterbinden versucht. Dass Menschen biografische Pläne mit
und ohne Kinder haben, Lebenspartner auch im Hinblick auf Familiengründung suchen können und Sexualität mit großem oder geringem Schwanger-
schaftspotential praktizieren können, sind durchaus voluntative Momente in
diesem Prozess, es sind aber immer auch narrative post-hoc-Rationalisie-
rungen in der Aneignung von Kindern und Elternschaft.
Burkart nimmt seine Überlegungen zum Anlass für eine grundlegende Kritik
am Rational-Choice-Ansatz, insbesondere der auf Gary Becker (1981) zurück-
gehenden Familienökonomie. Selbst wenn sich quantitative Phänomene
durchaus mit Annahmen der Familienökonomie modellieren lassen – etwa
wenn Frauen umso wahrscheinlicher Mütter werden, je geringer sie ihre Kar-
rierechancen wahrnehmen – sind damit keine Aussagen über den tatsächli-
chen Entscheidungsprozess möglich. Burkart kommt zu dem Schluss, dass
der biografische Übergang in die Elternschaft soziologisch nicht nur nicht als
Ergebnis rationaler Planung verstanden werden kann, sondern noch nicht
mal als Ergebnis einer *Entscheidung* im engeren Sinn: „Der Übergang kann
sich ereignen, ohne dass überhaupt eine Entscheidung getroffen wurde. Damit ist nicht etwa eine ungeplante Schwangerschaft gemeint, sondern eine lebensweltliche Selbstverständlichkeit der Elternschaft, das heißt, es gibt keine
Reflexion über den ‚Kinderwunsch‘, dieser scheint ganz ‚natürlich‘, es erfolgt
kein Abwägen von Vor- und Nachteilen" (ibid.: 26). Daneben könne der Weg
in die Elternschaft auch das Ergebnis einer nicht-rationalen Entscheidung
sein, nach dem Motto ‚koste es was es wolle‘, und häufig wird „aufgrund von
Wertkonflikten, Ambivalenzen oder anderen Schwierigkeiten, die schließlich
in Entscheidungsmöglichkeiten münden, keine Entscheidung getroffen. Es
wird abgewartet, die Entscheidung wird verschoben oder dem Schicksal
überlassen" (ibid.: 27). Schließlich kann eine Schwangerschaft noch ganz andere Bedeutungen haben: Sie kann das heimliche strategische Ziel nur eines
Partners sein, ohne dabei wiederum primär eine Familiengründung im Sinne
zu haben. Die Schwangerschaft kann bloßes Mittel zum Beziehungszweck
sein, nämlich der sozialen Bindung eines trennungswilligen Partners dienen;
sie kann um ihrer selbst willen als körperliches Erlebnis, also als Selbstzweck
gewünscht werden; sie kann (etwa in den teleologisch vereindeutigten assis-

---

[14] Zur personalen Transformation während der Schwangerschaft s. a. Schadler 2013.

tierten Schwangerschaften) als unumgängliche Investition einer Art ‚Anschaffung' verbucht werden, ein Mittel zum Kindszweck, oder sie kann ganz im Gegensatz dazu unterlaufen, weil sie latent als Fruchtbarkeitstest gesucht wurde.

Die Unterscheidung zwischen geplanten und ungeplanten Schwangerschaften stellt sich insofern als unterkomplex, wenn nicht gar soziologisch gegenstandslos heraus. Auch in Auseinandersetzung mit unserem Datenmaterial hat sich vor allem eine breite Grauzone gezeigt: Sie besteht aus ‚halb geplanten', ungeplanten, aber nicht unerwünschten, nicht verhinderten bzw. ‚nicht ungewollt' unterlaufenden, sich schicksalhaft fügenden oder hereinbrechenden Schwangerschaften. Ob man ‚es drauf anlegt', ‚dem Zufall überlässt', ‚nichts unversucht lässt', ‚neugierig riskiert', ‚ruhig in Kauf nimmt' oder ‚unter allen Umständen vermeiden wollte': Die kommunikative Rahmung einer bevorstehenden Schwangerschaft bewegt sich irgendwo zwischen passivierten Erwartungen und aktivem Handeln und kann laufend (prospektiv und retrospektiv) reinterpretiert werden. Was ‚plötzlich passiert' war, kann einige Zeit später den Anstrich eines langfristigen gemeinsamen Plans bekommen.

Schauen wir uns zunächst einen Fall an, in dem Ausschnitte solcher Interpretationsarbeit zum Ausdruck kommen. Wir haben Jana (24, Studentin) und Kamil (27, Bürokaufmann) eine Frage gestellt, die mit der unerwarteten Entdeckung der Schwangerschaft im Horizont einer Paarbeziehung unweigerlich aufkommt, nämlich wie die Schwangerschaft entstanden ist:[15]

I: Wie kam's denn so zu eurer Schwangerschaft?
K: Wir hatten also Geschlechtsverkehr (leises Kichern) und – äh nicht verhütet. Wir sind das Risiko eingegangen – und es hat sofort geklappt. Also es/
J: Was heißt geklappt? Wir haben eigentlich nicht damit gerechnet, also so gedacht: ‚Ach ja, wenn's passiert, dann passiert's und wenn nicht, dann nicht, aber wahrscheinlich passiert's sowieso nicht.' Aber is' dann passiert.
K: Ja, weil wir beide hatten/ also *ich* hatte jetzt keinen Kinderwunsch, aber ich hatte eigentlich – auch nichts dagegen einzuwenden so. Ich wollte/ das Schicksal sollte für uns entscheiden.
J: Es war klar, dass es nich' so schlimm sein würde, wenn's passiert.
K: Wir wollten's weder unbedingt verhindern, noch haben wir's heraufbeschworen. So. Aber natürlich, wenn man die Pille absetzt, geht man dieses Risiko ein und wir haben dieses Risiko falsch eingeschätzt. Weil wir beide davon ausgegangen sind, dass es nicht so auf Anhieb klappt.
J: Ich glaub' es war auch Neugier mit dabei. (lachend:) Schicksal herausfordern. Ich weiß nicht.

---

[15] Eine ausführliche Analyse des Falles findet sich in Nussbaum (2014). Für die Darstellung von InformantInnenäußerungen verwenden wir folgende Transkriptionszeichen: *kursiv* = betont; / = Satzabbruch; (...) = Auslassung; – = Sprechpause; Parasprachliches in Klammern: (lacht); ‚Text...' = verbale Reinszenierungen, also (Selbst-)Zitate der SprecherInnen.

Unser Interview fand zu einem Zeitpunkt statt, als die Geburt kurz bevor stand. Inwieweit eine mögliche Schwangerschaft im Vorfeld Thema der Paarkommunikation war, lässt sich kaum sagen. Es ist aber interessant zu sehen, wie das Paar die Entstehung der Schwangerschaft (re-)konstruiert. In Kamils Äußerung „Wir sind das Risiko eingegangen – und es hat sofort geklappt" wird die Schwangerschaft als Teil eines kalkulierten Risikos beschrieben und (anders als eine Katastrophe) retrospektiv als absehbare Folge eigenen Handelns beschrieben und anerkannt. Und während die Schwangerschaft in der ersten, aus der vergangenen Zeitperspektive gesprochenen, Hälfte der Äußerung noch als Risiko erscheint, ist sie in der zweiten, aus der Gegenwart gesprochenen Hälfte schon ein gewünscht gewesenes Ereignis („geklappt"). Auch Janas Kommentar rekonstruiert ihre damalige Perspektive: Das Risiko einer Schwangerschaft erschien ihnen zum einen gering, insofern sie ihren Eintritt für unwahrscheinlich hielten, zum anderen weil sie auch ‚passieren' *durfte* („nicht so schlimm"). Insofern durften gewissermaßen die Körper bzw. das Schicksal entscheiden, in dessen Hände sich die beiden gelegt haben. Die Voraussetzung dafür wird später im Interview deutlich:

I: Hattet ihr euch denn damals schon generell über einen Kinderwunsch unterhalten?
K: Nein.
J: Doch.
K: Wir haben uns nur darüber unterhalten, dass wir uns lieben und dass wir zusammen bleiben möchten. Wir wussten beide, dass wir auch in der Beziehung weit genug sind, dass diese Schwangerschaft okay ist für die Beziehung. Aber es gab keine konkreten Zukunftspläne.
J: Aber auch, dass irgendwann schon Kinder/ Dass wir das beide wollten. Irgendwann. Deshalb wäre es ja auch nicht schlimm gewesen. So.

Die gegenseitige Zusicherung, zusammenbleiben zu wollen und grundsätzlich einmal gemeinsame Kinder haben zu wollen, ist für das Paar sozusagen die eigentliche ‚Verhütungsmaßnahme': Die Schwangerschaft darf passieren, ein Kind darf kommen. Nach Auftreten der ersten Schwangerschaftszeichen beschleichen Jana dann aber doch heftige Zweifel, ob es richtig war, den Ereignissen so ihren Lauf zu lassen. Sie sperrt sich gegen die Realisierung ihrer Schwangerschaft. Sie bezweifelt, dass das Weglassen der Pille sie hat schwängern können (weil sie sie doch schon früher immer folgenlos vergaß), sie bezweifelt die Gültigkeit eines eindeutigen Tests (weil die sich ja auch irren können: „ich hab' dann noch mal einen gemacht und noch mal einen. Die waren alle positiv, aber ich hab's halt nicht geglaubt"), und sie bezweifelt schließlich auch die erste Ultraschallevidenz beim Arzt:

J: Also das war wohl sehr eindeutig das Ergebnis auch. Aber wobei man am Ultraschall noch nicht so viel gesehn hat, also du hast halt nur diese/ du siehst am Anfang nur diese Fruchthülle.
K: Aber da gibt's ja auch ganz viele Aspekte, die dafür sprechen, dass diese Fruchthülle nicht überlebt. So.

J: Es gibt ja auch Windeier.

K: Also in der Phase ham wir dann noch/ Klar haben wir diese Schwangerschaft so anerkannt und – wussten, dass es jetzt soweit is', aber die Wahrscheinlichkeit, dass das sich eben nicht weiterentwickelt, war relativ hoch so.

J: Das war 'ne Option.

K: Das war noch 'ne Option und deswegen hab' ich mich da auch nich' so drauf eingelassen. Ich hab', glaub' ich noch so – gedanklich gewartet bis es dann wirklich – eben kein Windei mehr war, sondern dass man/ bei den nächsten Arztbesuchen hat sich das so manifestiert dann. Aber so ganz zu Beginn, war das eigentlich noch nicht so. Weil man ja noch nichts gesehn hat so großartig, ne?

J: Auch die ersten zwölf Wochen sind ja kritisch, ne? Also da gehen zwanzig Prozent, glaub' ich, gehen da noch ab und deswegen, ich weiß nicht, kann man sich da nicht so/ hab' ich dann auch die ersten zwölf Wochen generell mich gar nicht so drauf eingelassen. Hab' gesagt: ‚Ja gucken wir mal.' Also ich weiß nicht. Ich glaub', wenn man sich dann reinsteigert, dann is' es dann auch wirklich schlimm, wenn dann doch noch was passiert. Und dann macht man sich auch unnötig Gedanken und deswegen hab' ich mir gedacht ‚erst mal abwarten.'

In dieser von beiden erinnerten frühen Phase der Realisierung ihrer Schwangerschaft bleibt das hoffnungsvolle Motto lange ‚es muss noch nichts passiert sein'. Gewissermaßen in emotionaler Arbeitsteilung artikuliert das Paar das allmähliche Umkippen seiner damaligen Erwartungshaltung: Kamil lässt sich nicht auf die Schwangerschaft ein in der heimlichen Hoffnung, dass sie doch nicht der Fall sein möge, Jana lässt sich nicht auf sie ein, in *Vermeidung* der guten (enttäuschungsgefährdeten) Hoffnung, dass sie schon der Fall sein könnte. Nimmt man ihre Äußerungen als Artikulationen eines gemeinsamen Bewusstseins, besagen sie: ‚Es sollte besser nicht der Fall sein, aber es ist wohl so. Dann ist unser Unwillen, es wahrzuhaben, aber immer noch die richtige Haltung, denn sie kann uns eine Enttäuschung ersparen.' Es ist wie bei Kamils erster Äußerung im Interview: Hinter der Fassade rationaler Wahrscheinlichkeitskalküle werden die Erwartungen des Paares umgepolt. So wie eine riskante Verhütungspraxis sich in ein gewünscht gewesenes Kind verwandelt, so wird eine kognitiv abgewehrte Schwangerschaft zu einer zögernd angeeigneten Tatsache. Sich „einzulassen" bedeutet, freudige Erwartungen auf unsichere Tatsachen zu bauen.

Die kommunikative Darstellbarkeit einer Schwangerschaft – ihre ‚Accountability' im Sinne der Ethnomethodologie (Garfinkel 1967) – kann zwischen ‚der natürlichsten Sache der Welt', schicksalhafter Fügung und einem hochgradig ambivalenten und entscheidungsträchtigen Ereignis im Schnittpunkt zweier Biografien variieren. Soziologisch plausibel ist es, die Schwangerschaft zunächst als eine komplex angelegte *Erwartung* zu betrachten, die zu bestimmten Zeiten von verschiedenen Seiten hochgefahren wird: durch Arbeitgeber und (Schwieger-)Eltern, die Frauen in dieser Hinsicht ‚in Erwartung' halten, durch auf sie zugeschnittene Verhütungsmittel, die ihnen die Schwangerschaftsvermeidung aufbürden, durch regelmäßige gynäkologische Untersuchungen, die sie seit der Pubertät in dieser Körperfunktion ansprechen usw.

In einem gewissen Sinne ist die familiale Erweiterung aber auch jeder heterosexuellen Liebesbeziehung als Möglichkeit ihrer Entwicklung gesellschaftlich fest eingeschrieben. Es sind vorwiegend Liebespaare, die den potentiellen Hort sexueller Reproduktion darstellen und als Adresse von Schwangerschaftserwartungen fungieren. Eine Minimalform dieser Schwangerschaftserwartung ist Teil jeder Verhütungsroutine. Über Jahre und Jahrzehnte schwingt die Möglichkeit einer Schwangerschaft beim sexuellen Verkehr mehr oder weniger stark mit (in erster Linie als Befürchtung). Sie lässt sich mit technischen Mitteln nie ganz ausschließen, nur kognitiv ausblenden, solange es keinen Grund zur Sorge gibt, das Kondom nicht gerissen, die Pille nicht vergessen worden ist. Daneben kann die Vorstellung einer möglichen Schwangerschaft auch die Zukunftsfantasie einer Beziehung beflügeln oder diese auf die Probe stellen, lange bevor eine Schwangerschaft (paar)biografisch zu einer konkreten Option wird. In Form von Erwartungen der Verwandtschaft und des Freundeskreises können sich Paare in bestimmten Phasen ihrer Beziehung einer *sozialen Vorschwängerung* ausgesetzt sehen. Zu deren begünstigenden Bedingungen zählen das Alter der Partner, die Fremdwahrnehmung der Paarbeziehung, deren Dauer und Stabilität, gemeinsame vier Wände, die berufliche Situation, das soziale Milieu und die ,Schwangerschaftsaffinität' des Umfelds, etwa Freunde, die als ,Vorreiter' gerade schwanger sind, schon schwanger waren oder gerade auf eine Schwangerschaft warten. Praktiken der sozialen Vorschwängerung zeigen sich z.B. in Klatschgesprächen, in denen über die mögliche Schwangerschaft ,geeigneter' Personen spekuliert wird, in Anspielungen oder direkten Artikulationen der Frage, ,wann es denn so weit ist', oder in konkret geäußerten Wünschen nach einem Enkelkind:

> Ich bin Ende 30, also werde ich seit ungefähr zwei, drei Jahren *permanent* gefragt, ob wir eigentlich noch Kinder haben wollen oder nicht, und ich so: ,Ganz unentschieden: vielleicht – vielleicht nicht', und das war so ein Wunsch eigentlich, nicht dem Rede und Antwort stehen zu müssen, ob's die Außenwelt vielleicht erwartet oder nicht, sondern das selber zu bestimmen, wann es so weit ist. (Viola, 39, Germanistin)

Die Erwartung einer möglichen Schwangerschaft durch Dritte ist mit einem bestimmten biografischen Zeitfenster verknüpft. Nachdem eine Schwangerschaft kurz nach der Pubertät noch als ,verfrüht' und illegitim erscheint, öffnet sich dieses Fenster gegenüber festen Paarbeziehungen und etwa nach Hochzeiten sehr weit, bevor es sich mit dem Älterwerden langsam wieder schließt. Neben der ,biologischen Uhr' ist dieser Verlauf vor allem Bestandteil eines gesellschaftlich verankerten normativen Rahmens des Kinderkriegens, in den Schwangerschaften und deren Erwartung eingelassen sind. In diesem gelten sowohl Teenagerschwangerschaften als auch Schwangerschaften jenseits des vierzigsten Lebensjahres als Problemfall, genauso wie sie paarbiografisch umso eher als ,Unfall' eingestuft werden, je kürzer die Beziehung der beiden Partner besteht.

Auf der anderen Seite gibt es auch in der Paarbeziehung Formen einer sozialen *Projektierung* von Schwangerschaften. Diese umfasst erste Thematisierungen potentieller Familiengründung, das ‚Aushorchen' des Partners, ‚Vorgespräche' übers Kinderkriegen, die Reflexion und Konkretisierung individueller Wünsche, Vorstellungen und Erwartungen aus dem sozialen Umfeld, Verhütungsroutinen, Was-wäre-wenn-(nicht)-Überlegungen, das direkte oder indirekte Ausrichten der Paarbeziehung aufs Kinderkriegen sowie eine Ausrichtung der Sexualpraxis auf eine Schwangerschaft. Es ist vor allem eine Frage der individuellen Paarkomposition, wann und wie stark sich das Kinderkriegen einem Paar (von außen wie von innen) als Möglichkeit aufdrängt.

Wir haben oft darüber geredet, über einen längeren Zeitraum, weil für mich lange auch klar war, dass ich *kein* Kind will, und äh/ dass für uns beide klar war, dass wir kein Kind wollen. So langsam, wie so ein Sickerbach änderte sich das, also so steter Tropfen, ohne dass jetzt jemand getropft hätte (lacht). Wir merkten beide, dass wir uns das *doch* ganz gut vorstellen könnten und vielleicht auch gerne möchten. (Viola)

Das Besondere am Wunsch nach einem eigenen Kind ist nicht nur, dass man einen Partner dafür braucht,[16] sondern dass der individuelle Wunsch nur als ein *gemeinsamer* Wunsch seine ‚echte' Erfüllung in Aussicht stellt. Wer das unterläuft, nämlich dem anderen ‚ein Kind unterschiebt', verstößt jedenfalls gegen eine starke gesellschaftliche Norm. Für die meisten konkretisiert sich der Wunsch nach wie vor nur als ein gemeinsamer Wunsch nach einem gemeinsamen Kind. Ein Paarinterview mit Helena (29, Lehrerin) und Martin (42, Betriebswirt) gibt Einblicke in die (paar)biografische Entstehung des Kinderwunsches und dessen kommunikatives Zusammenwachsen in der Beziehung:

H: Ich bin ja Grundschullehrerin, wo Du sowieso viel mit Kindern zu tun hast, und ich werd' jetzt 30, das ist da ja auch'n ganz normales, natürliches Bedürfnis. Ich hab' mir dann einfach mal Gedanken gemacht – weil der Martin ist ja jetzt nun mal auch schon über 40 – wie das aussieht und dann hab' ich das halt'n bisschen länger schon mit mir rumgetragen. Und im Urlaub irgendwann, da waren wir Segeln in Kroatien, hab' ich ihn dann gefragt, wie er das so sieht, dass ich halt jetzt öfter schon darüber nachgedacht hätte und irgendwie nen Kinderwunsch hab', und wie er dazu steht. Und dann hat er gesagt: ‚Joa, ist mir gut.' Jo, so war das. Und dann ham wir gesagt: ‚Okay – lassen wir einfach mal die Pille weg.' Aber ich hab's erst mal nicht gemacht. (...) Und was ja vielleicht auch noch wichtig ist, hier Tinas Junggesellenabschied ne?! (zu ihm gesprochen) Der war ja beim Martin auf'm Boot und Tina hat halt ganz viele Mamafreunde. Also fast alle Frauen, die da waren, sind entweder in Umständen gewesen oder ham halt schon Babys. Und die haben dann irgendwann auch gefragt ‚Jaa Helena, wie is' es denn mit Dir und Martin?!' Ham

---

[16] Dies ist jedenfalls der statistische Normalfall. Zum relativ jungen Phänomen der selbstgewählten Single-Schwangerschaft s. Hertz (2006).

wir gesagt: ‚Nee wir sind doch noch nicht so weit.' Das war kurz vorm Urlaub. Aber das hat halt auch dazu beigetragen, dass ich mich mehr damit auseinandergesetzt hab', weil die ham dann gesagt: ‚Wie lang nimmst die Pille schon?' Ich so: ‚Naja gut, ich glaub', seit ich 17 bin, oder 18.' ‚Ah das is schon ziemlich lange.' Und dann ham die gesagt: ‚Du brauchst nicht zu denken, dass das sofort klappt, ja?! Also wenn Du die Pille absetzt, dass des sofort funktioniert. Es gibt Paare, die müssen super lange warten, bis es klappt', ja?

M: Das hat Dir so'n bisschen die Angst genommen: ‚Wenn ich die Pille absetz', funktioniert's ja nich' gleich.'

H: Ja, war wirklich so. Naja gut und dann hab' ich halt darüber nachgedacht, und dann war das halt jeden Tag in der Schule, die ganzen Kinder, wenn die Papas ihre Kinder abholen und so. Und dann hab' ich halt im Urlaub gefragt, ja? Und dann hat er gesagt: ‚Ja! Lasse doch einfach mal weg.' Aber ich hab' die erstmal noch zwei Monate genommen, weil ich hatte eh noch zwei Monatspackungen.

I: War für Dich die Frage überraschend? (zu ihm) (M: Nein.) Hattest Du damit gerechnet?

M: In dem Moment? Dass wir drüber sprechen? Ach für mich war das eigentlich mal schön auch, dass es dann auch kam und für mich war's nicht überraschend. Ich wollte ja so oder so Kinder und ich finde, für mich ist es auch in der Form Zeit, und Helena ist die richtige Frau dafür und deswegen hab' ich mir gesagt/ war's eigentlich keine Sache wo ich drüber nachdenken müsste. Für mich war das einfach der richtige Moment oder eigentlich schon viel zu/ für mich fast zu später Moment, ich hätte vielleicht schon lieber *früher* Kinder haben wollen. Für mich war das schön, dass sie fragte, und ich: ‚Wenn Du mit mir Kinder haben willst, natürlich! Ja!' Deswegen hab' ich dann/ gut/ hab' ich jetzt da nicht gesagt: ‚Jaa trallala' und bin aus der Hose gesprungen und hab' gesagt: ‚Ja wunderbar.' Für mich war der Gedanke so oder so schon länger da, Kinder zu bekommen, auch in der Beziehung vorher, und ich hatte mich damit eh schon angefreundet, schon sehr sehr lange, dass ich dann irgendwann Kinder haben möchte, ja. Also deswegen kam das jetzt für mich nicht überraschend.

Die einzelnen biografischen Situationen werden zu etwas Gemeinsamem verbunden und der lange unausgesprochene bzw. frisch durch das Umfeld geweckte Kinderwunsch wird kommunikativ manifestiert und zur gemeinsamen Sache gemacht. Zunächst ist Helena unsicher, ob der Wunsch nach familialer Erweiterung bei Martin auf Resonanz stößt. Ihn zu kommunizieren, heißt auch zu fragen: ‚*Darf* ich mir von dir ein Kind erwarten?' – darf ich also diese Erwartung an dich richten und sie mit dir teilen – was die wechselseitige Verbindlichkeit der Paarbeziehung, und damit die Grundlage für ein gemeinsames Kind, auf die Probe stellen kann. Aber schon bevor der Wunsch nach einem Kind von ihm erwidert wurde, wird die Erwartungshaltung durch Freunde und Bekannte getriggert. Die Freunde auf der Party machen Helena und Martin kommunikativ zu einem aufs Kinderkriegen geeichten Paar. Es ist nicht so, dass einer Entscheidung zur Schwangerschaft einfach das Absetzen der Pille folgen würde. Die Umsetzung wird vielmehr zum einen aufgeschoben, mit dem Vorwand, erst noch die Investition in zwei Monatspackungen zu amortisieren, zum anderen wird die Pille unter der ‚lindernden'

Annahme abgesetzt, dass eine Schwangerschaft – wie von den Freunden suggeriert – nicht sofort eintreten wird. Helena belässt die gewünschte Schwangerschaft damit über die Umsetzung hinaus zunächst im Zustand einer bloßen Möglichkeit. Die Kalkulation des verzögerten Eintretens wirkt als Katalysator, die Verhütung einzustellen, ohne sich sofort auf Folgen einstellen zu müssen. Die Pille abzusetzen, gleicht dem Entsichern eines körperlichen Mechanismus, der dann sich selbst überlassen hoffentlich nicht sofort auslöst, was ausgelöst werden soll. Darin zeigt sich das Spiel mit einer Möglichkeit, die allen Planungsabsichten zum Trotz in ihrem Ausmaß unüberschaubar ist. Diese Dissonanz zwischen Wunsch, Möglichkeit und Realität klingt bei Martin so:

> In dem Moment war es super cool, wenn es geklappt hätte, wo wir's noch nicht wussten. Also da ham wir's uns ja gewünscht, aber in dem Moment, wo wir's dann wussten, dann kam wieder bei ihr auch der Bammel: ‚Boah! das is aber jetzt früh! Ich hab' nich' gedacht, dass das jetzt also direkt so funktioniert hat.' Also im Grunde direkt wieder in 'ne andere Richtung reingerudert. Jetzt nicht, dass man sagt: ‚Nein ich will es nicht'. Es soll der Moment kommen und dann in dem Moment, wo es dann war, dann is einem halt mal grad' die Luft weggeblieben, so ungefähr und sagt: ‚Uups! jetzt is es soweit!'

Hat sich dieses Paar erst einmal zur Schwangerschaft entschlossen, ist das gemeinsame Suchen nach körperlichen Zeichen in eine Kommunikation eingelassen, die ein aufregendes Spiel mit einer Möglichkeit vollzieht und deren Realisierung mit Wunschfantasien vorauseilt. Dieses kommunikative Imaginieren wird dann aber relativ plötzlich mit einer Tatsache konfrontiert, die das Fantasieren jäh beendet. Alma (32, Studentin) hat ihre verfrühte Schwangerschaft dagegen einer medizinischen Fehldiagnose zu verdanken:

> Ich hatte schon immer im Hinterkopf, dass es eventuell sein könnte, dass ich im Studium ein Kind bekommen würde, so mit 34, 35 etwa, und war per Zufall dieses Jahr bei einer Vorsorgeuntersuchung bei meiner Ärztin, die plötzlich den Verdacht hatte, ich könnte eine Erkrankung haben, die große Schwierigkeiten machen würde, wenn ich ein Kind bekommen wollte. Und wenn ich diese Erkrankung hätte, dann wäre das je älter ich werden würde, desto schlimmer. Und das hat mich so schockiert, dass ich dachte, dann probieren wir's sofort. Und dann haben wir auch sofort aufgehört zu verhüten, und als ich dann das nächste Mal hingegangen bin zu der Ärztin, um zu erfahren, wie jetzt die ersten Ergebnisse sind, hatte sie festgestellt, dass es 'ne Fehldiagnose war, und da war ich dann zu dem Punkt schon schwanger. (...) Also ich hatte nicht so einen dringenden Wunsch, jetzt ein Kind zu bekommen, sondern ich wusste es prinzipiell, dass ich gern mal ein Leben führen würde mit Kindern. Aber so ein inneres Bedürfnis Eltern zu werden, ein Kind zu haben, das hatte ich zu keinem Zeitpunkt. Und ich glaub', hätte ich nicht diesen Schock gehabt oder diese Angst, dass das überhaupt nicht klappen könnte, dann hätte ich mich wahrscheinlich doch schwer getan, mich zu entscheiden schließlich. Also bin ich jetzt im Nachhinein doch ganz froh. Allerdings die Nachricht, dass ich dann tatsächlich direkt schwanger war, das war schon ein Schock, weil wir hatten das so leichthin entschlossen, weil wir dachten, okay, das wird Jahre dauern, das

wird problematisch und so weiter, deswegen war das ein Entschluss, der einfach so gefasst wurde, ohne groß nachzudenken. Ich hab' mich sehr gefreut, aber gleichzeitig hab' ich doch gebraucht, um mich daran zu gewöhnen und auch jetzt ist es auf der einen Seite die Freude und auf der anderen Seite, dass ich mir kaum vorstellen kann, dass ich dann für immer oder viele Jahre immer mit einem Kind leben werde.

Die Fehleinschätzung der Ärztin löst bei Alma eine Torschlusspanik aus, denn sie suggeriert Zeitknappheit. Der dadurch hervorgerufene (erste) Schock lässt sie in die Schwangerschaft ‚hineinschlittern'. Der zweite Schock, dass statt der erwarteten Erkrankung nun eine Schwangerschaft besteht, dürfte aus sehr gemischten Gefühlen bestehen: Der großen Erleichterung, nicht unfruchtbar zu sein, steht die Sorge über einen ganz unvorbereiteten Lebensumschwung gegenüber. Alma ist ohne eine Entscheidung für ein Kind aus Angst vor bleibender Kinderlosigkeit in eine Schwangerschaft geraten.

Marianne dagegen will zunächst schwanger werden, rudert dann aber in genau dem Moment heftig zurück, als es schon zu spät ist:

Im Oktober hab' ich mir auf einmal doch gedacht: ‚Kann ich jetzt nicht, will ich nicht' – ähm ja. Und dann musst du die Pille ja erst wieder nehmen, wenn du das erste Mal wieder deine Tage kriegst, und ich so: ‚Wenn ich das nächste Mal meine Tage kriege, nehme ich die Pille wieder!' Aber dann kamen meine Tage nicht. Das ist echt wie verhext, aber das ist echt *meistens* so, eigentlich in dem Moment, wo du denkst: ‚Nee jetzt nicht'– dann passiert's! Und eigentlich wusste ich's schon, also ich mein', ich hab' dann auch so einen Schwangerschaftstest geholt in der Apotheke, aber eigentlich war's mir schon klar. Aber da war ich schon *auch* irgendwie geschockt wieder. Wenn du diesen Test so vor dir siehst, das ist dann so eindeutig, und vorher immer noch so: ‚Vielleicht ja doch nicht.' (Marianne, 25, Studentin)

Auch Judith schildert die Entstehung von Kindern als ambivalenten und planungsresistenten Prozess:

Im Kopf hab' ich das (ein Kind zu kriegen) ungefähr so zweieinhalb Jahre gehabt. Also dass man das immer mal wieder so als Idee hatte und immer überlegt hat: Könnte das denn irgendwo dazwischen passen?! Ungeplant war's insofern, dass man ja viel rumüberlegen kann und es sich wünschen kann und trotzdem selber immer im gleichen Moment auch Schiss davor hat, wenn's denn wirklich so ist. Kriegt man's denn dann auch wirklich hin? Oder es immer tausend Gründe gibt, weshalb es nun grade nicht geht. Oder dass es halt zu zweit nie der gleiche Moment ist, wo man sagt, jetzt könnte man sich das vorstellen und/ also ich kenn das mittlerweile halt auch von vielen, die so erzählen, dass sie sich grundsätzlich das schon wünschen oder vorstellen. Und wenn's dann passiert, isses aber doch immer eigentlich eher der kleine Unfall gewesen, nicht die absolut gezielte Aktion. (Judith, 29, Lehrerin)

Die Schwangerschaft erscheint hier im Lichte ihrer Unwahrscheinlichkeit: dass es biografisch ‚passt', dass man sie sich ambivalenzfrei wünscht, und dass dies zeitgleich dem Partner auch so ergeht (hinzuzufügen wäre noch: dass es körperlich möglich ist und sich der Embryo einnistet). Für Judith impliziert die Ereignishaftigkeit der Schwangerschaft prinzipiell ein hereinbrechendes Moment („kleiner Unfall"), das sich nicht als Resultat einer Handlung fassen lässt. Ein wenig wie bei einer Flugzeuglandung hat man es zwar mit viel Planung und Kontrolle, aber auch mit der Gravitationskraft, mit Seitenwinden und einem mehr oder weniger gelingenden *touch down* zu tun. Immerhin können ‚Schwangerschaftsunfälle' anders als missglückte Landungen hinterher interpretativ rehabilitiert werden:

> Sagen wir mal, es war halb geplant, also es war nicht wirklich geplant, aber es ist passiert und Abtreibung kommt sowieso nicht in Frage und es passt eigentlich auch. (...) Also vage war mir schon klar, dass ich Kinder will. Ob das jetzt in *der* Beziehung ist, hätt' ich gar nicht gewusst, das war mir einfach noch viel zu weit weg irgendwie. Ich glaub', wenn man mich gefragt hätte, ‚planst du Kinder?', dann hätt' ich zeitweise sogar ‚nein' gesagt, weil ich würd' sie nicht planen, aber im Leben gern' gehabt hätt' ich schon welche. (Tommy, 27, Student)

Tommy gelingt es, das Ungeplante und Unvorhergesehene narrativ in sein Leben einzupassen. Er liefert retrospektiv zwar weder einen dezidierten Kinderwunsch noch einen vagen Plan nach, bringt das Ereignis aber auf zwei Weisen mit sich in Einklang: Zunächst wertet er sich moralisch auf, indem er eine Abtreibung kategorisch ausschließt und sich damit implizit zu einem ‚Agenten' für das (schon vorhandene) Leben macht. Aus der Ablehnung einer Abtreibung resultiert die Entscheidung für die Schwangerschaft. Gleichzeitig wertet er die Schwangerschaft in der Ereignishaftigkeit ihres Geschehens auf, indem er sich von ‚geplanten Kindern' generell distanziert. Wenn Paarbeziehungen sich ihre Schwangerschaften aber nicht aussuchen können sollen, dann müssen es Schwangerschaften sein, die sich ihren ‚sozialen Wirt' suchen. Aus der Perspektive des Lebensrückblicks, die Tommy hier einnimmt, wird das Ereignis zu einem Geschenk, dessen Zeitpunkt – nämlich jetzt – er sich zwar nicht ausgesucht hat, sich aber auch gar nicht ausgesucht haben können wollte. Wenn die Planbarkeit grundsätzlich ausgeschlossen wird, bleibt nichts anderes übrig, sich ein Kind dann zu wünschen, wenn es sich bereits ankündigt. Wie es bei Tommy anklingt, wird dies dann in sein Negativ und in die Retrospektive verschoben: Er will in seinem Leben nicht keine Kinder gehabt haben. Durch die prinzipielle Ablehnung sowohl der Abtreibung als auch der Planung eines Kindes gelingt es Tommy, die Schwangerschaft in ein geradezu kontingenzfreies Ereignis zu transformieren.

Man kann in seinen Worten einen moralischen Grundton mitschwingen hören, der sich gegen die *Planung* von Kindern wendet. Im strengen Sinne ‚geplant' dürfen Kinder deshalb nicht sein, weil sie selbst an dieser Planung nicht beteiligt werden können. Skrupellos geplant werden kann insofern nur eine Schwangerschaft, die vor dem Hintergrund ständigen Scheiterns medizinisch durchgesetzt wird. Im Erfolgsfall erfolgt die Planung einer Schwangerschaft ja immer über den Kopf einer künftig zu liebenden Person hinweg, deren zukünftiges Selbst durch zu große Planungsambitionen in seiner Unverfügbarkeit beschädigt wäre. Gleichzeitig entlastet es von Verantwortung, ein in seinen Zukunftsdimensionen kaum kalkulierbares Ereignis immer auch als Folge von Schicksal statt als Folge eigener Planung zu verstehen. Wir sehen darin einen Grund dafür, dass viele unserer InformantInnen auch dann, wenn die Schwangerschaft genau ‚nach Plan geschah‘, sich von ihr überraschen lassen und sie retrospektiv dem planerischen Handeln wieder entziehen. Eine Geburt unterscheidet sich von anderen biografischen oder sozialen Zäsuren wie einer Hochzeit, Karriereentscheidungen, Migrationen etc. dadurch, dass sie grundsätzlich nicht rückgängig zu machen ist. Eine Ehe z.B. kann durch Scheidung gelöst werden und wird damit Teil der biografischen Vergangenheit. Aber wenn eine Schwangerschaft erst einmal ein Kind hervorgebracht hat, ist dieses ‚da‘ und wird auch ein Leben lang da bleiben. Von anderen Übergängen wie Pubertät oder Adoleszenz unterscheiden sich Schwangerschaften wiederum durch einen grundsätzlichen Gestaltbarkeitszwang. Schwangerschaften sollen gut überlegt sein und nicht ‚einfach so‘ passieren. Andererseits macht die Betonung der Macht des Zufalls wie gesagt zum einen Kosten externalisierbar – das reine Ereignis (es ist ‚halt passiert‘) schützt dann vor einer Selbstüberforderung als Entscheider und Handelnder – zum andern lässt sie Raum für die Unverfügbarkeit neuer Personen: Kinder kommen wie sie kommen, man hat sie nicht (selbst) geschaffen.

Von vornherein lässt sich diesem Planungsgeist entgegenwirken, indem das Reproduktionshandeln in ein bloßes Unterlassen übersetzt wird, das die Schwangerschaft einfach *geschehen lässt*. Die Herbeiführung einer Schwangerschaft beginnt oft mit der (konsensgetragenen) Unterlassung der Verhütung bzw. auch nur mit einer Reduzierung der gebotenen Vorsicht ihrer Ausführung:

Nachdem wir dann umgezogen waren und ich ein Sommerkind wollte (lacht), haben wir dann eben letztes Jahr mal angefangen – und es hat auch recht gleich geklappt, dass wir halt gesagt haben: So jetzt ist des Haus fertig, wir haben alles hier drin fertig, es ist noch bisschen im Garten zu tun, das hat mein Mann jetzt größtenteils gemacht. Dass wir dann praktisch auch noch des Kind zum Perfektmachen gebraucht haben (lacht). (I: angefangen heißt, Sie haben die Verhütung weggelassen?) Ja. Oder drauf angelegt, sagen wir mal so. Ich hatte vorher 'ne ganze Zeit die Pille genommen, hab' die aber schon ein Jahr, bevor wir dann schwanger geworden sind, abgesetzt, einfach aus Gründen, dass ich die Hormone nicht mehr nehmen wollte. Und dann haben wir's halt mit Kondom/ immer so in den prägnanten Tagen. Weil wir auch gesagt haben, es ist dann net ganz so dramatisch, wenn ich jetzt früher schwanger werden sollte, weil wir dann einfach geregelte Verhältnisse haben, und dann hab' ich auch gesagt: ‚Dann probieren wir des doch jetzt mal aus.‘ (Sally, 25, Finanzwirtin)

Je geregelter die Verhältnisse, desto ungeregelter kann die Verhütung, also die Unterbindung reproduktiver Folgen ausfallen. Der Steuerbarkeit des „perfekten“ zeitlichen Nacheinanders von Ehe, Haus und Kind wird ein Zufallsmoment entgegengesetzt, in dem das Kind (von sich aus) ‚kommen‘ kann: von der alltäglichen, routinisierten Einnahme eines Medikaments (der Pille), über den schon etwas unsichereren zyklusabhängig kalkulierten Einsatz von Kondomen, bis hin zum situativen Entscheiden, ob ein Verhüten ‚nötig' sei, und wenn ja, vielleicht gerade deshalb reizvoll zu unterlassen. Das Zurücknehmen des sicheren ‚Verhütens' ist eine Abgabe von *Agency* an körperliche Prozesse und Ereignisse im Sinne ihres Geschehenlassens. Aus der schwindenden Sorge, trotz Verhütung schwanger zu werden, wird allmählich der Wunsch oder die Erwartung, dass ruhig passieren darf und zunehmend auch soll, was jetzt nicht mehr aktiv verhindert wird. Man legt es auf kontrollierte Weise darauf an, von der Ereignishaftigkeit biologischer Prozesse überholt zu werden, um diese dann von einem bereits bestehenden Erwartungshorizont auffangen zu lassen. Paare sind nicht nur ‚biologische Urheber' ihrer Schwangerschaft, sie übernehmen unweigerlich auch deren gemeinsame kommunikative ‚Autorschaft'. Dies geschieht nicht ambivalenzfrei. Sie schieben im Heranrücken(lassen) einer Schwangerschaft und deren Erwartung durch das soziale Umfeld einen Berg von Unsicherheiten vor sich her, mit denen sie gemeinsam umzugehen haben, der sie vielleicht aber auch davor schützt, alle weitreichenden Folgen ihres Handelns überblicken zu müssen. Helena und Martin versuchen, ihre Erwartungsunsicherheiten aktiv in die Hand zu nehmen:

> H: Der Martin is doch so computersüchtig und iPhone-süchtig und guckt immer, was es so für neue Apps gibt und so. Und da war so'n App, das hat er mir dann drauf gemacht, auf mein Handy, Maybe-Baby heißt das – das is so'n Menstruationskalender, so'n Frauenkalender, und da kannst Du eintragen, wie lang Deine Periode dauert, in welchem Zyklus die kommt und so weiter, ja? So – dann hab' ich das gemacht, hab' ich/ hat er eingetragen, alles Mögliche und dann rechnet Dir da dieses App aus, wann Du Deine fruchtbaren Tage hast und sogar zusätzlich, wann die Wahrscheinlichkeit größer is, dass es 'n Mädchen oder 'n Junge wird.
>
> M: (ironisch:) Wir ham äußerst bewusst gezeugt.
>
> H: Ja, aber so richtig geglaubt hab' ich da dran nicht, ne? (…) Es war eigentlich/ also ich hab's eher so lustig gesehen. Hab' gesagt: ‚Hihi, guck mal, es wird 'n Junge heute.' Aber es war jetzt nicht so, dass die Temperatur stimmt und jetzt muss und so, weißte? Das war eher – spaßig, lustig.

Die ‚App' ist wie ein Spiegel des neuen Ernstes und der Folgenhaftigkeit, die die Sexualität für Helena und Martin angenommen hat. Anhand dieses Hilfsmittels zeigen sie sich gegenseitig an, dass sie sich auf das gemeinsame Spiel mit einer Möglichkeit eingelassen haben, die eintreten soll, *ohne* dass sie alle Konsequenzen überschauen können. Sie symbolisieren sich damit ihre Bereitschaft, die Paarbeziehung mit einer Schwangerschaft über sich selbst hinauswachsen zu lassen. Insbesondere *er* kann anhand der technischen Simulierung ihrer Fruchtbarkeit seine aktive Teilhabe im Erwarten der Schwangerschaft darstellen. Der performative Aufbau von Schwangerschaftserwartungen kann dazu dienen, sich von Anfang an ins Geschehen zu involvieren.

Johanna versucht dies im Rahmen einer lesbischen Beziehung. Als werdende Ko-Mutter könnte sie zur bloßen Zuschauerin ‚ihrer' Schwangerschaft werden, weil den austragenden Part ihre Partnerin Britta übernimmt. Daher ergießt sie sich in ihrem Internet-Tagebuch förmlich in Erwartungen:

> Noch wenige Tage, dann wissen wir es. Britta hat bereits vor einigen Wochen einen Ausschlag bekommen – nicht allzu selten, wenn man schwanger ist. Außerdem hat sie hin und wieder ein leichtes Bauchzwicken, das hatte ich auch in der Schwangerschaft. Von Mens keine Spur. Ich hatte eine Ahnung, aber so richtig ‚wissen' tu ich es nicht. Es ist diese Ahnung, die tief in mir ist und nicht an die Oberfläche will. Wir werden Mütter. Ich hoffe nur, dass mich mein Gefühl nicht im Stich lässt. Noch wenige Tage. (Johanna, 41, Schriftstellerin)

Auf eine Schwangerschaft zu warten, besteht im inneren Changieren zwischen einem aktuell *noch nicht* wahrgenommenen, aber potentiell schon vorhandenen Zustand. Das kann sich auch schon vor dem Entdecken einer Schwangerschaft in Form eines schlechten Gewissens gegenüber einem möglichen Ungeborenen ausdrücken:

> Ich war zum Beispiel auch noch beim Impfen. Und das sind halt so Dinge, wo du latent ein schlechtes Gewissen hast. Du hast ständig ein schlechtes Gewissen wegen allem Möglichen. Rauchen hab' ich schon ziemlich eingeschränkt. Alkohol hab' ich eigentlich fast nicht mehr getrunken. Weil ich damit ja nicht nur mich selbst, sondern halt ein potentielles Kind/ dass ich das halt beeinträchtige dann. (Heike, 43, Zahnärztin)

Das Ungeborene wirft hier bereits vor der Schwangerschaft den Schatten einer möglichen Person voraus, die Rücksichtnahme verlangt. Deutlich ambivalenter kommt dieser Zustand der Unsicherheit bei Lea zum Ausdruck. In ihrem Tagebuch schreibt sie über die Zukunftsängste angesichts der Schwangerschaft, die sich in ihr zu realisieren droht:

> Ich bin jetzt solange überfällig, dass ich es mir einfach nicht mehr leisten kann, es zu ignorieren. Das macht es ja nicht besser. Vielleicht ist es ja auch etwas Krankmachendes?! Dummerweise bin ich über Pfingsten allein und habe viel zu viel Zeit zum Grübeln und Frusten. Als Andi von seiner Männerpfingsttour zurückkehrt, liegen meine Nerven schon blank. Keinesfalls will ich schwanger sein, Horrorvisionen von 20 Jahren mit Klotz am Bein und eine Gewichtszunahme jenseits aller Grenzen drängen sich unwillkürlich auf und verursachen mir echte Angst. Ich hatte nie den Kinderwunsch, den andere Frauen verspüren, kann mit Kindern nichts anfangen und ausgerechnet ich soll Mutter werden? Unvorstellbar. Wir waren der Meinung: ‚Okay, geplant nicht, aber wenn es zu einer Schwangerschaft kommt, ist es nicht so tragisch.' Die Meinung habe ich schnell geändert, als es soweit war. Ich hoffe, dass alles nur ein Irrtum ist und schwöre mir, erst mit 55 die Pille abzusetzen, wenn alles glatt läuft. (Lea, 33, Büroangestellte)

Was Lea einst als „nicht so tragisch" glaubt, auf sich zukommen lassen zu können, fällt ihr wie Schuppen von den Augen, als sie die Schwangerschaft plötzlich heranrücken sieht und spürt. Je näher die Schwangerschaft kommt, desto weiter wünscht sie sie sich weg. Sie sieht sich bedroht davon, in ein selbstläufiges Geschehen hineingezogen zu werden, das ihr, als Folge einer Entscheidung, die sie jetzt nie getroffen haben will, sämtliche Freiheiten des Entscheidens entzieht. In einer solchen Interimsphase, die sich zwischen Faktizität und Möglichkeit aufspannt, können sich Schwangere auch dann noch bewegen, wenn die Schwangerschaft längst medizinisch feststeht:

> Du spekulierst, da liegst du abends im Bett und denkst/ du spürst ja noch nichts von deiner Schwangerschaft. Du spürst nichts! Also bei mir war's so: Mir war nicht schlecht. Mir war halt so diesen einen Tag, wo ich Zug gefahren bin, war mir schwindelig. Aber mir war die ersten drei Monate nicht schlecht. Und bis auf das, dass ich keine Regel hatte, war keine Veränderung zu spüren. Und da denkst du dir immer: ‚Na super! Bin ich jetzt noch schwanger?' Weil du hast kein Feedback! (Heike, 43, Zahnärztin)

Heike wartet auf Zeichen, um sich ihrer Schwangerschaft versichern zu können, die medizinisch bereits bestätigt ist, ihrem körperlichen Erleben aber noch fehlt. Alle diese Beispiele zeigen, dass Personen jenseits der biologischen Binarität ‚schwanger/nicht-schwanger' psychisch und sozial durchaus auch nur ‚*ein bisschen schwanger*' sein können. Dies gilt umso mehr, wie wir im Folgenden zeigen wollen, für die Entdeckung der Schwangerschaft und ihre medizinische Feststellung. Es handelt sich um Prozesse, in denen solche Zustände *zwischen* ‚schwanger' und ‚nicht-schwanger' entstehen, dann erst allmählich vereindeutigt und zunehmend psychisch und sozial realisiert werden.

2.2 Lebensweltliche Entdeckungen: leibliche Zeichen

Die ersten Anzeichen einer Schwangerschaft sind zunächst einmal unsicher und uneindeutig. Sie können bereits Tage oder Wochen vor Ausbleiben der Periode auftreten, aber auch ganz ausbleiben. Übelkeit, Müdigkeit oder ein Ziehen in der Brust können auf eine Schwangerschaft hindeuten, aber auch ganz andere Ursachen haben. Dass diese Indizien trügen können, gilt auch für das gemeinhin ‚verdächtigste', nämlich die ausbleibende Menstruation (vage ist auch eine Blutung, denn sie kann trotz Schwangerschaft stattfinden). Mit der Sensibilisierung gegenüber solchen Zeichen lassen die Akteure die Schwangerschaft in ein neues Möglichkeitsstadium eintreten. Martin erzählt:

> Dann sagte Helena auf einmal zu mir: ‚Duuu, ich krieg' meine Tage nicht.' Und das konnte ja auch drauf rückgeführt werden – sie hat das erste Mal die Pille nicht genommen – dass es jetzt halt unregelmäßig, dass es alles irgendwie nich' so funktioniert. Deswegen sind wir auch davon ausgegangen, dass es auch mal sein kann, dass die Tage jetzt nicht kommen, weil sich ihre normale Regel wieder einstellt oder verspätet einstellt. Und es hat sich dann schon 'n ziemlicher Druck aufgebaut, also bei mir wie auch bei ihr. (Martin, 42, Betriebswirt)

Das Absetzen der Pille macht Martin und Helena sensibel für mögliche Zeichen einer Schwangerschaft, gleichzeitig herrscht Unsicherheit bei deren Interpretation. Bleibt nach dem Absetzen der Pille die Menstruation aus, kann das auf eine Schwangerschaft, aber auch auf das Absetzen der Pille selbst zurückzuführen sein, nämlich auf eine hormonelle (Ent-)Störung des Zyklus. Dabei ist es nicht unbedingt die Schwangere selbst, die körperliche Veränderungen als Erste als Schwangerschaftszeichen deutet:

> Dann am Anfang natürlich die körperlichen Symptome, sofort so Brustspannen. Und ja/ schlecht war mir nie, ich hab' immer so eher Magenschmerzen gehabt. Zwei Wochen hab' ich mich so mit Magenschmerzen rumgequält. Und da hab' ich noch zum Felix so gesagt: ‚Herrschaftszeiten, was ist das? Ich mag, dass das jetzt mal aufhört!' Und er: ‚Du wirst doch net schwanger sein?!' (Madita, 38, Industriekauffrau)

Insbesondere in ihrem frühen Stadium, „wo man noch nichts spürt" – wie viele unserer Informantinnen berichten –, kann der Schwangerschaftsverdacht auch von Personen aus dem sozialen Umfeld ausgehen, die im Unwohlsein der Ehefrau oder dem besonders guten Appetit der Freundin eine Schwangerschaft heraufbeschwören. Die ersten Zeichen einer Schwangerschaft liegen nicht einfach faktisch vor, sie müssen erst als solche *interpretativ und kommunikativ erzeugt* werden. So wird auch Sandras Schwangerschaft durch ihren Partner ans Licht gebracht, wie sie in ihrem Tagebuch festhält:

> Habe, nachdem in der Einnahmepause der Pille nur eine kurze Schmierblutung kam und mich Bernd immer wieder geneckt hat, ob ich nicht schwanger sei, einen Test aus der Apotheke mitgebracht. (Sandra, 34, medizinisch-technische Assistentin)

Das Necken hat hier die Funktion, etwas zu thematisieren, was aufgrund seiner Ernsthaftigkeit, seines Folgenreichtums und seiner Unsicherheit möglicherweise einen gewissen Latenzschutz braucht. Bernd erfragt sich die Schwangerschaft, möchte aber mit dem Necken möglicherweise auch das Gewicht des Themas reduzieren. Er lotst Sandra in Richtung Schwangerschaft und zeigt damit gleichzeitig, dass er sich das zweite Kind mit ihr vorstellen kann. Im Tagebuch lesen wir weiter:

> Ich bin hin und her gerissen, ob es nun sein könnte oder nicht, an sich ist mir kein Einnahmefehler unterlaufen und meinem Kenntnisstand nach dürfte ich nicht schwanger sein. Der Test ist positiv. Erst mal war es ein Schock, ich hatte beim besten Willen nicht mit einem positiven Ergebnis gerechnet.

Offiziellen Status bekommt Sandras Schwangerschaft dann erst beim Frauenarzt:

> Mein Frauenarzt fand eine Fruchtblase, die sich in der Gebärmutter eingenistet hat. Ich bin also offiziell schwanger. In einer Woche soll ich wiederkommen, um zu sehen, ob das Herz angefangen hat zu schlagen.

Wie Sandra lässt auch Janice ihren Partner ihre Schwangerschaft entdecken:

> Mein Freund hat aber dann die ganze Zeit gesagt: ‚Da stimmt doch was nicht!' und ‚Da verändert sich doch grade irgendwie was bei dir.' Er hat das vor allem auf körperliche Veränderungen bezogen und dann haben wir einen Schwangerschaftstest gemacht – ja, und dann war der positiv. Und ich war erst mal total ähm/also ich konnt' es einfach gar nicht glauben, obwohl klar war, dass es sein kann. Ja, und seitdem ich weiß, dass ich schwanger bin, oder seitdem *wir beide* das wissen – also ich wusste es nur eine Sekunde vor ihm (lacht beim Erzählen), weil ich einfach vorher auf diesen Test geschaut hatte – hat sich unsere Beziehung nochmal so'n biss-

chen/ wurde einfach noch mal schöner, weil jetzt einfach klar ist, wir haben irgendwie so/ ja, er hat sich total gefreut und dann hab' ich mich auch gefreut, und wir sind zu meinen Eltern gefahren und haben ihnen das erzählt. Dann haben die sich total gefreut, und dann war ich schon etwas beruhigter. (Janice, 27, Diplompädagogin)

Ihre Freude über den positiven Test lässt Janice erst dann ganz zu, nachdem ihr Freund und anschließend ihre Eltern diese Freude bereits artikuliert hatten. Die Synchronisierung sowohl des Wissensstandes als auch der Freude scheint in der Erzählung eine symmetrische Vertiefung der Schwangerschaft zum Ausdruck zu bringen. Dass sie es nur „eine Sekunde vor ihm" wusste, signalisiert diese Äquidistanz. Janice überzeugt sich zunächst von der positiven emotionalen Involvierung ihres Partners und ihrer Eltern. Das gibt ihr die Sicherheit, mit ihrer Schwangerschaft nicht allein da zu stehen. Indem sich die anderen *zuerst* freuen, wird die Schwangerschaft, die Janice als ‚Austragende' vollständig zu vereinnahmen droht, stärker auch zu *deren* Schwangerschaft.

Wenn die ersten möglichen Zeichen einer Schwangerschaft von keinerlei gemeinsamen Erwartungen oder Ambitionen getragen werden, ist mit großen emotionalen Ambivalenzen bei deren Interpretation zu rechnen. Auch bei Paaren in stabilen Beziehungen, die nach den Erwartungen ihres sozialen Umfelds die soziale ‚Infrastruktur' für eine Schwangerschaft hergeben würden, aber nie daran gedacht haben, schwanger zu werden, können die Zukunftsszenarien von der Katastrophe bis zum größten Glück reichen. Sie müssen sich erst langsam irgendwo einpendeln und zu einer gemeinsamen Perspektive verbunden werden. Zunächst kann sich ein innerer Dialog von Fragen in Gang setzen: ‚Habe ich die Pille immer rechtzeitig eingenommen? Haben wir zuverlässig verhütet? Wann hatten wir Sex? Ist eine Schwangerschaft rechnerisch überhaupt möglich?' Dies ist von Anfang an vermischt mit sozialen Fragen: ‚Ist sie ein mögliches Szenario unserer Beziehung? Bin ich, sind wir, ist die Beziehung bereit dafür? Kann ich mir, kann er/sie sich, können wir uns ein gemeinsames Kind vorstellen bzw. leisten?' Die ersten Verdachtsmomente einer Schwangerschaft zum Thema der Paarkommunikation zu machen, verlangt nach einem sensiblen Austarieren solcher Reaktionen, die nicht nur sozialer Normativität und Kontrolle unterliegen, sondern auch unter dem Vorzeichen doppelter sozialer Kontingenz stattfinden: ‚Wie soll ich selbst, wie wird der Partner auf eine (mögliche) Schwangerschaft reagieren?' – z.B. wenn man nur will, wenn der andere auch will, aber nicht, dass der andere nur will, weil man selbst will.

Angesichts einer möglichen Schwangerschaft sehen sich Paare neben der Suche nach weiteren Indizien dazu veranlasst, sich bewusst der Vorstellung ihrer familialen Erweiterung auszusetzen. Unabhängig davon, ob sich der Verdacht einer Schwangerschaft dann später bestätigt oder nicht – das Paar ist anschließend ein anderes. Körperliche Zeichen in Verbindung mit einem ernsthaften Schwangerschaftsverdacht, sofern er unter den Partnern kommuniziert wird, fügen dem Paar etwas hinzu, was potentiell über die Kontingenz ihres dyadischen Zusammenseins hinausgeht und es auf eine besondere Weise objektiviert. Die wechselseitige Reaktion der Partner auf eine mögliche Schwangerschaft kann zu einem Test für die Beziehung bzw. für eine Simulation ‚zu dritt' genutzt werden. Auf ganz unterschiedliche Weise kann eine mögliche Schwangerschaft gemeinsame Vorstellungen, Gespräche und Praktiken evozieren, in denen die Konturen eines gemeinsamen Kindes vorgezeichnet werden. ‚Wie stell ich mir ihn als Vater, sie als Mutter eines gemeinsamen Kindes vor? Wie könnte es sich anfühlen, wenn aus uns eine Familie wird?' Auf fantasievolle, intime, spielerische und doch ernste, weil womöglich auf eine zukünftige Realität bezogene Weise, lassen sich hier kommunikative und körperliche Begegnungen mit einem ‚Maybe-Baby' machen. Solche ängstlichen oder hoffnungsvollen Zukunftsvisionen können individuell ganz unterschiedlich ausfallen und von gemischten Gefühlen begleitet sein. Sie verändern die Paarbeziehung und können sie auf die Probe stellen, auch wenn sich die Schwangerschaft als nicht real herausstellt. Ein Paar kann dies dann als einen Rückgewinn seiner Zweisamkeit erleben, oder sich in einem negativen Sinne darauf zurückgeworfen sehen.

Diese frühe und ambivalente Phase der Aushandlung, in der noch nichts feststeht, ist empirisch nicht leicht erreichbar, Interviews zu dieser Zeit sind kaum einzufangen. Wie unterschiedlich und mit welch extremer Unsicherheit die ersten Zeichen einer Schwangerschaft emotional besetzt sein können, dokumentiert sich aber recht gut in internetbasierten Schwangerschaftsforen, die einige Schwangere als erste und anonyme Anlaufstelle nutzen. Sie tauschen sich dort über ihre Symptome und deren Interpretationen, Hoffnungen und Ängste aus, bis hin zur Möglichkeit der Abtreibung. Interaktive Fragebögen[17] geben Auskunft über die Wahrscheinlichkeit einer Schwangerschaft. In sogenannten ‚Hibbelforen' werden das kollektive Wünschen und das Warten auf die Schwangerschaft zelebriert. Diese sind spezialisiert darauf, die Sensibilität für frühe Schwangerschaftszeichen zu animieren und zu maximieren.

Eine andere Perspektive auf die frühen Zeichen einer Schwangerschaft ergibt sich, wenn sie später zum narrativen Element von ‚Schwangerschaftsgeschichten' gemacht werden. In der Retrospektive erfahren gerade die frühen Unsicherheiten und Kontingenzen starke und u.U. unsicherheitsbereinigte Reinterpretationen:

> Ich würde eigentlich sagen, dass ich das sofort wusste, dass ich schwanger bin. Ich bin schwanger geworden, als ich grad' kopiert hab'! (grinst) Ich hab' an dem Tag viel kopiert und ich weiß, da ist was in meinem Bauch passiert und ich schätze mal, das war halt dann grade irgendwie – was weiß ich, Vereinigung oder/ auf alle Fälle was Spürbares, ja? Und das hat sich dann auch in den folgenden Tagen noch ziem-

---

[17] www.frauenzimmer.de/cms/kinderstube/schwangerschaft/schwangerschafts-test-bin-ich-schwanger-9a61-b1e3-22-250942.html

lich schwanger angefühlt, auch meine Brüste haben dann ganz schnell reagiert und waren ganz schnell sehr empfindlich. Das Komische war dann, ich hab' dann 'n Schwangerschaftstest gemacht, und das sah erst so aus, als wär' ich *nicht* schwanger, das fand ich einfach so dermaßen abwegig, also das hat einfach so überhaupt nicht zu meinem Körpergefühl gepasst. (Miriam, 28, Studentin)

Es mag sein, dass Miriam ihr Gefühl schon damals sicherer und schneller als den Test erlebt hat. Es kann aber auch sein, dass ihre nachgetragene subjektive Sicherheit eine Form retrospektiver Aneignung ist, die die Abhängigkeit von medizinischen Hilfsmitteln (wie dem Schwangerschaftstest) kompensiert. Wer die Schwangerschaft selbst am eigenen Körper entdeckt haben will, macht sich auch nachträglich stärker zu ihrem Subjekt und Urheber. Miriam erkennt damit nicht nur eine Schwangerschaft an, sie macht sie sich gleichzeitig zu eigen.

2.3 Medizinische Tests im praktischen Gebrauch

Ein wichtiges Artefakt im Prozess des ‚Schwangergehens‘ und der Herstellung der Schwangerschaft als Tatsache sind Tests, die man mittlerweile in jeder Drogerie bekommt. Nach einer langen Entwicklungsgeschichte wurde der erste Schwangerschaftsselbsttest (zur Heimanwendung) Ende der 70er-Jahre in den USA auf den Markt gebracht – als eine „private little revolution", so einer der ersten Werbeslogans (Leavitt 2003: 1). Vor allem ein Vorteil stand damals im Zentrum dieses Durchbruchs der Schwangerschaftsdiagnostik: Der Test ermöglicht es, sich mit einer Schwangerschaft zunächst privat und bei Bedarf alleine zu konfrontieren. Auch Feministinnen sahen einen Gewinn an Kontrolle und Selbstbestimmung darin, dass mit dem Test die Erstdiagnose der Schwangerschaft in die Hände der Schwangeren gelegt wurde. Dies ermöglichte den Frauen entweder, sich bereits früh um ihre Schwangerschaft zu kümmern oder sich früh mit einer Abtreibung zu befassen (Layne 2009: 64). Auch die allmähliche juristische Freistellung dieser Alternative – Schwangerschaft oder Abtreibung – beförderte die Bedeutung des Tests: Erst bei Freigabe von Abtreibungen stiften Schwangerschaftsdiagnosen Entscheidungsgrundlagen, sonst kommen die Kinder als schicksalhafte Ereignisse – oder eben nicht.

Sowohl in der Einfachheit seiner Durchführung als auch in der Zuverlässigkeit der Ergebnisse wurde der Test in den folgenden 30 Jahren stetig weiterentwickelt. Er basiert dabei bis heute auf demselben Prinzip, einer chemischen Reaktion von HCG (Humanes Choriongonadotropin) mit einem farblich markierten Antikörperkomplex. Die Geschichte des hormonbasierten Schwangerschaftstests (erstmals 1928) steht in engem Zusammenhang mit der Entwicklung des endokrinen Modells der Schwangerschaft. Erst durch seine massenhafte Verbreitung wurde die Schwangerschaft seit Ende der 60er Jahre im öffentlichen Diskurs eng mit Hormonen assoziiert. HCG (daneben auch Progesteron) wurde zum ‚Schwangerschaftshormon‘ (Oudshoorn 1994). Dabei wird HCG grundsätzlich von weiblichen und männlichen Körpern produziert und lässt sich auch für das Indizieren bestimmter Karzinome bzw. Zysten einsetzen. Es kann also nicht nur zum Nachweis einer Schwangerschaft, sondern auch zur Diagnose einer Tumorerkrankung herangezogen werden. Das Einsetzen der Menopause kann ebenfalls eine erhöhte HCG-Konzentration hervorrufen, die dann ein Marker für Unfruchtbarkeit sein kann. HCG ist insofern, biochemisch gesehen, ein bloßer Indikator, der mit der Schwangerschaft als biologischem Zustand korreliert, nicht aber selbst die Schwangerschaft hormonell ausmacht. Es wurde erst zum ‚Schwangerschaftshormon' stilisiert, seitdem es massenhaft zu deren Identifizierung eingesetzt wurde.

Die neueste Generation von Schwangerschaftsfrühtests erlaubt durch ihre hohe HCG-Sensitivität, eine Schwangerschaft bereits wenige Tage vor Ausbleiben der Periode (also in der zweiten Schwangerschaftswoche) anzuzeigen. Eine weitere Neuerung der letzten Jahre sind digitale Tests, die das Ergebnis „schwanger" oder „nicht schwanger" als Schriftzug (inklusive geschätzter Schwangerschaftswoche) ausgeben und damit die ‚Interpretationsarbeit' an mehr oder weniger eindeutig gefärbten Teststreifen überflüssig machen sollen. Das Angebot solcher Tests muss sich um seine Nachfrage nicht sorgen – was man potentiell wissen *kann*, braucht nicht lange darauf zu warten, auch gewusst werden zu *wollen*. Anders als bei anderen biotechnologischen Testverfahren ist bei Schwangerschaftstests mit dem Verdacht, der einem Test immer vorausgeht, in den meisten Fällen eine starke Präferenz verbunden. Trotzdem kann dasselbe Testergebnis für die einen Anwender große Freude, für die anderen Verzweiflung bedeuten. Außerdem stellt ein Schwangerschaftstest nicht nur einen biologischen Zustand fest, das Ergebnis verweist (ebenso wie Vaterschaftstests, s. Hofmann 2007) auf eine bio-soziale Verbindung von Personen: der Schwangeren, mindestens einer weiteren Person der Fortpflanzungsgemeinschaft und (mindestens) einem Ungeborenen. Das gilt nicht nur für ein positives Ergebnis, auch ein negatives verweist unweigerlich auf die *Möglichkeit* solcher bio-sozialen Verbindungen. Der Schwangerschaftstest wird damit zu einem soziotechnischen Artefakt der Indizierung familialer Verknüpfungen.

Spezifisch für den Schwangerschaftstest ist die Binarität des Ergebnisses, dessen Ausprägungen nicht an sich einem ‚gut' oder ‚schlecht' entsprechen. Auf der Verpackung einer aktuellen Ausführung steht groß „yes or no". Der Schwangerschaftstest ist insofern eine reine Informationstechnologie (Layne 2009: 63). Im lebensweltlichen Gebrauch steht der Test aber immer im Kontext individueller Erwartungen eines bestimmten Ergebnisses, entweder (hoffentlich) schwanger zu sein oder (hoffentlich) nicht. Man vertraut dem medizinischen Test eben nicht um eines neutralen Wissens willen, sondern um ein Gefühl oder einen Verdacht zu bestätigen oder auszuräumen. Die größte Anzahl aller verkauften Schwangerschaftstests kommt vermutlich als ein Kontrollinstrument der Verhütungspraxis zum Einsatz, um eine Schwangerschaft bei

Verdachtsmomenten möglichst sicher auszuschließen, oft schon bevor irgendein Zeichen auf sie hindeutet. In dieser Hinsicht ähnelt der Schwangerschaftstest anderen Selbstkontrolltechnologien wie z.B. dem Blutzuckertest. Die Feststellung einer Schwangerschaft ist unzertrennlich in die interessierten Erwartungen der Beteiligten eingelassen. Die Symbolkraft eines Schwangerschaftstests kann dabei weit über seinen rein informationellen Wert (den Nachweis von HCG) hinausgehen: Eine unserer Informantinnen interpretierte z.B. den zweiten Streifen auf dem Test als „eine zweite Person in meinem Körper", die ihr sagte, „Du wirst Mutter!". Je nachdem auf welche Erwartungen das Testergebnis trifft, können die es begleitenden psychosomatischen Reaktionen von der Panikattacke bis zum Glückstaumel reichen. In den meisten Fällen eines positiven Testergebnisses steht das körperliche Erleben der Schwangerschaft der Schwangeren erst noch bevor. Die Tests haben damit (ähnlich wie ‚die Pille') vor allem eine prospektive Funktion: Sie sagen voraus, dass die Symptome einer Schwangerschaft eintreten oder nicht eintreten werden. Das Ablesefenster des Tests ist damit zugleich ein Fenster in die Zukunft, denn es bekräftigt oder widerruft einen Zustand des Erwartens, dem der körperlich zu erlebende *Prozess* der Schwangerschaft und dessen Danach erst folgen wird:

> Gut, wenn du den Test siehst, denkst du dir: ‚Joa, du bist jetzt schwanger' und du freust dich tierisch, aber dann sitzt du erst mal hier und denkst dir: ‚Ja okay – hm!' Fühlst nichts, merkst nichts, gar nix. Bis dann die Zeit kam, wo mir schlecht wurde. Dann so: ‚Aah du bist schwanger!' (Jana, 27, Soldatin)

Bestätigt der Test zwar die Hoffnung auf eine Schwangerschaft, lässt diese ihre körperlichen Symptome doch meist noch vermissen. Umgekehrt kann es (wie bei Miriam) aber auch Evidenzkonflikte zwischen innerem Empfinden und dem Testergebnis geben, wenn der Test ein intensives subjektives Schwangerschaftsgefühl gerade nicht bestätigt und dadurch die Körperwahrnehmung in Frage stellt. Neben dem eigenen ‚Wissenwollen' kann der Test aber auch zu einem wichtigen Zeugen vor Dritten werden, wenn die Schwangerschaft bislang nur subjektiv fraglos gegeben ist:

> Die engste Freundin, die ich hab', der hab' ich auch erzählt, dass ich mir sicher bin, schwanger zu sein. Das war auch eine von denen, die gesagt hat: ‚Ey du spinnst, du spinnst. Kann nicht sein!' Und ich hatte schon die ganze Zeit davon geredet: ‚Anna, da ist was, ich bin mir sicher, hör doch mal zu!' Und sie dann immer: ‚Nein du spinnst! Das kann nicht sein.' Und dann haben wir zusammen übernachtet, bei ihren Eltern. Und dann hatte ich sie nachts geweckt und meinte so: ‚Anna, ich bin mir so sicher, ich kann nicht schlafen. Das ist ein Baby. Das ist schon da. Ich weiß es!' (freudig gesprochen). (…) Weil niemand mir glauben wollte, hab' ich selber dann einen Test gekauft, weil ich dachte: Ja, ich bin aber *überzeugt*. Ich hab' ein Gefühl, irgendwas ist da *definitiv* anders, und dann hab' ich den alleine gemacht und der war positiv. Und dann hab' ich ihm (ihrem Freund) den Test gezeigt: ‚Positiv! Guck, positiv! Sag ich doch!' Weil ich hatte es ja vorher gesagt und man wollte das ja glauben. ‚Sag ich doch, ich bin schwanger, wusst' ich's doch!' Dann saßen wir im Flur

auf dem Boden und die meiste Zeit haben wir wahrscheinlich nur so gestammelt:
,Oh Gott! Tatsächlich, wir kriegen ein Kind, wir werden eine Familie, ein ganz neues Leben, einfach irgendwie anderes Leben. So lange zu zweit, jetzt zu dritt. Mal
gucken, wie das wird.' (Alma, 32, Studentin)

Der Test wird zu Almas Bündnispartner, um ihr soziales Umfeld von ihrer
Schwangerschaft zu überzeugen. Er ,beglaubigt' ihren Entdeckungsanspruch,
auf den sie dann triumphierend insistiert. Darin liegt (ebenfalls wie bei
Miriam) auch eine Art Aneignungsgeste: Der bestätigende Test verleiht Alma
ein Patent auf ihre dem Test vorausgegangene Selbstevidenzierung der
Schwangerschaft, so dass sich der Evidenz ihrer Schwangerschaft und damit
ihrer Rolle als schwangerer Person niemand mehr widersetzen kann.

Die neuesten Schwangerschaftstests suggerieren hohe Sicherheit und Eindeu-
tigkeit, sie werben mit der Einfachheit ihrer Anwendung und mit über 99
Prozent Zuverlässigkeit. Auf der anderen Seite steht dies in gewissem Wider-
spruch zu vielen Schilderungen unserer Informantinnen, in denen der Test
keineswegs der sichere Überbringer der Schwangerschaftsnachricht ist. In vielen unserer empirischen Fälle folgten auf einen positiven Schwangerschaftstest vielmehr einige weitere. Selbst wenn der Test klare Ergebnisse liefert, etwa einen gut sichtbaren Farbstreifen produziert, bleibt die Frage, ob dies nun
wirklich ,schwanger' bedeuten soll. Werfen wir im Folgenden, wie vielleicht
auch viele Testanwender, die sich nach einem Test über dessen Zuverlässigkeit informieren, einen Blick in den Beipackzettel eines Schwangerschaftstests. Scheinbar ,idiotensicher' finden sich dort alle möglichen Anweisungen,
die die Richtigkeit des Tests bedingen sollen und damit gerade zum Anzwei-
feln seiner Ergebnisse einladen:

- Bei einer Temperatur von 4°C bis 30°C in der verschlossenen Einzelverpackung
  bis maximal zum Verfallsdatum lagern.
- Direktes Sonnenlicht, Feuchtigkeit und Hitze vermeiden.
- Vor Frost schützen.
- Die Einzelverpackung erst unmittelbar vor der Durchführung des Tests öffnen.
- Den Teil mit dem Absorptionsmittel nach unten und für mindestens 10 Sekunden
  in den Urinstrahl halten, damit dieses durch und durch nass ist. Bitte nicht ober-
  halb der Markierung urinieren.
- Nun die Kappe wieder aufstecken, innerhalb von 5 Minuten ist das Ergebnis ab-
  lesbar. Das Testergebnis darf nicht später abgelesen werden.
- Sollte die Farbe im Testfeld sehr schwach erscheinen, empfehlen wir, den Test in-
  nerhalb von 48 Stunden zu wiederholen.
- Es ist zu berücksichtigen, dass unter bestimmten Umständen der Test einen
  falsch-positiven Befund ergeben kann.
- Wie bei allen Selbstdiagnosen sollte eine Schwangerschaft in jedem Falle von ei-
  nem Arzt bestätigt werden.
- Ein erhöhter Gehalt von HCG kann in Einzelfällen auch andere Ursachen als eine
  Schwangerschaft haben. Nur durch Ausschluss dieser Ursachen kann von einer
  Schwangerschaft ausgegangen werden.
- Nur aufgrund des HCG-Gehalts kann eine normale Schwangerschaft nicht von

einer ektopischen Schwangerschaft (das befruchtete Ei nistet sich außerhalb der Gebärmutter ein) unterschieden werden.

- Auch wenn ein positives Resultat sich mehrere Tage danach nicht verändert, kann sich ein negatives Resultat innerhalb von Minuten nach der Testzeit zu einem falsch-positiven Resultat ändern. Das Testergebnis wäre somit nicht richtig. Optimalerweise wird das Testergebnis innerhalb von 5 Minuten abgelesen und der Test im Anschluss entsorgt.

Je früher man den Test schon vor Ausbleiben der Periode macht, desto unsicherer das (negative) Ergebnis. Am besten macht man den Test mit dem Morgenurin, ergo ist ein Test am Abend weniger valide. Und so simpel das Ableseschema des Tests zu sein scheint, kommt es doch immer wieder zu Unsicherheiten. Das verwundert nicht: Addiert man die Monita, die der Beipackzettel macht, so finden sich insgesamt 11 potentiell falsche Handhabungen sowie 7 Vorbehalte gegen die Gültigkeit der Ergebnisse – auch bei richtiger (!) Handhabung. Der verunsichernde Effekt lässt sich in Foren im Internet beobachten, in denen Frauen Fotos ihrer Testergebnisse hochladen und Helferinnen bei deren Interpretation anheuern. Im Gegensatz zur Klarheit, die seine binäre Form (und seine Werbung) verspricht, scheinen Schwangerschaftstests bei einem nachträglichen Blick in die Anleitung zahllose Fragen aufzuwerfen: ‚Ist da wirklich eine zweite Linie im Testfenster und ist diese stark genug ausgeprägt, um aussagekräftig zu sein? Haben wir auch alles richtig gemacht? Habe ich lange genug eingetaucht? Hab' ich auch wirklich nicht erst später als fünf Minuten abgelesen? Falls ich wirklich schwanger bin: Ist alles in Ordnung? Ist es vielleicht eine Eileiterschwangerschaft? Will ich überhaupt schwanger sein? Würde es mein Partner auch wollen?' usw. So eine Unsicherheit bringt auch unsere Informantin Pia zum Ausdruck:

> Dann haben wir zu Hause abends noch einen Test gemacht. Und dann/ klar haben wir uns gefreut. Aber es war dann auch immer so ein bisschen Zweifel da, ob das jetzt auch wirklich stimmt. Weil ich dachte mir dann auch, vielleicht/ weil die Ärzte machen ja nicht ohne Grund nach vierzehn Tagen den Test. Es war dann auch nicht so eine Sicherheit, dass: ‚Ja okay, jetzt bin ich schwanger' oder so. Das war sowieso ein bisschen schwierig für mich, auch als es dann ärztlich bestätigt wurde, also per Bluttest. Vielleicht die ersten drei Monate würde ich meinen, das war so ein bisschen schwierig, das zu fassen, dass ich jetzt wirklich schwanger bin. (Pia, 37, Psychologin)

Die praktische Durchführung, in der Schwangerschaftstests sich als technische Artefakte zu bewähren haben, zeigt, dass sie Personen keineswegs prompt in den „entitativen Zustand der Schwangerschaft" eintreten lassen, wie Duden (2002: 13) unterstellt. Sie sind nur *ein* Element eines kumulativen Prozesses, in dem die Realität eines schwangeren Körpers hervorgebracht wird. Dabei kann auf einen Schwangerschaftstest auch ganz verzichtet werden, er kann relativ beiläufig verwendet werden, es kann ihm aber auch große situative Bedeutung zukommen, bis hin zu seiner Konservierung als Erinnerungsgegenstand. Große handlungsstrategische Relevanz erlangt der Test vor allem durch seine Inszenierbarkeit und die zeitliche Kontrolle seines Einsatzes. Jaqueline ist vom unerwartet schnellen Eintreten ihrer Schwangerschaft überrumpelt:

> Also es war – was heißt geplant? – Es war halt nicht geplant/ ich hatte nicht gedacht, dass es so *schnell* geht. Also es war *gewollt*/ ich hätte nicht gedacht, dass es gleich halt sofort funktioniert, sage ich jetzt mal. *Funktioniert* ist ein blöder Begriff, aber ja. Es war halt ein bisschen hektisch. Ich hab' das dann erst so ein bisschen verdrängt, hab' irgendwie gemerkt, mein Körper verändert sich und irgendwas ist jetzt, aber ich hab' es halt verdrängt bis zu den schriftlichen Prüfungen. Das war dann so die fünfte bis sechste Woche, wo ich dann schwanger war. Und dann habe ich gesagt: *So und ich lasse erst nachgucken wirklich, wenn die Prüfung vorbei ist'*, weil vorher hätte ich glaube ich, wenn ich das sicher gewusst hätte, hätte mich das vielleicht auch ein bisschen zu arg abgelenkt. Ich hab' das ja schon gemerkt, aber ich hab' gedacht: So lange ich es nicht sicher weiß, kann ich mich voll und ganz noch auf die Prüfung konzentrieren. (Jaqueline, 30, Studentin)

Jaqueline verschafft sich einen Aufschub, sie ‚macht' sich erst schwanger, als es ihr passt. Erst nach ihrer Prüfung gibt sie den starken Indizien nach:

> Donnerstags war die Prüfung, freitags hab' ich dann den Test gemacht und dann bin ich montags gleich zum Arzt gegangen. Tja, also, es war so, dass ich ja immer 'n bisschen skeptisch bin und habe dann gedacht: Ja, der Test wird schon stimmen. Aber jetzt mal ganz, ganz langsam. Erst mal zum Arzt gehen und der soll dann sagen: ‚Ja ganz sicher' oder wie auch immer. Weil ich weiß ja, dass die Tests zu 99,8 % oder irgendwie, dass die schon ziemlich sicher sind aber/ Ich habe dann gedacht: nee, ich will es irgendwie schwarz auf weiß und mein Freund war auch 'n bisschen, wie soll ich sagen, hat sich zwar *gefreut*, ich hab' ihn dann *geweckt* und habe gesagt: ‚Ja es ist positiv' aber/ er hat sich schon gefreut, aber dadurch, dass es ihm halt noch kein Arzt bestätigt hat, war das schon 'n bisschen gedämpft. Also das war so/ ja so ne *Freude*, die man aber doch automatisch 'n bisschen unterdrückt hat, würde ich sagen. Dann sind wir montags zum Arzt und dann hat sie es auch gleich festgestellt, die Ärztin, mit Ultraschall und so. Und dann habe ich das erste Ultraschallbild natürlich eingerahmt (lächelt), so wie man das halt so macht.

Mit dem „Ich lasse erst nachgucken, wenn die Prüfung vorbei ist" delegiert Jaqueline die objektive Feststellung ihrer Schwangerschaft an den Arzt, behält aber die Kontrolle der Schwangerschaftsevidenz für sich. Solange sie sich die Schwangerschaft noch nicht von einem Test ‚objektivieren' und erst recht nicht von einem professionellen Dritten ‚offiziell' ratifizieren ließ, kann sie weiter ihren Prüfungen nachgehen. Wie sie im Interview nachschiebt, musste sie ihren Zustand des gewollten Nicht- oder Halbwissens von ihrer Schwangerschaft in der ‚Ahnungsphase' noch gegen eine weitere ‚Dritte' verteidigen: Eine Freundin, die schon zwei eigene Kinder hat, ist zeitgleich schwanger und versucht im Zuge ihrer eigenen Schwangerschaft auch die von Jaqueline ans Licht zu zerren:

> Sie kam aus'm Urlaub und hat gesagt, sie ist schwanger. Und dann hat sie gemeint, bei ihr sind die gleichen Anzeichen und all so was. Auch die Brüste, die spannen und im Bauch 'n bisschen Ziehen und so. Da hab' ich gesagt: ‚Ja das habe ich auch,

aber ich bild' es mir bestimmt ein!' Und sie war dann diejenige, die gesagt hat: ,Neenee, Du bist bestimmt auch schwanger!' – Hab' ich gemeint: ,Ja nur weil Du Dir das so arg wünschst, deshalb/ ich bild' es mir bestimmt ein.' Und sie so: ,Neenee, ich habe das im Gefühl!' Und so ging das eben die ganze Zeit. Ich dachte: ,Ja gut, sie übertreibt es jetzt und so.' Aber die hat das von Anfang an gesagt.

Dass sie es von Anfang an ,gewusst' hat, gesteht Jaqueline ihrer Freundin erst nachträglich zu. So kann sie sich ihre Schwangerschaft erfolgreich auf Distanz halten, indem sie es bei einem subjektiven Gefühl belässt, dessen Valenz sie selbst regulieren kann. Erst als sie sich die Rolle der Schwangeren (auch medizinisch) zuschreiben lässt, muss sie sich verstärkt auf die damit verbundenen Rollenerwartungen einlassen. Sich auf diese Weise selbst mit einer Schwangerschaft zu konfrontieren, erfordert, sich auch affektiv zu ihr zu verhalten – vor sich selbst und vor den anderen. Man muss zum einen wissen, ob man schockiert ist oder sich freut, ob man also tatsächlich und wirklich jetzt ein Kind will, zum anderen, ob man sich schon freuen kann oder vielmehr noch über die Einnistung sorgen muss. Beides macht Ambivalenzen wahrscheinlich, die man eine Zeit lang im Halbwissen ,parken' kann. Die volle Sequenz der Feststellung bei Jaqueline lautet: Körper – Freundin – Test – Arzt. Ihre Schwangerschaft wird dadurch sukzessive aus ihr ,herauspräpariert' und zu einer (konfrontativen) Tatsache gemacht, zu der es sich zu verhalten gilt und die Jaqueline zu einer ,Schwangeren' macht. Einen ähnlichen Fall zeitlicher Selbststeuerung schildert uns Miriam:

> Trotzdem hatte ich irgendwie das Gefühl, dass ich vielleicht schwanger sein könnte und habe dann aber den Tag der Prüfung abgewartet (lacht kurz), weil ich dachte, ich möchte jetzt erst diese Prüfung fertig machen und/ also nicht alles irgendwie auf einmal. Die Prüfung war dienstags und dann habe ich mittwochs in der Drogerie so einen Test gekauft, habe mir diesen Test durchgelesen und gesehen, man soll den Morgenurin testen und da dachte ich, *das ist ja blöd*. Dann ist ja mein Mann weg, wenn ich den Test mache (kichert) und dann kann ich es ihm, wenn irgendwas ist, nicht gleich sagen. Also hab' ich den Test nochmal in die Schublade gelegt und bis Samstag gewartet. Dann bin ich Samstagmorgens aufgestanden und ins Bad gegangen und habe diesen Test gemacht und gewartet. Ich habe so'n ganz billigen gekauft. Weil die können ja nicht falsch sein, die ganz billigen. Die können ja nicht einfach nur, weil sie billig sind, können die ja nicht ungenauer sein als die andern. Und wenn es denn so ist, dann musst du eh zum Frauenarzt. Und dann habe ich den Test gemacht und es hat ähm positiv angezeigt und dann bin ich wieder zurück ins Bett, hab' meinen Mann aufgeweckt und habe ich's ihm gesagt. Und dann hat er ganz große Augen gekriegt (lacht), war gleich ganz wach und gerührt, hat sich ganz doll gefreut. (Miriam, 26, Studentin)

Miriam geht ihrem Schwangerschaftsverdacht erst nach, nachdem sie ihre Magisterprüfung hinter sich gebracht hat. Um ihrer Prüfungsvorbereitung nachkommen zu können, belässt sie den Verdacht in einem subjektiven Schwebezustand. Anschließend macht sie den Test für sich alleine, jedoch erst dann, als sie das Testergebnis unmittelbar ihrem Mann mitteilen kann. Sie belässt sich also zweimal (selbststeuernd) im Zustand der Ungewissheit und

‚timt' die Ausführung des Tests dann so, dass sie ihren Wissensstand sofort mit ihrem Partner teilen kann und nicht lange mit dem Testergebnis allein sein muss. Sie versetzt sich durch das Timing des Tests – nach ihrer Prüfung und in der Nähe ihres Mannes – in einen Zustand, in dem sie einem positiven Ergebnis auch emotional standhalten kann. Paula liest das Testergebnis sogar nur an der Reaktion ihres Partners ab:

> Ich war mir *so* sicher, dass ich eigentlich gar keinen Test mehr gebraucht hätte. Also Joseph war dann irgendwann ganz nervös und hat gemeint: ‚Die Periode sollte doch schon längst kommen!' Und dann hab' ich gemeint: ‚Ich hab's Dir doch gesagt, ich bin schwanger' und dann sind wir halt irgendwann in die Stadt geradelt und ham uns 'n Schwangerschaftstest geholt und dann hat die uns noch 'n bisschen Schokolade mit reingegeben ins Tütchen und hat gemeint: ‚Für die Nerven, ne?' (lachen beide) Ja und die ham wir auch echt gebraucht die Schokolade. Und für mich war's gar keine Überraschung, ich hab' den Test gemacht, hab' ihn nicht angeguckt, hab' ihn gleich Joseph gegeben, hab' gemeint: ‚Es wird positiv sein' und er hat ihn sich dann angeguckt und wurde dann ganz weiß und hat gemeint: ‚Oh Gott ich muss mich erst mal ins Bett legen.' (lacht) Ich konnt's sofort an seiner Reaktion ablesen. (Paula, 32, Studentin)

Paula macht ihren Partner zum Verkünder der Schwangerschaft, der ihr das Wissen auf emotionale Weise preisgibt. Solche Paarinszenierungen bringen die Realisierung der Schwangerschaft (und der werdenden Elternschaft) einen großen Schritt weiter. Dennoch bleibt der Schwangerschaftstest in seiner Evidenz häufig vorläufig. So wie der erste Verdacht auf die Bestätigung durch den Test wartet, wartet dieser auf seine Verifizierung (oder Falsifizierung) durch einen Arzt:

> Wir hatten aber beide den Eindruck, das ist jetzt noch nicht real. Also ich hab', wir haben ungefähr zehnmal auf dieses kleine Plastikschildchen gekuckt und gerätselt. Es ist ja immer auch nicht so ganz deutlich, beziehungsweise so richtig dunkel in den Färbungen. Richtig real wurde es dann tatsächlich, als wir später beim Arzt waren und diese ersten Tests gemacht wurden. (Viola, 39, Germanistin)

> Ich möcht da erst zum Arzt gehen und möcht' des ganz bestätigt haben, weil so'n Pipi-Test ist ja dann doch nix Zuverlässiges. Aber es hat sich halt so ergeben eben wegen Weihnachten. Wir waren essen und ich hab' keinen Wein getrunken und dann hab' ich halt gesagt: ‚Könnte sein dass ich schwanger bin' und hab' dann auch beim Frauenarzt angerufen. Aber es war dann zwischen den Jahren und dann hatte die noch 'ne Woche Urlaub – ich war dann irgendwie erst so Mitte Januar dort und hab' dann aber auch gleich die Bestätigung gekriegt, also sie hat dann 'n Ultraschall gemacht, hat gesagt: ‚Ja genau - da isses (lacht).' Da war ich schon in der neunten Woche. (Sally, 25, Finanzwirtin)

Viktoria will sich möglichst sicher sein, schon bevor sie zum Arzt geht:

> Da (auf dem Test) stand drauf: Wenn es noch sehr früh ist, dann kann es sein, dass der zweite Strich ganz ganz blass is'. Und ich hab' das an dem Tag gemacht, an dem ich hätte meine Periode kriegen müssen, also recht früh. Des soll man ja andererseits früh machen, weil da der Hormonspiegel also am höchsten auch ist. Und des hab' ich gemacht und es war wirklich nur ein hauchdünner Strich, man hat ihn ge-

sehen, Alexander hat ihn auch gesehen, aber dann hat man so gedacht: ‚Nee Moment!' – Und dann hab' ich zwei Tage später nochmal ein' gemacht – und dann war er ganz fett positiv. Dann hatte ich Ende Januar meinen ersten Gyn-Termin zur Bestätigung und da hab' ich kurz vorher nochmal einen gemacht, weil ich dachte: Du gibst Dir nicht die Blöße und sachst: Du bist schwanger und dann gehst'e in die Praxis und dann sagen sie Dir: *Eh-eh* (verneinend). Nee, hab' ich mir nochmal einen gekauft, weil's so viel Spaß gemacht hat (lacht) und da war ich dann ganz stolz und hatte den Test immer 'n ganzen Tag im Bad liegen, immer wenn ich dann auf Toilette war, hab' ich nochmal drauf geguckt. (Viktoria, 23, Sekretärin)

Dieses „kleine Plastikschildchen" mit seinen unscheinbaren kleinen Streifen reicht nicht aus, um seine Betrachter ad hoc in den Zustand der Schwangerschaft zu versetzen. Viktoria schwängert sich mental, indem sie die Evidenz mehrerer Tests aufaddiert und immer wieder auf das positive Ergebnis schaut. Dass der Test seine Nutzer mit dem auf Mitteilung bzw. Bestätigung drängenden Wissen ziemlich allein lässt, wird kompensiert, indem man ihn gemeinsam abliest und sich kollektiv versichert, dass dort tatsächlich zwei Streifen zu sehen sind, wo sonst nur einer wäre – optische Täuschungen sind zu zweit schließlich unwahrscheinlicher. Häufig wird der Test zeitlich so abgestimmt, dass das Testergebnis unmittelbar mit dem Partner oder der besten Freundin geteilt werden kann, bzw. möglichst kurz darauf ein Arztbesuch stattfinden kann, der den Selbsttest entweder medizinisch bestätigen oder möglichst widerlegen soll.

2.4 Ärztliche Bestätigungen

Die ärztliche Schwangerschaftsfeststellung liegt zunächst jenseits des klassischen medizinischen Behandlungsschemas von Krankheiten. Der Mediziner soll einen körperlichen Ausnahmezustand feststellen und im selben Zuge dessen Normalität quittieren. Krankheiten sind mit der institutionalisierten Vorstellung verknüpft, dass sie einen grundsätzlich schuldlos und unvermeidbar treffen können, gleichzeitig aber mit der an den Patienten gerichteten Erwartung, wieder gesund werden zu wollen und der Verpflichtung, dafür fremde Hilfe anzunehmen. Die Feststellung einer Schwangerschaft ist im Gegensatz dazu grundsätzlich mit der Unterstellung verbunden, eine Folge sexuellen Handelns zu sein, die entweder erwünscht ist oder aber vermeidbar gewesen wäre und dann als ‚Verhütungsinkompetenz' individuell zurechenbar ist. Denkt man in den Kategorien von Parsons (1958), entspräche dem Willen zur Genesung (im Rahmen einer Krankheit) der Wille zum Kind im Falle von Schwangerschaften. Dieser kann auch zum Ausgangspunkt medizinischer Leistungen werden, wenn eine ‚Kinderwunschbehandlung' in Anspruch genommen wird. Der ‚Kinderwunsch' ist nicht von ungefähr ein Begriff, der seine diskursive Plausibilität vor allem im Zusammenhang medizinischer Behandlungsprogramme gewonnen hat.
Dank der Liberalisierung der Abtreibung gehört mittlerweile auch die medi-

zinisch kontrollierte Schwangerschaftsbeendigung zum legitimen und weitgehend selbstverständlichen gynäkologischen Leistungsspektrum. Vor diesem Hintergrund ist der Besuch beim Arzt, um eine Schwangerschaft bestätigen zu lassen, grundsätzlich eine zweifach unsichere und potentiell heikle Situation: Während die Patientin nicht (sicher) weiß, ob der Arzt die mögliche Schwangerschaft medizinisch bestätigen wird, kann der Arzt a priori nicht wissen, ob sie von der Patientin überhaupt gewollt ist oder aber als persönliche Katastrophe erlebt wird. Hinzu kommt, dass die Patientin sich womöglich ihrer Haltung gegenüber einer möglichen Schwangerschaft selbst unsicher ist oder nicht weiß, wie sie den Wunsch nach einer Abtreibung kommunizieren soll. Weil diese Erwartungsoffenheit in der klinischen Situation kommunikativ ‚behandelt' werden muss, und sich mindestens genauso stark um den sozialen Zustand einer Schwangerschaft dreht wie um deren biologischen, macht sie die Arzt-Patienten-Interaktion bei der Schwangerschaftsfeststellung sozial anspruchsvoll. Fritz schildert uns eine Situation, in der das zum Ausdruck kommt:

> Ich hab' noch so genau das Gefühl im Kopf: Erstmal nix damit zu tun haben woll'n. Wir wollten einfach so in den Tag hineinleben und praktisch unser Leben so selbst gestalten. Und dann kommt da irgendwie sowas/ Du weißt ja nicht so genau, was kommt da auf Dich zu. Das mussten wir erstmal realisieren. Ja gut und dann sind wir da halt zusammen hingetigert. Die empfing uns dann mit den Worten ähm: ‚Sie ham nen Test gemacht, wie soll er denn ausfallen?' Also sie wollte nicht so ganz mit der Tür ins Haus. Und ähm wir ham dann gesagt: ‚Äh urp urp' (gestottert)/ Und sie: ‚Ja er ist positiv.' Und Klara: ‚Ja das ham wir schon befürchtet.' ‚Ah befürchtet?!' sagte die Ärztin dann so. ‚Dann ist das also kein Wunschkind!' Ja, dann so die Formalien abgefragt, Kalenderchen geguckt, siebte, achte Woche. Dann sagte sie ‚Sie müssen das selber entscheiden, ob Sie's haben wollen oder nicht. Das ist Ihre Entscheidung. Der Gesetzgeber lässt es uns ja auch heute offen. Und da kann Ihnen also keiner zu was raten. Machen Sie's selber' – so nach dem Motto. Und dann sagt se aber: ‚Ich muß jetzt halt mal gucken, ob alles gesund ist, ne?' Dann hat sie Klara eben so untersucht. Und dann auch mit Ultraschall, schon so mal geguckt. Und uns auch erzählt: ‚Da ist die Fruchtblase und *da ist das Baby.'* Du siehst so'n kleinen Punkt. Du kannst zum ersten Mal – auf so 'nem Gerät zwar sowieso nix erkennen – aber ich dachte, sie hätte auch *gar nichts* sagen können, ich dachte: Was macht die da, ne?! Vielleicht wär' mir das ja auch unangenehm?! Jedenfalls ham wir überlegt, ob das eigentlich so 'ne Beeinflussung ist, ja? Dass die das *Baby* nennt. Und dass die Dich schon dazu beeinflusst, so: ‚Hier guck mal bitte.' (Fritz, 25, Student)

Für Fritz und Klara ergibt sich eine sehr ambivalente Situation, als sie (zuerst durch den Test und dann durch die Ärztin) von ihrer Schwangerschaft erfahren. Keinesfalls ist mit einer Schwangerschaft selbstverständlich und unmittelbar schon ein *Kind* oder *Baby* assoziiert, im Gegenteil, dieses wollen sich Fritz und Klara hier möglichst noch vom Leib halten. Erst die Ärztin bringt es durch ihre Worte vom Ultraschallmonitor auf den ‚Schirm der Beziehung'. Fritz distanziert sich im Interview kritisch von dieser ärztlichen Geste, kann sich ihrer Wirkung in der Situation aber nicht entziehen. Der Arztbesuch hat einen die Schwangerschaft ‚realisierenden' Effekt, der unterschiedlich stark ausfallen kann, je nachdem in welchem Kontrast die Vermittlung des ärztlichen Wissens zur vorangegangenen Selbstdiagnose der Patienten steht. Wer erst noch fundamental damit beschäftigt ist, eine Position zu einer möglichen Schwangerschaft zu entwickeln – wenn sich das Wissen also noch in einem sozialen Vakuum befindet –, der wird sich vom eventuellen ‚Baby-Talk' einer Ärztin überfallen fühlen. Wer dagegen schon früh reklamiert, es spüren zu können und sich seiner Schwangerschaft längst sicher zu sein scheint, wird sich von der unter Einsatz bildgebender Verfahren gebotenen Vorstellung (im performativen und imaginären Sinne) eher positiv beeindruckt zeigen (s. Kap. 4). Viktoria beschreibt uns eine ansteigende Verlaufskurve diagnostischer Evidenzierung:

> Als ich dann drei Tests gemacht hatte und dahin kam, war ich enttäuscht, weil ich eigentlich dachte – so war des bei meinem ersten Kind, da hab' ich so'n kleines Gefäß bekommen und sollte Urin abgeben – und das sollte ich da nich' machen und dann saß ich im Wartezimmer und dachte: Na prima, eigentlich wollte ich des jetzt abgeben, dass die mir noch 'nen Test machen und dann sagen ‚schwanger'. Und *da* war's so, dass ich dann zur Ärztin reingerufen wurde. Die ham des nich' mit 'nem Urintest bestätigt, sondern mit dem Vaginalultraschall, und da hat se gesagt: ‚Des wird die Gebärmutter mit Schleimbildung und 'n Fruchtknoten.' Und da hat se mir nur gesagt, es sieht aus wie eine Schwangerschaft, aber sie kann mir noch nich' sagen, ob des Kind sozusagen lebt oder – ob ich's behalten kann. Also so wortwörtlich hat sie's nich' gesagt, aber sie hat's so beschrieben, dass ich also wusste: Ich bin schwanger, aber es war mir ja von vornherein klar. Und dann/ als Du dann des nächste Bild dann gesehen hast und dann der kleine Zellhaufen immerhin schon gebumpert hat, da warst'e Dir schon erstmal 'n kleines bissl sicherer. Da hat man dann, also mit einer unglaublichen Vergrößerung einen kleinen Punkt gesehen, wie eine kleine Blase, in dem ein Herz geschlagen hat. Und wenn man überlegt, das war achte Woche! Und da siehst du dein Baby, ne?! Das *ist* natürlich noch kein Baby und es sieht noch nicht nach dem aus, aber du siehst das Herz bumpern. Und da ist das erste Mal, dass du denkst: Wahnsinn! In dir wächst wirklich ein Kind heran. Also das ist ganz krass. Und als Du dann die zwölfte Woche schon des kleene Menschel gesehen hast, dann wusste man sozusagen Bescheid. (Viktoria, 23, Sekretärin)

Die Situation in der Arztpraxis ermöglicht sowohl unterschiedlich effektvolle Zugänge zur Schwangerschaft als auch unterschiedliche ‚Auftritte' des Ungeborenen. Dies kann von der schlichten Diagnose eines Bluttests noch ohne Ultraschallvisualisierung über erste Bildgebungen einer Fruchthöhle oder den embryonalen Herzschlag bis hin zur Visualisierung einer menschlichen Gestalt reichen (s. Kap. 4). Performativ kann es einen erheblichen Unterschied machen, ob die ärztliche Beglaubigung einer Schwangerschaft über einen Urintest oder einen Ultraschall stattfindet.

Der Arztbesuch macht eine Schwangerschaft zu einer offiziell beglaubigten Tatsache, indem das, was körperliche Zeichen ahnen lassen und was durch den Test schon selbst ermittelt wurde, durch einen autorisierten Dritten auf wissenschaftlicher Basis bestätigt wird. Die Schwangerschaft wird anschließend durch Folgeuntersuchungen zunehmend in einen zeitlich-institutionellen Rahmen eingebunden. Die Schwangere wird zur Teilnehmerin eines medizinischen Kontroll- und Überwachungssystems. Ihre Unsicherheit, tatsächlich schwanger zu sein, wird dabei langsam verschoben auf die Sorge, ob mit der Schwangerschaft auch alles in medizinischer Ordnung ist. Nach der tastenden Entdeckung körperlicher Indizien und eines oder mehrerer Schwangerschaftstests wird die Schwangerschaft also mit der medizinischen Diagnose als feststehende Tatsache quasi ‚eingerastet'. Das medizinische Bezugsproblem wechselt dann im Normalfall sofort von der Ebene der Feststellung auf die der Vermessung und Überwachung einer jetzt *vorhandenen* Schwangerschaft. Der Arzt agiert dann im gewohnten Modus der Unterscheidung von krank und gesund. Dazwischen klafft unter Umständen eine Entscheidungslücke, wenn Schwangere an eine Abtreibung denken.

Schauen wir uns einen Fall[18] etwas detaillierter und im chronologischen Zusammenhang von den ersten Zeichen über den Test bis hin zum Arztbesuch an: André, Soziologie-Absolvent, und Marie, die gerade in Psychologie promoviert (beide 30), sind seit acht Monaten ein Paar, als Marie im Januar unerwartet schwanger wird. Der Prozess der Schwangerschaftsentdeckung beginnt auch hier mit einer langen Latenzphase, in der das Paar einen stillen Verdacht auf Schwangerschaft teilt, diesen aber möglichst in Schach hält – ein weiterer Fall also, in dem die Verifizierung der Schwangerschaft hinausgezögert wird.

> Und erst haben wir uns da nicht son Kopf drum gemacht. Die Regel verschiebt sich immer mal ein bisschen, und ich glaub, wir haben's auch relativ lange uns zurecht legen können, dass es sich halt immer mal verschieben kann, oder verschiebt sich eben halt auch mal extrem. Aber irgendwann war dann klar, dass das halt einfach/ also dass die auch nicht mehr kommt und dass da irgendwas im Busch ist. Wir haben tatsächlich glaub ich eine ganze Zeit lang gar nicht so explizit drüber gesprochen, dass die einzig logische Erklärung dafür ist, dass Marie schwanger ist. Aber irgendwann mussten wir uns halt auch damit auseinandersetzen, also das war einfach dann zu offensichtlich. (…) Aber wir haben dann erst mal keinen Test gemacht. Und zwar hatte Marie im Januar die Verteidigung von ihrer Diss gehabt. Und sie hat gesagt, dass sie bis dahin nicht wissen will, ob sie schwanger ist. Also sie wollte sich konzentrieren und sie hatte keinen Bock da, das auf's Spiel zu setzen, da irgendwas zu riskieren. Und sie sagte, sie würde sich nicht konzentrieren können, wenn sie wüsste, dass sie schwanger ist. Und auch wenn wir beide irgendwo genau wussten, dass sie schwanger ist, so lange es halt nirgendwo stand, konnten wir uns das halt noch wegdrücken. (André)

Wo die Schwangerschaft für die beiden (subjektiv) bereits „offensichtlich" ist, wird ihre (objektive) Feststellung via Schwangerschaftstest verschoben. Indem auf den Test zunächst verzichtet wird, wird die Schwangerschaft latent

---

[18] Eine ausführlichere Darstellung und Analyse dieses Falles findet sich in Stange (2010).

gehalten, es wird ihr kein ‚Gehör' verschafft, damit sie Maries wichtigen Termin (die Verteidigung der Dissertation) nicht überschattet, der ihre ungeteilte Konzentration erfordert. Es scheint hier aber einen kritischen Punkt zu geben, von dem an sich diese Strategie nicht mehr durchhalten lässt und die Schwangerschaft immer stärker in das Leben des Paares hineindrängt: „irgendwann war klar, dass die (Regel) auch nicht mehr kommt, dass da irgendwas im Busch ist." Sofort nach dem Disputationstermin machen André und Marie dann einen Schwangerschaftstest:

> Und dann waren wir bei ihr, sie ist ins Bad, kam relativ schnell wieder raus und der Test war halt sofort positiv. Also da gab's überhaupt nichts dran zu rütteln, der ist sofort angesprungen. Und ähm – ja. (Atmet hörbar aus) (lange Pause) Also was wir besprochen haben dann in der Nacht noch, das weiß ich nicht mehr genau. Ich weiß, dass wir im Prinzip die komplette Nacht bei ihr auf dem Bett saßen und gequatscht haben miteinander. Also wie gesagt, wir haben's vorher ausgeblendet. Und das hat tatsächlich so gut funktioniert, diesen Test dann in der Hand zu haben und dann zu sehen: ‚Hey da ist auch die zweite Linie da!' Das waaaar – so prickelnd das Gefühl, dass es durch den kompletten Körper gezogen ist, das war unglaublich intensiv. Und es hat uns beide erstmal aus der Bahn geworfen. Weil also von unseren Lebensumständen war das einfach überhaupt nicht/ stand das einfach überhaupt nicht zur Debatte. Marie wusste damals, dass sie im März nach Toronto gehen will, wahrscheinlich für drei Jahre, um da ihren Postdoc zu machen. Ähm, ich war glücklich, dass ich's geschafft hatte, ähm meine Klamotten so ähm – in gute Bahnen zu lenken, das lief alles perfekt an der Uni, ich war glücklich mit Marie und ich hatte überhaupt keinen Bock und keinen Kopf, jetzt da noch ein Kind zu haben/ Verantwortung für ein Kind zu übernehmen. Die Vorstellung war ziemlich surreal. (André)

Die Schwangerschaft rückt nun näher an sie heran und erreicht einen neuen Evidenzgrad, an dem „nichts mehr zu rütteln" ist. Gleichzeitig trifft die Tatsache der Schwangerschaft bei André auf „surreale" Vorstellungen. Die Realität der Schwangerschaft wird ganz im Kontrast zur Lebensrealität des Paares wahrgenommen: Während andere Paare die glückliche Beziehung zur Voraussetzung eines gemeinsamen Kindes machen, sieht André in diesem eher eine Gefährdung des dyadischen Idylls. Die Symbolkraft des Schwangerschaftstests übt aber dennoch auch eine starke und nicht nur negative emotionale Wirkung auf André aus: Die Ambivalenz mag darin bestehen, dass der positive Test einerseits die Exklusivität der Paarbeziehung, die Bedeutung ihrer Zweisamkeit symbolisiert und eine potentielle, zwar kaum vorstellbare, aber ja vielleicht doch reizvolle Zukunft (‚für immer wir zwei') repräsentiert. Andererseits impliziert das positive Ergebnis auch die Belastung, dieser Zweisamkeit auf lange Zukunft jemand Dritten ‚ans Bein zu binden', der die Beziehung entwerten und belasten könnte. Der Test regt also ambivalente Fantasien und Emotionen an, er verleiht der Schwangerschaft aber noch nicht alle Qualitäten einer objektiven Tatsache, mit der es sich abzufinden gilt:

> Was ich noch weiß an dem Abend allerdings ist, dass wir auch nachdem wir diesen Test gemacht haben, da auch noch dran rumgedeutet haben. Also wir wollten's

nicht wahrhaben. Das war zu absurd. Wir brauchten noch mehr/ irgendwas haben wir noch gebraucht, damit sich das wirklich in unseren Köpfen festsetzt. Weil die Situation war einfach total abstrus. Da zu sitzen mit ihr und sie ist halt schwanger.

Um „sicher zu gehen", dass Marie wirklich schwanger ist, suchen sie und ihr Partner nun eine Frauenärztin auf:

Ich weiß, dass wir dann morgens zu dieser anderen Ärztin gegangen sind, die hat einen Ultraschall gemacht, hat den ausgedruckt, hat uns gezeigt: ‚So hier der schwarze Punkt, *das ist es.*' Und dann hat sie uns gefragt, ob wir das Kind haben wollen oder nicht. Ich glaub', man hat uns angesehen, dass wir es jetzt nicht unbedingt mit freudiger Erwartung drauf angelegt hatten. Ich schätze mal, wir waren wahrscheinlich käseweiß, weil wir uns die Nächte um die Ohren geschlagen haben. Das dürfte ziemlich offensichtlich gewesen sein. Aber die Frage kam trotzdem sehr plötzlich. Das war auch eine ziemlich burschikose Frau. Da gab's keine Einleitung, kein gar nix. Sie hat einfach nur gesagt: ‚Sie sind schwanger. Hm. Wollen Sie das Kind ham oder nicht?' Und die Frage, ob wir das Kind haben möchten oder nicht/ ich nehme an, dass wir da drüber schon auch gesprochen haben/ dass uns der Gedanke gekommen ist, dass man halt das Kind auch nicht unbedingt kriegen muss, in den Tagen davor. Wenn, dann war's aber immer noch genauso unreal wie die Schwangerschaft an sich. Weil ich weiß, das war der Moment, wo's bei uns/ Marie hat's mir erzählt und ich hab's bei mir einfach gemerkt, wo's klick gemacht hat und ich mir gedacht hab': Okay, da muss jetzt eine Entscheidung her. Und die Frauenärztin war gleichzeitig auch berechtigt, die Beratungsscheine auszustellen, die man braucht, um eine Schwangerschaft abzubrechen. Das wussten wir nicht, das war reiner Zufall. Und sie sagte dann, dass sie uns den Schein geben kann, die Beratung somit quasi erfolgt ist. Und wir saßen *da*, mit ziemlich langen Gesichtern.

Die Ärztin überrumpelt die beiden in gewisser Weise erneut, sie versucht sie aufzuwecken, indem sie ihnen unverblümt die Realität der Schwangerschaft als eine Situation vor Augen hält, die von ihnen fordert, über ein (künftiges) Kind zu entscheiden. Ein Paar, das eine Schwangerschaft in seinem biografischen Horizont nicht im Geringsten vorgesehen und als Möglichkeit schlicht ausgeblendet hat, hat aber einen *Realisierungsrückstand*, den auch der Arztbesuch nicht vollständig ausgleichen kann: Die Schwangerschaft bleibt für die beiden in einem „surrealen" Zustand. Immerhin gelingt es dem Paar nach den deutlichen ärztlichen Worten nicht mehr, sie weiterhin aus dem Bewusstsein ihrer Beziehung heraus zu halten, wie es sich in ihren „langen Gesichtern" abzeichnet.

Hier zeigt sich, wie der Prozess der Entdeckung und Feststellung einer Schwangerschaft von den Interessenlagen der Teilnehmer gezeichnet ist und die Lebensumstände als Wahrnehmungsfolie dafür dienen, ob und wie sehr man der Evidenz glaubt oder nicht. Die soziale Schwängerung eines Paares stellt sich uns als ein interner, dyadischer Prozess dar, der im Fall von André und Marie in eine andere Richtung weist: Die Entdeckungs- und Feststellungsgeschichte wird nicht zum Anfangsentwurf einer künftigen Person bzw. zur familialen Erweiterung eines Paares verflochten, sondern verweist rekursiv einzig und allein auf das Paar und die Verteidigung seiner exklusiven

Zweisamkeit zurück. Rufen wir hier im Vergleich einen zuvor berichteten Fall (Alma) noch einmal kurz auf:

Ich hab' mich sehr gefreut, aber gleichzeitig hab' ich doch gebraucht, um mich daran zu gewöhnen und auch jetzt ist es auf der einen Seite die Freude und auf der anderen Seite, dass ich mir kaum vorstellen kann, dass ich dann für immer oder viele Jahre immer mit einem Kind leben werde. (…) ,Oh Gott! Tatsächlich, wir kriegen ein Kind, wir werden eine Familie, ein ganz neues Leben, einfach irgendwie anderes Leben. So lange zu zweit, jetzt zu dritt. Mal gucken, wie das wird.' (Alma, 32, Studentin)

Zu dritt zu sein, ist zwar in Almas Fall mit Ambivalenzen versehen, aber es ist doch die gemeinsame Vorstellung einer offenen Zukunft als Familie. Dies findet in Andrés und Maries Erwartungen dagegen kaum Resonanzen. Die Tatsache der Schwangerschaft manifestiert sich für sie sowohl individuell wie paarbiografisch zu einer Gefahr: auf keinen Fall zu dritt.

Schauen wir uns noch ein Paar an, das ebenfalls von einer Schwangerschaft überfallen wird, dann aber eine überraschende Wendung vollzieht. Petra (30) und Mirko (31) haben sich in der Universität kennengelernt, er arbeitet in einem technischen Beruf, sie befindet sich noch in ihrem Jurastudium. Eine Schwangerschaft stand in keiner Weise auf ihrem gemeinsamen Beziehungsplan:

Wir haben es erst relativ spät erfahren, in der 7. Woche. Weil ich drei Monate lang in den Vereinigten Staaten war, und als meine Regel dann ausgeblieben ist, dachte ich, das wär' der Klimawechsel, der Stress, die Umstellung, was weiß ich. Und Mirko hat dann vorsichtshalber einen Schwangerschaftstest gekauft, und ich hab' nicht dran geglaubt, ich hab' gedacht, das kann nicht sein, ist nicht möglich. Und dann haben wir den gemacht und er hat sich den dann angekuckt und wollte mir das Ergebnis sagen und war dann so geschockt, dass er gar nichts sagen konnte. Hat mich nur angekuckt. Und dann wusste ich ,ww wie d' (ungläubig stotternd): ,Das kann doch nicht sein!' Dann hab' ich gesehen, dass es positiv ist und die erste Reaktion war: ,Das stimmt nicht, der Test ist falsch, die Tests sind einfach unzuverlässig.' Wir haben nochmal die Packungsbeilage nachgelesen, und da stand dann 99 Prozent sicher, aber ich dachte irgendwie, das wär' nicht so sicher (atmet schwer durch). (Petra, 30, Studentin)

Das Ausbleiben der Regel veranlasst Petras Partner, einen Schwangerschaftstest zu kaufen, dessen Ergebnis Petra in der ,Unmöglichkeit' des Ereignisses kaum glauben kann. Durch ihre Passivität delegiert sie die Schwangerschaft(sentdeckung) zunächst an ihn und entlastet sich selbst ein wenig von der Möglichkeit, die sich für sie zu realisieren droht. Er kauft den Test, den sie dann aber unter seiner Regie gemeinsam durchführen. Das Ergebnis liest sie dann an seiner Reaktion ab. Anschließend dementiert Petra den Test, *weil nicht sein kann, was nicht sein darf.* Dass sie die Schwangerschaft aber zusammen entdecken, macht diese dennoch zu einer *gemeinsamen* Überraschung, was sich auch in der geteilten Skepsis gegenüber dem Test ausdrückt. Erst beim Arztbesuch manifestiert sich die Schwangerschaft allmählich zur unabweisbaren Tatsache:

> Ich hab' überhaupt nichts gespürt, mir war nicht übel, hab' nichts/ ich war nur/ ich dachte immer, man will das spüren, aber ich hab's nicht gespürt. Also ich weiß, ich hatte zu der Zeit ziemlich viel Stress und war sehr oft müde deswegen, aber das hab' ich auf was anderes zurückgeführt. Und dann haben wir noch n zweiten Test gekauft, der war dann auch positiv. Und das war aber dann auch n Samstag, das heißt wir konnten nicht zum Arzt gehen. Und dann mussten wir den ganzen Samstag und den ganzen Sonntag warten und das waren zwei sehr merkwürdige Tage. Wir waren noch geschockt und wir wussten gar nicht, wie wir reagieren sollten. Es war ja auch nicht geplant, es war ja eine Überraschung. Wir standen eigentlich neben uns. Also jeder eigentlich für sich mit seinen Gedanken und haben uns überhaupt nicht angekuckt: ‚Ohje wie kann das sein?!' Dann sind wir am Montag als Erstes zum Frauenarzt gegangen. Da musste ich nochmal nen Urintest machen. Hab' aber das Ergebnis erst nicht bekommen, sondern bin dann zur Ärztin rein. Die hat dann schon gefragt: ‚Ja wollen Sie denn eigentlich Kinder haben?!' und so. Und dann bei der Untersuchung: ‚Ja hier sind Zeichen, die sprechen für ne Schwangerschaft!' Und dann hat sie nen Ultraschall genommen und dann meinte sie plötzlich: ‚Ach da sieht man schon den Herzschlag.' Und das war für uns/ ich weiß noch, aus mir kam irgendwie so'n Stöhnen raus: ‚ohh', irgend so ein Geräusch, ja? Ohne dass ich das bewusst machen wollte. Mirko stand neben mir, hat meine Hand so an sich geklammert. Und dann waren wir beide erst mal total weg. Und ich weiß, die Frauenärztin hat dann nachher noch Smalltalk gemacht, irgendwie gefragt, ob wir Haustiere haben oder so.

Weil Petra und Mirko die Schwangerschaft als ein von außen hereinplatzendes Ereignis erleben, hinken sie ihr emotional hinterher. Die verdutzte Ärztin versucht erfolglos, den beiden eine klare Reaktion zu entlocken. Sie „stehen neben sich", und damit auch gemeinsam neben ihrer Schwangerschaft. Der Besuch bei der Ärztin, die ihnen die Schwangerschaft noch einmal via Ultraschall und Herzschlag bestätigt, verpasst dieser zwar einen ordentlichen Realitätsschub, so dass sie sich als medizinische Tatsache verdichtet, doch ein *Kind* zeichnet sich für das Paar erst viel später ab:

> Ich hatte immer das Gefühl, unser Kind ist stark. Und dadurch, dass sie ja auch eigentlich ein einmaliger Unfall war, ist es auch 'n Kind, was irgendwie geboren werden will. Es hat die Chance genutzt und hat sich dann festgeklammert in meinem Körper und hat gesagt: ‚Hier bin ich und hier bleib' ich und hier will ich bleiben.' Deshalb sehe ich unser Kind auch irgendwie immer als starke Persönlichkeit. Und *ich* bin eher die, die dann mal'n bisschen kränkelt, der es nicht so gut geht oder so, aber dem Kind geht's immer top. (Petra, im 5. Monat)

An die Stelle der Rahmung als Unfall, die die Schwangerschaft zu einem über die beiden hereinbrechenden Ereignis gemacht hat, tritt nun das ungeborene Kind als strategischer kindlicher Akteur, der seine Chance genutzt hat. Die biografische Diskontinuität der erst einmal unerwünschten Schwangerschaft wird umgemünzt in eine an die Schwangerschaftsentstehung anschließende Kontinuitätsgeschichte, die sich dann auch in der Konstruktion eines willensstarken Kindes niederschlägt. Die biografischen Ängste und Vorbehalte gegen ein Leben zu dritt münden in einer werdenden Person, die sich gegen diese Widerstände durchgesetzt hat und somit selbst über seine Existenz entschieden hat. Der biografische Übergang gewinnt dadurch eine Stabilität außerhalb der kontingenten Entscheidungsverantwortung des Paares, aber gleichzeitig innerhalb der werdenden Familie.

Zwischenfazit

Ausgehend von unterschiedlichen Schwangerschaftserwartungen sind mit dem Deuten erster körperlicher Zeichen, dem Gebrauch von Schwangerschaftstests und dem Besuch beim Gynäkologen drei wichtige Stationen beschrieben, deren kumulierte Evidenzen in einem sozialen Verarbeitungsprozess in schwangere Körper, Personen und Paare übersetzt werden. Wie dieser *Prozess der Schwängerung* individuell vollzogen wird und in welchem Tempo dies geschieht, hängt weniger von ‚eindeutigen‘ Körperzeichen, Testergebnissen oder Diagnosen ab. Der Evidenzierungsprozess einer Schwangerschaft ereignet sich vielmehr in den Erwartungen ganz unterschiedlicher Paarkonstellationen. Während die einen lange darauf hinfiebern und hoffen, dass es endlich klappt, geht es bei anderen viel schneller als ihnen lieb ist. Einige fühlen sich vollends von einer Schwangerschaft ‚überfallen‘, bei manchen läuft alles nach einem gemeinsamen Plan, bei wieder anderen stellt die Schwangerschaft die Frage nach der Konstituierung als Paar völlig neu. Die großen Spielräume individuellen ‚Schwangergehens‘ lassen sich nur vor dem Hintergrund (paar)biografischer Individualkontexte verstehen. In jedem Fall öffnet sich mit dem Beginn einer Schwangerschaft ein auf die Zukunft gerichtetes Zeitfenster mit normativ mehr oder weniger beschränkter Gestaltbarkeit, das sich jedoch mit dem Verlauf von Schwangerschaften, dem Festschreiben von Routinen und biografischen Zwängen gleichzeitig schon wieder zu schließen beginnt. Daraus ergeben sich für Paare zu Beginn einer Schwangerschaft soziale Herausforderungen: Wie lassen sich Weichen (z.B. der partnerschaftlichen Arbeitsteilung) ‚richtig‘ stellen und eine gemeinsame familiale Welt entwerfen? Mit dem Beginn einer Schwangerschaft laden sich Vergangenheit und Zukunft von Paarbeziehungen simultan auf. Das Paar kann sich nicht mehr nur auf eine gemeinsame Gegenwart konzentrieren. Es wird viel stärker als sonst angestoßen, auch eine gemeinsame Zukunft zu entwerfen, die idealerweise getragen wird von einer geteilten Konstruktion seiner Vergangenheit. Je stärker die Realität einer Schwangerschaft in den geteilten Erwartungen der Akteure vorweggenommen ist, desto flüssiger ist auch deren soziale Aneignung zu erwarten.

Man kann eine Schwangerschaft erwarten, man kann sie sich sehnsüchtig wünschen oder man kann sie befürchten. Wenn sie aber erst einmal da ist, und je weiter sie fortgeschritten ist, lässt sie sich nicht mehr so leicht wegwünschen bzw. loswerden. Eine Schwangerschaft ist eine äußerst widerständige Tatsache, die sich in einem Körper und sozial über mehrere Personen ausbreitet, lebenslange Folgen ankündigt, und für die wenigstens einer Person Verantwortung zugeschrieben wird, egal ob die Schwangerschaft geplant oder erwünscht ist. Schon allein damit dürfte sich erklären, dass die lebensweltliche Herstellung und Aneignung dieser Tatsache nicht so einfach vonstatten gehen kann, wie es Schwangerschaftstests in ihrer faktizistischen Schlichtheit suggerieren. Die rein technische Durchführung eines Schwangerschaftstests mag recht einfach sein (sieht man von den vielen Fehlerquellen ab), der kognitive, emotionale und soziale Verarbeitungsprozess, der an sein ,ja' oder ,nein' gekoppelt ist, ist es nicht.

Auch wenn Schwangerschaften heute rein technisch relativ zuverlässig zu verhindern sind, ihre Herbeiführung, das passende biografische Zeitfenster und erst recht der genaue Zeitpunkt ihres Eintretens entziehen sich weitgehend dem geplanten Handeln. Diesem steht die Ereignishaftigkeit eines körperlichen Geschehens gegenüber, dessen Eigenzeit (paar)biografische Planungsansprüche durchkreuzen kann. Eine Schwangerschaft zu erwarten, ist immer mit einer Zeit der Unsicherheit verbunden, während der sie vielleicht schon eingetreten ist, bald eintritt, oder sich nicht einstellen wird. Dass man nicht wissen kann, *ob*, aber vor allem *wann* eine Schwangerschaft eintritt, und wie man selbst oder der Partner genau darauf reagieren wird, selbst wenn man intensiv darauf ,hinarbeitet', stattet Schwangerschaften grundsätzlich mit einem Zufallsmoment aus, das unsere InformantInnen in ihren Erzählungen immer wieder hervorheben. Diese narrative Stilisierung einer Schwangerschaft als schicksalhafte Überraschung mag auch verhindern, gegenüber der Verantwortung über das weitreichende Geschehen schlicht kapitulieren zu müssen.

2.5 ,Schwangergehen' im paar-biografischen Kontext – ein Fallportrait

Schauen wir uns zum Schluss einen letzten Fall im Detail an, bei dem die überraschende Schwangerschaft unter besonderen Beziehungsvorzeichen steht, weil sie als Wahrnehmungsschema nicht von beiden Partnern gleichermaßen geteilt wird. Gabriele (29, Fremdsprachenkorrespondentin) und Erich (36, Gastronom) sind seit sechs Jahren ein Paar und wohnen seit zwei Jahren zusammen. In der Anbahnung des Interviews stellt sich heraus, dass in Erichs Familie der Vorwurf im Raum steht, Gabriele habe Erich ohne sein Wissen und gegen seinen Willen ,geschwängert'. Seine (ebenfalls schwangere) Schwester Sabine verbreitet, dass ihrem Bruder ein Kind „untergejubelt" worden sei, damit er seine Freundin heiratet, und um mit ihrer eigenen Schwangerschaft vor den (Schwieger)Eltern gleichzuziehen.

Das Interview ist insofern eine besondere Gesprächssituation, als alle Beteiligten von diesem familiären Verdacht wissen und darüber hinaus zumindest ahnen, dass dieses Wissen geteilt wird. Direkt thematisiert wird der Vorwurf aber an keiner Stelle, d.h., alle *ahnen* nur, dass jeder *weiß*. Das hat Auswirkungen auf das Interview, z.B. darauf, wie die Fragen der Interviewerin aufgefasst werden und wie sich Gabriele zu dem mit dem Verdacht entstandenen Glaubwürdigkeitsproblem im Gesprächsverlauf verhält. Dass Aspekte der Schwangerschaftsentstehung auch einen Streitpunkt in der Paarbeziehung darstellen, lässt sich außerdem auch am Tonfall des Paares erkennen. Während Erich kurz und rau antwortet, erweckt Gabrieles Stimme den Eindruck eines ruhigen, vorsichtigen Berichtens, im Sinne eines Herantastens an die paarspezifisch richtige Antwort. Sie sucht häufig nach seiner Zustimmung, erfragt einen Abgleich, um vielleicht auch während des Interviews einen Konsens zu schaffen. Bereits die erste Frage legt den Konflikt offen:

I: Habt ihr euch irgendwann mal über Kinderplanung unterhalten?
G: Nee (lacht), nee des war gar nicht geplant. Vor Weihnachten war ne sehr stressige Zeit und ich hab' meine Pille vergessen und bin schwanger geworden und so isses gelaufen (lacht). (zu Erich gewandt, munter) Ge?
E: *So* war das? (ironisch, ungläubig)
G: *Ja.* (schnell, angespannt)
E: (schaut sie fragend an)
G: Was meinst *du*? (lacht unsicher) –
E: Tja. – *Jaa.* Kam überraschend. War nicht geplant.

Gabriele bezieht die allgemein gehaltene Frage der Interviewerin nach der Kinderplanung auf ihre Schwangerschaft und beschreibt diese in ihrer Entstehungsgeschichte als Unfall. Den von ihr geschilderten Kausalzusammenhang (stressige Zeit → Pille vergessen → schwanger) ‚versiegelt' sie zunächst mit „so isses gelaufen" und fordert dann Erich zur Bestätigung auf. Dessen Reaktion („*so* war das?") ist in verschiedenen Hinsichten bemerkenswert: a) Er schlägt ihre Einladung zu einer gemeinsamen Entstehungsgeschichte aus. Aus der von ihr vorgetragenen ‚gemeinsamen Geschichte' wird somit ihre *Version* der Ereignisse. b) Seine ironische Intonation macht zudem deutlich, dass er den Wahrheitsgehalt dieser Version infrage stellt, und dies trotz der durch die Anwesenheit der Interviewerin erhöhten Zustimmungspflichtigkeit für Gabrieles Paardarstellung. Die damit vollzogene Andeutung, Gabriele könne lügen, macht ihre Paargeschichte implizit zu einer *Aussage*, also zu einer Reaktion auf eine Anschuldigung. c) Wie es ‚in Wahrheit' gewesen sein könnte, lässt Erich sekundenlang offen, als demonstriere er, dass er Gabriele auffliegen lassen könnte. Deren Versuch, die Anwesenheit einer Dritten zu nutzen, um Zustimmung für ihre Version der Ereignisse zu erzwingen (ihn also zum Mitspieler zu machen), wird somit von ihm mit der Drohung beantwortet, Gabriele vor dieser Dritten bloßzustellen, nämlich das Interview zum Tribunal zu machen. Erst nachdem Erich Gabriele auf diese Weise zunächst hängen und dann zappeln ließ, schwenkt er nach einem zweideutig skeptischen „Tja" auf die von Gabriele vorgeschlagene Paargeschichte ein. Auch bei der Frage nach dem prinzipiellen Kinderwunsch verweigert Erich eine gemeinsame Perspektive:

I: Aber hattet Ihr *vorher* mal irgendwie/ Also ich mein, spricht man das *prinzipiell* an, überlegt man irgendwie, generell *ja* oder generell *nein* oder *jetzt* ist nur nicht der Zeitpunkt oder wir warten ab oder – oder gab's n *prinzipiellen* Kinderwunsch irgendwie?

G: Für mich war klar, dass ich irgendwann mal *Kinder* bekomm, also ich wollte *schon immer* Mama werden/

E: (unterbricht) Du wolltest schon immer *vor 30* Mama werden.

G: (stutzig) Ja, ich werd aber nicht vor 30 Mama.

E: *Doch*, du wirst ja jetzt 30.

G: (leicht genervt) Ich *wollte* mit 24 auch *heiraten*, aber das hab' ich *auch* noch nicht gemacht. (lacht) – Aber jetzt darüber gesprochen haben wir jetzt nicht unbedingt, oder? (E: Nee) *Irgendwann* mal, – aber nicht jetzt.

Gabriele greift die Frage der Interviewerin erst dann auf, als man sie als Frage nach einem individuellen Kinderwunsch verstehen kann. Sie ist zwar an beide gerichtet („hattet *Ihr* vorher mal…"), beantwortet wird sie dann aber auf doppelte Weise von Gabriele: *Sie* spricht, und sie spricht über *sich*, d.h. ihren Kinderwunsch. Anstelle einer analogen Antwort für seine Person, adressiert Erich im Anschluss Gabriele und widerspricht ihrem „irgendwann" mit „Du wolltest schon immer *vor 30* Mama werden". Dies erneuert insofern den gerade erst beigelegten Konflikt, als es impliziert, dass ihr die jetzige Schwangerschaft gerade recht kommt, um diesen Plan einzuhalten und zudem dabei nachgeholfen haben zu können. Erich liefert hier quasi das ‚Motiv' zum ‚Tatvorwurf', ihn gegen seinen Willen geschwängert zu haben. Gabriele widerspricht mit dem Hinweis, doch gar nicht vor 30 Mutter zu werden, womit dieses Motiv hinfällig wäre. Dann wechselt sie das Thema (ob sie nun ü-30- oder u-30-Mutter wird) und entkräftet damit Erichs implizite Aussage, dass sie ‚nun auch hier' ihren Willen bekommen habe. Abschließend entschärft sie die Situation, indem sie die Frage der Interviewerin wieder aufgreift, aber dieses Mal auf das ‚Ihr' antwortet, bei dem sie sich sicher sein kann, seine Zustimmung zu bekommen.

Die Interviewerin verweist im weiteren Verlauf des Gesprächs auf die zeitliche Nähe zur Schwangerschaft von Erichs Schwester Sabine:

G: Ja, die Sabine hat im November hat sie uns das mitgeteilt, gell? Die hat, weil sie konnt' nicht mittanzen und ich trainiere die Ballettgruppe und dann hat sie mir das halt so gesagt, damit ich umstellen konnte, aber ich glaub' der *Marc* hat gerechnet, dass ich dann schon schwanger *war*, meint er, aber das/ mit den zehn Monaten quasi so, aber so ist es Dezember.

I: Weil Ihr gesagt habt, Ihr habt noch nicht irgendwie in der Form *geredet*, aber ist das nicht so, wenn die kleine Schwester, die Sabine,/ Was macht das mit einem, wenn man das mitbekommt?

E: Ja als die Sabine das erzählt hat, das war ja auch überraschend gewesen für uns. Das war ja auch nicht so geplant oder nicht direkt geplant, glaub' ich.

G: Doch. Die ham geplant.

E: Nein, die hatten gesagt: ‚Mir *probierens* jetzt mal.' Das heißt ja nicht direkt, dass man schwanger wird.

G: Ja, aber die hat die Pille abgesetzt.

E: Manche probieren ja jahrelang und bei der Sabine und beim Marc war's halt eben direkt so. Und dann, joa ham wir uns gefreut, schön.
I: Aber hat das irgendwie den eigenen Kinderwunsch jetzt bei dir (zu E) oder/
E: Nee nee, überhaupt nicht, hat damit längst nix zu tun gehabt. (G lächelnd: Hmm) Bei *mir* nicht, bei dir?
G: Nee, ich hab' mich für die Sabine *gefreut* und ich hab' gedacht, hab' ich dir auch geschrieben, gell? Wann machen *wir* einen nächsten Schritt quasi, aber ich hätte niemals gedacht, dass wir dann jetzt auch direkt (ungläubig lachend) 'n Baby bekommen.
I: Aber in *dir* hat's schon irgendwas bewirkt, also du hast dir schon gedacht/
G: Ja, ich denke, es ist immer so, wenn Deine erste Freundin quasi oder wenn die *erste* in der Clique oder was auch immer heiratet oder schwanger wird oder irgendwas, dann klar passiert irgendwas in dir, denke schon, als Frau. Ich denke schon, aber nicht, dass ich dann automatisch gedacht habe: Ich möchte jetzt direkt heiraten oder ich möchte *jetzt* 'n Kind bekommen, sondern man freut sich für die Andere und denkt: Schön, wenn des irgendwann mal auch so *bei mir* ist. Also glaub' ich.

Erich versucht hier – gestützt auf den Umstand, dass das Absetzen der Pille nicht sofort zu einer Schwangerschaft führen muss – seine Situation als die eines ahnungslos Geschwängerten der seiner Schwester anzugleichen („war ja auch so nicht geplant"). Vielleicht ist das sein Beitrag zu einer gemeinsamen Geschichte über die Schwangerschaftsentstehung, also ein Einlenken: ‚Ja, es kam überraschend, wie bei meiner Schwester im Grunde auch'. Gabriele konterkariert diese Gleichsetzung aber, da *ihre* Geschichte einen klaren Unterschied zwischen ‚Pille absetzen' und ‚Pille vergessen', also zwischen einer geplanten und überraschend frühen und einer unbeabsichtigten Schwangerschaft verlangt. Sie muss auf diese Trennschärfe pochen, soll ihre Version nicht im ‚Nebel' des die beiden Schwangerschaften verbindenden Überrascht-Seins an Kontur einbüßen und sie selbst damit ein wichtiges Argument für ihre ‚Schuldlosigkeit' verlieren. Außerdem weist Gabriele eine weitere Motivunterstellung zurück, nämlich nun, da ihre Schwägerin schwanger ist, *auch* ein Kind zu wollen. Damit legt sie nahe, dass es die Schwägerinnenkonkurrenz, die im Raum steht, gar nicht gibt: So ist ihr zufolge etwa unklar gewesen, ob sie zum Zeitpunkt der Schwangerschaftsverkündung von Sabine nicht schon selbst schwanger war – das habe zumindest ihr Schwager Marc ausgerechnet, der hier wie ein ‚Entlastungszeuge' aufgerufen wird. Außerdem hat sie sich zum Zeitpunkt der Verkündung der Schwangerschaft völlig neidlos für Sabine gefreut und schließlich dieses heute konflikthafte Thema damals unbefangen Erich gegenüber angesprochen („hab' ich dir auch geschrieben") – ein weiteres ‚Unschuldsindiz'. Was Sabines Nachricht bewirkt hat, war damit „irgendwas", was „frau" grundsätzlich passiert, wenn andere im nahen Umfeld heiraten oder Kinder kriegen. Dass sie dann „automatisch" auch ein Kind wollte, weist Gabriele explizit von sich und beantwortet die Frage der Interviewerin, wie sie sie verstanden hat: als Reformulierung der Unterstellung, dass Sabines Schwangerschaft den

Wunsch nach einer eigenen ausgelöst hätte.

Gabrieles Schwangerschaft bleibt trotz einiger Anzeichen lange (bis zur 11. Woche) unbemerkt:

> G: Meine Mama war hier, ich hab' die Grippe bekommen und saß in der Badewanne und meine Mama kam rein, hat mich angeguckt/ meine Mama wohnt ja in Frankreich und wir sehen uns ja nicht so oft, hat gesagt: ‚Deine Brüste sind ja ziemlich groß, da du so schlank bist zur Zeit', (lacht) und dann hab' ich gesagt: ‚Ach quatsch.' Und sie dann: ‚Bist nicht schwanger?' Und dann hab' ich gesagt: ‚Ach nein, um Gottes Willen, nein bin ich nicht.' Und dann einen Monat später hatt ich immer noch nicht meine Tage und hab' gedacht: Okay, ich mach' jetzt 'n Test, hab' ihn gemacht, und der war positiv, dann hab' ich noch zwei gemacht und die waren auch positiv, dann sind wir zum Frauenarzt gegangen.
>
> I: Du hast *drei* Schwangerschaftstests gekauft? Also du hattest diesen Hinweis von Deiner *Mutter* und hast dann aber erst mal *abgewartet*?
>
> G: Ja, ich hab' gedacht: Quatsch, die hat das nur so gesagt, meine Mama, die ist Krankenschwester und die sagt manchmal Sachen. Aber *sie* meint, sie wär' ne Hexe, sie wüsste das, hat sie gesagt (lacht).
>
> I: Okay, und dann hast du gewartet quasi bis zum nächsten normalen Zyklus?
>
> G: Genau. Und irgendwann mal hab' ich gedacht, das ist komisch, die kommen jetzt nicht wieder, und warum?! Und *das* war halt immer noch im Hinterkopf und dann bin ich zu dir (lacht ihn an) und hab' mir einen Test gekauft zuerst, dann hab' ich dir das direkt gezeigt.
>
> I: Habt Ihr den zusammen gemacht oder (G: nein) hast du ihn informiert, dass sie/
>
> E: Nee, ich wusste gar nichts davon, dass sie den gekauft hat.
>
> G: *Doch*, hast du. Ich hab' dir gesagt, ich kauf' morgen 'nen Test, du hörst einfach nie zu.
>
> E: Ja manchmal hör' ich auch nicht zu (konzedierend) (Gabriele lacht).
>
> G: Ich hab' Dir gesagt: ‚Ich mach' das morgen'. Und Du: ‚Joajoa.' Der hat das aber nicht geglaubt. Der hat das immer noch nicht geglaubt, als ich ihm da/ ich hab *extra* einen ohne Streifen, wo draufsteht ‚schwanger oder nicht schwanger', (lacht) (…)
>
> I: Das heißt, du hast dann *hier* morgens vermutlich wegen Morgenurin irgendwann den Test gemacht?
>
> G: Nee, ich hab's nach der Arbeit gemacht. Ich hab' zwar gelesen, dass man das morgens machen sollte, aber ich wollte es direkt machen und das hast *du* auch gemeint, du/ der Erich hat gesagt: ‚Wenn *morgens* drauf steht, dann musst du es morgens machen!' (ihn nachäffend). Deswegen steht jetzt *positiv* da und meine Mama hat gesagt: ‚Nein Gabriele, wenn positiv nachmittags da steht, dann bist du es auf jeden Fall, weil du dann weniger Hormone', oder keine Ahnung.

Erichs phlegmatische Reaktion auf die Testankündigung spricht dafür, dass er zu diesem Zeitpunkt ohne jeden Verdacht war. Dieser scheint ihm erst später durch seine Schwester beigebracht worden zu sein. Vor dem Hintergrund dieses Familiengerüchts ist Gabrieles Ausgangssituation in erster Linie ein Glaubwürdigkeitsproblem. Dem Vorwurf der heimlich geplanten Schwangerschaft begegnet sie in zwei Zügen: Erstens durch die Darstellung der eigenen Überraschung, mit der sie ihre Lage der von Erich angleicht (so wie der das schon mit der Überraschtheit seiner Schwester versuchte), und zweitens mit der Beteuerung, dass sie ihn unmittelbar in dem Moment eingebunden hat, wo sie selbst einen Schwangerschaftsverdacht hatte. Dieser zweite Zug steht aber ebenfalls ,unter Beobachtung', denn während in anderen Fällen ungeplant Schwangere viel eher hellhörig werden, scheint Gabriele ,immun' gegen übliche Schwangerschaftszeichen gewesen zu sein. Sie schiebt sie zunächst allesamt bei Seite: das Wissen um die vergessene Pille, die explizite Mutmaßung ihrer Mutter, das dauerhafte Ausbleiben ihrer Periode. Warum tut sie das? Wollte sie (ganz im Sinne des Familiengerüchts) schwer reversible ,Fakten schaffen'? Oder wollte sie (zugunsten einer gemeinsamen Familiengründung) ihrem Partner über einen wiederholten Schwangerschaftsverdacht Zeit geben, sich an den Gedanken der Vaterschaft zu gewöhnen?

Wir halten eine andere Möglichkeit für wahrscheinlicher: Nicht nur im Interview, auch in der Geschichte ihrer Schwangerschaft scheinen Erich und Gabriele ihren Konflikt, ob sie schwanger sein *wollten* oder nicht, auf die Frage verschoben zu haben, ob sie nun schwanger *sind* oder nicht. Erichs Zweifel an Gabrieles Glaubwürdigkeit verlagert sich auf die des Tests. Rückübersetzt in den Ursprungskonflikt heißt das, dass Erich den unausgesprochenen Vorwurf ,Du hast mich übergangen, bist ohne mich zu fragen eigenmächtig schwanger geworden' in die Verweigerung transformiert, diese Schwangerschaft wahrhaben zu wollen (sie zu ,ratifizieren'). Gabriele bringt das in die Lage, zwar Erichs physischen Beitrag zur Schwangerschaft erhalten zu haben, aber auf seine Zustimmung zur Schwängerung warten zu müssen – in Boltanskis Worten (2007): auf seinen symbolischen Beitrag zum Kind. Da sie aber ein *gemeinsames* Kind will, und dafür auch seine Zustimmung bräuchte, kann sie die Schwangerschaft vielleicht tatsächlich auch an sich und für sich selbst nicht wahrnehmen (obgleich sie sie möglicherweise eingefädelt hat). Eine Schwangerschaft zu realisieren, stellt sich hier also als ein dreistufiger Prozess dar, bei dem einer (sozial induzierten) *physischen Verschmelzung* eine *soziale Anerkennung* folgt, die die für das *kognitive Wahrnehmen* einer Schwangerschaft nötige ,Hellhörigkeit' für deren Zeichen erst bereitet. Gabriele *weiß* von einer progredienten Schwangerschaft, kann bzw. will diese aber so lange nicht *wahrhaben*, bis Erich ihr nicht *zugestimmt* hat. Es ist also nicht nur so, dass Erich Gabrieles Kenntnisständen hinterherlaufen muss, sie scheint auch seine Ahnungslosigkeit *nachholen* zu müssen, damit sie gemeinsam, d.h. zum gleichen Zeitpunkt schwanger sein können.

I: Und für dich (zu ihm) war dieses positive Testergebnis dann in dem Fall? (sie: Quatsch)
E: Noch lang' kein positiv. (G. lacht) Ich hab' das erst geglaubt, als ich bei dem Frauenarzt war und der mir gesagt hat: ,Hier guck, da isses.' (G: Herzschlag.) Ist definitiv.
I: Das war quasi der *erste* Gynäkologentermin? (G: Ja.)
E: Ja. Und vorher hab' ich's nicht geglaubt.
I: Okay, aber sie hat ja dazwischen noch zwei *Tests* gemacht oder? (E: Ja.)
G: Ja, am nächsten Tag glaub' ich hatt' ich die, weil ich 'ne Woche warten musste.

E: Ja, den hat sie mir auch gezeigt, der war ja auch schwanger, aber ich hab's trotzdem nicht geglaubt, weil das einfach für mich so unerwartet kam, weißte, weil ich nicht damit gerechnet hab'. Ich konnt' mir das nicht vorstellen. Ich konnt' mir das gar nicht vorstellen, dass ich Vater werd. (...)

I: Also du hast ja irgendwie 'n *Plastikstäbchen* da liegen, was macht das mit einem?

E: Ja, aber du rechnest ja mit gar nichts, ähm du rechnest ja nicht damit, dass des/ du hast es nicht *geplant* und du hast es/ wenn du dann auf einmal 'en Schwangerschaftstest siehst, der dann positiv is, dann bist du äh *hoppla!* Also war vollkommen überraschend, ich wusst' gar nicht, wie ich reagieren sollte.

I: Und wie hast du reagiert?

E: Ich wusst nicht, ob ich mich freuen sollte oder ob ich jetzt/ äh gedacht: Oh je, wie soll ich des erzählen, meinen Eltern erzählen oder sonst irgendwie. Weißte, da spielt ja alles/ kommt ja alles auf einen drauf. Ich hab' einfach gesagt: ,Ich glaub's nicht, gell?' Ich hab' gesagt: ,Des kann/ (G: Ruf mal beim Frauenarzt an, hat er gesagt.) Des ist/ glaub ich nicht.'

I: Würdest du im *Nachhinein* sagen, du hast es wirklich nicht *geglaubt* oder/

E: Nee, ich hab's nicht geglaubt. Ich hab' gesagt: ,Jaa, 'nen Schwangerschaftstest kann sich auch mal ähm/.'

I: Okay, ist mir beim *ersten* vollkommen verständlich und klar, aber beim zweiten und dritten?

E: Ja den zweiten hab' ich doch, den zweiten hat sie mir abends gezeigt. Ja dann hab' ich gesagt: ,Ja gut, dann glaub' ich schon', aber ich hatt's *wirklich* erst geglaubt, als wir bei dem Frauenarzt waren und der gesagt hat: Sie ist schwanger. Das war eine Woche später

G: Ich musste eine Woche warten. Das war ganz schlimm. Ich hab' keinen Termin früher bekommen. Da war ich ganz aufgeregt, weil ich es einfach *wissen* wollte, weil *er* gesagt hat: ,Es stimmt nicht', und meine Mama: ,Ja doch!' Und ich war total/ ich wusste nicht, weil ich für mich nicht/ ich hab' nichts *gemerkt* irgendwie, dass ich schwanger *bin.*

I: War für dich in der Phase aber schon irgendwie klar, dass du schwanger *bist* oder hast du irgendwie/

G: Halt des, was meine Mutter mir gesagt hat, wenn das da steht und die ist Krankenschwester, wenn es da steht, dann *bist* du es. Und dann hab' ich noch mit der Sabrina, weil sie Arzthelferin ist, dann hat sie gesagt: ,Nee du bist es *wirklich*, Gabriele.' Und halt von *der* Seite, ja, hab' ich dann schon gedacht, das bin ich, aber dann/ es war wirklich, als der uns das gezeigt hat auf dem Ultraschall, dann hab' ich/ dann ham wir's halt gewusst und ich hab' mich sehr gefreut, ich fand das schön.

I: Also Ihr seid *gemeinsam* dann zum Arzt gegangen? (...)

E: Ich bin direkt mitgegangen, ja sicher bin ich mitgegangen. (...)

G: Der hätte es *nicht* geglaubt, wenn des/ Du wolltest des schwarz auf weiß sehen hast Du gesagt, wenn es stimmt oder? Ich weiß es nicht mehr, ich glaube/

E: Ich weiß auch nicht mehr. – (...)

I: Gut. Okay und man sieht dieses *Bild* und *was* macht das mit einem oder was ist das für 'nen Moment?

G: – (lacht) Ich fand des toll. Ich hab' nicht *geweint*, aber ich hätte weinen *können*. Ich hab' mich gefreut, dass/ es war komisch, dass es halt in dir drin 'n Lebewesen und dass es *gelebt* hat und dass des mit dem Herz, ich fand das schön. Ich weiß nicht,

was man dann sonst dazu sagt. – (zu Erich)
I: Hast du es *dann* geglaubt?
E (lächelnd): *Dann* hab' ich's geglaubt.

Warum Erich seinerseits drei positive Testergebnisse nicht zur Realisierung der Schwangerschaft ausreichen, macht er in dieser Passage deutlich. Dass er Gabriele und den Tests die Schwangerschaft nicht glaubt, wirkt nunmehr wie eine Schutzbehauptung, weil er nicht weiß, wie er emotional reagieren soll (und wie er es seinen Eltern darstellen soll): Ihm fehlte Zeit, sich aufs Schwanger-Sein und Vater-Werden einstellen zu können, weswegen er in Bezug auf die Schwangerschaftsrealisierung nun ‚auf die Bremse' tritt, um Zeit zu gewinnen. Auch Gabriele scheint dadurch, wie gesagt, ‚in der Luft zu hängen': Von innen fehlt es ihr an körperlichen Zeichen, von außen an Erichs Ratifikation, so dass auch für sie erst der Termin beim Frauenarzt ausschlaggebend wird – trotz dreier positiver Schwangerschaftstests, zwei Bestätigungen von medizinisch ausgebildeten nahestehenden Personen und ihrer dauerhaft ausbleibenden Periode. Sie ist schwanger *geworden*, ohne dass Erich es wollte und kann jetzt aber nicht schwanger *sein*, ohne dass er es *auch* ist. Die Realisierung der Schwangerschaft bedarf eines zusätzlichen neutralen Urteils. Der Arzt fungiert hier als eine Art Schiedsrichter:

I: Gab's da zwischendrin bei euch Differenzen? Also fühltest *du dich* (zu ihm) überrumpelt oder warst *du* (zu ihr), weil er's so spät realisiert hat, enttäuscht?
G: Nee, der braucht immer n bisschen Zeit für/ du (zu ihm) musst dich/ er muss sich immer an Sachen dran gewöhnen, des *war* auch nicht/ es kam einfach, war plötzlich da.
I: Hast du dich schneller dran gewöhnt?
G: Ich war/ weil ich halt mit meiner Mutter gesprochen habe und die hat mir gesagt/ die hat mich überzeugt, dass es wirklich stimmt und der Erich hat das jetzt nicht gehabt, ja? Ich hab' ihm *erzählt*, was meine Mama gesagt hat, aber des is anders als, die ist halt meine Mutter und nicht/ wenn sie mir was sagt, dann isses so. Und als wir dann beim Frauenarzt waren, wir saßen beide da, da hat der gefragt, ob wir das Kind dann behalten wollen, was für mich klar war, ich denke für dich auch. Der Arzt sagte: ‚Ja nur weil Sie jetzt so still sind.' Und wir saßen dann halt beide da. Er hat uns gefragt und so, ja weil es dann schon ziemlich spät wär und man hätte dann für nächste Woche quasi dann was machen müssen, und ich dann: ‚Nein, nein, auf keinen Fall, wir wollen des behalten!' Aber der war von unserer Reaktion ziemlich verwirrt. Der wusste nicht, ob oder nicht.

Gabriele rechnet Erichs späte mentale Realisierung der Schwangerschaft (eine Verspätung, in der ja sein Vorwurf steckt, hintergangen worden zu sein) seiner persönlichen Eigenheit zu und mildert so den Konflikt, der in Erichs Nachhinken zum Ausdruck kommt. Hinter der Generalisierung seines ‚typischen Länger-Brauchens' kann die mögliche Überrumpelung und Täuschung versteckt werden. Während Gabriele von ihrer Mutter als Bündnispartnerin frühzeitige Unterstützung bekommt, bekommt sie damit zumindest die Möglichkeit, sich mit einer Schwangerschaft gedanklich früher anzufreunden – diese Gelegenheit hatte Erich nicht („Erich hat das nicht gehabt"). Erst die

„Stille" bei der ärztlichen Diagnose erleben dann beide gemeinsam. Das autoritative Urteil des Arztes bringt sie in folgende Situation: Gabriele kann die Schwangerschaft nicht mehr gegen Erich behaupten und der kann sie nicht mehr gegen Gabriele verleugnen. Die Schwangerschaft ist damit auch nicht länger Konfliktgegenstand, denn beide sind zum ersten Mal mit deren Tatsächlichkeit konfrontiert. Das Ergebnis ist ein freudloses Zurkenntnisnehmen, das den Arzt irritiert. Gabriele muss ihre Freude verbergen, weil diese von Erich als Triumph gedeutet werden könnte; er dagegen ist resigniert und muss die Schwangerschaft hinnehmen. Auch zum Zeitpunkt des Interviews scheint er sich nur langsam an den Gedanken seiner anstehenden Vaterschaft zu gewöhnen:

I: Würdest du dich jetzt schon als Vater beschreiben?
E: Nee.
I: Sondern?
G: *Werdender* Vater (lacht).
E: Erzeuger. (G. lacht) Nee, ähm/
G: Denkst *du*! (lacht) Denkst *du*!
E: Ich bin ja noch kein Vater, erst wenn das Baby da ist.

Gabriele versucht auch hier verständnisvoll auf Erichs nur schwache ‚Annäherung' an die Vaterschaft zu reagieren, indem sie um seine Elternschaft wirbt. Sie nimmt seine Zurückhaltung erneut in Schutz und gibt ihm mit dem Begriff des „werdenden Vaters" eine Art ‚vor-elterliche' Kategorie an die Hand. Dieses Angebot nimmt er jedoch nicht an. Er beharrt auf seiner Distanz und greift zum erheblich ‚bindungsschwächeren' Begriff des „Erzeugers", wogegen sich Gabriele spielerisch wehrt, indem sie die Fragwürdigkeit dieser ‚Position' andeutet („Denkst *du*!"). Indem Gabriele scherzhaft diese Erzeugerschaft in Frage stellt, stellt sie zum einen ihre sexuelle Treue außer Frage (sonst wäre diese nicht scherzfähig), zum zweiten macht sie aus der von Erich *herabgestuften* Vaterschaft eine von ihm *reklamierte*. Man kann den beiden nur wünschen, dass die darin enthaltene Suggestion – ‚Du willst es doch auch' – den bösen Familienverdacht zu zerstreuen vermag.

Fazit

Unsere Einblicke in die lebensweltliche Entdeckung von Schwangerschaften zeigen einen zirkulären Prozess, in dem körperliche Anzeichen erst vor dem Hintergrund bestimmter Erwartungen als *Zeichen* einer Schwangerschaft wahrgenommen und gedeutet werden. Das objektive Wissen, schwanger zu sein oder nicht, wie es Schwangerschaftstests und ärztliche Diagnostik suggerieren, ist damit eng in lebensweltliche Praxiszusammenhänge eingeflochten. Die ‚neutrale Tatsache' einer Schwangerschaft lässt sich insofern empirisch kaum vorfinden, weil sie immer schon auch eine soziale Tatsache ist. Anders als die Diagnose einer Krankheit, die für die Betroffenen prinzipiell negativ konnotiert ist, ist einer Schwangerschaft ihre Bedeutung und Bewertung nicht von vornherein eingeschrieben: Ihr mögliches Eintreten kann für die an ihr beteiligten Personen normativ und affektiv unterschiedlich besetzt sein. Dies zum Gegenstand der Paarkommunikation zu machen, berührt automatisch auch die (Zukunfts-)Perspektive und ‚moral order' der Beziehung insgesamt und geschieht insofern nicht ganz risikolos. Die Narrative der Projektierung von Kindern bewegen sich zwischen einem mehr oder weniger mit dem Partner abgestimmten schicksalhaften Geschehenlassen (etwa durch zunehmendes Eingehen von Verhütungsrisiken) auf der einen Seite, und hohen Planungsansprüchen auf der anderen. Aber auch letztere kommen nicht ohne Rekurs auf die Schwangerschaft als schicksalhaftes Ereignis aus: ‚Wir haben es ja ganz genau geplant, aber als es dann soweit war, war es die totale Überraschung'. Genauso häufig fanden wir die umgekehrte Form – die planerische Aneignung ‚ungewollter' Schwangerschaften, die eine Informantin auf die Formel gebracht hat: ‚Wir haben nicht aufgepasst – und es hat sofort geklappt.' Schwangerschaften sind planungsaversiv, weil die Vorstellungen ihrer Protagonisten permanent durch selbstläufige (oder ausbleibende) körperliche Prozesse überholt oder unterboten werden können. Akteure bringen Schwangerschaften zwar hervor – aber mögliche, eintretende oder ausbleibende Schwangerschaften bringen auch jeweils ihre Akteure hervor, überformen deren Identitäten und soziale Beziehungen.

Ferner ist die Planungsresistenz von Schwangerschaften darin begründet, dass sie in ihren langfristigen Folgen beinahe so unüberschaubar und transformierend sind wie das Leben selbst. Daher sind auch ihre Ordnungsmuster wie bei Biografien ex post-Konstruktionen. Freilich kann die *gemeinsame* Perspektive auf ein mögliches ‚zu dritt', also die Simultanpräsenz gemeinsamer Vorstellungen mit Kind, in Paarbeziehungen unterschiedlich stark vorangetrieben und expliziert werden. Spätestens aber in einer Phase des Auftretens körperlicher Zeichen, die auf ihre Entdeckung drängen, sind Paare dem alltagspraktischen wie normativen Druck ausgesetzt, sich gemeinsam zu verhalten. Eine Schwangerschaft zwingt das Paar, auf etwas gemeinsames Drittes hin Position zu beziehen. Je nachdem, auf welche Weise die Akteure Erwartungen aufbauen (oder zurücknehmen), körperliche Zeichen deuten (oder ignorieren), Tests zum Einsatz bringen und über deren Ergebnis kommunizieren, führen sie gleichzeitig Regie darüber, in welchen sozialen Rahmen eine mögliche Schwangerschaft eintauchen wird. Die Herstellung der Evidenz einer Schwangerschaft und die Entstehung ihrer sozialen Valenzen verlaufen parallel. Der soziale Erwartungshorizont der Beteiligten liefert dabei den Resonanzboden für die zunehmende Verkörperung einer Schwangerschaft: von den ersten vagen Indizien oder Teststreifen bis hin zum dicken Schwangerschaftsbauch. Vor allem das Tempo der Evidenzherstellung können die Beteiligten in erheblichem Maße selbst steuern, um vorhandene ‚time lags' zwischen sozialer und biologischer Schwangerschaft abzufedern und um sich angesichts eines zunehmend an Fahrt aufnehmenden körperlichen Prozesses Handlungsspielräume zu verschaffen. Während aber schon deren Entdeckungsgeschichte, etwa die soziale Inszenierung eines Schwangerschaftstests gemeinsam mit dem Partner, das soziale Gebilde einer Schwangerschaft hervorbringt und vorantreibt, beginnt sie sich mit der Ausdehnung ihrer Adressaten auch sozial immer stärker zu verselbstständigen. Eng damit verbunden ist die Mitteilungspraxis einer Schwangerschaft, der wir uns im nächsten Kapitel zuwenden.

3. Coming Out:
Die Herstellung des Schwangerschaftspublikums[19]

Mit der Entdeckung und medizinischen Feststellung einer Schwangerschaft und den ersten Schritten ihrer subjektiven Aneignung in Paarbeziehungen ist ihre soziale Geburt noch nicht abgeschlossen. Es gibt noch ein weiteres wichtiges Schwellenereignis, das ihr zu sozialer Existenz verhilft und zugleich auch die soziale Schwängerung vertieft: die öffentliche Kundgabe der Schwangerschaft, die sie von einem psychophysischen Zustand auch zu einer schwer reversiblen kommunikativen Tatsache macht. Die Schwangerschaft, die zuvor in erster Linie in den Erwartungsstrukturen des Paares verankert ist, wird durch ihre Bekanntgabe nicht nur öffentlich, sondern verändert auch das Geflecht sozialer Beziehungen, das um den Umstand der Schwangerschaft zentriert ist. Die Mitteilung der Schwangerschaft erweitert nämlich auch den Kreis derer, die an ihr beteiligt sind. Sie lässt Geschwister, Eltern, Freunde und Verwandte an der Schwangerschaft teilhaben – es entsteht ein *Schwangerschaftspublikum*.[20] Die Mitteilung distribuiert nicht nur ein Wissen der werdenden Eltern, sie distribuiert auch ihre Erwartungen. Und auch das Ungeborene, das bis dahin vor allem als werdender Dritter relevant war, wird mit der Mitwisserschaft Anderer zum werdenden Mitglied eines größeren Sozialverbundes: Es wird vom Familien- zum Gesellschaftsmitglied.

Blicken wir von dieser Frage der kommunikativen Etablierung einer Schwangerschaft noch einmal zurück auf das vorherige Kapitel. Als kommunikative Tatsache entsteht eine Schwangerschaft je nach ihrer Phase unter unterschiedlichen Bedingungen: In ihrer *Frühphase* teilt nur der Körper die Schwangerschaft diffus der Schwangeren mit – als hormonell vermittelte Ahnung. Dabei können die körperlichen Anzeichen je nach Rahmung als körperliche Bestätigung eines bereits erahnten oder erwünschten Zustands begriffen werden, oder aber verdrängt, beiseitegeschoben und auf andere Ursachen zurückgeführt. Anschließend wird die Schwangerschaft der Schwangeren i.d.R. zweimal autoritativ mitgeteilt: durch einen pharmazeutischen Test und durch eine ärztliche Diagnose („Sie sind schwanger."). Bis zu diesem Zeitpunkt ist die Schwangerschaft meist nur Gegenstand paarinterner oder ärztlicher Kommunikation.

In ihrer *Spätphase* gibt sich eine Schwangerschaft dagegen visuell jedermann zu erkennen: über den ‚prominent' gewordenen Bauch, der sich ab einem be-

---

[19] Eine frühe und kürzere Version dieses Kapitels erschien 2012 unter dem Titel ‚Frohe Botschaften!' in dem Band ‚Sozialität in Slow Motion' (Hg.: Ruth Ayaß/Christian Meyer) im VS-Verlag.
[20] Die vollständige Vermeidung dieses Publikums – die verschwiegene Schwangerschaft – markiert einen Grenzfall, der i.d.R. auch mit der Ablehnung der Elternschaft einhergeht: mit Freigabe zur Adoption, anonymer Geburt, Baby-Klappe oder Kindstötung.

stimmten Zeitpunkt gar nicht mehr (oder nur mit einigem Tarnungsaufwand) verbergen lässt, so dass er wie ein Display die Schwangerschaft verkündet und indiskret verrät, was in ihm steckt, wie es hineinkam und was bald aus ihm heraus will, also ungefragt Auskunft über Sexualität, Befinden und Lebensperspektive gibt.[21] Wenn Doro (31, Geografin) in einem Tagebucheintrag notiert: „Da ist was in mir drin und alle können es sehen!", so beklagt sie die ungewollte Vergemeinschaftung eines Zustands, der das Innerste nach Außen kehrt. Mit diesem Körper geschieht etwas, das er nicht verbergen kann. Haben sich Schwangere daran gewöhnt, können sie der ubiquitären ‚Publikation' ihrer Schwangerschaft durch den Bauch andererseits auch mit einer Reihe von käuflich erwerbbaren Produkten vorgreifen: etwa mit Autoaufklebern oder T-Shirts mit der Aufschrift „Mom/Dad to be" bzw. „Baby inside".

Zwischen dieser Spätphase, in der sich die Schwangerschaft von selbst über das Bauch-Display allen zeigt, und der Frühphase, in der sie nur exklusiv innerleiblich oder in paarinterner Kommunikation stattfindet, gibt es nun aber eine *mittlere Phase*, in der eine Schwangerschaft von Paaren entweder signifikanten Anderen verbal mitgeteilt oder aber kommunikativ zurückgehalten wird. Diese mittlere Phase wollen wir im Folgenden beleuchten. Wir versuchen dabei chronologisch zu rekonstruieren, wie ausgehend von der Selbstauskunft einer Schwangeren ein Kreis von Informierten und mit ihnen ein soziales Netzwerk entsteht: Wer wird ins private Zentrum der Schwangerschaft einbezogen, wer mit Informationen an ihrer Peripherie versorgt? Dabei geht es uns erneut um eine Dezentrierung der Schwangerschaft: vom medikalisierten weiblichen Körper hin zu jenen Mitgliedern der Fortpflanzungsgemeinschaft, die als Koproduzenten, Mitwisser, Erfüllungsgehilfen und Erwartungsträger an der Entstehung neuer Gesellschaftsmitglieder beteiligt sind.

3.1 Die Einweihung Ko-Schwangerer: Affektspiegel und Mitteilungsrisiken

Eine Schwangerschaftskundgabe ist keine beiläufige Allerweltsmitteilung. Sie wird nur von Menschen in gewissen Lebensphasen, in bestimmten Zeitspannen der Schwangerschaft und gegenüber bestimmten Adressaten gemacht. Aber auch unabhängig von diesem relativen Seltenheitswert ist die Mitteilung einer Schwangerschaft von beträchtlicher ‚Gravidität'. Der performative Aspekt der Äußerung „ich bin schwanger" impliziert eine Änderung der sozialen Identität, ähnlich wie bei einem Coming Out („ich bin schwul") und ist fast schon ein performativer Akt wie der eines Standesbeamten bzw. Priesters

---

[21] Diese Entblößtheit privater Angelegenheiten, die es sonst nur bei einigen Krankheiten und Behinderungen gibt, ist im Fall von Prominenz (etwa bei Nachwuchs in Adelshäusern) natürlich auch eine Einladung an Massenmedien, auf den Bauch zu starren, auf seine Rundungen zu lauern und Prognosen abzugeben.

bei einer Heirat: „Ich erkläre Euch zu Mann und Frau". Der Unterschied zu den beiden anderen Sprechakten liegt vor allem in der Temporalität der Äußerung: Die autoritative Erklärung des Geistlichen macht im *gegenwärtigen* Moment das Paar zum Ehepaar. Das selbstbehauptende Bekenntnis des sexuellen Geschmacks deckt ein u.U. biografisch *altes* Geheimnis auf, wohingegen die Selbstauskunft einer Schwangerschaft sich im Gegensatz dazu dezidiert auf ein *zukünftiges* Ereignis bezieht: Die Aussage „Ich bin schwanger" führt immer ihre Konsequenz mit sich, die – wenn sie nicht rechtzeitig unterbunden wird – heißt, „ich werde Mutter", bzw. „ich bekomme ein Kind". Eben darin liegt, insbesondere bei einer Erstschwangerschaft, ihr hoher Informationswert.

Darüber hinaus hat die Mitteilung aber auch noch einen performativen Aspekt im Hinblick auf ihren Adressaten: Sie verändert auch die Beziehung zu ihm oder ihr. „Ich bin schwanger" kann bedeuten „du wirst Vater", „du wirst Oma", „du wirst Onkel" usw. Diesen *Beziehungsaspekt* einer Schwangerschaftsmitteilung macht Janice explizit deutlich:

> Was so 'ne Schwangerschaft eben auch mit sich bringt oder die Tatsache, ein Kind zu bekommen und es den anderen mitzuteilen, ist, dass die anderen es sehr stark auf sich beziehen und sich einfach überlegen: ‚Okay – wie passt das zu *mir*?' Das habe ich ganz stark immer gemerkt, wenn ich's jemandem gesagt habe". (Janice, 28, Diplompädagogin)

Besonders dramatisch ist diese Relationalität natürlich bei der Mitteilung an den werdenden Vater. „Ich bin schwanger" ist hier i.d.R. weit mehr als eine Feststellung, es kann vielmehr wie ein weiterer großer Antrag aufgefasst werden, der die eben dargestellten Umwälzungen in Paarbeziehungen fortsetzt: „Möchtest du dieses Kind mit mir haben?". Der Partner gehört dabei zum inneren Kreis jener Personen, mit denen man *das Kind teilen* wird. (Wir kommen gleich darauf zurück). Ein anderer Beziehungsaspekt liegt darin, dass man die Schwangerschaft auch Menschen mitteilt, mit denen man die *Erfahrung der Elternschaft* teilt – oder eben nicht teilt. So kann die Mitteilung gegenüber einer Freundin bedeuten „ich werde Mutter so wie du" oder „anders als du":

> Ich hab's tatsächlich sehr früh gesagt, dieser Freundin, die damals auch noch schwanger war. Was einfach daran lag, dass wir die sehr häufig gesehen haben und weil auch klar war, dass sie diejenige ist, mit der ich wahrscheinlich am meisten über die Details der Schwangerschaft sprechen würde, weil die eben genau dieselben Erfahrungen gemacht hat, oder gerade im Begriff war zu machen, die dann mir bevorstünden. (Viola, 39, Germanistin).

> So mit der Zeit war dann schon auch klar, dass das für meine Freundin so ein bisschen schwierig war, damit jetzt klar zu kommen, weil sie eben gerade keinen Freund hat und weil wir immer ziemlich ähnliche Lebenssituationen hatten und weil es einfach eben jetzt so ist, dass ich jetzt in so 'ne ganz neue Lebenssituation einsteige und sie nicht mit dabei ist. (Janice, 28, Diplompädagogin)

Die performative Wirkung der Äußerung erfasst aber auch die, die diese Äußerung tut, sich also selbst sagen hört, dass sie schwanger ist (also Mutter wird). Diesen auf die Schwangere selbst gerichteten Effekt zeigt ein Fall, in dem für die Offenbarung die Gesprächspartner fehlen und durch ein Selbstgespräch ersetzt werden müssen:

> Ich hatte den ganzen Tag lang kein Wort geredet, mit niemandem. Ich war die ganze Zeit nur hier in der Wohnung und hab' dann auf der Heimfahrt im Auto 'n bisschen Selbstgespräche geführt, weil ich so verwirrt war und weil ich irgendwas sagen musste, so: ‚Yvonne - Du bist wirklich schwanger' und solche Dinge musste ich mir dann sagen. Ich musste irgendwie mit jemand drüber reden. (Yvonne, 28, Chemikerin)

Man kann an dieser verbalen Mitteilung an sich selbst ablesen, dass das sprachliche Schwangerschafts-Coming Out auch Teil einer Autosuggestion ist, die den Prozess der Feststellung und psychischen Realisierung der Schwangerschaft fortsetzt und kommunikativ deren Tatsächlichkeit festigt:

> Als wir diese Kommunikationswelle losgetreten haben, war's auch für uns beide viel realer. Zum einen, weil man halt eben frei drüber reden kann und man weiß, es ist jetzt kein Geheimnis mehr, und zum anderen, weil dann halt eben Fragen kommen und man durch die wiederholten Antworten mehr und mehr sich auch selber sagt, wie eigentlich die Sache läuft. ‚Bleibt ihr in Frankreich oder kommt ihr nach Deutschland?' Aha, aha jetzt ist es auch bei mir selber angekommen, wir bleiben wirklich in Frankreich, ich hab's nämlich jetzt 17 Leuten erzählt. (Michaela, 31, Betriebswirtin)

Ein weiteres konstitutives Merkmal der Schwangerschaftskundgabe ist schließlich ihre Affekttönung. Gelegentlich kann sie eine höchst unheilvolle Ankündigung sein, etwa wenn sie von einer 15-jährigen oder gegenüber einer flüchtigen Affäre gemacht wird und deshalb eine qualvolle Entscheidung oder einen bevorstehenden Abbruch impliziert. Meist jedoch handelt es sich um eine frohe Botschaft. Deren Verkündung erlaubt daher auch eine emotionale Verstärkung der eigenen ‚neuen Lebenslage' durch die Adressaten: Man kann die eigene Freude sehen, die sich in ihren Gesichtern spiegelt, und man kann sich durch ihre Reaktionen immer wieder erneut schwängern lassen. Gerade in Fällen, in denen eine Schwangerschaft sehnlich erwartet wird bzw. auf große Freude stößt, drängt das Schwangerschaftserleben daher oft auf eine baldige Offenbarung:

> Also es war so dieses Gefühl, so: Boah, ich platz, ich weiß nicht wohin mit mir, ich könnt jetzt heulen, lachen, alles gleichzeitig und es würd immer noch nicht reichen. (Madita, 38, Kauffrau)

Die Schwangerschaft ist insofern nicht nur der Zustand eines Körpers, aus dem zu gegebener Zeit etwas heraus kommt, sie ist auch ein *kommunikativer* Zustand (ein exklusives unausgesprochenes Wissen), aus dem (früh-)zeitig etwas heraus will:

> In der zehnten Woche bin ich dann zum Arzt gegangen. Hab' ich halt Ultraschall gemacht und dann war die Freude sehr groß (lacht). Und danach bin ich wieder an die Arbeit und da bin ich schier geplatzt, dass ich's endlich sagen darf (lacht). Wir

haben alles an einem Tag jedem erzählt. (Madita, 38, Kauffrau)

Auf der anderen Seite ist ein so wenig selektives ‚Hinausposaunen' der frohen Botschaft wie bei Madita ein eher seltener Fall. „Wir" sagt sie, „haben es allen erzählt": Der erste Adressat des Wissens von der Schwangerschaft, das zuerst der Körper, dann der Test, dann der Arzt und dann wieder die Schwangere beanspruchen konnte, ist in der Regel der Kindsvater (bzw. die Ko-Mutter),[22] der wie dargestellt zumeist auch schon Teilhaber oder gar Urheber des Verdachts auf eine Schwangerschaft war. Als Person, mit der man sowohl das werdende Kind als auch einen Großteil der Schwangerschaftserfahrung teilen wird, sind diese Sorgen-, Informations- und Erwartungsträger *Ko-Schwangere*. Sie geraten in diesen Zustand oft durch Szenen, wie wir sie bereits im letzten Kapitel beschrieben haben: wenn schon die Schwangerschaftsentdeckung als Paarereignis inszeniert wird, indem die Durchführung des Tests auf einen gemeinsamen Moment terminiert wird. Auch Sally schildert eine solche Szene:

Eigentlich hab' ich meine Tage immer samstags gekriegt wegen mir und dann warten wir morgen noch mal ab und übermorgen und nachdem ich dann so ne Woche überfällig war, haben wir dann auch mal so'n Test gekauft und der war dann auch sofort positiv. Den hab' ich morgens gemacht, mit meinem Mann, der hat die Zähne geputzt und ich hab' da in des Becherchen gemacht (lacht) und der war dann auch gleich Feuer und Flamme. Also er hat da auch ab dem ersten Tag mitgefiebert, der hat dann auch gesagt: ‚Und haste heut' deine Tage gekriegt?' Hab' ich gesagt: ‚*Nein.*' Ach da hat er sich gefreut und hat mich umarmt und dann haben wir uns geküsst und was weiß ich und haben uns einfach gefreut. (Sally, 25, Finanzwirtin)

Andere Partner geraten in den Zustand der Ko-Schwangerschaft durch gezielte Einweihungen, deren Skripte dem Ideal ‚annähernder Gleichzeitigkeit' folgen:

Also es war klar, es könnte sein, dass ich schwanger bin, und man fängt dann an zu überlegen, wann kann man den Schwangerschaftstest machen. Und ich hatte mir überlegt, man macht das zusammen. Ich war aber zu ungeduldig, und bin dann irgendwie morgens um 6 Uhr aufgestanden (lacht), und hab' diesen Schwangerschaftstest gemacht, und der war dann eben positiv, und dann bin ich wieder zurückgegangen ins Bett und hab' dann gesagt: ‚Es hat geklappt, ich bin schwanger.' (Viola, 39, Germanistin)

Viola ist hier einer ähnlichen Versuchung ausgesetzt wie sie oft auch bei der sonografischen Geschlechtsdiagnose zu beobachten ist: Ist es schöner ‚zusammen' oder schöner, es ‚als erste' zu wissen, also den kleinen Vorsprung zu

---

[22] Bei der lesbischen Elternschaft kann sich für unser Thema auch die interessante triadische Konstellation ergeben, dass nicht die leibliche Mutter, sondern die frisch informierte Ko-Mutter den Erzeuger/Vater informiert (so reklamiert es Johanna in ihrem Internettagebuch), weil das Ausspielen dieses Wissensvorsprungs zugleich zur Autorisierung ihrer Elternschaft beiträgt.

nutzen? Wird der Test ,solo' absolviert, verfügt die Schwangere über einen Wissensvorsprung gegenüber dem Partner. Dieser wird anschließend oft gar nicht verbal informiert, sondern durch kleine Inszenierungen in die Schwangerschaft integriert, die ihn zu deren ,selbständigem Entdecker' machen. Er bekommt ein Ultraschallbild geschickt, wird mit einer Geschenkpackung Babystrampler konfrontiert oder durch eher hintersinnige Zeichen auf die richtige Fährte gebracht. Spielerisch soll er zum „Erraten" der neuen Situation motiviert werden:[23]

> Ich habe Klaus erst mal nichts davon erzählt, Schwangerschaftstest gekauft, bin extra in die Stadt gefahren dafür. Und dann bin ich gleich zum C&A (lacht) und hab' passend/ weil wie sagt man das dem werdenden Vater? Hab' dann ein Jungen- und ein Mädchenoberteil gekauft, Schwangerschaftstest zu Hause gemacht, der war wie erwartet. Dann hab' ich das zusammen eingepackt. Und abends, als er von der Arbeit kam, habe ich ihn ins Feld geschleppt, also wir wohnen am Ortsausgang, ja und irgendwie habe ich ihn dann nach draußen gezerrt, so: ,Ach komm, wir gehen spazieren', er dachte halt: ,Ja die will sich halt die Füße vertreten wegen Prüfungsvorbereitungen' und so. Aber er dachte dann: ,Aha aber irgendwie hat die sich so hübsch gemacht'. Als er dann sein Geschenkchen aufgepackt hat, hat er das Mädchenoberteil gleich runterfallen lassen aus Versehen, - ich weiß ja nicht, ob das was zu sagen hat (lacht). (Karin, 23, Studentin)

Bei diesen kleinen Inszenierungen, die in der Regel face-to-face und möglichst bald nach der Schwangerschaftsdiagnose erfolgen, geht es um eine Angleichung von Wissensständen und von Gefühlslagen: Dem werdenden Vater eine Freude zu machen, heißt sich selbst zu erfreuen; ihm die frohe Botschaft mitzuteilen, heißt dabei zu sein, wenn er es erfährt und seine freudige Überraschung genießen zu können:

> Zu dem Zeitpunkt war es nur so'n Gefühl und ich hab's ihm noch nicht gesagt, weil ich wollte ihn nicht enttäuschen. Und deswegen hab' ich ohne sein Wissen allein 'nen Schwangerschaftstest gemacht – der dann, was mich überhaupt nicht erstaunt hat – positiv war. Mein Mann war auf Geschäftsreise gerade und ist dann abends nach Hause gekommen. Dann hab' ich ein kleines Reiskorn auf seinen Teller gelegt und dann hat er gesagt: ,Wie? Es gibt jetzt nur 'n Reiskorn zu essen?' (lacht). ,Willst du mich auf Diät setzten?' Ich so: ,Neeee (lacht) sooo groß ist dein Nachwuchs.' (Olga, 32, Chemikerin)

Sich einen Wissensvorsprung zu verschaffen, kann die attraktive Sprecherposition einer ,Überbringerin freudiger Botschaften' eröffnen. Es kann aber ge-

---

[23] Solche symbolischen Verrätselungen gibt es bisweilen auch gegenüber engen Freunden und Angehörigen: Michaela und Matthias, die wegen der Kombination ihrer gleichlautenden Initialen „M und M" oftmals von seinen Schwestern mit den gleichnamigen Schokolinsen aufgezogen wurden, nutzten dies, indem sie ihrerseits eine Packung M&M Schokolinsen im *Miniformat* verschickten, mit dem Hinweis, es handle sich um ein Rätsel.

legentlich auch das Risiko bergen, den Partner in seinem Empfinden zurückzusetzen, weil man seinen Anspruch auf gleichzeitige Informiertheit missachtet, den Wunsch nämlich, die kommunikative Schwängerung zu teilen:
Martin (42, Betriebswirt), der sich schon lange ein Kind wünscht, ist Initiator
des Schwangerwerdens und drängt seine Freundin Helena (29, Lehrerin) immer mal wieder zu einem Test. Als ihr ein Arzt Magenprobleme diagnostiziert, fordert Martin sie telefonisch zu einem weiteren Test auf. Als dieser positiv ausfällt, möchte Helena ihrem Freund die Botschaft aber nicht bloß
telefonisch mitteilen und schwindelt deshalb mit der Ausrede, es sei der Magen. Ihn bestätigt das in der Enttäuschung der letzten Jahre. Zuhause beim
missmutigen Kochen schickt sie ihm schließlich eine MMS mit dem Foto des
positiven Testergebnisses:

M: Wo ich das dann gesehen hab', hab' ich mich schon gefreut, aber eigentlich war
ich irgendwo von den Gedanken her war ich irgendwo anders.
H: Aber ich weiß noch, was Du gesagt hast. Also irgendwann hab' ich sein Handy
geholt und ich hab' gesagt: ‚Jetzt guck mal bitte auf Dein Handy.' Und dann war er
grad' mit der anderen Hand den Kochlöffel am Rumrühren und guckt da drauf,
guckt mich an und sagt: ‚Sind wir *doch* schwanger?' Und dann hab' ich gesagt: ‚Ich
glaub schon.' Und dann, dann hat er gelacht und mich gedrückt. (...)
M: Ich bin hier hingekommen, hab' die Töpfe hier geschmissen, hab' hier auch gar
nicht groß viel geredet und dann schickte sie mir die MMS, die ich auch gar nicht
lesen wollte, also die ich auch gar nicht sehen wollte.
H: Hättest Du lieber am Telefon direkt die Wahrheit gewusst?
M: Nein, auch nicht. Es wär vielleicht eh sinnvoller gewesen insgesamt, diesen
Moment gemeinsam zu erleben. Gemeinsam die gleiche Information zu haben, weil
das war ja für sie auch so 'ne Sache äh ‚sag ich's ihm, sag ich's ihm nicht und wie ist
der Moment, es ihm zu sagen?' Ich war hin und her gerissen. Im Nachhinein vielleicht hätte sie es direkt sagen sollen am Telefon, natürlich ist es da viel unpersönli-
cher, aber ich hätt mich da vielleicht gefreut und hätte anders eingekauft und hätt
eigentlich irgendwas mitgebracht, ne Blume oder irgend sowas.
H: (kindlich:) Ja, aber ich wollte, dass es 'ne Überraschung ist.
M: Ja, aber wie schon gesagt, das war nicht so ein leichter Moment. Also es hat mir
eher den Tag verhagelt und hat mich dann nachher auch ein bisschen mehr gekos-
tet, da mich wieder drüber zu freuen.

Die schöne Überraschung verdirbt in der verdorbenen Stimmung. Obwohl
Martin den Inhalt der Mitteilung lang ersehnte, wird sie verpatzt, weil ihre
Form für ihn nicht stimmte. So wie sich hohe Erwartungen nicht erst auf die
Ehe, sondern auch schon auf den Moment des Heiratsantrags richten können,
können Paare Erwartungen nicht nur auf die Schwangerschaft, sondern auch
schon auf den gelungenen Moment ihrer Kundgabe richten. Dass Martin sich
hier ‚betrogen' fühlt, könnte im Übrigen den Grund haben, dass seine Freundin ihn mit der Ausnutzung ihres kleinen Wissensvorsprungs auf der Zielli-
nie der Familiengründung ausbooten konnte und ihm für einen Moment das
Heft aus der Hand nahm.
Diese Frage der Wissenspriorität gründet andererseits aber auch auf einem

Anspruch der Ko-Schwangeren auf prioritäre Einweihung. So erlebt es jedenfalls Yvonne, die die freudige Mitteilung als erstes ihrem Partner nach dessen Rückkehr aus seinem Wochenendausflug verkünden will. Sie schafft es jedoch nicht, ihr Wissen ungeteilt zu lassen, und nimmt die vorweggenommene Mitteilung an ihre Freundinnen im Nachhinein als Betrug an ihrem Partner wahr:

> Als ich dann bei meinen Freundinnen war, konnt' ich das irgendwann nicht mehr für mich behalten. Das war ein bisschen doof, weil ich fand's halt gänzlich unromantisch und irgendwie nicht fair, dass das jemand anderes weiß vor meinem Freund. Ich hatte mir das *so* einfach nicht gewünscht. Ist alles so schief gelaufen halt, meiner Meinung nach. Ich wollte halt diesen Test gern' mit dem Benjamin zusammen machen und ich wollte nicht auf irgendeinem blöden Geburtstag vom 60-jährigen Vater sein und in der fünften Woche mit zwei Freundinnen drüber reden. Also das fand ich irgendwie unangemessen. (Yvonne, 28, Chemikerin)

Ganz anders ist die Lage von Tatjana (33, Immobilienmaklerin), bei der die Mitteilung an Dritte nicht nur den Partner zurücksetzt, sondern das Risiko impliziert, diesen Partner gar nicht erst gewinnen zu können. Sie gehört zu den wenigen Schwangeren in unserem Sample, bei denen sich die Schwangerschaftsmitteilung nicht als freudige Botschaft gestalten lässt, weil sie über keine erzählbare Geschichte ihrer Entstehung verfügen. Bei einigen Informantinnen ist dies ein ‚unverantwortliches' Verhütungsverhalten in der Paarbeziehung, bei Tatjana, die als Single lebt, ist es ein One-Night-Stand mit Folgen. Einerseits freut sie sich sehr über ein Kind, andererseits würde die Schwangerschaftsmitteilung sie auch zu einer Stellungnahme über den Kindsvater nötigen. Dieser wurde über die Schwangerschaft informiert, hat Tatjana aber um Bedenkzeit gebeten, um sich seinerseits über seine Haltung Gedanken machen zu können:

> Was soll ich denn sagen? Wenn ich jetzt erzähl', dass ich schwanger bin, will ja auch jeder direkt wissen von wem. Weißte? Da kommt garantiert direkt: ‚Von wem?' Und was soll ich da bitte sagen? ‚Geht Dich nichts an!' oder ‚es gibt keinen Vater, sondern nur 'nen Erzeuger.' Ich könnt' auch sagen ‚weiß man nie so genau' oder vielleicht ‚tut mir leid, aber ich darf nicht drüber reden'. Ey, wie stellt der sich das denn bitte vor? Neee sorry, da hab' ich keinen Bock drauf, kann ich mir auch sparen. Soll der mal schön selber machen. Soll der doch sagen, dass der Vater wird. Wenn ich das jetzt sage (dass er der Vater ist), dann kriegt der Arsch sooo 'nen Hals, dann meldet der sich gar nicht mehr. Stell mal vor, ich sag' das und der wird dann drauf angesprochen, neee! Ich will das nicht sagen, nicht jetzt.

Tatjana, für die von vornherein feststeht, dass sie das Kind lieber mit, aber notfalls auch ohne Partner bekommen möchte, sieht durch eine verfrühte Mitteilung der Schwangerschaft die eigene mögliche Beziehung zum Kindsvater gefährdet. Die Schwangerschaft mitzuteilen, impliziert für sie, auch den Erzeuger mitzuteilen (wer A sagt, muss auch B preisgeben). Wenn sie aber den Kindsvater preisgibt, ohne dass dieser zustimmt, kann sie genau durch diese Mitteilung den potentiellen Kindvater, also ihre Option auf eine gemeinsame

Elternschaft verlieren.

Mitteilungsrisiken und kommunikative Entschleunigung

Es gibt einerseits also starke affektive und soziale Gründe, eine Schwangerschaft umgehend mitzuteilen. Dies trägt zur Konstitution von Paaren bei und es unterstützt die Selbstschwängerung durch den Affektspiegel signifikanter Anderer. Auf der anderen Seite gibt es aber auch starke Motive, die dagegen sprechen, die Schwangerschaftskundgabe schnell über diesen inneren Kreis hinauszutreiben. Neben dem Mangel an erzählbaren Geschichten (wie bei Tatjana) sind es vor allem zwei Motive, die beide damit zu tun haben, dass der Satz „ich bin schwanger" sich wesentlich auf Zukünftiges bezieht. Das erste Motiv liegt darin, dass eine Schwangerschaftsdiagnose eine zunächst unsicher bleibende *Prognose* ist. Jemand gilt zwar als sicher schwanger, doch wie sicher ist die Schwangerschaft? Eine Schwangerschaft ist immer ein Zustand prekärer Vorfreude, denn das Kind kann auch ausbleiben, wenn die Schwangerschaft in einem Abort endet. Wurde sie bereits verkündet, hat man sich nicht nur selbst ‚zu früh gefreut', man muss im Falle eines Scheiterns mit Anteil nehmenden Fragen rechnen. Im Fall des Scheiterns verlieren auch die anderen das Kind und das durch sie gespiegelte Mitgefühl erinnert an den Verlust und verstärkt die eigene Trauer:

> Die Gefühle, die dann hochkommen, und das Mitleid, das einem entgegengebracht wird. Dieses: ‚Ach schade.' – Weil man trauert selber schon. Und wenn dann noch die Trauer von den Anderen dazukommt, dann – hab' ich mir gedacht, ach nee, das pack' ich nicht. (Anna, 31, Krankenschwester)

Wegen dieses besonderen Mitteilungsrisikos geben Schwangerschaftsratgeber, Online-Foren und viele Ärzte die Empfehlung, die Schwangerschaft nicht ‚hinauszuposaunen', bevor sich der Fötus nicht sicher eingenistet hat. Diese Diskretion, die sich meist über die ersten 12 Wochen der Schwangerschaft erstreckt (und insofern an die ‚Fristenlösung' der Abtreibungsdebatte erinnert), ist der zentrale Grund, warum Paare sich intern für eine temporale Geheimhaltung entscheiden:

> Ich dachte wenn's nicht klappt/ oder wenn du das Kind verlierst, dann wirst du dann von jedem auch irgendwie drauf angesprochen, und ich dachte, ich will nicht, wenn das nicht gut geht, nicht ständig damit konfrontiert werden. Und ja, da hatten wir so einen kleinen Konflikt, also mein Partner hat das anders gesehen. Er hat sich einfach nur gefreut und wollte das irgendwie weitergeben. (Petra, 30, Studentin)
> Ich hatte das tatsächlich kurz vorher im Freundeskreis erlebt, wie jemand freudestrahlend sehr früh von ihrer Schwangerschaft erzählte und das Kind dann im zweiten Monat verloren hat, und ich wollte das/ also ich wollte mich dem selber nicht aussetzen. Wenn wir das früh verkündet hätten, und das hätte nicht geklappt, dann hätte ich das Gefühl gehabt, dass dieser Schwangerschaftswunsch so in der Welt steht, und das wäre mir zu viel gewesen. Deshalb habe ich das dann lieber im kleinen Kreis gemacht. (Viola, 39, Germanistin)

Das zweite Motiv für eine Mitteilungshemmung hat ebenfalls mit der Temporalität und der Affekttönung des Sprechaktes zu tun. Der Spiegelungseffekt kann auch unerwünscht sein, weil die Mitteilung einer Schwangerschaft diese katalysiert, indem sie die Mitteilende den geweckten Erwartungen Dritter aussetzt: dass bald ein Kind entsteht, dass schon etwas ,zu sehen' ist, aber auch dass die Schwangere angemessene Gefühle mobilisiert und der Erwartung mit Stolz und Freude standhält. Ein Teil unserer Befragten scheint diesen Spiegel und diese Affektnormen meiden zu wollen, weil die Mitteilung sie in der Aneignung ihres Kindes ins Hintertreffen bringen würde. Können sie den Anderen affektiv nichts ,vorweisen', dann können sie deren Erwartungen nicht gerecht werden und ihre tatsächliche Ambivalenz in Bezug aufs Schwangersein auch nicht in deren Augen wiederfinden. Weil ein Schwangerschafts-Coming Out die Zeit verkürzt, sich in die neue Situation im eigenen Tempo hineinfinden zu können, verlangt es relativ eindeutige Gefühle:

Ich hab' es auch einfach so nicht erzählt, also wirklich bis zum sechsten Monat – also so Bekannten, weil man es nicht gesehen hat und – weil ich mir selber/ weil ich da erst noch so ein bisschen rein finden musste. (Jaqueline, 30, Studentin)

Meine Gedanken kreisen noch nicht so sehr darum. Man denkt darüber nach, wie wird das sein, aber ich hänge nicht mit dem Herzen drin, weil ich so wenig merk' eigentlich. Aber das nervt mich momentan so ein bisschen, weil um mich 'rum, da so (schrill): ,Na sieht man schon was' und – ,Ja und wie geht's dir?', ,Wird es ein Junge oder Mädchen?.' Die eine hat sich verplappert bei einem Freund von mir: ,Ja der Stefan weiß es jetzt auch.' Ach nee, Stefan sollte es eigentlich noch nicht wissen, weil dann weiß es ja sein Freundeskreis, und irgendwie, das war mir alles zu viel, weil ich einfach das Mitteilungsbedürfnis nicht hatte und nicht mit jedem drüber reden wollte. Jetzt weiß es halb Frankfurt hab' ich das Gefühl. (Karin, 23, Studentin)

Beim Ultraschall kann man das Herz bereits schlagen sehen. Für mich ist es ja noch so abstrakt, dass ich manchmal grübel, was da wohl in mir wächst. Wir erzählen es noch am gleichen Tag unseren Eltern und wie erwartet, fließen alle über vor Freude. Das führt mich geradewegs in meine nächste Hassphase, weil ich finde, dass sie sich nicht über etwas freuen können, was mir so Sorgen macht. (Lea, 33, Büroangestellte, Tagebucheintrag)

Diese Informantinnen beschreiben eine Art ,kommunikative Enteignung' ihrer Schwangerschaft. Sie reklamieren Zeit, sich ihren körperlichen Zustand psychosozial anzueignen, bevor er veröffentlicht wird. Die *mitgeteilte* Schwangerschaft soll also die *,gefühlte'* nicht überholen, aber das kommunikative Geschehen droht der persönlichen Aneignung der Schwangerschaft zu enteilen.

Die Mitteilung kann wegen ihres kommunikativen Eigengewichts andererseits aber auch gerade dazu genutzt werden, um die persönliche Aneignung der Schwangerschaft gegen eigene emotionale Ambivalenzen voranzutreiben, mit der Kundgabe also (im Sinne der oben erwähnten Autosuggestion) ,Fakten zu schaffen' und sich selbst weiter zu ,schwängern':

Nachmittags erzähle ich meiner Kollegin von meiner Schwangerschaft, die, wie ich, keine Kinder haben möchte. Das wird ein gutes Gespräch. Ich führe es auch deshalb, weil es dadurch kein Zurück mehr geben wird. (Lea, Tagebucheintrag)

Ihrer Wahlmöglichkeiten zwischen kommunikativer Be- und Entschleunigung beraubt, sind jene Schwangeren, die einen Beruf ausüben, der ihre Schwangerschaft meldepflichtig macht. Dies drängt zu einer frühzeitigen Verkündung, weil einer Gefährdung des Ungeborenen vorbeugt werden soll:

Und ich hab's auch ziemlich bald in der Arbeit gesagt – weil ich ja im OP war – wegen Bereitschaftsdiensten, und ich mir einfach dachte, mei, ich hab' so viel unternommen um schwanger zu werden, und jetzt werde ich mit Sicherheit nichts tun, was diese Schwangerschaft gefährdet. (Anna, 31, Krankenschwester)

Aber du trägst halt/ es würde mir halt leidtun, wenn halt irgendwas ist. Ich hab' halt gerade als Assistenzärztin einfach so asoziale Patienten, also so Leute, wo ich mir denke, (seufzt) also, wenn ich denen in die Augen schaue, da schaut mir die Hepatitis schon entgegen. Und da war's halt so, dass ich mir gedacht hab', Mensch, ich hab' schon ein schlechtes Gewissen, weil ich halt diese drei Monate nichts gesagt hab' und in diesen drei Monaten gearbeitet hab'. (Heike, 31, Zahnärztin)

3.2 Mitteilungszwänge und die Selektion von Adressaten

Es gibt also sowohl Motive für eine freizügige Kundgabe der Schwangerschaft wie für ihre temporale Geheimhaltung. Beide fließen zusammen in der Frage, *wem* sie *wann* mitgeteilt wird. Wenn man sie kundtun will, dann nicht jedermann, denn die Selbstauskunft eines privaten Geheimnisses ist wie schon gegenüber dem Partner ein hervorragendes Mittel der Beziehungspflege. Wie aber differenzieren werdende Eltern Adressaten innerhalb ihres sozialen Netzwerks?

Im Allgemeinen konnten wir eine Staffelung nach sozialer Nähe feststellen. Die Schwangerschaftsmitteilung richtet sich in der Regel zuerst an vereinzelte Personen aus dem engsten Familien- oder Freundeskreis. Die Gründe liegen auf der Hand. Es sind diese Personen, mit denen man das Kind auf irgendeine Weise teilen wird – wenn auch nicht ‚hälftig' wie beim ko-schwangeren Erziehungspartner. Aber dieses Schwangerschaftspublikum richtet seine Erwartungen ebenfalls auf werdende Beziehungen mit dem werdenden Kind: als Großeltern und als verwandte oder befreundete ‚Tanten und Onkel', die mit Geburtstagsgeschenken, Betreuungsleistungen, gemeinsamen Urlauben, Erkundigungen und Ratschlägen an der Elternschaft Anteil nehmen werden. In eben diesem Erwartungshorizont haben diese Nahestehenden (nach dem Partner) Ansprüche auf gute Informiertheit. So wie der Dank des Torschützen an die Fans, die an ihn glaubten, ist die bevorzugende Einweihung in die Schwangerschaft wie eine Gegengabe für investierte Erwartungen.

Eine besondere Priorität scheint dabei der Mutter der Schwangeren zuzukommen. Sie vereint die familiäre Nahbeziehung nämlich mit eigener Schwangerschaftserfahrung, was Tochter und Mutter eng verbindet und das Schwangersein als generationenübergreifende ‚Frauensache' erscheinen lassen kann. „Ich bin schwanger" performiert hier eine dichte Verschränkung:

„Ich, deine Tochter, erfahre mit einem Kind, deinem Enkel, was du, meine Mutter, einmal mit mir, deinem Kind, erfahren hast". Helena kommuniziert dies z.B. nonverbal, wenn sie ihrer Mutter ihren eigenen alten Babystrampler zuschickt.

Verknüpft mit der Wer-Frage ist die Wann-Frage: Manche Schwangere vermeiden es, die Mitteilung zeitlich stark zu staffeln – entweder um an verschiedenen Stellen den Überbringerstolz genießen zu können, bevor sich die Sache ,herumspricht' oder um keine Nahestehenden zurückzusetzen. So sollen beispielsweise die Herkunftsfamilien oft möglichst zeitgleich eingeweiht werden:

> Das den Eltern zu erzählen war gar nicht so leicht, weil man will das ja gleichmäßig gerecht machen irgendwie, weil wir halt jetzt auch nicht zu den einen irgendwie kein Verhältnis haben und zu den anderen super, deswegen dachten wir, wir müssen das zusammen machen. Also ham wir dann erst mal/ bis man mal einen Termin hatte, bis mal alle beide Eltern da war'n, bis man dann mal zu Wort kam/ die verstehen sich relativ gut und wir kamen dann nicht zu Wort. Es hat so zwei Stunden gedauert, bis wir dann mal sagen konnten: ,Ach übrigens, wir wollten euch eigentlich auch was erzählen.' (Regina, 28, Studentin)

Auch Geschwister oder enge Freunde können die ersten sein, insbesondere wenn ihnen eine besondere Beziehung zum zukünftigen Kind zugeschrieben wird:

> Die erste, die es erfahren hat, war meine beste Freundin. Die studiert auch, die hatte zwei Tage davor Geburtstag, und ich hab' nur zu ihr irgendwann mal gesagt, dass sie Patentante wird. Ich hab' ihr eine SMS geschrieben zum Geburtstag, dass ich noch ein Geschenk habe, vielleicht kommt ja bald die Patenschaft. (Karin, 23, Studentin)

Bevorzugte Adressaten sind schließlich auch andere Schwangere, denen gegenüber die Schwangerschaftskundgabe ein ,ich auch' bedeutet. Im Fall von Lana gerät dies zum Glücksfall einer wechselseitigen Eröffnung:

> Mittwochs hat mich meine Kollegin angesprochen: ,Wir waren schon so lange nicht mehr essen, wir müssen jetzt mal unbedingt wieder essen gehen.' Und dann sind wir nach der Schule in 'ne Pizzeria gefahren und dann hat sie gesagt: ,Du ich muss dir was erzählen' (fängt an zu lachen). Und da hab' ich schon gegrinst und dann hat sie halt gesagt, dass sie halt schwanger ist und ich so: ,Du genau das Gleiche wollte ich dir jetzt auch irgendwann sagen', weil ich wollte, dass das meine Kollegin, mit der ich mich sehr, sehr gut verstehe, vor meiner Chefin weiß. Und das war uns aber beiden wichtig. (Lana, 33, Lehrerin)

Lana wurde hier von ihrer Kollegin als bevorzugte Adressatin gewählt und beeilt sich in ihrer Erzählung mit dieser Auswahl gleichzuziehen. Sie möchte ihrerseits eine privilegierte Mitteilung gemacht haben. Man kann sich vorstellen, wie durch solche kleinen Beschönigungen zwischen den Kolleginnen eine Freundschaft entstehen kann.

Auf der anderen Seite können andere Schwangere im sozialen Umfeld aber auch als Konkurrenz erlebt werden, die einem ,die Show stehlen':

Das zweite Gefühl, das ich habe – dafür schäme ich mich fast ein bisschen: Ich wäre so gerne alleine schwanger, im Mittelpunkt und Rampenlicht und plötzlich ist da auch die Kara, die schwanger ist. Ist das nicht albern? Anstatt mich zu freuen. Für sie – das fällt mir wie gesagt etwas schwer. Für mich – es ist doch so wertvoll eine so gute und nahe Freundin zu haben, die dasselbe erlebt. Das kommt sicher noch. Hoffe ich. (Sarah, 27, Studentin, Tagebucheintrag)

Auch Regina schildert eine wechselseitige Eröffnung mit ihrer besten Freundin, die sie der Einzigartigkeit der eigenen Schwangerschaft beraubt, weil sie nicht konkurrenzlose Hauptperson der Mitteilung ist:

Wir wussten das beide voneinander nicht, sondern erst so tatsächlich als ich dann angefangen hab', das der Freundin zu erzählen. Ich so: ‚Oahahah ich bin schwanger!' Und sie so: ‚Ja ich auch.' Ich so: ‚Toll' (sarkastisch). Das war so die blödeste Reaktion, die man irgendwie kriegen konnte, weil man freut sich so, man will es ja verkünden und die anderen sollen sich freuen und dann sagt die nur: ‚Ich auch.' Hmm, mein Gesicht war wohl sehr ausdrucksstark in dem Moment, so völliges Entsetzen. (...) Also man fühlt sich ja irgendwie schon ein bisschen als was Besonderes, man ist so stolz und freut sich und ich mein, natürlich, wenn man darüber nachdenkt, hat das jeder andere auch, der schon Kinder hat. Ist halt wahrscheinlich wie wenn man mit dem Freund zusammen Geburtstag hat. Dann hat keiner so seinen besonderen Tag. (Regina, 28, Studentin)

Bei Yvonne misslingt die Schwangerschaftskundgabe dagegen, weil sie auf starke Auswahl und zeitliche Priorisierung von Adressaten gerade verzichtet, um sich einer lästigen Informationspflicht zu entledigen. Den dadurch ausgelösten emotionalen Reaktionen kann sie jedoch nicht standhalten:

Ich hab' meinen ganzen Mädels, die ich schon seit dem Kindergarten kenne, denen hab' ich 'ne große Gruppen-Mail geschrieben, weil ich entweder mit denen sowieso nicht mehr wirklich regelmäßig telefonisch in Kontakt stehe und des wär' irgendwie/ hätt ich keine Lust gehabt. Außerdem wär's mir gar nicht möglich gewesen, an einem Abend neun Mädels durchzutelefonieren und immer die gleiche Geschichte zu erzählen, das hätt' ich auch blöd gefunden. Also das war mir halt auch zu anstrengend und dann dacht' ich, okay, wie löst Du's? Und dann dachte ich, okay, ne E-Mail, warum eigentlich nicht? Ist persönlicher als jetzt ne SMS oder Facebook oder was weiß ich (lacht), ja. Hab' ich mal ausgeschlossen, es zu posten, nein, sowieso nicht. Naja und als ich die Email abgeschickt hab', das war Mittwochabend um elf, sehr spät für meine Verhältnisse, weil ich eigentlich um zehn immer schon schlafe (lacht), seit ich schwanger bin. Und ich dachte aber, die muss jetzt raus, die E-Mail. Hab' die noch verfasst mit ganz viel Liebe und Hingabe und hab' die endlich abgeschickt und wollte schlafen, und dann ging's schon los, Handyanrufe, SMS, ständig Anrufe und da war ich aber irgendwie nicht in der Lage, zu telefonieren, an dem Abend. Das war mir dadurch, dass ich's vorher so lange geheim gehalten hab', war das schon so viel Preisgabe durch diese Email, das hat mich schon wirklich angestrengt und verausgabt, dass ich dann an dem Tag auch noch hätte irgendwie Glückwünsche in Empfang nehmen können oder solche Telefonate zu führen. Das war einfach zu anstrengend. (Yvonne, 28, Chemikerin)

Die Form der Kommunikation (die Rundmail) adressiert zwar nicht auf sehr persönliche Weise, aber alle fühlen sich persönlich angesprochen. Yvonnes

Kundgaben haben sich verbreitet wie Schallwellen, die nun als Echos in Form von Anteilnahmen zu ihr zurückkommen mit der Folge, dass sie sie mühsam abarbeiten muss, anstatt sie als angenehmen Affektspiegel für sich amortisieren zu können.

Eine Schwangerschaftsmitteilung kann aber auch dann misslingen, wenn die affektive Reaktion eines ausgewählten Gegenübers qualitativ nicht der erwarteten entspricht. Helena hat Angst, ihrer streng katholischen Mutter von dem unehelichen Kind zu berichten. Deshalb sucht sie zunächst Unterstützung bei ihrer älteren Schwester, die selbst Mutter zweier Kinder ist:

> So und dann bin ich da hin und hab' gesagt: ,Sabine haste mal 'nen Moment, ich muss Dir was sagen. Sie hat gesagt: ,Du bist schwanger?'. Dann hab' ich sie angeguckt, und gemeint: ,Äh – ja.' Also ich weiß auch nicht, mit welcher Reaktion ich gerechnet habe, auf jeden Fall nicht mit der, die sie mir gezeigt hat. Sie hat sich hingesetzt und dann hat sie gesagt: ,Puuh – scheiße. Scheiße'. Und dann hat se noch ein paar dumme Sprüche gebracht. Hat sie gesagt: ,Oh Gott vom Martin auch noch?' so. Und wenn das meine Schwester sagt, weißte? Ich wusste überhaupt nicht, wie ich damit umgehen soll, weil – dann hab' ich gedacht, ist es normal, dass die Leute so reagieren, dass ich schwanger bin. Wie gesagt, ich hab' nicht damit gerechnet, dass sie 'nen Freudensprung macht, aber ich weiß nicht. Auf jeden Fall war das echt scheiße. Also es war ein richtig doofes Gefühl. (Helena, 29, Lehrerin)

Die Mitteilung misslingt, da sie vorweggenommen wird und die erwartete Unterstützung ausbleibt – ein doppelter Misserfolg beim Versuch des familiendiplomatischen Vortastens. So wie Helena zunächst ihre Mutter aus dem Schwangerschaftspublikum aussparen wollte, so berichtet auch Renate von einem Negativkriterium bei der Auswahl signifikanter Anderer. Ihre Tante versucht seit Jahren verzweifelt schwanger zu werden. Nicht nur aus Rücksicht, sondern auch, weil von ihr kein freudiges Mitgefühl zu erwarten ist, informiert Renate sie nicht über ihre Schwangerschaft. Die Tante wäre ebenso wenig wie ambivalente Schwangere in der Lage, konventionelle Affekte zu mobilisieren.

Schwangerschaftsmitteilungen können aber auch fehlschlagen, wenn sie ohne ausreichende Vorbereitung in einen erwartungsfreien Raum ,platzen':

> Mein Mann hat seinen Kumpels erzählt, dass er Vater wird. Es war wirklich so, dass die zu ihm gesagt ham: ,Du wir sind uns alle einig, es war ein Unfall. Das habt ihr doch nicht wirklich gewollt, das war doch 'n Unfall!' Wo er richtig sauer dann auch wurde. Er hat dann gesagt: ,Sagt mal Leute, könnt ihr nicht mal irgendwie sehen, dass ich gesagt hab' ich will das und ich steh' dahinter'. Und ich hab' die noch verurteilt und hab' gesagt: ,Sind die blöd!' Und ich geh' zu meinen Freundinnen und als der erste Schock um war, krieg' ich halt gesagt: ,Jaaa und wir ham uns überlegt irgendwie so die richtig strahlende Schwangere bist du ja nicht.' Da hab' ich mir gedacht, hä? Was wollt ihr mir denn jetzt sagen? Und die dann: ,Ja bist Du wirklich glücklich?' Ich so: ,Ja – also ich bin glücklich, auch wenn ich nicht ständig davon erzähle.' (Simone, 33, Graphikdesignerin)

Eine *schöne* Überraschung braucht offenbar nicht nur paarintern einen Rahmen des Erwartbaren. Wenn Kinder z.B. nie Thema waren oder ein Paar noch nicht lange zusammen war, kann es passieren, dass die Rezipienten ihre Verblüffung auf die Offenbarenden projizieren und unterstellen, diese seien ‚negativ überrascht'. Kurz: Eine gelungene Schwangerschaftsmitteilung setzt voraus, dass Schwangerschaftserwartungen im sozialen Umfeld gesät sind und dieses dadurch bereits *vor-geschwängert* wurde.

Auf der anderen Seite kann eine solche Streuung von Erwartungen es aber auch unmöglich machen, Adressaten tatsächlich auszuwählen. Gerade bei verheirateten und/oder älteren Paaren erwartet das soziale Umfeld Nachwuchs und ist deshalb oft genauso für Schwangerschaftszeichen sensibilisiert wie die Paare in ihrer Familienplanung (s. Kap. 2). Die Kindserwartung entspricht dabei der gesellschaftlichen Erwartung, das Paar möge die ‚offenen Lücken' einer Standardbiografie schließen, in der das Eheversprechen auch als Kindsversprechen aufgefasst wird:

> Meine Schwägerin war, nachdem wir geheiratet hatten, schon die ganze Zeit drauf erpicht: ‚Wann kriegt ihr denn endlich Kinder, wann kriegt ihr denn endlich Kinder?' Das heißt, die hat auch drauf geachtet, quasi schon fast, ja? Hat geguckt: Trinkt sie was, trinkt sie nichts. (Regina, 28, Studentin)

In einem solchen Erwartungsumfeld kann eine Schwangerschaft bereits so ‚in der Luft' liegen, also in den Erwartungsstrukturen der Beziehung, dass ihre Mitteilung nur unter einem kränkenden Aufwand an Ausreden und Verheimlichung vorenthalten werden könnte. Das gilt etwa, wenn Freunde über Versuche einer künstlichen Befruchtung informiert sind oder eine Schwangerschaftsgruppe ein zweites Kind antizipiert:

> Meine Mädels von der Pekip-Gruppe haben mich gesehen und haben mir das direkt vor das Gesicht gesagt, ja? Die eine sagte nur: ‚Du grinst so, bist du schwanger?' (lacht). Da war ich noch nicht beim Arzt gewesen. (Melanie, 29, MTA, zweite Schwangerschaft)

Auch die beste Freundin kann bereits über den Kinderwunsch (und über das Absetzen der Pille) informiert und daher für Schwangerschaftshinweise sensibilisiert sein. Weil sie die Schwangerschaft und deren Anzeichen erwartet, achtet sie auf das Verhalten und erschwert so eine Geheimhaltung. Das Vorenthalten der Information stellt bei solch engen sozialen Beziehungen ein vorsätzliches ‚Verschweigen' dar, weil es Ansprüche auf wechselseitige Informiertheit verletzt. Der plötzliche Verzicht auf Alkohol, Nikotin, bestimmte Lebensmittel und Tätigkeiten, aber auch entstehende ‚Zeitlücken' durch Arzttermine müssen im engsten Freundeskreis entweder verdeckt werden oder zumindest erklärbar sein können:

> Nach meiner Freundin gab es so ein paar sehr enge Freunde, die wir sehr schnell informiert haben, ich glaub' auch noch in den ersten drei Monaten. Die wussten auch vorher, dass wir darüber nachdenken, ein Kind zu bekommen, oder irgendwie dass es den Wunsch gibt. Und dann haben wir eigentlich, was Familie angeht und was so den weiteren Freundes- und Bekanntenkreis angeht, tatsächlich bis zum vierten Monat fast gewartet, bis wir das weitererzählt haben. Eine Ausnahme war noch mein Bruder, also wir waren gerade in der Zeit, also innerhalb der ersten drei Mo-

nate, im Urlaub, der hat uns besucht, und der hat es offensichtlich schon gemerkt, bevor irgendjemand anders das gemerkt hat. Und ich hab' ihm das dann gesagt, einfach um während der Zeit, die wir da gemeinsam verbracht haben, nicht irgendwelche Geheimnisse da voreinander haben zu müssen. (Viola, 39, Germanistin)

Solche situativen Zwänge können im Übrigen auch alle Steuerungsversuche eines Paares zunichte machen und seine Selektionskriterien vollständig unterlaufen. Dies liegt vor allem daran, dass in einem vorgeschwängerten Erwartungsumfeld erneut der Körper geschwätzig wird: Er produziert verräterische Zeichen, die sich nicht kontrollieren lassen und deshalb mit Notlügen kaschiert werden müssen:

In der 10. Woche hatte ich Blutungen bekommen und das war mein Geburtstag und da musst' ich ins Krankenhaus, meine Geburtstagsfeier musst' ich natürlich absagen und dann ham natürlich alle gefragt: ‚Was haste denn, warum biste im Krankenhaus und was ist denn los?' Und da musst ich's dann halt schon ein paar Freunden erzählen. Meine eine Freundin, die wohnt ziemlich nah bei mir, die hat sich schon gewundert, warum mein Auto ständig zu Hause ist, das ist halt auch blöd gewesen, weil ich nicht mehr arbeiten gehen durfte und sich alle gewundert ham, warum bist du zu Hause und nicht auf der Arbeit, und also ein zwei Freunden hab' ich's halt vorher schon erzählt. (Lore, 31, Erzieherin)

Und in der Arbeit hatte ich ja gerade eine neue Kollegin und wir haben uns wirklich ganz toll verstanden, und die hat mich immer gefragt: ‚Warum bist du denn so müde, du siehst immer so müde aus.' Dann haben mich auch andere Kolleginnen gefragt, weil ich so blass war, ob ich krank bin. Und ich hatte dann vor allem dieser Kollegin gegenüber, die mit mir im Zimmer war, hatte ich ein schlechtes Gewissen, dachte ich, kann, soll ich es ihr sagen? Aber ich konnte einfach nicht. Ich dachte, nein, ich will jetzt erst mal diese drei Monate überstehen. (Pia, 38, Psychologin)

3.3 Netzwerke: Informationsgeschenke und Kontrollverluste

Bis hierhin haben wir die Adressatenauswahl unter dem Aspekt sozialer Nähe zur Schwangeren betrachtet, ein Leitkriterium, das von situativen Zwängen durchkreuzt werden kann. Es gibt aber noch einen weiteren Faktor bei der Auswahl von Adressaten: ihre Platzierung im sozialen Netzwerk. Bislang haben wir nur die Startphase eines Schwangerschaftsnetzwerks betrachtet, in der die Kommunikation allein von seinem Zentrum ausgeht: von einem Paar und einem schwangeren Körper. Schon für diese Phase haben wir erhebliche Probleme der Informationskontrolle (Goffman 1967) festgestellt: Ist man sich in der Geheimhaltung einig? Zwingt die Situation zur Eröffnung? Hält der Körper dicht oder verrät er alles? Zu diesen Problemen treten nun die Kontrollverluste hinzu, die durch das Weitererzählen entstehen, also dann, wenn die ausgewählten Adressaten weiter vom Schwangerschaftszentrum entfernte Dritte informieren und so für eine Verästelung der Kommunikationswege sorgen. Dabei gibt es typische Multiplikatoren, im Kreis der Verwandten sind dies etwa bereits vorhandene Kinder, die ihre Vorfreude über das kommende

Geschwisterchen ungehemmt weitergeben („meine Mama hat ein Baby im Bauch") oder die stolze werdende Großmutter:

> Allen anderen hat's dann sowieso meine Mama erzählt (lacht). Weil die hat sich so gefreut, die hat sich dann ans Telefon geschmissen. (Heike, 31, Zahnärztin)

Eine gewisse Kontrollmöglichkeit haben Schwangere, wenn sie die Mitteilung mit einer Verpflichtung auf Verschwiegenheit verknüpfen. Diese Kontrolle ist aber schwach: Sobald der ausgewählte Adressat die Mitteilung mit der gleichen Verpflichtung auf Geheimhaltung wiederholt, nimmt deren Bindungswirkung dramatisch ab. Auch im folgenden Fall wurde eigentlich Verschwiegenheit von den Großeltern erwartet, die aber den Versuchungen der Verwandtschaftskommunikation erlag:

> Sonst ham wir's gar niemandem erzählt, nur meinen Eltern und seinen Eltern, das war's. Obwohl, das Problem war, dass meine Mutter es dann meinem Bruder erzählt hat und ich hab' eben 'ne sehr große Familie, ich hab' drei Brüder und eine Schwester und die ham das dann auch auf einmal alle gewusst, ja und meine Schwiegermutter hat's natürlich ihrem andern Sohn erzählt, also meinem Schwager und der wusste es dann auch. Und da ham wir gesagt: ‚Okay, ist ja Familie', weil wir eigentlich gesagt hatten, wir warten die drei Monate ab, ob alles gut geht. (Lore, 31, Erzieherin)

Die Schwangerschaft enteilt hier der Informationskontrolle des Paares und ist aus seiner Sicht einer unkontrollierten Verbreitung anheim gegeben. Gleichwohl geschieht diese Verbreitung keineswegs kriterienlos, sondern in den Bahnen eines Netzwerkes, dessen Teilnehmer jeweils ihre sozialen Beziehungen pflegen. Wie Jörg Bergmann (1987) in seiner Studie über den Klatsch gezeigt hat, sind auch schon bei losen sozialen Kontakten die Bekanntschaft des Klatschobjektes und die Loyalitätsbeziehungen zwischen allen Beteiligten eine notwendige Grundvoraussetzung dieser Kommunikation. Klatschen ist immer eine „diskrete Indiskretion", so Bergmann, also ein loyalitätsbewusster Vertrauensbruch in einer Situation der Informationspflichtigkeit gegenüber den Nächsten. Und in Verwandtschafts- und Freundschaftsnetzwerken setzen die Multiplikatoren die gleichen Selektionskriterien sozialer Nähe für ihre Adressaten ein wie das schwangere Paar.

Angesichts dieser u.U. rasanten Informationsverbreitung können Schwangere wie Lore sich damit zufrieden geben, dass ihre Schwangerschaft z.B. ‚nur' in der Verwandtschaft zirkuliert, dass also eine Segregation von Netzwerken, die durch die Trennung von Heimat- und Wohnort unterstützt sein kann, die Verbreitung eindämmt. Sie können aber auch potentielle Multiplikatoren meiden und mit dem Kalkül darüber, wer wen kennt und etwas mit ‚Klatschgewinn' weitererzählen kann, zunächst gerade nicht sozial Nahestehende informieren, sondern nur Personen in der Peripherie ihrer Netzwerke. Dies sichert eine Steuerung der Adressatensequenz über eine Staffelung der Eingeweihten. So verlassen sich Personen mit beruflicher Meldepflicht für ihre Schwangerschaft gelegentlich darauf, dass ihre Schwangerschaft bei ihrem Arbeitgeber gut aufgehoben ist. Gestört wird dieses Kalkül jedoch, wenn sich

Netzwerke nicht segregieren lassen, nämlich bei der Kreuzung sozialer Kreise (Simmel 1908):

> Es war mir klar, dass ich das zeitnah erzählen muss, wenn ich das in der Arbeit erzähle und dann mit Arbeiten aufhöre von einem Tag auf den anderen, dann muss ich's auch meiner Familie erzählen, weil es gibt einfach viele Patienten, die mich kennen und auch meine Schwiegereltern kennen. Björns Eltern sind super befreundet mit den Meiers (...) und da hab' ich mir auch gedacht, es ist einfach scheiße, wenn die das von jemand anders erfahren. Oder mein Papa kriegt plötzlich Zahnweh und ruft nicht mich an, sondern kommt einfach in die Praxis. Und dann sagt die Rezeptionshelferin: ‚Die Heike ist nicht da, die ist doch schwanger!' (Heike, 31, Zahnärztin)

Der vorrangige Informationsanspruch der Nahestehenden verlangt danach, dass diese nicht nur als einer der ersten, sondern auch aus erster Hand bedient werden. Ist eine Mitteilung an der Peripherie unvermeidlich, kann sie unkontrolliert ins Zentrum vordringen und damit das besondere Informationsgeschenk entwerten, das man den Nächsten machen möchte. Aus diesem Grund erfordert die Pflege sozialer Beziehungen mithilfe der Schwangerschaftskundgabe ein Kalkül, in welcher Beziehung potentielle Empfänger mit anderen Eingeweihten stehen (sind Arbeitgeber oder Eltern wirklich eine kommunikative ‚Sackgasse'?), um möglichst zu vermeiden, dass prioritär Informationspflichtige von anderer Seite informiert werden:

> Dem Matthias war es wichtig, dass das seine Trauzeugin zuerst erfährt, bevor es die anderen erfahren, weil die sich halt untereinander alle kennen. (Lana, 33, Lehrerin)

Daneben geht aber gerade die kommunikativ restriktive Beziehungspflege mit einem Mitteilungsdruck einher: Man muss es X erzählen, *bevor* der es von anderen erfährt. Angesichts der gegenseitigen Informationsverpflichtungen in Bekanntschaftsnetzwerken verlangt der Wunsch nach klaren Priorisierungen bei der Adressatenselektion (z.B. die besondere Mitteilung an den besonderen Freund) Eile. Die frühe Information von X wird also nicht gewählt, sondern von der kommunikativen Eigendynamik der Schwangerschaftskundgabe *aufgedrängt*.

Der Mitteilungswert ist am höchsten, wenn die Kundgabe bedeutet, ein Geheimnis zu teilen. Liegt eine Schwangerschaft nicht nur präverbal in der Luft, sondern ist bereits Bestandteil von Gerüchten und Spekulationen innerhalb eines Kommunikationsnetzwerkes geworden, verkommt sie darin schnell zum erzwungenen Coming Out. Als Klatsch verbreitet, zerfällt ihr Wert entlang der Kommunikationskette. Nur als frühzeitig und eigenselektiv geteilte Information kann die Kundgabe einer Schwangerschaft Beziehungsdividenden abwerfen und ein exklusives Schwangerschaftspublikum konstituieren: einen kleinen Kreis von Eingeweihten, dessen Teilnehmer voneinander wissen.

Betrachten wir zum Abschluss dieses Kapitels die Kreuzung sozialer Kreise, den ‚Kurzschluss' von Netzwerken, noch einmal aus der Perspektive einer Multiplikatorin. Zur Erleichterung nummerieren wir einmal die Teilnehmer der Kommunikationskette. Paula (2), die vor einiger Zeit von ihrem Heimatort Bonn nach Frankfurt gezogen ist, bekommt von der in der Heimat gebliebenen engen Freundin Sina (1) einen Anruf, der sie in deren Schwangerschaft einweiht und sie zur Geheimhaltung auffordert „Aber das darfst du jetzt noch nicht sagen, das wissen meine Mama und Papa und so noch gar nicht, also sag das nicht, auch nicht deinen Eltern." Paula macht von der Verschwiegenheitsverpflichtung in den nächsten Tagen einige instruktive Ausnahmen: Sie erzählt ihrer engen Freundin Erna (3) aus Bonn, die Sina nur flüchtig kennt, von deren Schwangerschaft – ebenfalls mit der Bitte um Verschwiegenheit. Am darauf folgenden Tag erzählt sie es auch ihrer Kollegin Britt (4), die Sina nur von einer Geburtstagsfeier kennt.

Drei Tage später ruft Sina deprimiert erneut bei Paula an um ihr zu sagen, dass der Arzt nach einer Blutung auf dem Ultraschall nichts mehr hätte sehen können: „Der kann nichts mehr erkennen. Ich bin nicht mehr schwanger." Sina ist untröstlich, denn auch ihre Eltern wussten inzwischen von der Schwangerschaft: „Meine Mutter hat sich schon so gefreut." Sina bittet Paula, Claudia (5) anzurufen, eine gemeinsame ehemalige Klassenkameradin, die sie gestern in Bonn traf und über ihre Schwangerschaft informierte. Paula möge den Widerruf für sie übernehmen: „Ich will nicht, dass die mich jetzt alle fragen und anrufen." Claudia wiederum möge es auch Linda (6) sagen, ihrer Schwester, bei der Sina die Babys sittet. Paula erledigt Sinas Auftrag und sagt deren Schwangerschaft bei Claudia ab, mit der Bitte um Weiterleitung an Linda.

Am nächsten Tag erhält Paula eine SMS von Sina, die die Schwangerschaft wieder auf ‚Start' setzt: "Hey Maus! Der Arzt gestern hatte zu viel getrunken. War heute Morgen noch mal bei meiner Ärztin. Die sagt, noch ist nichts verloren. Muss mich schonen und abwarten. Danke mein Schatz!" Das folgende Telefonat bringt die Schwangerschaft dann endgültig wieder ins Rennen: Sina erzählt, dass sie bereits gestern den Eindruck hatte, der Arzt komme angetrunken in den Bereitschaftsdienst. Die Frauenärztin hielt seine Aussage für „vollkommenen Quatsch" und meinte, sie sei „definitiv noch schwanger".

Drei Tage später telefoniert Paula mit ihrer alten Freundin Sonja (7), die in Würzburg lebt und Sina ebenfalls noch aus der Schulzeit kennt. Als Paula von Sinas Schwangerschaft und Fehldiagnose erzählt, reagiert Sonja beleidigt, weil sie erst jetzt davon erfährt. Paula verweist auf ihre Verschwiegenheitsverpflichtung, was Sonja erneut empört: Sie habe noch nie etwas weitererzählt.

Eine Woche später ist Paula zu Besuch bei ihrer Familie in Bonn. Abends trifft sie zusammen mit ihrem Vater zufällig auf Gisela (8), die Mutter ihrer ehemaligen Schulfreundin Johanna (9) und Nachbarin ihrer Eltern. Johanna ist sehr gut mit Sina befreundet und offenkundig von dieser informiert worden, denn Gisela wendet sich grinsend an Paula: „Hast du schon von Sina gehört?", ohne auf die Präsenz von Paulas Vater (10) Rücksicht zu nehmen. Paula muss die Situation klären und nun auch ihrem Vater von der Schwangerschaft berichten. Am selben Abend trifft Paula auch noch auf Claudia (4). Claudia erkundigt sich mitfühlend nach Sinas Fehlgeburt, zeigt sich also noch auf dem Wissensstand des Widerrufstelefonats mit Paula. Paula entschuldigt sich mehrfach dafür, dass sie sie nicht über das Weiterbestehen der Schwangerschaft informiert habe. Claudia ist eingeschnappt und fragt, ob man die Schwangerschaft denn wenigstens jetzt „offiziell wissen" dürfe.

Der Fall, dessen Darstellung wir hier abbrechen, zeigt exemplarisch, wie eine Schwangerschaft zu einem kommunikativen Selbstläufer wird und wie ein Schwangerschaftspublikum entsteht. Sina pflegt enge Sozialbeziehungen, indem sie verschiedene Personen (darunter Paula) in kurzem Abstand über ihre Schwangerschaft informiert. Paula missachtet Sinas Verschwiegenheitsverpflichtung bei der Pflege ihrer eigenen Beziehungen, indem sie sich einerseits auf Adressaten beschränkt, die Sina kennen, denn „geklatscht wird – lege artis – nur über Freunde und Bekannte und nur mit Freunden und Bekannten" (Bergmann 1998: 143). Andererseits wählt sie aber solche, die entfernt genug in Sinas Peripherie sind, um nicht das Risiko einer Rückmeldung ihrer Indiskretion an die enge Freundin einzugehen. Die sozialen Kreise der beiden überschneiden sich hier, trotz oder gerade aufgrund der unterschiedlichen Beziehungsstärken: Paulas ‚strong ties' (Granovetter 1973) müssen Sinas ‚weak ties' entsprechen, sonst wäre die Information mit hoher Wahrscheinlichkeit redundant.

Sonja in Würzburg dagegen fühlt sich schon durch die Verspätung der Klatschinformation zurückgesetzt, während Claudia in Bonn sich durch ihren Wissensrückstand in Bezug auf die wiederhergestellte Schwangerschaft in zweiter Reihe sieht. Sinas Versuch, das kommunikative ‚Zurückholen' ihrer Schwangerschaft an Paula zu delegieren, war hier nur für den Widerruf der Schwangerschaft erfolgreich, nicht aber für deren Wiederherstellung.

Auf den abendlichen Straßen von Bonn schließlich ist den Beteiligten nicht mehr ganz klar, wer auf welchem Wissensstand ist, wer informationell privilegiert, wer exkludiert wurde. Giselas Frage „Hast du schon von Sina gehört?" hat genau die Offenheit, die es braucht, um Wissensstände nicht mehr vorauszusetzen, sondern empirisch zu erheben und die eigene Netzwerkanalyse (wer weiß was von wem?) zu verfeinern. Nur mehr Paulas Vater muss mitgenommen werden, bevor Sinas Schwangerschaft kommunikatives Gemeingut im Tratsch ihrer vielen ‚allerbesten' Freundinnen werden kann.

Wenn eine Schwangerschaft auf diese Weise zum Allgemeinwissen geworden ist und die Information damit das bildet, was man ein „öffentliches Geheimnis" nennt (s. Bergmann 1998), ist die Schwangerschaft bereits sozial geboren und das Netzwerk der Schwangerschaftskundgabe löst sich auf. Es entstand aus körperlichen Anzeichen und aus medizinischen Evidenzen, aus unvorsichtigen Äußerungen wie aus vertraulichen Kundgaben, aus überschwänglichen Bekenntnissen und treulosem Tratsch. Am Ende macht es einer Wissensgemeinschaft mit kollektivem Erwartungszustand Platz. Deren mögliche Differenzierung kann dann nur noch durch die erneut selektive Mitteilung von Geschlecht und Namen des Ungeborenen fortgesetzt werden (wir werden in den Kapiteln 6 und 7 darauf zurückkommen). Das neue Gesellschaftsmitglied bleibt bei all dem ungefragt, aber sein Wachstum wird am Ende auch noch die Grenzen der Wissensgemeinschaft auflösen, wenn es seine fleischliche Behausung so aufgebläht hat, dass sein Kommen zum Jedermannswissen wird. Man wird auf der Straße sehen können, dass hier bald jemand mitreden will.

Die Konstitution eines inwändigen Anderen

Bis hierhin haben wir uns mit der sozialen Geburt der Schwangerschaft befasst. Sie verläuft in zwei großen Stadien und vielen kleinen Etappen. Das erste Stadium ist ihre Etablierung als eine kleinräumig kommunizierte Tatsache, die ein Elternpaar konstituiert. Die Erwartungen der Beteiligten liefern dabei den Resonanzboden für die Wahrnehmung von Schwangerschaftszeichen: von den ersten vagen Indizien über deutungsbedürftige Teststreifen bis hin zum ärztlichen Urteil. Das zweite Stadium ist die kommunikative Verbreitung einer Schwangerschaft über soziale Netzwerke. Sie konstituiert ein Publikum, das mit seinen Erwartungen an einer Schwangerschaft teilhat, und mehr oder weniger ko-schwanger zu ihrem privaten Zentrum gehört oder aber an der Peripherie ihren Takt mitbestimmt. Spätestens mit den Reaktionen dieses Publikums wird eine Schwangerschaft jedenfalls zu einer unabweisbaren Tatsache, auf die man sich einzustellen hat. Es trägt nach den medizinischen Evidenzen und der Restrukturierung der Erwartungen des Paares zur psychischen Realisierung der Schwangerschaft bei. In den folgenden beiden Kapiteln ändern wir nun die Perspektive und nehmen nach der sozialen Verbreitung der Schwangerschaft ihr Kerngeschehen in den Blick. Wir fokussieren innerhalb des sozialen Geflechtes pränataler Sozialität die entstehenden Beziehungen zum Ungeborenen.

Nach der Entdeckung ihrer Schwangerschaft beginnen die werdenden Eltern meist, sich aus verschiedenen Quellen allgemeine Informationen über Schwangerschaften zu holen. Zu diesen Quellen gehören Ratgeberliteratur und verschiedene Web-Portale, aber auch Freunde, Bekannte und Verwandte, die ebenfalls schwanger oder schon Eltern geworden sind. Neben der Generierung von allgemeinem Wissen über die Schwangerschaft verfolgen die werdenden Eltern aber auch noch spezifischere Interessen, die ihr werdendes Kind betreffen. Der pharmazeutische Test, die ärztliche Diagnose und die einsetzenden körperlichen Veränderungen (z.B. die Übelkeit) sind hierfür nicht sonderlich informativ, stattdessen drängen sich im Verlauf der Schwangerschaft zwei andere Wissensquellen in den Vordergrund: die Ultraschalluntersuchungen und die Kindsregungen, die in etwa zwischen der 18. und 21. Schwangerschaftswoche einsetzen. Beide stehen in scharfem Kontrast: Zum einen in Bezug auf die Sinneskanäle (optische versus kinästhetisch-haptische Wahrnehmung), zum anderen hinsichtlich des sozialen Settings (ärztlich vermittelte Sehtechnologie in der Arztpraxis versus maximal intime Wahrnehmung des Körperinneren). Trotz dieser Unterschiedlichkeit tragen beide Wissensquellen als je spezifische Kontaktformen zur Herstellung der Frühform einer Person bei: zur Konstitution eines *inwändigen Anderen*. Beginnen wir mit den visuellen Sondierungen des Ungeborenen.

4. Visuelle Sondierungen: Apparativ vermittelte Sichtkontakte

Ärzte und Krankenkassen empfehlen im Rahmen der Mutterschaftsrichtlinien in jedem Drittel der Schwangerschaft eine Ultraschallvorsorgeuntersuchung. Diese wird von den Krankenkassen bezahlt. Zusätzlich zu diesen drei Untersuchungen können Schwangere spezielle Fehlbildungs-Screenings durchführen lassen (z.B. Nackentransparenzmessungen, Fruchtwasseruntersuchungen), oder nichtdiagnostische 3D-Ultraschalle auf eigene Kosten anstreben, die auf den Internetseiten der Arztpraxen oft als ‚Baby-TV' angeboten werden. All diese sonografischen Untersuchungen sind für werdende Eltern nicht nur eine Gelegenheit, sich über den Gesundheitszustand des Ungeborenen zu informieren, sie können hier auch optisch mehr über das künftige Familienmitglied in Erfahrung bringen. Dabei bieten sonografische Repräsentationen des Leibesinneren viel stärkere Evidenzen der eigenen Schwangerschaft und werdenden Elternschaft, weil sie – anders als ein Teststreifen oder ärztliche Urteile – wegen der größeren Ikonizität ihrer Zeichen in Aussicht stellen, schon in einem frühen Stadium der Schwangerschaft das ‚eigene Kind' zu zeigen, und so gewissermaßen in die Zukunft schauen zu lassen. Die elterliche Erwartung, dass auf dem Monitor *das Kind* zu sehen ist, wird zum einen durch die Transformation ihrer Paarbeziehung zu einer Elternschaft befördert. Zum anderen wurde sie durch die stetige technische Weiterentwicklung der Gerätequalität und durch die Enkulturation in die medizinische Bildgebung forciert. Sonogramme sind heute zu „ganz normalen Bildern" (Gugerli/Orland 2002) und damit zu kulturell institutionalisierten Artefakten geworden. Mehr noch, sie sind die Schwangerschaftssymbole schlechthin und mittlerweile – mitbedingt durch ihre Präsenz im Internet und in diversen TV-Formaten (Tegethoff 2008) – so wirkmächtig, dass schon ein 10 x 10 Zentimeter großer Papierstreifen mit grau schattierten Bildpunkten die Assoziation eines Ungeborenen hervorruft. Für Schallbilder gilt somit das, was Barbara Duden (2002) in Anlehnung an Ludwig Fleck (1935/1999) sagte: Unsere *Seh-Erwartung* ist blickprägend. Wir haben diese Erwartungsabhängigkeit der Wahrnehmung bereits im 2. Kapitel dargestellt: Schwangere, die für ein Kind ‚empfänglich' sind, weil sie es sich wünschen, interpretieren mitunter jede noch so unscheinbare Körperregung (etwa ein Zwicken, das auch von ihrem Darm ausgehen kann) als Schwangerschaftsindiz. Duden zeigt diese Erwartungsabhängigkeit am Beispiel präformistisch denkender Forscher im 17. Jahrhundert, die die Ansicht vertraten, dass sich schon im Ei ein vollständiger Mensch befindet. Diese Annahme leitete auch ihren Blick, als sie durch das Mikroskop sahen, so dass sie selbst in kleinsten Präparaten keinen ‚Embryo', sondern einen voll ausgebildeten Menschen erkannten. Das neue Sehinstrument verhalf ihnen also, ihre bewährte Theorie zu erhärten, statt sie zu verwerfen, denn das durch eine bestimmte Vorstellung disponierte Auge sah genau das, was es zu sehen erwartete. Diese Blickprägung ging wiederum mit einer Blickhemmung einher, denn je sicherer ein ,Mensch' unter dem Mikroskop erkannt wurde, desto geringer war die Chance, etwas anderes zu sehen (Duden 2002: 36ff.). Auf den Ultraschallmonitor bezogen bedeutet das, dass die Betrachter eine Körpergestalt – und mit ihr das Kind – sehen, wenn sie *erwarten*, dass sie dort *zu sehen ist*. Sonogramme sind insofern für die Teilnehmer im Schallraum epistemisch unproblematisch, da es ,offensichtlich' ist, was sie zeigen. Es scheint dann nur noch um die (bessere oder schlechtere) ,Erkennbarkeit' zu gehen.

Damit hat die Ultraschalldiagnostik grundsätzlich das Potential, die Bedeutung der Geburt zu relativieren. Diese markiert nicht länger die Grenze zwischen Prä- und Postnatalität, weil die beiden Zeitphasen verschmelzen, indem Schallbilder für einen nahtlosen Anschluss sorgen (Orland 2003: 22). Wegen dieser beträchtlichen kulturellen Bedeutung gibt es zum Ultraschall – anders als zu den Aspekten der Schwangerschaft, die wir in den vorangegangenen beiden Kapiteln dargestellt haben – eine breite Forschung. Wir werden sie kurz darstellen, bevor wir unser eigenes Programm skizzieren.

4.1 Bonding oder Separation? Der Ultraschalldiskurs

Man kann im wissenschaftlichen Diskurs über den pränatalen Ultraschall vor allem drei dominante Forschungsrichtungen ausmachen: eine medizinisch-psychologische Forschung zum mütterlichen Bonding, eine sozialwissenschaftliche Begleitforschung zur Bedeutung der Bilder für werdende Eltern, und eine feministische Kritik der durch die Visualisierung bedingten Medikalisierung der Schwangerschaft. Methodisch setzten diese Forschungsstränge vor allem auf klinische Langzeitstudien, psychometrische Testverfahren, Diskursanalysen und (teil-)standardisierte Interviews. Gemeinsam ist allen der Fokus auf die gesellschaftliche und subjektive *Rezeption* von Ultraschallbildern.

Für Ärzte stellte die Ultraschalltechnik die „Revolutionierung der Geburtsmedizin" (Holzgreve 2002: 9) dar, weshalb sie die Sonografie auch als „Stethoskop" des Geburtsmediziners (Bronshtein/Zimmer 1997: 3) bezeichneten. Das Ziel des Schalls ist zwar ein ganz nüchternes, nämlich die diagnostische Beurteilung eines sich entwickelnden menschlichen Organismus, doch auch Ärzte sehen diesen – wie die meisten Schwangeren auch – als *Kind* an und unterstellen wiederum ganz selbstverständlich, dass ihre Patientinnen diese ,Sichtweise' teilen. Das machen schon die vielen medizinischen und medizinpsychologischen Studien deutlich, die die psychische Wirkung der Sonografie zum Gegenstand haben. Mittels Fragebogenerhebungen und psychometrischen Testverfahren wurde z.B. untersucht, inwieweit die fötale Visualisierung dazu beiträgt, mütterliche Ängste zu reduzieren (etwa Cox et al. 1987; Kovacevic 1993) und die Bindung der Frauen zum ungeborenen Kind zu befördern (etwa Fletcher/Evans 1983; Boukydis et al. 2006). Doch die Ergebnisse waren nicht eindeutig. Neuere Studien untersuchten das Bonding auch für die 3D- und 4D-Sonografie. Einige stellten fest, dass sich das 2D- und das 3D-Bild gleichermaßen positiv auf die Bindung der Frau zum ungeborenen Kind auswirken (Righetti et al. 2005; Alturu et al. 2012), andere kommen zum Ergebnis, dass insbesondere der Blick auf das 3D-Sonogramm die Beziehung intensiviert, weil die Aufnahmen aufgrund des Oberflächenmodus plastisch erscheinen (Scharf/Farasaty-Ghazwiny et al. 2001; Campbell 2006) und bisweilen sogar enthusiastische Reaktionen der Schwangeren hervorrufen können (Campbell 2002).[24]

Neben der Medizin und der medizinischen Psychologie interessieren sich auch die Sozial- und Kulturwissenschaften für die vorgeburtliche Sonografie. Die Arbeiten untersuchen im Wesentlichen die Bedeutung, die der Blick auf den Ultraschallmonitor für werdende Eltern hat. Diese ist davon abhängig, ob Paare die Untersuchung primär – wie Ärzte – als gesundheitliches Kontrollinstrument begreifen, oder als Gelegenheiten, um ihr Kind kennenzulernen (Foltys 2008; Sänger 2010). Das Bildmaterial wird einerseits mit der jeweiligen Vorstellung konsumiert, die sich Schwangere vom Ungeborenen machen, andererseits beeinflusst das Sonogramm das 'innere Bild' vom Kind im Kopf der Frau (Tegethoff 2011). Das Ultraschallbild hat auch deshalb beziehungsstiftendes Potential, „weil es kein wirklichkeitsgetreues Abbild des Fötus bietet, sondern ein Schema, das der Schwangeren Raum für Projektionen läßt" (Neckermann/Felder 2001: 241). Weil das Sonogramm also gerade *keine* Fotografie ist, sondern ein technisch-abstraktes Bild, regt es die Betrachter an, sich die Bildpunkte als Kind und künftiges Familienmitglied vorzustellen.

Auch wenn Ultraschallbilder keine Fotos sind, werden sie jedoch von werdenden Eltern oft wie solche behandelt. Sie rahmen sie, hängen sie im künftigen Kinderzimmer auf oder kleben sie in Alben ein, um sie als 'erstes Bild vom Kind' im Bekannten- und Verwandtenkreis vorzuzeigen. Die Bildkompetenz von Freunden und Familienangehörigen hängt jedoch von deren emotionaler Verbundenheit mit der Schwangeren bzw. mit dem Ungeborenen ab: „Das Erkennen von etwas auf den Bildern fungiert als Zeichen für das Interesse am ungeborenen Kind und steht für die gelingende Etablierung einer pränatalen Verwandtschaftsbeziehung" (Sänger 2011: 138). Mittlerweile werden Sonogramme auch online abgelegt und per Mail verschickt (Sänger 2010; Palmer 2006). Die Monitordarstellung unterstützt aber auch die Partner der Schwangeren, sich das Kind vorzustellen (Wulf 2008). Deren Teilnahme an der Untersuchung kann insofern mit sozialen Gewinnen einhergehen, weil das Sehen des Kindes ihnen hilft, die Sta-

---

[24] Auch die Public-Health- und Pflegeforschung interessieren sich für die psychischen Effekte der fötalen Visualisierung. Für eine Übersicht der Studien vgl. die Synopsen von Baillie et al. (1999) und Garcia et al. (2002).

tuspassage zu ‚Vätern' zu meistern. Zudem egalisiert die Visualisierung den
Zugang werdender Eltern zum Ungeborenen, da sie anders als die Kindsregungen beiden Eltern gleichermaßen zur Verfügung steht (Sandelowski 1994:
232; Saetnan 2000: 348; Draper 2002: 779).
Neben dieser sozialwissenschaftlichen Begleitforschung gibt es schließlich
auch feministisch-kulturwissenschaftliche Studien, die sich in kritischer
Frontstellung zur Pränataldiagnostik platzieren und die mit ihr einhergehende Medikalisierung der Schwangerschaft beklagen. Die Autorinnen argumentieren, dass der menschenähnliche Eindruck ein rein medizintechnisch er-
zeugter ist. Weil zudem in unserer Kultur technisch produziertem Wissen ein
hoher Wahrheitsgehalt und bildlichen Informationen eine große Evidenzkraft
attestiert wird, führe dies dazu, dass das Monitordisplay als ‚objektive', reali-
tätsgetreue Abbildung rezipiert wird (Taylor 1992: 74ff.; Zachmeister 2001:
392; Mitchell 2001: 134). „Die Schäden des Schalls sind zahlreich", meint Barbara Zimmermann (1993: 98). Die Sonografie mache die Frau abhängig vom
Medizinsystem und die Schwangerschaft zum diagnosepflichtigen Zustand.
Die Körpererfahrungen der Schwangeren würden zu „Einbildungen" (ibid.:
99), die es medizinisch zu überprüfen gilt. Ähnlich argumentiert auch Barbara
Duden (2002), die die Überformung der Körperwahrnehmung durch die Medizintechnik beklagt. Die ärztliche Autorität über den schwangeren Körper
habe zur Folge, dass die Schwangerschaft „veröffentlicht" wird und damit
nicht länger ein privates, intimes körperliches Erlebnis der Frau ist (ibid.:
11ff.). Des Weiteren wird behauptet, dass die sonografische Visualisierung
politische Konsequenzen nach sich zieht: In Form von Sonogrammen veröffentlicht wird der Fötus als autonomes, zu schützendes Wesen und als
Rechtssubjekt wahrgenommen, die Frau dagegen als Objekt und ihr Körper
als überwachungsbedürftiges, weil feindliches Umfeld (z.B. Stabile 1998:
171ff.; Kaplan 1994: 132). Die Frauenforschung kritisiert in diesem Zusammenhang auch die Verwendung der Schallbilder im Rahmen der Abtrei-
bungsdebatten (z.B. Petechsky 1987; Boucher 2004), und sie zeigt sich skeptisch gegenüber dem Einsatz der Bilder zu Werbezwecken, da damit nicht nur
die Personalisierung des Fötus, sondern auch die Kommerzialisierung der
Schwangerschaft befördert wird (Taylor 1992; 2008).
Wird also von medizinischer und medizinpsychologischer Seite die Visualisierung des Ungeborenen als ‚Bonding-Instrument' begrüßt, weil sie das mütterliche Attachment befördert, unterstellen feministisch-kulturwissenschaftliche Forschungsarbeiten bildgebenden Verfahren die Fragmentierung einer als
natürlich vorausgesetzten Mutter-Kind-Einheit (Oakley 1980; Duden 1987;
2002 u.a.). Mit der ultraschallevozierten Enteignung des Fötus geht Mit-
chell/Georges (1998) zufolge höchstens ein „technisches Bonding" (ibid.: 113)
einher. Maßgeblich dafür sei die Kommunikationsweise der Ärzte im Schallraum: Der sonografisch hergestellte und vom mütterlichen Körper separierte
„Cyborg-Fötus" (Mitchell/Georges 1998) wird der Frau vom Arzt über dessen personalisierende Bildbeschreibung als ‚ihr Baby' präsentiert. Dazu wer-

den vor allem lebensweltlich relevante Körperteile (Gesicht, Extremitäten usw.) hervorgehoben. Bewegungen werden als Gesten (z.B. als Winken) gedeutet, außerdem werden den Ungeborenen Intentionen unterstellt (Mitchell 2001: 172ff.). Dies führt dazu, so Lisa Mitchell (2001: 134), dass jede Unterscheidung zwischen virtuellem und organischem Fötus verwischt wird. Taylor (2004) macht dafür insbesondere Ärzt*innen* verantwortlich, weil sie die Präsentation des ‚Babys‘ gegenüber der biometrischen Messung in den Vordergrund stellten (ibid.: 199f. und 2008: Kap. 2).

Die feministische Forschung kritisiert zwar die fötale Visualisierung, doch die Sorge der Autorinnen gilt vor allem den ‚verwaisten‘ Schwangeren: Mitchell (2001) macht unter anderem auf den Verlust der reproduktiven Autonomie der Frau aufmerksam, die mit der ultraschallevozierten Subjektivierung des Ungeborenen einhergehe und fordert, „to disrupt the conventional readings of fetal images and to harness the compelling ‚reality‘ of ultrasound" (ibid.: 200). Ihr ist daran gelegen, dass die Frau wieder ins Zentrum der Untersuchung rückt: „ultrasound should be about fetuses *as part of* women's bodies rather than about (…) babies *in* women's bodies" (ibid.: 207, H.i.O.). Mitchell schlägt deshalb eine medizinische Aufklärung als „informed choice" (ibid.: 205) vor, mit der der Arzt vor der Untersuchung die Schwangere nicht nur über die diagnostischen Möglichkeiten und Grenzen der Sonografie informiert, sondern zusätzlich mit ihr erörtert, warum sie das Kind überhaupt sehen will, bevor es geboren ist. Des Weiteren empfiehlt Mitchell, dass die sonografische Untersuchung von der Medizin nur selektiv angeboten und auf personalisierende Bildbeschreibungen ganz verzichtet wird. Der Arzt solle Körperstrukturen und -bewegungen auf nüchterne, unemotionale Weise und nur mit anatomischem Vokabular kommentieren (ibid.: 207ff.). Auch Janelle Taylor (2004: 190) meint, dass die sonografische Diagnostik weder erzwingt, dass der Frau das Ungeborene gezeigt wird, noch dass die Untersuchung zur Unterstützung des Bondings eingesetzt wird, oder dass die Frauen ihre Partner mitbringen, oder dass Ärzte Bildmaterial aushändigen.[25]

---

[25] Die neuere Frauenforschung hat auch die in den USA (und in anderen Ländern) zu rein ‚familiären‘ Zwecken angebotenen kommerziellen 3D-Schalle zum Gegenstand gemacht. Durchgeführt werden sie meist von weiblichem Personal (Hebammen oder sogenannten ‚Sonografers‘). Kommentiert werden die Sonogramme in einer sehr weichen, ‚femininen‘ Stimmlage. Die Deutung der Bilder erfolgt im Gegensatz zur diagnostischen Sonografie mit dem Paar zusammen, eben weil der kommerzielle Schall ausschließlich aus nichtdiagnostischen Gründen durchgeführt wird (Roberts 2012: 311). Die Paare werden sogar angehalten, mit ihrem Baby auf dem Schirm zu sprechen und nach körperlichen Ähnlichkeiten zu suchen (ibid.: 305ff.; 310; Kroløkke 2009: 133ff.; 2011: 29f.). JaneMaree Maher (2002) und Julie Palmer (2009) – alias Julie Roberts (2012) – identifizieren gerade diese auf emotionale Weise durchgeführten nichtmedizinischen ‚Bonding-scans‘ als förderlich für den Erhalt der ‚Mutter-Kind-Einheit‘, denn anders als bei den diagnostischen Sonografien wird die Plazenta nicht als Schallhindernis moniert, sondern den Frauen als eine das Kind und den schwangeren Körper vermittelnde Struktur auf dem Bildschirm vorgestellt. Damit

Die Argumente der medikalisierungskritischen Studien stehen zwar im Hinblick auf die psychosozialen Effekte des vorgeburtlichen Ultraschalls in scharfem Kontrast zu den Perspektiven der medizinisch-psychologischen Studien, dennoch teilen beide Parteien mit ihrem Forschungsinteresse einen gemeinsamen Fokus: Im Zentrum steht die ,Visualisierung des Fötus' und die soziale Bedeutung, die sie für die Schwangere bzw. die werdenden Eltern hat – seien es nun Angstreduktion und die Etablierung einer Beziehung zum ungeborenen Kind, oder die Separation einer naturhaft unterstellten Mutter-Kind-Einheit, sowie die Individuierung und Personifizierung des Ungeborenen, für die die Frau die Zeche zahlen muss, weil sie ihrerseits objektiviert wird.

Schon die skizzierten Studien zur Rezeption der Ultraschallbilder – so unterschiedlich sie auch argumentieren – legen erste Verdachtsmomente nahe, dass sich im Sonografieraum zwei gar nicht so gegensätzliche Interessengruppen – eine medizinische und eine elterlich-familiale – begegnen. Natürlich sind Ärzte primär an medizinischer Diagnostik interessiert, dafür wurden sie ausgebildet und Diagnostizieren ist nun mal ihr ,Job'. Und natürlich erwarten werdende Eltern gespannt, ihr neues Familienmitglied auf dem Bildschirm zu sehen. Doch beide Parteien sind auch zwangsläufig auf die Relevanzen der je anderen eingestellt: Medizinische Werte sind für Eltern nicht informativ, höchst relevant ist aber die summierende ärztliche Bewertung des Gesundheitszustandes des *Kindes*, das sie auf dem Monitor sehen wollen. Emotionale elterliche Erwartungen sind für Mediziner wenig informativ, denn sie sehen nicht *ihr* Kind auf dem Schirm. Relevant ist für sie aber eine soziale Komplikationslosigkeit der Schwangerschaft und die Compliance der Schwangeren bei der medizinischen Untersuchung – nicht zuletzt verweisen die Studien zu den psychosozialen Wirkungen der Sonografie auf diese Sensibilität. Insofern ist das von Teilen der feministischen Forschung aufgezeichnete medikalisierungskritische Bild zweier ,Welten', in dem die Medizin eine weibliche Lebenswelt kolonisiert, unplausibel. Realistischer ist eine wechselseitige Durchdringung von Perspektiven, bei der die Vordergrundrelevanzen der einen Seite die Hintergrundrelevanzen der je anderen sind. Statt die ,verkindlichende' Kommentierung des Sonogramms als ärztliche Enteignung des Fötus anzuprangern, kann sie auch als ,ärztliche Familiarisierung' der Schwangerschaft gelesen werden.

---

geht kein separierender, sondern ein Mutter und Kind verbindender Effekt einher. Diese andere ,Sicht' auf die Bilder und die empathischen Bildkommentierungen der Beteiligten personalisieren den Fötus zwar, doch sie (re)lokalisieren ihn den Autorinnen zufolge im schwangeren Körper, statt ihn zum autarken Akteur zu machen (Palmer 2009: 75ff.; Maher 2002: 213f.). Der schwangere Körper wird also gerade nicht ausgeblendet, sondern der Frau bzw. dem Paar als behütendes ,Babymilieu' vorgestellt (Kroløkke 2009: 137; 2011: 15, 22).

Wir wollen in diesem Kapitel zeigen, dass sowohl die elterliche Bildrezeption als auch die klinische Produktion von Sonogrammen von einer Vermischung und Überlappung medizinischer und familialer Relevanzen gekennzeichnet ist. Im Abschnitt 4.2 schließen wir uns zuerst der bisherigen Forschung zur Rezeption des Ultraschalls an, d.h. wir lassen uns von werdenden Eltern schildern, welche Eindrücke sie während der Untersuchung gewonnen haben, und welche Bedeutung die ausgedruckten Bilder für sie haben. Anschließend (Abschnitt 4.3) begleiten wir Schwangere in die Klinik, um uns der *Situation der Bildherstellung* zu widmen. Dabei werfen wir einen detaillierten Blick auf den Untersuchungsablauf und insbesondere auf die soziale Beziehung, die die Anwesenden zum Zweck des diagnostischen Tuns miteinander eingehen. Konzeptionell werden dabei zwei Perspektivenwechsel vollzogen: (1) Das Augenmerk wird nicht auf isolierte ärztliche oder elterliche Sprechakte gelegt, sondern auf *situiertes Sprechen*, das im Kontext einer Interaktion stattfindet. Mit diesem Fokus können ärztliche Äußerungen nicht mehr bloß als personalisierende Rhetorik gegenüber einem sich entwickelnden Organismus verstanden werden, sie zeigen sich vielmehr als eine *konstitutiv kindermachende* Sprechpraxis. Das Ungeborene ist zwar in der Untersuchungssituation sprachlich als Kind allgegenwärtig, d.h. es ist immer nur vom ,Kind' die Rede, unabhängig davon, ob es sich um sonografische Darstellungen, Gewichtsangaben oder um Blutwerte handelt. Dies ist auch nachvollziehbar, denn in der lebensweltlichen Wahrnehmung ist das Ungeborene ja nie nur ein zu diagnostizierender Körper, sondern immer das künftige Kind. Wir werden jedoch zeigen, dass vor dem Hintergrund dieses sprachlich omnipräsenten Kindes immer wieder ganz *spezifische* Kinder in bestimmten Momenten des Situationsverlaufes aufgerufen und ,herbeigezaubert' werden, die ganz bestimmten situativen Zwecken dienen.
(2) Um dieses ,Kindermachen' in den Blick zu bekommen, ist analytische Zurückhaltung erforderlich: So wie sich die Geschlechterdifferenzierungsforschung von der Annahme der Geschlechterforschung, dass es zwei Geschlechter ,naturhaft' gibt, distanzieren muss, will sie die Praxis der Geschlechterunterscheidung bzw. -nichtunterscheidung in den Blick nehmen (Hirschauer 2003), so muss sich auch die Soziologie der Schwangerschaft alltagsweltlichen Überzeugungen enthalten und davon Abstand nehmen, ,das Kind' bzw. ,den Fötus' als visuelle Entität vorauszusetzen. Mit dieser konzeptionellen Ausrichtung lässt sich zeigen, auf welche Weise die herbeigerufenen Wesen von den Anwesenden mit dem Ungeborenen im Bauch und mit der sonografischen Darstellung auf dem Bildschirm *in Beziehung gebracht* werden. Zum Schluss resümieren wir die Funktionen dieses Kindermachens für die Beteiligten in der Untersuchungssituation und stellen heraus, dass es dabei um etwas ganz anderes geht, als (nur) um die ,Personalisierung des Ungeborenen'.

4.2 Bildrezeption: Elterliche Seherwartungen und Seherlebnisse

Wie die medizinischen und medizinpsychologischen Studien gezeigt haben, unterstellen Ärzte ganz selbstverständlich, dass Schwangere sich wie sie für den Ultraschallmonitor interessieren. Wir sind in unserer Studie auch vielen Eltern begegnet, die die Untersuchung als bedeutsames und damit erzählwürdiges Ereignis erfahren haben. Der dem pränatalen Ultraschall attestierte Eventcharakter ist oft schon in die Raumausstattung der Arztpraxen ,eingeschrieben' und wird durch das medizintechnische Equipment materialisiert:

> Also ich fand das ja immer großes Kino, mein Arzt der hat so ein High-Tech-Labor, wo man dann so auf einer Liege liegt, und unter der Decke sieht man dann projiziert das Bild vom Ultraschall, quasi wie so einen Beamer, also ziemlich groß. Und das erste Mal, als wir da waren, war's so, dass ich damit überhaupt nicht gerechnet hatte, und ich fand das technisch einfach so einen Wahnsinns-Aufwand. Also es gab, glaube ich, vier Bildschirme, einen für die Sprechstundenhilfe, einen für den Arzt, einen für meinen Mann, der neben mir saß, der auf den kleinen gucken konnte, und einen für mich unter der Decke. Und das fand ich einfach ein irre Szenario, also das ist ja so ein Vielfach-Kino auf einmal, und beim ersten Mal war das einfach nur aufregend. (Viola, 39, Germanistin)

Das ,Bühnenbild' (Goffman 1959), das Viola als „großes Kino" beschreibt, schafft eine Kulisse, die nicht nur ein Schauangebot macht, sondern einen Schauzwang ausübt, dem sich die Schwangere kaum durch Abwendung des Blickes entziehen kann – höchstens, indem sie die Augen schließt. Die medizinische ,High-Tech-Rahmung' des Schauplatzes trägt zudem dazu bei, dass die Show schon beginnt, noch bevor der Arzt sie eröffnet. Auch wenn die visuelle Inszenierung des klinischen Ortes die Frauen ein Seherlebnis antizipieren lässt, so können in der Situation andererseits jene großen Gefühle fehlen, die dem ,großen Kino' angemessen wären:

> Man sieht ja dann so dieses Herz schlagen, man sieht so die Bewegung, nicht akustisch, nur optisch. Man bekommt dann von der Ärztin gesagt: ,Ja das hier, das ist die Gebärmutter, das hier ist das Kind, und da sehen Sie wie das Herz schlägt.' Und da dachte ich, das ist doch eigentlich der Moment wo du heulen müsstest, oder? Also so erwartungsgemäß, wie man sich das so vorstellt, klassischerweise wie im Film oder so, also müsstest du jetzt heulen. Ich dachte mir, uncool! (lacht). Ich dachte mir, nee, voll unpassend! Ich habe dann nur so einen Spruch gemacht, so: ,Ach schön, da ist ja alles dran!' (euphorisch). Ja, das war's dann irgendwie, also gänzlich unemotional, reflektiert. Irgendwie müsstest du jetzt heulen, dachte ich. Irgendwie kommt es nicht, irgendwie unpassend, dann hab' ich's gelassen. (I: War Ihnen danach?) Der Gedanke war da. Irgendwie so eine großartige Sache, so ein Wunder, ich bin ja eh' nah' am Wasser gebaut, eigentlich. An sich wäre es schon so eine Situation gewesen, wo ich normal/ aber vielleicht wäre es anders gewesen, wenn mein Freund dabei gewesen wäre. Aber so, mit der Frauenärztin, vor einem, mit der man ja so kein Verhältnis hat, nö. (Karin, 24, Studentin)

Für Karin ist der gesehene Herzschlag sowohl ein Lebenszeichen als auch der Beweis, schwanger zu sein. Sie sieht sich der Erwartung ausgesetzt, starke

Gefühle zeigen zu müssen und formuliert sogar eine Entschuldigung, dass es bei ihr nicht so war, wie es hätte sein sollen bzw. sein können, hätte sie ihren Freund dabei gehabt. Ob Emotionen (Freude, Begeisterung etc.) gezeigt werden, hängt eben (wie schon im 3. Kapitel gezeigt) auch davon ab, inwieweit ein Gegenüber zur Verfügung steht, dessen Gesicht sie spiegelt. In diesem situativen Rahmen haben uns unsere InformantInnen ein großes Spektrum von Seherwartungen und Seherfahrungen geschildert. Es reichte von großer Freude und Rührung über gespannte, aber enttäuschte Erwartungen bis hin zu einer generellen Zurückhaltung und Skepsis gegenüber den Bildern. Es gibt eben nicht nur unter den ForscherInnen affirmative und kritische Einstellungen zum Ultraschall, es gibt sie auch bei den Nutzerinnen dieser Technologie. Bette (25, Verkäuferin) zum Beispiel spiegelte uns mit ihrer Indifferenz auch unsere eigene Erwartung, dass die Bilder etwas Bedeutsames zeigen müssen:

I: Wie hast du die Ultraschalluntersuchung erlebt, kannst du mir das mal schildern?
B: Zuerst macht man's halt von unten und dann halt so über den Bauch, da kommt so Gel drauf und dann schaut der von oben. (Bette schaut die Interviewerin an, so als würde sie auf deren nächste Frage warten)
I: Wie hast du dich dabei gefühlt oder was hast du gedacht, als du auf den Schirm geschaut hast? Was hast du gesehen?
B: Hm. (Bette schaut ratlos vor sich hin, als wäre sie mit der Frage überfordert)
I: Manche Frauen erzählen, dass für sie das ganz wichtig war, das Kind zu sehen. Wie war das bei dir?
B: Also beim ersten Mal, da war's halt so ein Strich, und dann beim zweiten Mal, da hat man schon so richtig ein Kind gesehen, das war schon ein Unterschied. (Bette schaut wieder erwartungsvoll in Richtung Interviewerin)
I: Und wie ging es dir dabei, als du dann das Kind gesehen hast? Kannst du versuchen, das näher zu beschreiben? Ich kann mir das irgendwie gar nicht vorstellen. Was ging da so in dir vor?
B: Mei, ich hab' mir schon gedacht, das ist schon ein Unterschied. Zuerst der Strich und dann halt schon beim nächsten Mal das Kind, das hat man schon deutlich gesehen (lacht laut).

Diese Informantin scheint regelrecht überfordert von den hartnäckigen Fragen der Interviewerin, die Bettes rein auf den praktischen Ablauf bzw. das ‚unmittelbare' Schirmbild bezogene Deskription nicht zufriedenstellt. Am Nachdruck der Interviewerin lässt sich eben auch die Erwartung ablesen, der sich auch Karin (s.o.) ausgesetzt sah: *dass* Schwangere die Schallsituation emotional erleben, und somit ihr Blick auf den Schirm ein eindrucksvoller ist, der sich dann in ihren Erzählungen ausdrückt.

Was lässt die Schilderungen des Blicks auf den Ultraschallmonitor so unterschiedlich ausfallen? Als gravierendster Faktor erwies sich der *Zeitpunkt*, zu dem die Bilder gemacht werden, denn in diesem Zeitpunkt kreuzt sich ein bestimmter Stand der Körperentwicklung des Ungeborenen mit den jeweiligen elterlichen (Seh-)Erwartungen. Madita rechnet damit, bei der ersten Untersuchung nicht viel zu sehen, wird dann aber massiv beeindruckt:

Als ich das Bild dann beim ersten Ultraschall gesehen hab', da war ich sprachlos. Also das war wirklich ein großes Ereignis, das zu *sehen* dann wirklich. Ich hab' mir auch gedacht, dass es vielleicht so ist, dass man überhaupt nichts sehen kann. Vielleicht ein schwarzer Punkt. Und das war wirklich ein kleines *Baby!* Also dieser Eindruck war faszinierend, also auch *ganz* wichtig für mich. Jetzt ist es in Ordnung. Ich brauch' dieses Ultraschallzeugs gar nicht so. Ich bin gar nicht so oft beim Arzt. Ich weiß, es ist da, ich weiß, es ist gesund. Aber der allererste Ultraschall, das war wirklich faszinierend. (I: Hast du ein Baby gesehen? Wie hast du das erkannt?) Ja, das war richtig drin gelegen halt, und den Arm hab' ich schon gesehen, dass sich das bewegt hat. Ja, sprachlos war ich, ich war wirklich sprachlos. Ich glaub', ich hab' den Mund offen gehabt (lacht), wo ich mir das angeschaut hab'. Weil ich hab' total vergessen, wo ich bin. Ich hab' nur den Ultraschall gesehen und war fasziniert, dass das so groß ist. Ich hab' wirklich damit gerechnet, das ist halt ein Punkt und ich kann eh' nix erkennen. Diese Größe halt, obwohl ja die drei, vier Zentimeter nicht groß sind, aber die Form an sich schon, dass es ein Mensch wird. Ja, also ich war wirklich sprachlos. (I: Was hat die Ärztin gesagt, hat die das erklärt?) Die war sehr nüchtern. Mich hat das so tief *bewegt* und das war dann alles so nüchtern um mich rum. (Madita, 38, Kauffrau)

Maditas Erwartung wurde ‚positiv enttäuscht', denn statt des antizipierten ‚Punktes' hat sie „wirklich ein kleines Baby" gesehen. Wie Karin kann sie ihr visuelles Erlebnis jedoch nicht teilen, da ihr die sachlich arbeitende Ärztin keine Resonanzfläche für ihren Gefühlsausdruck bietet. Madita bleibt in ihrem Seherleben auf ähnliche Weise isoliert wie jene Frauen, die bei der mündlichen Verkündung der Schwangerschaft keine freudige Resonanz von ihren Adressaten erhalten (s. Kap. 3). Wurde Madita schon bei ihrer ersten Sonografie von einem ‚Baby' überrascht, so stellt sich diese Wahrnehmung bei Michaela erst später ein:

Der allererste Ultraschall, den haben wir dann mit *acht* Wochen machen lassen. Das war wirklich nur so ein Zellhaufen, und klar, die Ärztin hat uns dann alles Mögliche erklärt. Die hat gesagt: ‚Das ist das Köpfchen und das ist der Körper.' Aber selbst das, also ich war da so unerfahren, das hätt' ich alles selber nicht gewusst. Und ganz ehrlich, auch wenn ich mir *jetzt* nochmal die Bilder angucke, das ist halt mehr so ein Haufen. Da ich körperlich nicht verändert war und das Wesen jetzt auch keine Form richtig hatte, und weil ich zu dem Zeitpunkt von einer Freundin wusste, dass alle Embryos von Säugetieren eigentlich gleich aussehen, das heißt, es könnt' eigentlich auch ein kleines *Schweinchen* sein, was sich da in mir entwickelt, da hat das für mich jetzt (lacht) nicht so eine riesen Bedeutung gehabt. Es war dann eigentlich mehr als es dann *gewachsen* ist, und dann bei den zwölf Wochen man dann sehen konnte, okay, es hat wirklich Arme und es hat Beine. Der Arzt, der hat auch den Nasenknochen gemessen, und der hat sogar im Herz schon damals die vier Herzkammern sehen können, also wirklich *wahnsinnige* Sachen, *da* wurd's dann schon reell, einfach zu wissen, okay, was da drinsteckt, das sieht wirklich so aus wie ein kleiner Mensch und es entwickelt sich zu einem kleinen Mensch. Also das Ultraschallbild hilft schon sehr zu wissen, okay, es sieht wirklich so und so aus. Und wenn man dann noch weiß, die Maße und alles, und die Blutwerte und so weiter sind alle okay, dann wird's sogar nochmal einfacher, sich vorzustellen, okay, es ist ein Baby, was da drin ist. (I: Ist es jetzt ein Baby?) Es ist ein *Baby*, ja doch. Vorher, also ganz am Anfang, war's so ein bisschen undefinierbar, da hätte ich jetzt noch nicht Baby dazu sagen wollen, weil das sah noch klumpig aus. Ich hab' schon *respektvoll* drüber nachgedacht, dass es ein Lebewesen ist und einen Herzschlag hat, aber dieser *Baby-Gedanke* oder ‚wir kriegen ein Kind' ist eigentlich erst seit den letzten Wochen da, seit dem Zwölf-Wochen-Scan, wo man dann gesehen hat, okay, so und so sieht's wirklich aus. Es *hilft* einfach. Ich glaub', ohne jemals einen Ultraschall gehabt zu haben, würde ich jetzt immer noch denken, hm, was ist da eigentlich in mir. (Michaela, 30, Betriebswirtin)

Die ärztliche Erklärung macht zwar aus Michaelas „Zellhaufen" ein Lebewesen, indem es diesen mit einem Kopf und einem Körper versieht, doch selbst mit dieser Information kann Michaela auch heute auf den Bildern von damals kein ‚Kind' sehen, sondern nur „so einen Haufen". Solange die sonografischen Grauflächen in *ihren* Augen noch keine ‚Gestalt angenommen' haben, also ikonografisch schwach sind, bleiben sie für sie abstrakt. Und solange ist sie sich eben auch nicht wirklich sicher, was sich daraus entwickelt – ein Mensch oder womöglich doch ein „kleines Schweinchen"? Erst bei einem weiteren Ultraschall identifiziert Michaela auf dem Sonogramm eine menschliche Gestalt bzw. ein Menschenwesen und hat damit nicht länger ein unspezifiziertes Lebewesen in sich, sondern ein „Baby" („es hat wirklich Arme und Beine").

Auch Regina macht einen klaren Unterschied zwischen Bildpunkten, die nur ihre Schwangerschaft indizieren, und dem später aufscheinenden ‚Kind':

Dadurch, dass wir ja auf ein Kind gehofft haben die ganze Zeit, war tatsächlich der Test das erste ‚Juhu' und das zweite war dann die Bestätigung vom Arzt, ja. Und so ein drittes war dann tatsächlich, wo ich dann gesehen hab', es ist auch ein Kind. Das war nämlich bei einer Freundin so, die hatte die Anlagen entwickelt, aber da war kein Kind drin. Und beim ersten Ultraschall siehst du nur Anlagen, du siehst also irgendwie die Fruchtblase und es ist auch irgendwie so ein Dottersack da, glaub' ich, den sieht man möglicherweise. Das ist dann ein ganz winziger Punkt, da kriegt man gesagt, also das wird mal was, aber man sieht noch kein Kind. (Regina, 28, Studentin)

Während für manche Informantinnen bereits ein „winziger Punkt" auf dem Bildschirm signifikant sein kann (eine bezeichnet ihn z.B. als „Wunderpunkt"), bleibt Regina zurückhaltend. Die Freude, schwanger zu sein, lässt sie nur häppchenweise zu, denn der Ultraschall zeigt ihr erst einmal nur die „Anlage", aus der ein Kind erwachsen *kann*, aber nicht zwangsläufig auch hervorgehen *muss*. Ähnlich wie Michaela rekurriert auch Regina auf ihre eigene Interpretationsfähigkeit: Erst als sie bei einem weiteren Ultraschalltermin mit ‚eigenen Augen', d.h. ohne ärztliche Hilfe, auf dem Schirm ein ‚Kind' sieht, ist auch ein Kind *entstanden*. Für sie bekräftigt erst dieses Bild – als dritte Instanz nach Test und ärztlicher Diagnose – ihre werdende Elternschaft. Die gleiche Bedeutung für die psychische Realisierung der Schwangerschaft haben die Bilder auch für Janice:

Drei Tage nach dem Schwangerschaftstest, als wir da waren, da haben wir auch wirklich das tollste Ultraschallbild bekommen, weil da sieht man einfach das Kind so komplett im Bauch liegen, aus dem Profil, man sieht das Gesicht, man sieht die Arme, man sieht den ganzen Körper, also inklusive Beine, inklusive *Füße!* Zehen sogar! Bei diesem allerersten Bild in der achten Woche, das ist echt das Beste, und das war total beeindruckend, und klar, da hat es wirklich auch noch mal durch die Sichtbarkeit irgendwie an Realität gewonnen. (Janice, 27, Pädagogin)

Die Erzählungen deuten an dieser Stelle an, dass die Attraktivität der sonografischen Darstellung mit ihrer Ikonizität steigt. In dem Maße, in dem die Bildzeichen als ,humanoide' Gestalt angesehen werden, hat das Sonogramm das Potential, die Schwangerschaft zu katalysieren. Dies bedeutet aber auch, dass die Bilder nach diesem Bedeutungsaufschwung an Reiz verlieren können, wenn die sonografische Körpergestalt im weiteren Schwangerschaftsverlauf durch Körperfragmente ersetzt wird. Davon berichtet auch Madita. Ihre Seherwartungen wurden beim ersten Ultraschall übertroffen, jetzt, beim zweiten werden sie enttäuscht:

Als ich zum nächsten Ultraschall gegangen bin, hatte ich ja schon ungefähr gewusst, was auf mich zukommt, oder was ich sehen werde. Was mich ein bisschen enttäuscht hatte, war, dass ich's nicht mehr so *gut* gesehen habe. Also beim ersten Ultraschall, da war das halt auf dem Bild das Baby. Und beim zweiten, weil's einfach schon größer war, weil's nicht mehr auf das Bild gepasst hat, da hat der den Kopf vermessen und den Oberschenkel vermessen (I: Du hast also keinen Körper mehr gesehen?). Ja, den Körper sieht man schon, aber halt nur in Bruchstücken, in Teilen, Kopf und Füße, also Einzelstücke nur noch, nicht mehr komplett. (…) Ich bin generell sehr vorsichtig mit solchen elektrischen und elektronischen Sachen. Und da gibt's ja auch einige Gegner, also eben viele, die sagen, es ist für das Kind nicht wirklich der Hit. Das ist so laut wie im U-Bahnschacht für das Kind, wenn der Ultraschall da drüber geht. Darum habe ich gesagt, ich lass wirklich nur die drei Ultraschalle machen. (…) Beim ersten Ultraschall, das hat sich ja bewegt. Ich hab' gesagt, ich hab' den Arm gesehen. Dann hat die Ärztin gesagt: ,Schauen Sie mal, das winkt schon.' *Ich hab' das Gefühl gehabt, dass es zusammenzuckt* (ernst gesprochen). Das hat so eine richtige *schnelle* Bewegung gemacht. Und aufgrund von dem hab' ich nachgeschaut im Internet, und da war eben auch drin gestanden, dass es so laut ist. Und dann hab' ich gesagt: ,So jetzt lass' ich mir nix mehr machen.' (Madita, 38, Kauffrau)

Das komplette Baby, das Madita bei der vorhergehenden Untersuchung gesehen hatte, ist nun verschwunden. Sie geht jetzt sogar auf Distanz zur Sonografie: Beide, die Ärztin und sie interpretieren die Bewegung des ungeborenen Körpers als ,Re-aktion', doch sie attribuieren sie unterschiedlich: Die Ärztin bietet eine auf Reziprozität rekurrierende kommunikative Geste (Winken) an und will sich mit dieser Fiktion wohl auf elterliche Kontaktwünsche einlassen, Madita sieht in der Bewegung jedoch keine soziale Verhaltensweise, sondern eher – ganz naturwissenschaftlich – eine Reiz-Reaktions-Folge (Schmerz), die sie auf die Wirkung der Schallwellen zurückführt.

Dass die Begeisterung für das Sonogramm mit der Gestaltförmigkeit der sonografischen Schattenflächen zusammenhängt und entsprechend sukzessive versiegen kann, erzählen auch Klara und Paula:

> (I: Du sagtest, jetzt interessiert Dich Ultraschall nicht mehr so?) Weil man nichts mehr sehen kann. Vielleicht irgendwie eine Hand oder so, also so ein Körperteil, was so ganz interessant ist, ne? Also der Kopf, da siehst du nur eine riesengroße Beule. Und mehr kannst du da nicht erkennen. Also dann eine Hand zu sehen oder einen Fuß, des find' ich ganz interessant. Aber anfangs haste halt das ganz Kind sehen können. Dann auch, wie's größer geworden ist. Und jetzt passt's halt nicht mehr drauf. Und jetzt ist einfach diese anfängliche Faszination weg. (Klara, 24, Studentin)

> Die haben diesmal wieder nur die Bilder gemacht, die für die Akten sind, wo man eigentlich nichts erkennt, sondern nur einen Kreis, und das ist dann der Kopf, oder einen komischen Flecken, und das ist dann das Herz oder so. Aber man sieht leider nicht mehr die Bilder, wo man ein ganzes Baby sieht. Also das ist schade, weil es gibt nicht mehr so das Baby-Fernsehen, sondern jetzt wird halt die Aorta gezeigt. Ich meine, das ist auch gut, zu sehen, dass alles in Ordnung ist, aber letztendlich ist das ja, hmmm, nichts Süßes. (Paula, 23, Studentin)

Klara und Paula beurteilen das ‚Baby' auf dem Bildschirm daraufhin, wie gut, d.h. ‚babyähnlich', es zu sehen ist. Und ein ‚Baby' ist eben auch ein „ganzes Baby". Die Ansprüche der beiden korrespondieren mit denen, die für gewöhnlich an Personenfotografien gerichtet werden: Sie sollen *die Person* zeigen. Doch bei Fotos bedeutet dies nicht notwendig, dass es sich dabei um eine Ganzkörperaufnahme handeln muss. Das Passbild zeigt ausschließlich den Kopf und das Gesicht der Person. Bei Bewerbungsfotos darf (und soll) etwas mehr Körper (in der Regel der Oberkörper bis zur Brust) mit auf dem Bild sein. Beide, das Pass- und das Bewerbungsfoto, vermitteln dem Betrachter die Information *‚das bin ich'*. Ist jemand auf Urlaubsreise und lässt sich vor einer Sehenswürdigkeit ablichten, ist meist nicht nur der Kopf zu sehen. Urlaubsbilder sind Erinnerungsfotos, die etwas ganz anderes aussagen, nämlich *‚ich war da'*. Auch Familienfotos werden zu Erinnerungszwecken gemacht. Dabei wird ebenfalls darauf geachtet, dass etwas mehr Körper mit aufs Bild kommt: Stehen die Personen, kann auf einen Teil der Beine verzichtet werden. Sitzen sie, reicht es, wenn nur der Oberkörper mit im Bild ist. Was aber auf keinen Fall fehlen darf, ist der Kopf, denn dann ist das Bild ‚nichts geworden', weil der Kopf als ‚pars pro toto' der Person gilt. Dies kann weder ein Arm noch ein Bein leisten. Wie viel an Körper pränatale Sonogramme darstellen, entscheidet aber nicht nur der Arzt, sondern auch die technischen Möglichkeiten. Werdende Eltern ziehen Ultraschallbilder jedoch häufig – ganz unabhängig von der ‚Körpermenge' – als Stellvertreter für das Wesen, das unterwegs ist, heran (Hockey/Draper 2005). Entsprechend sind Sonogramme sowohl Gegenwartsbilder mit Erinnerungsfunktion als auch Zukunftsbilder, denn mit der Botschaft *‚ich-bin-(schon)-da'* kündigen sie den Eltern das künftige Familienmitglied an. Im Hinblick auf diese doppelte zeitliche Bindung können die aufeinanderfolgenden Ultraschalluntersuchungen eine lebensweltliche relati-

onale Bedeutung bekommen, indem sie zu Gelegenheiten für ein ‚Wiedersehen' mit dem Kind werden:

> Du gehst ja alle vier Wochen zu deinen Untersuchungen und da siehst du dann am
> Ultraschall auch, wie sich das Kind entwickelt. Am Anfang ist es sehr, sehr krass,
> weil die Sprünge halt extrem sind. Beim ersten Ultraschall siehst du halt nur so/
> wie eine Murmel sieht das aus, oder wie so eine Erdnuss. Und dann gehst du zum
> nächsten Ultraschall, und dann siehst du, dass diese Erdnuss einen Herzschlag hat.
> Und dann gehst du zum nächsten Ultraschall, und dann hat's auf einmal Arme und
> Beine (lacht). Also das finde ich halt einfach extrem. Dieser Sprung von Erdnuss mit
> Herzschlag hin zu (lacht), was ausschaut wie ein Kind – mit Armen und Beinen. (I:
> Also da spielt mehr rein, nicht nur, es ist gesund und so, sondern auch, dass man
> was sieht?). Schon. Zumindest am Anfang. Jetzt wo ich es halt einfach sehe und
> spüre, da sind diese Termine beim Arzt eher so: Ist es gesund? Wächst's fleißig?
> Oder ist es zeitgerecht entwickelt oder fehlt mir irgendein Stoff? Aber man ist am
> Anfang mehr als jetzt/ aber so ein zwei Tage bevor man den Termin hat, ist man
> immer schon ein bisschen hibbelig. Nicht, weil man Angst hat oder weil man sich
> Sorgen macht, sondern das ist so ein bisschen wie Weihnachten. Wo du dir dann
> denkst, ‚Mensch toll morgen sehen wir uns wieder.' Ich mein', ich hab's die ganze
> Zeit dabei, das Kind. Aber das ist so dieses ‚okay morgen sehen wir uns wieder.' Ja,
> in meinem Fall ist es jetzt so, weil ich einfach einen guten Schwangerschaftsverlauf
> hatte, ohne Beschwerden. Ich hatte nie Schmerzen, oder so. Dann gehst du da mehr
> so einfach aus dem Grund hin, dass du dich mal wiedersiehst (lacht). (Heike, 30,
> Zahnärztin)

Die Signifikanz des Sehens nimmt für Heike mit Beginn der Kindsregungen
ab, die Arztbesuche werden dann nur Kontrolltermine, um sich der Gesundheit des Ungeborenen zu versichern. Doch gerade weil die Schwangerschaft
beschwerdefrei verläuft, können für sie die Sonografien überhaupt zur elterlichen Begegnung mit dem Kind werden. Dass sie den Blick auf den Schirm als
reziproke soziale Begegnung beschreibt („toll, morgen sehen wir uns wieder") impliziert ein *Gesehenwerden*, also die Vorstellung einer sozialen Erwi-
derung.

Während für Heike der Monitor eine Art Fensterscheibe wird, ist er für Nadine ein Guckloch:

> Eigentlich gibt's ja nur drei Ultraschalluntersuchungen von der Krankenkasse be-
> zahlt, dann gibt's ja die Option, mehr machen zu lassen. Ich wollt' das immer, weil
> ich das viel zu spannend fand, zu gucken, was mein Kind jetzt macht, wie er dann
> da rumgezappelt hat. Ultraschall fand ich toll. (Nadine, 31, Tontechnikerin)

Nadine ist begeisterte Ultraschallkonsumentin, für die der Monitor zu einer
Art ‚Babyskop' wird, das sie ihr Kind ‚unvermittelt' sehen lässt – ähnlich wie
eine Mutter, die ab und zu einen Blick ins Kinderzimmer wirft, um zu kontrollieren, was der Sprössling gerade tut. Heike und Nadine ermöglicht der
Bildschirm nicht nur, einen Blick auf das Kind zu werfen, er verschafft ihnen
auch einen ‚Zeit-Raum' für die Begegnung: So lange der Blick auf dem Sonogramm weilt, verbringen sie Zeit mit ihrem Kind.

Ganz anders ist das bei Hanni und Pia. Deren Interesse richtet sich auf eine umfassendere *Entwicklung*, die die aktuelle Zeit und selbst das einzelne Kind übersteigt:

> Das is' irgendwie faszinierend, also das is' irgendwie total schön, wenn man weiß, dass irgendwie da was wächst, dass Leben entsteht. Das is' total schön, eigentlich. Also da freut man sich eigentlich total. Also ich hab' des irgendwie faszinierend gefunden. Ich denk' mir immer wieder, dass aus so was ein Leben entsteht, aus so kleinen Teilen (lacht). Ja, das is' total schön. (Hanni, 35, Erzieherin)

> Beim ersten Mal da hat die Ärztin gesagt, das Herz schlägt. Also da hat man ganz wenig gesehen – (denkt nach) der erste Gedanke war dann, dass ich dachte, da ist wirklich neues Leben da, also das ist mir dann auch das erste Mal so richtig bewusst geworden, da entsteht wirklich neues Leben. Da hat man so richtig gesehen, wie das Herz so pocht (I: Hast du das alleine gesehen?) Nein, die Ärztin hat das schon erklärt, ich hätte das nicht erkannt (I: Und was hast du gefühlt in dem Moment?) Also es ist eher so (denkt kurz nach) Verwunderung, aber auch irgendwie (Pause) hmm, wie soll ich das erklären, auch irgendwie Demut vor der Natur, was da eigentlich möglich ist. Es ist ja wie ein Wunder. Auch später, als ich die Bilder gesehen habe, dass ich dachte, das ist ja wirklich ein Wunder. (I: Hast du dich nach der Untersuchung anders gefühlt?) – Ja, ich war so aufgeregt, also so, was kommt jetzt noch? Also ich sehe das Herz, dann denkt man, okay, was kann ich jetzt noch sehen, wie wird sich das noch entwickeln. Das ist so, wie wenn man ein Wunder beobachten würde. (Pia, 38, Psychologin)

Für Hanni und Pia hat das Sonogramm eine über die aktuelle Verbildlichung des Ungeborenen hinausgehende Bedeutung. Der Monitor hat für sie nicht ‚Abbildfunktion' (sie suchen nicht ihr Kind darin), die Bildpunkte sind vielmehr Symbole, sie stehen also für etwas anderes. Die Bildtechnik wird hier nicht als ein Instrument angesehen, mit dem die Natur ‚entzaubert' und demystifiziert wird. Im Gegenteil, sie mystifiziert, statt transparent zu machen. Doch gerade deshalb kann sie Hanni und Pia etwas ‚vor Augen' führen, nämlich einen Moment im Prozess der Entstehung des Lebens. Dank der Technik wohnen sie als Augenzeuginnen dem „Wunder" der Natur bei, dem man entsprechend mit „Demut" begegnet. Für Hanni lässt sich dies scheinbar auch schwer in Worte fassen (worauf die häufige Verwendung der Modalpartikel „irgendwie" hinweist). Pia spricht dagegen sehr bedacht, ja fast ehrfürchtig. Ihre Ausdrucksweise ist wohlüberlegt, immerhin lässt sie sich auch entsprechend Zeit, um ihre Eindrücke zu verbalisieren. Es ist also nicht – wie bei anderen Schwangeren – ein visueller Momenteindruck, der sie beide fasziniert, sie ‚bewundern' das, was sich ‚hinter' den Bildzeichen verbirgt.

Bilder des Eigenen, Bilder für Andere

Die Rezeption von Ultraschallbildern variiert also mit einer Reihe von Parametern, darunter vor allem dem Zeitpunkt der Sonografie im Schwangerschaftsverlauf und der Deutung der Zeitlichkeit des Geschehens. Hinzu kommt ein weiterer wichtiger Faktor: die soziale *Positionierung* der Bildrezipienten zur Schwangerschaft.

Hierzu ist zunächst eine im Schwangerschaftsverlauf wachsende Sozialisation von Schwangeren in die Bildrezeption festzustellen. So wie sich der ungeborene Körper im Zuge der Schwangerschaftszeit durch sein Wachstum verändert und entsprechend in unterschiedlichen Manifestationsformen sonografisch artikuliert wird, so verändert sich auch mit der Anzahl der durchgeführten Sonografien die Fähigkeit Schwangerer, die grauen Flächen auf dem Monitor als Körperteile zu deuten. Dieser Effekt lässt sich vor allem an ,Schwangerschaftsroutiniers' wie Rebecca feststellen, die ihr fünftes Kind bekommt:

> Am Anfang war ich immer beim Arzt um zu wissen, ob die Schwangerschaft halt richtig sitzt, deswegen war ich da. Und auch zu wissen, dass es hoffentlich nur eins ist. Das muss jetzt nicht unbedingt sein, Zwillinge würden wir auch nehmen, aber gut. In der Mitte war's halt auch schon zu gucken, grad' dadurch, dass wir halt zu Hause entbinden wollen, ist das Herz in Ordnung? Vor allem, dass da nicht direkt irgendwas gemacht werden muss, was halt dann doch ja, lebensentscheidend sein kann, wenn man das nicht weiß. Manche Sachen, wenn man sie nicht weiß, okay. Das ist das Risiko ,Leben', das nehmen wir in Kauf, aber manche Sachen, wenn man das vorher weiß, das ist ja doch einfach gut. Aber halt nur dieses im kleinen Rahmen, keine Feindiagnostik. Und den letzten Ultraschall, den lasse ich dann im Endeffekt dann noch mal machen, um wirklich sicher zu gehen, dass das Kind mit dem Kopf nach unten liegt. Steißlage möchte man nicht gern' zu Hause bekommen. (Rebecca, 30, Studentin)

In Bezug auf familiale Erwartungen erscheint Rebecca ausgesprochen pragmatisch-distanziert. Ihr primäres Anliegen ist nicht, ,ihr Kind' zu sehen. Ihr Sehinteresse entspricht aber auch nicht dem der Pränatalmedizin, der daran gelegen ist, die Körper Ungeborener ,en detail' auf mögliche Fehlbildungen zu inspizieren. Die Sonografie hat für sie stattdessen einen vergleichsweise einfachen Zweck, der an die Anfangszeit der Ultraschalldiagnostik erinnert, als diese noch in den ,Kinderschuhen' steckte: Sie ist ein Instrument, um die Schwangerschaft zu lokalisieren, um Mehrlinge auszuschließen und um für die geplante Hausgeburt gewappnet zu sein.

Wichtiger als der mögliche Anspruch, mit der Eigenzeit der Schwangerschaft bzw. mit der Zahl der Schalltermine *mehr* sehen zu können, schien unseren Informantinnen aber ein anderer Anspruch: Sie erwarten, das eigene Kind *besser* als andere Schwangerschaftsteilnehmer sehen zu können:

> Ist natürlich sehr spannend zum Ultraschall zu gehen, also hätt' ich mir jetzt auch gar nicht so gedacht. Ich saug' da die Bilder auf, weil beim eigenen Kind sieht man das auch irgendwie viel mehr (lacht). Ja, also die Ärztin *scannt* ihn dann so ganz ab. Und ja, da sieht man dann das ganze Kind. Also von links angefangen, rechts rüber und ja, alle Details. Und er schwimmt auch immer viel und dreht sich und *macht*, also sie sagt immer: ,Es ist schwer, den da im Bild einzufangen, weil er ganz *aktiv* ist.' Aber es ist natürlich immer *hochspannend* und auch grade jetzt, wo's langsam mal so nach Baby aussieht. So am Anfang mit diesem riesigen Kopf und diesem kleinen Körper, sieht ja schon ein bisschen seltsam aus. Aber trotzdem, man *sieht* das irgendwie, und man kriegt nachher den Ausdruck mit und dann *sieht* man das

auch. Und wenn ich damit zu meinen Eltern laufe oder zu meinen Kolleginnen, dann muss ich denen erst mal erklären, wo oben und unten ist. Also irgendwie so beim Eigenen kann man's besser erkennen. Schon des erste Bild in der achten Woche, wo's eigentlich nur so ein Fingernagel war, aber da hat auch mein Mann gesagt: ‚Das ist doch eindeutig, das ist der Kopf und das ist die Nabelschnur', also ganz interessant. Wenn's einen selbst betrifft, ist das wieder ein *ganz* anderes Wahrnehmen. (Marie, 25, Finanzwirtin)

Maries Begeisterung hängt zwar mit dem Aufscheinen einer Körpergestalt in den grauen Flächen auf dem Sonogramm zusammen („jetzt, wo's langsam mal so nach Baby aussieht"), doch auch schon vorher, als das Ungeborene noch „seltsam" und nur „so ein Fingernagel" war, beansprucht sie für sich und ihren Mann die Fähigkeit, Körperteile auszumachen. Sie führt dies nicht auf eine mit der Reihe von Sonografien wachsende Kompetenz zur Bilddechiffrierung zurück, sondern auf ihre elterliche Beziehung zum Bildgegenstand: Es ist nicht *irgendein* Ungeborenes, das es zu sehen gibt, sondern *ihr* Kind („weil beim eigenen Kind sieht man das auch irgendwie viel mehr").

Auch Janice rekurriert auf diese besondere Relevanz des *eigenen* Kindes, wenn sie ihre Begeisterung für die Bilder vom schwächeren Interesse „anderer Leute" abgrenzt:

Also, für *mich* ist es gut zum Ultraschall zu gehen, weil ich kann genug erkennen und so weiter, und mich interessiert es auch einfach, die einzelnen Körperteile zu sehen. Aber ich glaub', andere Leute interessieren sich nicht so dafür, wenn da ein Oberschenkelknochen gemessen wird. (Janice, 27, Pädagogin)

Marie und Janice beziehen ihre Wahrnehmung des Ungeborenen nicht auf die Sichtweise sonografisch geschulter Ärzte, sie setzen sie in Relation zu der anderer Schwangerschaftsteilnehmer. Dabei sind auch die *Bildausdrucke* von Bedeutung, die viele Ärzte ihren Patientinnen nach der Sonografie mitgeben. Sie stellen den Untersuchungszeitpunkt gewissermaßen still und machen den situativen Eindruck über den erinnerten Moment hinaus ‚transportabel'. Ausgedruckte Bilder sind aber nicht nur ärztliche Offerten an die familialen Erwartungen der Patientinnen, sie sind für diese auch Optionen, um ein Schwangerschaftspublikum visuell zu beteiligen. Es stellt sich daher die Frage, ob, wann und warum Schwangere auf diese Gelegenheit zurückgreifen oder nicht. Die Forschung hat hier, wie eingangs dargestellt, eine recht rege Bilderverbreitung im sozialen Umfeld werdender Elternpaare festgestellt (s. etwa Sänger 2010, Palmer 2006). Wir fanden in unserem Sample aber auch starke Distinktionen von diesem ‚Hype':

Die Bilder sind bei uns in einem Babyordner, wo alles so mit Arztrechnungen mit drin ist. Weißte, ich hab' jetzt so einen Ordner gemacht, hab' ich ‚Baby' drauf geschrieben und da kommt jetzt das, was wirklich diese Untersuchungen betrifft und die Ergebnisse, die jetzt nicht in den Mutterpass eingetragen werden, die kommen alle dann da rein. Und da hab' ich jetzt auch die Bilder rein getan. (...) Also, was mich auch noch ein bisschen beschäftigt, wenn ich von anderen Schwangeren beziehungsweise über verschiedenste Ecken höre, was die alles so haben und machen und gemacht kriegen. Die eine hat Filme von ihrem Kind. Aus dem vierten Monat. Und dann fragen die ‚macht ihr das auch?' So ganz selbstverständlich ist das dann für die, die Frage, ja? Wir so ‚nö.' Ist man da jetzt schlecht deswegen? Muss ich das separat bezahlen? Bin ich jetzt irgendwie minderbemittelt, weil ich sowas nicht habe? Ich hab' mir auch nie Gedanken darüber gemacht. Ich find's jetzt auch nicht so tragisch, wenn ich nicht zwanzig Bilder hab', sondern nur fünf. Ich find's schon so ein bisschen doof, wenn die andern so sagen: ‚Ich hab' schon sechs Bilder' oder ‚wir haben auch da noch zusätzlich und diese und jenes.' Dann fängst du halt wieder an, drüber nachzudenken: Muss ich das, brauch ich das, will ich das alles? Was ist, wenn ich das nicht habe? (Regina, 28, Studentin)

Ordner sind Aufbewahrungssysteme, in denen in der Regel wichtige Dokumente abgelegt und meist nach Sparten sortiert werden. In einem Versicherungsordner sind z.B. alle Versicherungspapiere eingeheftet, im Autoordner befindet sich der Fahrzeugbrief, sämtliche Rechnungen über Kauf und Reparaturen, Kundendienstquittungen oder TÜV-Belege. Eine ähnliche Funktion hat auch Reginas „Babyordner". Er ähnelt aber auch einer privaten ‚Akte' wie sie chronisch Kranke häufig zuhause anlegen, um Arztbriefe oder Untersuchungsbefunde zu sammeln. In Form einer Akte wird die Krankheit – bzw. hier: das Ungeborene – vom Körper bzw. der Person ‚entäußert' und damit zu einem Objekt, das man vor sich liegen hat (und nicht nur in sich trägt). Regina distanziert sich auch vom Bilderhype ihres Bekanntenkreises, doch zugleich verunsichert er sie, denn visuelle ‚Indizien' des ungeborenen Kindes scheinen unter Schwangeren wie Statussymbole gehandelt bzw. wie Trophäen gesammelt zu werden. ‚Gute' Eltern zu sein, beginnt nicht notwendig erst nach der Geburt, schon die pränatale Elternschaft wird entsprechend performiert und zelebriert. Ein Mittel dazu ist, das ungeborene Kind (ohne Kosten und Mühen zu scheuen) in Form von Bildern ‚auf die Welt' zu holen. Zeigt man diese dann Dritten, kann man ihnen zugleich auch die Aufmerksamkeit dem Kind gegenüber und den elterlichen ‚Umgang' mit ihm demonstrieren. Reginas Verzicht auf zusätzliches Bildmaterial scheint sie diesbezüglich in eine Außenseiterposition zu bringen: Keine Ausdrucke zu horten, ist möglicherweise in ihren Kreisen bereits als ‚pränatale Kindsvernachlässigung' etikettierbar. Marie distinguiert sich auf andere Weise:

Ultraschall wird ja nur drei Mal bezahlt. Die Ärztin hat uns angeboten, jedes Mal diese Ultraschalluntersuchung zu machen, kostet dann aber halt Eigenanteil. Und dann haben wir gesagt: ‚Hmm machen wir des jetzt oder machen wir es nicht?' Wir haben uns dann dagegen entschieden. Also ich hab' gesagt, ich mach' lieber ein paar schöne Schwangerschaftsfotos von dem Geld, ob ich jetzt alle vier Wochen ein neues Bild hab', also diese schwarz-weißen Bilder, nach der Geburt interessiert sich dafür kein Mensch mehr. (I: Es gibt einige Leute, die machen auch so einen 3D-Scan) Also ich glaub', so einen 3D-Ultraschall bietet meine Ärztin gar nicht an. Aber das ist bestimmt was Interessantes, hat auch meine Schwester gemacht gekriegt, bei ihrem zweiten Kind. Und wenn man dann so das Gesicht richtig sehen kann und auch schon so richtige Gesichtspartien, ist das bestimmt sehr spannend. Aber ich weiß auch nicht, ob ich da gesteigerten Wert drauf legen würde, dass ich deswegen jetzt 150 Euro zahle. Das ist halt so eine Neugier, die man vor der Geburt irgendwie hat, aber danach halt ich das auch wieder für nicht mehr so interessant einfach, wenn des Kind da ist und dann weiß ich nicht, wofür ich die DVD noch brauche. Und das kann ich abwarten, wie des Kind nachher so wirklich aussieht und welche *Gesichtszüge* es hat und ob's jetzt mehr von meinem Mann hat oder von mir, das ist jetzt was, das kann ich ganz gut abwarten. (Marie, 25, Finanzwirtin)

Anders als z.B. Kinderfotos, die man vielleicht gerade im Erwachsenenalter mit Interesse (wieder) anschaut, um Erinnerungen wachzurufen, scheinen Ultraschallbilder postnatal an Relevanz bzw. Attraktivität zu verlieren. Einerseits wird der Visualisierung der Schwangerschaft zugeschrieben, den Geburtszeitpunkt partiell vorzuverlegen (Orland 2003), andererseits scheint die Geburt aber weiterhin eine ,gewichtige' Demarkation zu sein, die die vorgeburtliche Phase entwertet – und mit ihr auch die Relikte aus dieser Zeit. Wie oben bereits festgestellt, werden im Alltag gerade von denjenigen Personen Bilder gemacht, die man möglicherweise lange oder gar nicht mehr sehen wird. Das Bild erinnert dann an sie und lässt sie weiter ,da' sein. Pränatalen Aufnahmen liegt dagegen eine auf die Zukunft gerichtete (elterliche und ärztliche) ,Neugierde' zugrunde: Sie vorinformieren über ein erst kommendes Wesen, dessen Ankunft sie zeitlich vorausgehen. Schallbilder sind also aus *zwei* Gründen imaginationsfördernd: (a) nicht nur, weil sie im Gegensatz zu Fotografien vergleichsweise abstrakt sind (Neckermann/Felder 2001), sondern auch (b) weil sie ihren Gegenstand nur ,ungefähr' zeigen, da er sich erst in Zukunft ,wirklich' zeigen wird. Und wenn das Kind dann da ist, werden die Bilder überflüssig – ähnlich wie bei angekündigten Geschenken: Was soll man noch mit dem Bild eines Fahrrads anfangen, wenn man bereits täglich mit ihm fährt?

So sind für Sina Ultraschallbilder auch ausschließlich von Bedeutung, um das Interesse ihres Bekanntenkreises zu bedienen:

Ich hab' was in der Hand, ich kann was zeigen, also die Bilder sind für mich eigentlich nur für die Anderen, dass ich was zeigen kann. Ich selber will ja gar nicht wissen, wie mein Kind aussieht. (I: Warum nicht?) Ultraschall und alles Mögliche wollte ich ja gar nicht. Es wird mir angeboten, ich bin ja auch Privatpatient, ich krieg' ja auch den Spökes bezahlt, aber ich nutze es nicht, weil ich nicht schon vorher sehen will, wie mein Kind aussieht. Wenn ich schon das Geschlecht nicht wissen will, wär's natürlich ein bisschen komisch gewesen, wenn ich wissen wollte, wies vorher aussieht. (Sina, 28, Lehrerin)

Während Regina sich von der Bildnachfrage ihres schwangeren Bekanntenkreises distanziert, jedoch dabei latente Selbstzweifel hegt, geht Sina mit ihrem Desinteresse souverän um. Im Verlauf der Schwangerschaft wird zwar der Bauch groß und damit durchaus als Schwangerschaftszeichen signifikant. Er taugt aber nicht, um die Seherwartungen Dritter zu befriedigen. Um ihnen das *Kind* zeigen zu können, muss man etwas „in der Hand haben", und diese Funktion erfüllen idealerweise Ultraschallbilder.

Anders ist das für Karl, der einem befreundeten lesbischen Paar mit seiner

Samenspende zur Schwangerschaft verholfen hat und ‚drittes Elternteil' wird, aber nicht mit dem Paar zusammenlebt. Damit ist er ganz anders zur Schwangerschaft positioniert. Er erlebt und spricht eher von ihrem ‚Rand' her und gehört damit zu jenen, deren Erwartungen von Bildern befriedigt werden können:

> Bei den 3D-Bildern sieht man, dass es Gestalt annimmt. (I: Gab es einen Zeitpunkt, wo Sie für sich gesagt haben, jetzt ist es so richtig real für mich?) Also der Zeitpunkt, wo sie [das Mütterpaar] mir die Bilder gezeigt haben. Das hab' ich dann abfotografiert, also das 3D-Bild war von der Farbe her genial (er sucht im Handy nach dem Bild), also dass der Körper schon erkennbar ist, also das hat mich dann ein bisschen umgehauen, also da ist jetzt tatsächlich nicht bloß drei Zentimeter Irgendwas oder so. Es ist nicht so ein Ultraschallbild, wo man nix drauf erkennt. Ich hab' ein neues Foto vom Ultraschall, aber das war sehr schlecht, also das ist kein 3D, da war ich ein bisschen enttäuscht, weil ich's nicht gut fand. Bei dem 3D, da denkt man, okay, das ist so ein Beleg, so ein Beweis, also es ist nicht imaginär. Das hab' ich natürlich dann auch jedem geschickt gleich (lacht), genau. (Jetzt hat er das gesuchte Bild im Handy gefunden, er zeigt es mir, wir schauen beide interessiert auf das Display). Ich dacht' nicht, dass es so absolut der Hammer ist. Und die Ärmchen. Das schaut jetzt wesentlich besser aus als das andere 2D-Bild, das sie mir jetzt mitgebracht haben, da erkenne ich nix drauf. (I: Man sieht die Kontur) Ja. (Karl sucht noch nach einem anderen 3D-Bild im Handy). Das ist ein bisschen schlechter. Das andere, das ich jetzt am Freitag bekommen habe, schaut so ähnlich aus wie das hier (er zeigt mir ein 2D-Bild), da kann ich ein bisschen weniger damit anfangen, weil's irgendwie so, – nee. Aber da (holt die 3D-Aufnahme noch mal her) ist es einfach schon so, wie man's eigentlich im Arm halten möchte und könnte, wo ich mir denk', wow, ich freu' mich drauf, wenn ich's dann wirklich einfach halten darf. (Karl, 40, Gastwirt)

Karl steht nicht – wie Väter in geschlechtsungleichen Lebensgemeinschaften – in täglichem Kontakt mit der Schwangeren. Ihm bleiben also im Sinne von Draper (2002) vor allem die Bilder, um sich das ungeborene Kind ‚näher zu bringen'. 3D-Aufnahmen sind für ihn nicht nur ‚Anschauungsmaterial', das er wie Portraitaufnahmen behandelt, sondern auch Indizien mit Beweisfunktion, dass das Kind und mit ihm auch die künftige Vaterschaft ‚real' sind. Aufgrund des plastischen Aussehens der 3D-Bilder muss er nicht mühsam Körperteile deutend darin *suchen*, sondern kann sie einfach *sehen*. Er sieht aber mit ihnen nicht nur einen Körper, sondern bereits sein Kind, so wie er es später „im Arm halten möchte".

Für Björn, der mit seiner Frau zusammenlebt, hat dagegen die kindliche Körpergestalt auf dem Bildschirm noch nicht mal *in* der Ultraschallsituation etwas mit *seinem* Kind zu tun:

> (I: War das Sehen für dich so ein Moment ‚jetzt kann ich's sehen', so in der Art?) Also dass es mein Kind ist, das überhaupt nicht. Also über Ultraschall seh' ich das nicht, das Kind schaut genauso aus wie jedes andere auch, das ist einfach *ein* Kind, *ein* kleiner Mensch. Das war mir wichtig auf den Bildern, ja? Deswegen sind die Bilder gemacht worden, ja? (...) Dass das dann praktisch – ja – in meiner – Frau –

drinnen lebt, ja? Dafür brauch' ich meine Frau, nicht die Bilder. Dass das in dem Bauch drin wohnt, ja? *Das* ist das Schöne. Also nicht die Bilder. (Björn, 28, Zahnarzt)

Der Monitor zeigt Björn einen Vertreter der menschlichen Spezies. Ultraschall ,untersucht' nur, eine *soziale* Bedeutung hat er für ihn nicht. Er braucht die Visualisierung weder als Substitut für die fehlende körperlich-leibliche Schwangerschaftserfahrung noch als Vehikel, das ihm die Vaterwerdung erleichtert. Seinem Kind kommt er nur über den haptischen Kontakt zum Körper seiner Frau nahe, die Visualisierung trägt dazu nicht bei.

Zwischenfazit

Resümieren wir diesen Abschnitt: Schwangere erwarten nicht nur, die Schwangerschaft in sich zu spüren (Kap. 2), auch die Sonografie versetzt sie in einem Zustand des spannungsvollen Erwartens: Sie *warten* auf den Moment, wo sie ihr Kind auf dem Bildschirm zu sehen bekommen, weil sie *erwarten*, dass es dort – über kurz oder lang – *zu sehen ist*. Dies motiviert sie auch, das Kind in den sonografischen Bildzeichen zu suchen, um es schließlich – mit ärztlicher Hilfe oder mit den eigenen Augen – dort zu finden. Die Erzählungen der InformantInnen bringen jedoch recht verschiedene Erfahrungen mit der pränatalen Sonografie zum Vorschein: Neben Ultraschalleuphorie werden auch Zurückhaltung und Skepsis geäußert. Die Bilder werden genutzt, um aktuale Begegnungen oder ,höhere Bedeutungen' zu suchen. Ein wesentlicher Faktor beim Erleben der Ultraschalluntersuchung ist dabei der *Zeitpunkt*. Eine häufig geäußerte Klage der Schwangeren betrifft das sukzessive ,Verschwinden' des Kindes im Laufe der Schwangerschaftszeit, denn je mehr das Ungeborene sich *zum Körper* entwickelt, desto weniger ist es *als Körper* auf dem Monitor zu sehen. Einerseits sind für werdende Eltern Körperfragmente (Kopf, Rumpf, Arm- und Beinansätze) gerade am Anfang der Schwangerschaft im Sinne eines ,pars pro toto' elementar, um überhaupt ein ,Kind' auf dem Schirm ausmachen zu können. Andererseits büßt die sonografische Darstellung ihre Sehenswürdigkeit ein, wenn später *nur noch* Körperteile zu sehen sind. Die Schaulust nimmt damit einen kurvenförmigen Verlauf, sie gleicht einer Parabel, die sich nicht linear zur anatomischen Entwicklung des ungeborenen Körpers verhält, sondern mit der Konstruktion variiert, die der Ultraschall im Schwangerschaftsverlauf von diesem Körper macht: Sie steigt, wenn ,etwas' zu sehen ist (z.B. eine amorph geformte Gestalt), sie erreicht ihren Höhepunkt mit einem auf den Bildschirm ,zugeschnittenen' Kindskörper (ein ,Baby'), und sie sinkt dann wieder ab, wenn dieser Körper aus dem Monitor ,herausgewachsen' ist und nur noch Teile davon (z.B. Extremitäten) darstellbar sind.

Den Erzählungen ist außerdem ein *Distinktionsbedürfnis* zu entnehmen, das offensichtlich auf die Anforderung reagiert, die Sonografie als ein ,Highlight', erleben zu sollen. Indem die Informantinnen die Untersuchung jeweils für ihre Zwecke in Anspruch nehmen und sie auf ihre eigenen Bedürfnisse ab-

stimmen, wird sowohl die Schwangerschaft als auch ihre Trägerin individuiert. Dies zeigt sich auch beim Umgang mit den ausgedruckten Bildern. Sie
können medizinische Belege, Erinnerungs- und/oder Zukunftsbilder sein,
immer wieder werden sie aber auch zu Vorzeigegegenständen, um mit ihnen
die Neugier des Schwangerschaftspublikums zu stillen, die sich seinen Infor-
mationsansprüchen in Bezug auf das Schwangersein (s. Kap. 3) hinzugesellt.
Die Bandbreite der Erzählungen zeugt von den hohen Erwartungen, die übli-
cherweise an den vorgeburtlichen Ultraschall gerichtet werden. Diesen Erwartungen wird in der Regel mit mehr oder weniger positiven Reaktionen
entsprochen, es gibt aber auch werdende Eltern, die ihnen mit einer von Sach-
lichkeit bzw. Rationalität geprägten Einstellung die Stirn bieten.

4.3 Bildproduktion:
Wie ,Kinder' gemacht werden – ein Situationsportrait

Bisher sind wir weitgehend der Strategie der vorhandenen Studien zum pränatalen Ultraschall gefolgt und haben uns von Schwangeren erzählen lassen,
wie sie die Untersuchung vor dem Hintergrund ihrer jeweiligen Erwartungen
und Interessen erlebt haben. Interviews eignen sich gut, um Bildrezeptions-
forschung zu betreiben: Man kann die Bedeutung untersuchen, die der Blick
auf den Monitor für werdende Eltern hat, und man kann sich über den elterlichen Umgang mit dem Bildmaterial informieren. Gespräche mit Schwangeren
sind jedoch nicht hinreichend, wenn es darum geht, etwas über die *situative
Produktion* der Bilder in Erfahrung zu bringen. Dafür müssen die Ereignisse
im Untersuchungsraum beobachtend rekonstruiert werden. Die Forschung
hat das bislang nur unzureichend geleistet. Wie wir bereits zu Beginn des Kapitels dargelegt haben, waren zwar Mitchell (2001), Roberts (2011) und
Kroløkke (2011) bei sonografischen Untersuchungen anwesend, doch angelehnt an die alltagsweltliche Selbstverständlichkeit, dass das Kind, von dem
die Beteiligten sprechen, mit dem Fötus auf dem Bildschirm identisch ist, galt
ihr Interesse der Personalisierung dieses Ungeborenen, für die sie die ärztlichen Bildkommentierungen heranzogen. Diese wurden dabei als reine Ge-
sprächsmitschnitte dargestellt und damit weitgehend kontextenthoben zum
Gegenstand gemacht. Nichtsprachliche Praktiken (Gestik, Mimik, Körperhal-
tungen etc.), die soziale Beziehung, in die die Teilnehmer zum Zweck des diagnostischen Tuns eingebunden sind, und auch das Sonografieren als praktische Tätigkeit wurden nicht zu Daten gemacht (z.B. in Form von
Beobachtungsprotokollen) und entsprechend auch keiner Analyse unterzogen. Die Situation – und damit der Kontext, in dem die Sprechhandlungen ge-
tätigt werden – wurde also auf die Tonspur reduziert.
Gerade bei klinischen Dienstleistungsinteraktionen, die auf räumlicher
Kopräsenz basieren, ist das Sprechen aber immer eine *situierte Praxis*. Zudem
sind sprachliche und nichtsprachliche Praktiken ineinander verwoben und
aufeinander verwiesen. Viele ärztliche Handlungen können zwar auch

schweigend am Patienten durchgeführt werden, andere sind aber gerade deshalb auf verbale Kommunikation angewiesen, weil die beteiligten Personen sich darüber verständigen müssen, was sie gerade warum an und mit ihren Körpern tun, damit die diagnostische Maßnahme überhaupt durchgeführt werden kann. Gerade wenn die Patienten nicht mittels Narkose aus der Situation ausquartiert sind, müssen jene, die sich an ihnen zu schaffen machen wollen, einen Preis dafür zahlen, indem sie neben der klinischen Aufgabe auch „Gefühls- und Beziehungsarbeit" (Strauss et al. 1980) leisten. So wird auch beim Sonografieren primär *mit* Körpern *an* Körpern gearbeitet und dieses ‚tätige Tun' ist nicht nur der Hintergrund, vor dem verbale Kommunikation stattfindet. Im Gegenteil, es ist letztere, die oft nur ‚Begleitmusik' dessen ist, was Anwesende körperlich miteinander machen (Goffman 1976b). Über eine Situationsbeschreibung, die auf situierte Praktiken setzt und damit auch das Interaktionsgeschehen und mit ihm das körperliche Ausdrucksverhalten der Anwesenden einbezieht, lassen sich daher zwei analytische Vorteile einfahren: Zum einen kann mitverfolgt werden, wie ärztliches (und elterliches) Sprechen von der diagnostischen Tätigkeit evoziert, strukturiert und oftmals auch ‚zum Schweigen' gebracht wird. Zum anderen lässt sich rekonstruieren, wie denn das ‚Kind', das die Schwangeren auf dem Monitor sehen bzw. zu sehen erwarten (und von dem sie uns dann im Interview am heimischen Küchentisch berichten), überhaupt *in situ zustande gebracht* wird.

Um dies zu zeigen, werden wir im Folgenden eine exemplarische Untersuchungssituation dicht beschreiben und analysieren. Dabei rekurrieren wir auf eine umfassende Ethnografie klinischer Ultraschalluntersuchungen (Heimerl 2013). Wir schildern eine Gefäßdopplersonografie, bei der die arteriellen Gefäße des schwangeren und/oder kindlichen Körpers auf ihre Blutflusseigenschaften hin untersucht werden. Im Vergleich zu der rein biometrischen Vermessung des Ungeborenen verlangt sie ein Mehr an ärztlichem Können und Erfahrung, da es nicht nur gilt, eine Körperstruktur (z.B. den Kopf oder die Nabelschnur) sonoanatomisch darzustellen, sondern auch das entsprechende Blutgefäß. Dieses wird dann mit einem Messfenster eingegrenzt, in welchem sich der arterielle Blutfluss idealerweise in Form einer roten bzw. blauen Farbmarkierung zeigt. Anschließend wird das Sonogramm auf die obere Bildschirmhälfte verkleinert und auf der unteren in eine Strömungs- bzw. Pulswellenkurve übersetzt, deren Ausschläge mit einem rhythmisch an- und abschwellenden Rauschen synchronisiert sind. Das ‚Dopplern' verlangt Ärzten eine hohe Konzentrationsleistung ab, weswegen die Untersuchung phasenweise schweigend vonstatten gehen kann. Kommunikativ entlastend wirken zudem zusätzliche grafische Darstellungselemente, die das übliche 2D-Bild teilweise überlagern. Die Monitoransicht büßt damit für den Laienblick an Ikonizität ein. Hinzu kommt, dass der ärztliche Blick bei der Dopplersonografie in ‚die Tiefe' des Körpers gehen muss, um die Blutgefäße ins Visier nehmen zu können. Anders als bei der biometrischen Vermessung, bei der Körperteile (Arme, Beine, usw.) im Zentrum stehen, die der Arzt nachei-

nander ‚anfährt' und kommentiert, gibt es beim Dopplern für die Schwangeren somit deutlich weniger ‚zu sehen'. Der Arzt kann ihr allenfalls erklären,
was er gerade wie und warum tut. Die Beobachtungen in der Klinik haben jedoch gezeigt, dass Ärzte vor allem dann zu ausschweifenden Kommentierungen neigen, wenn sie mit Schallproblemen konfrontiert sind, und die treten wiederum häufig(er) bei den anspruchsvollen Dopplersonografien auf.
Störungen im Untersuchungsablauf können entweder durch einen ungeübten
Arzt bedingt sein, oder sie sind auf anatomische bzw. (patho-)physiologische
Ursachen des schwangeren oder ungeborenen Körpers zurückzuführen.[26]
Im Folgenden wird die Situation der Bildherstellung im Zentrum stehen und
mit ihr die *interaktive Praxis des ‚Kindermachens'*. Wir konzentrieren uns also
auf den *situativen* ontologischen Status des Ungeborenen und beschreiben,
wie er im Verlauf der sonografischen Untersuchung episodisch variiert. Unsere Frage ist, bei welchen Gelegenheiten welche Art Kinder von den Anwesenden (insbesondere von der tonangebenden Ärztin) ‚ins Leben gerufen'
werden, welche Zwecke sie für die Teilnehmer erfüllen, und wie sie (a) mit
dem kommunikativ omnipräsenten künftigen Kind, das in der Wahrnehmung der Beteiligten ständig antizipiert wird, (b) mit dem Sonogramm und
(c) mit ‚dem Bauch' *in Beziehung gebracht* werden. Da es dabei auf die Mikro-
logik sozialer Prozesse ankommt, muss das situative Geschehen detailliert in
der Zeitlupe von Beobachtungsprotokollen[27] dargestellt werden.
Die 35-jährige Rachel (sie ist in der 32. Schwangerschaftswoche) kommt mit
ihrem Mann Paul zur Untersuchung in die Klinik. Die beiden werden zum
ersten Mal Eltern. Rachel hatte vorzeitig Wehen bekommen und leidet zudem
an Schwangerschaftsdiabetes. Es besteht die Gefahr, dass das Ungeborene un-
terversorgt ist und zu früh geboren wird. Deshalb wird sie in engmaschigen

---

[26] Z.B. sind bei sehr korpulenten Schwangeren die Gefäße oft schwerer darzustellen, auch eine
von der Norm abweichende Kindslage und starke Kindsbewegungen können die Durchführung
der Sonografie behindern.

[27] Zur Erklärung der Protokolle: Während der beobachtenden Teilnahme bei den Sonografien
wurden handschriftliche Notizen (‚fieldnotes') angefertigt. Die Sprechhandlungen wurden im
Originalton protokolliert. War dies aufgrund eines hohen Sprechtempos nicht 1:1 möglich, wurden sie nur mitskizziert und anschließend so nah wie möglich am Wortlaut rekonstruiert. Letzte-
res ist in den Protokollen mit einem Stern (*) gekennzeichnet. Betontes wird **fett** hervorgehoben.
Prosodisch auffällig Gesprochenes wird am Ende der Aussage entsprechend charakterisiert.
Wenn nur ein Teil der Aussage auf besondere Weise intoniert wird, wird dieser zwischen Pfeile
(>xxx<) gesetzt und die Beschreibung in Klammern angefügt (z.B. ironisch, kindlich, melodisch
etc.). Wenn ein Wort nicht oder nur unzureichend verstanden wurde, wird dies mit eckigen
Klammern gekennzeichnet und gegebenenfalls der vermutete Wortlaut hinzugefügt, z.B. [unver-
ständlich: Kopf?]. Kurze Sprechpausen werden mit drei Pünktchen gekennzeichnet. Kursiv Ge-
schriebenes gibt die ‚innere Stimme' der Ethnografin in ihrer Rolle als schweigende Teilnehmerin
in der Situation wieder, d.h. ihre Momenteindrücke, Emotionen und Gedanken, die – auf diese
Weise dargestellt – ebenfalls zu grundsätzlich analysierbaren Daten werden.

Abständen einbestellt, um den Durchblutungsgrad bzw. die Widerstände in den kindlichen und mütterlichen arteriellen Blutgefäßen untersuchen zu lassen. Die nun folgende Sonografie, der ein anamnestisches Vorgespräch vorausging, dauert insgesamt etwa vierzig Minuten:

... Die Ärztin hält den Schallkopf an Rachels Unterbauch. „Jetzt machen wir mal die Durchblutungsmessung", sagt Dr. K. Während sie noch den Satz ausspricht, bedient sie bereits mit der linken Hand die Tastatur, worauf ein trapezförmiges Messfenster in die Darstellung eingeblendet wird. Diverse graue Gebilde sind auf dem Schirm zu sehen *(welche Gefäße sie schallen will, hat sie nicht gesagt)*. Sie platziert das Messfenster auf einen kleinen dunklen Bereich. Ihr Blick ist hochkonzentriert, sie sitzt etwas ‚bucklig' und presst auch die Lippen leicht zusammen. Es dauert eine ganze Weile, bis im Messfenster ein winzig kleiner roter Farbpunkt auftaucht, der jedoch auch gleich wieder verschwindet. Erneut beginnt Dr. K. dann mit dem Schieberegler das Messfenster neu zu positionieren. Nach einigen Sekunden ist wieder nur der klitzekleine rote Punkt darin erkennbar. Dann schaltet die Ärztin die Pulswellendarstellung hinzu, die auf der unteren Bildschirmhälfte erscheint, die 2D-Darstellung samt Messfenster ist nur noch auf der oberen Hälfte verkleinert zu sehen. Kaum ist die Kurve auf dem Schirm, klickt Dr. K. sie auch schon wieder weg, die 2D-Darstellung nimmt dann wieder den Bildschirm ein. Wieder versucht die Ärztin das Messfenster zu justieren. Nach einer Weile erst sind ein kleiner roter und ein kleiner blauer Punkt zu sehen, die dann gleich wieder verschwunden sind. Noch einmal bedient sie einen Regler, das Messfenster wird dadurch unwesentlich verschoben. Dann, etwa fünf bis zehn Sekunden später, ist erneut ein kleiner roter Punkt darin zu sehen. Konzentriert beobachtet Dr. K. den Monitor, Rachel schaut auf den Bildschirm an der gegenüberliegenden Wand. Ihr Ausdruck wirkt etwas besorgt, ab und an schaut sie auch kurz zu Dr. K., doch die erwidert den Blick nicht. Paul steht neben der Liege und schaut auf das Gerätedisplay. Erneut schaltet Dr. K. dann die Pulswellendarstellung dazu. Es ist weniger eine Kurve mit Ausschlägen, sondern nur eine wellenförmige Linie *(ihr Vorhaben scheint nicht zu klappen, da sie immer wieder neue Versuche startet. Außerdem sind die Farbpunkte normalerweise größer und ‚fetter', auch die Strömungskurve ist sonst nie so flach)*. „Das Kind hält nicht still", sagt Dr. K., ohne den Monitor aus den Augen zu lassen. Die Ärztin klickt die Kurve dann wieder weg und justiert zum wiederholten Male das Messfenster in der 2D-Darstellung. „Jetzt is'ts ruhiger! >Nettes Kind! Noch nicht geboren, aber schon sehr sympathisch!< (in schmeichelndem Tonfall)", sagt Dr. K., sie richtet sich mit Sprechbeginn abrupt auf, schaut dabei aber weiter konstant auf das Display. Rachel lacht kurz laut auf *(Rachel scheint erleichtert, zumindest wirkt ihr Lachen – im Gegensatz zum besorgten Blick vorher – ‚entspannt')*. Als Dr. K. das Messfenster erneut platziert hat, rundet sich ihr Rücken wieder, ihr Blick fokussiert zunehmend stärker den Bildschirm. Die roten und blauen Farbmarkierungen sind in der 2D-Darstellung jetzt deutlicher zu sehen. Als sie die Pulswelle wieder aktiviert, sind sie jedoch kaum mehr sichtbar, die Ausschläge der Kurve werden sehr flach, das Rauschen ist noch rhythmisch, aber wird ebenfalls leiser. Eine Weile beobachtet die Ärztin konzentriert die Kurve. Dann dreht sie an einem Regler der Konsole, worauf die Amplitude zuerst etwas größer wird, dann aber wieder abflacht. „Ich hätt's halt gern schöner und gleichmäßiger", sagt Dr. K. in künstlich-bedauerndem Tonfall, während sie sich aufrichtet, aber weiterhin aufmerksam auf den Schirm schaut.

„Ich geh' mal auf die andere Seite", fährt sie fort und schiebt zeitgleich den Schallkopf auf eine neue Stelle auf Rachels Bauch. „Vielleicht finde ich eine Stelle, wo Ihr
Kind nicht so gegentrampeln kann,... vielleicht haben wir da mehr Glück", sagt sie
ergänzend, ohne die Augen vom Schirm zu nehmen. Auch Rachel und Paul schau-
en konstant zum Monitor. Wieder ist zuerst nur die 2D-Darstellung mit dem Messfenster zu sehen. Die Ärztin legt es jetzt auf einen helleren Bereich, konzentriert beobachtet sie ihr Tun, dabei sackt sie wieder mehr und mehr in sich zusammen. Ihr
Blick fokussiert zunehmend. Wenig später sind Farbpunkte im Messfenster zu sehen. Ihre linke Hand bedient die Konsole, worauf erneut die Pulswellendarstellung
zugeschaltet wird. Wie vorhin dreht Dr. K. an einem Regler, worauf die Kurve kurz
größere Ausschläge zeigt, die dann aber wieder kleiner werden, entsprechend lauter bzw. leiser wird auch das Pulsationsgeräusch. „Jetzt spielt's mit seiner Nabelschnur, aha! >Kind, hör auf! So haben wir nicht gewettet! Nicht bei so ner Untersuchung!< (künstlich-ermahnend gesprochen). Jetzt hab' ich dich grad gelobt,... na ja,
man soll halt den Tag nicht vor dem Abend loben"*, sagt Dr. K., mit Sprechbeginn
entspannt sich ihr Gesichtsausdruck. Sie schüttelt leicht den Kopf und lächelt. Den
Blick behält sie auf dem Display. Rachel schaut zu Dr. K. und lacht kurz laut auf
(das Lachen klingt künstlich). Auch Paul hat den Kopf für einen Moment zu Dr. K.
gedreht, als diese gesprochen hat, er lächelt verhalten, dann wendet auch er sich
wieder dem Bildschirm zu. Immer wieder versucht die Ärztin anschließend, das
Messfenster neu zu justieren. Kaum sind Farbmarkierungen zu sehen, schaltet sie
die Pulswellenkurve hinzu, doch die ist nach wie vor unregelmäßig und tendenziell
flach. „Nee, Ihr Kind will immer noch nicht. Gut, gucken wir nach **Ihren** Gefäßen,
da hat das Kind nicht so viel Einfluss,... und **Sie** können ja stillhalten, ne?"*, sagt
Dr. K. und schaut am Satzende kurz zu Rachel, die daraufhin – für etwa fünf Sekunden – laut auflacht *(hört sich wieder aufgesetzt an)*. Paul steht – wie schon die
ganze Zeit – an der Liege angelehnt, die Hände in den Hosentaschen, das rechte
Bein legt er mit dem Knie auf den Liegenrand. Dr. K. beobachtet nun wieder aufmerksam das Display und schiebt langsam den Schallkopf auf eine neue Stelle an
Rachels Bauch. Sie hält den Schallkopf wenig später ganz senkrecht und sinkt jetzt
auch sukzessive wieder etwas in sich zusammen, ihr Rücken wird runder. Erneut
legt sie ein Messfenster auf eine graue Fläche in die 2D-Darstellung. Erst nach einer
Weile sind kleine Farbpünktchen zu sehen. Als sie die Strömungskurve zuschaltet,
zeigt diese jedoch nur flache Ausschläge, das Pulsationsgeräusch ist dumpf, aber
rhythmisch. „Also das sind Ihre Gefäße jetzt,... >selbst da schubbert Ihr Kind dagegen! **Unglaublich!**< (künstlich-empört), das denkt sich, >da drück' ich doch mal
dagegen und guck', was die Frau Doktor da macht< (mit kindlicher Stimme gesprochen)", sagt Dr. K., als sie sich aufrichtet und der konzentrierte Ausdruck aus ihrem
Gesicht verschwindet. Sie schaut konstant zum Schirm und verzieht, nachdem sie
ausgesprochen hat, die Lippen zum Schmollmund. Rachel lacht für etwa zwei, drei
Sekunden abrupt laut los und schaut dabei zu Dr. K. Auch Paul hat den Blick zu
Dr. K. gerichtet, lacht kurz auf, dann wendet er sich aber gleich wieder mit ernster
Miene dem Monitor zu. Er steht nach wie vor mit vor der Brust verschränkten Ar-
men neben der Liege. Dr. K. hält ihren Oberkörper immer noch gerade. ...

Dr. K. versucht, das anvisierte Gefäß auf dem Schirm darzustellen. Eine ganze
Weile arbeitet sie schweigend vor sich hin. Ihre Konzentration auf das Display lässt sie ‚in sich kehren', was sowohl durch ihr Schweigen erkennbar

wird, als auch durch ihre ‚eingezogene' Körperhaltung und die blickliche Fixierung des Monitors. Die Ethnografin hegt sukzessive den Verdacht, dass ihr ihr Vorhaben nicht bzw. nicht zufriedenstellend gelingen will. Anders als Radiologen, die Computer- oder Magnetresonanztomografien anfertigen, stehen schallende Ärzte konstant im Rampenlicht. Sie können ihre Patienten nicht im Nebenraum auslagern oder gar in eine Röhre schieben, sondern sie haben sie ständig neben sich liegen, so dass diese damit immer auch Zeugen ihres Tuns sind. Schallen findet also konstant auf der ‚Vorderbühne' (Goffman 2000) statt. Eine ‚Hinterbühne', auf die sich Ärzte zurückziehen könnten, gibt es nicht. Diese können zwar davon ausgehen, dass Laienzuschauer ihr medizinisches Tun nicht vollständig durchblicken. Das diagnostische ‚Hantieren' des Arztes wird zudem vom Display in den ‚Schatten' gestellt, weil dieses meist im Fokus der Patientinnen und ihrer Begleiter ist. Dennoch sind Ärzte den Ohren und Augen der Anwesenden ausgesetzt, mit der Folge, dass auch ein ärztliches Scheitern sichtbar wird: Auf dem Monitor mag es nur Dr. K. sehen, die Patientin und der werdende Vater erkennen es aber am Verhalten der Ärztin.

Die Ethnografin ist zwar keine Medizinerin, doch aufgrund ihrer pflegerischen Ausbildung[28] reichen eine länger andauernde Schweigephase, gepaart mit dem ungewöhnlichen ‚Aussehen' der Darstellung (Größe der Farbpunkte, Form der Kurve) und ein Wiederholen der immer gleichen Arbeitsschritte für sie aus, um erkennen zu können, dass der Ärztin die Herstellung des Sonogramms aktuell nicht gelingt. Es ist anzunehmen, dass auch Rachel wahrnimmt, dass das ärztliche Tun stagniert, gerade weil sie ja regelmäßig zum Dopplerultraschall kommt und entsprechend ‚sozialisiert' ist. Immerhin sucht sie intermittierend das Gesicht der Ärztin auf, um dort abzulesen, was auf dem Bildschirm bzw. in ihrem Körperinneren gerade los ist. Dr. K. kommentiert ihre Versuche zuerst nicht, was wohl auch daran liegen mag, dass sie intensiv bemüht ist, die entsprechende sonografische Darstellung herzustellen bzw. zu optimieren, und dafür auch entsprechend ungestört arbeiten muss. Je mehr Zeit verstreicht, desto weniger kann sie jedoch sprachlos weitermachen. Sie muss damit rechnen, dass allein die zeitliche Verzögerung des Untersuchungsverlaufs von der Schwangeren bzw. dem Paar registriert und auf den Gesundheitszustand des Kindes zurückgeführt wird. Immerhin können Rachel und Paul auch nur den schleppenden Untersuchungsgang als Indiz nehmen, da sie ja nicht – wie die Ärztin – anhand der Bildzeichen ablesen können, was ursächlich dafür ist. Auch ein schweigsames ärztliches Tun löst elterliche Sorge aus, dass etwas ‚nicht in Ordnung' ist. Es gilt deshalb, die Situation *kommunikativ* in der Balance und mit ihr die Teilnehmer ‚bei Laune' –

---

[28] Sie ist ausgebildet als Kranken-, Intensiv- und Anästhesiepflegerin und hat viele Jahre in verschiedenen Kliniken gearbeitet.

also compliant – zu halten. Sprechen ist aber nicht einfach nur Sprechen, denn würde die Ärztin ihr aktuelles Problem als solches verbalisieren (,aufgrund erheblicher Kindsbewegungen gelingt leider die Dopplersonografie im Moment nicht'), würde sie womöglich der Unruhe ihrer Patientin zuarbeiten. Rachel und Paul könnten sie ,missverstehen' und die (zu heftigen) Bewegungen des ungeborenen Körpers als pathologisches Phänomen deuten. ,Alleinstehend', d.h. kontextenthoben, könnten die Aussagen der Ärztin kurzerhand als ,Vermenschlichung' bzw. ,Personalisierung' des Ungeborenen identifiziert werden, wie es die feministische Forschung zum Ultraschall tut (und beklagt). Im Kontext der Situation betrachtet sind die Worte von Dr. K. jedoch nicht bloße Kommentierungen dessen, was sie auf dem Schirm gerade darzustellen versucht bzw. sieht. Beobachtet man Kommunikation in ihrer Rahmung bzw. Verwobenheit mit der ärztlichen Tätigkeit und dem Interaktionsgeschehen, stellt sie sich anders dar: Wie bereits deutlich wurde, liegt dem Schallproblem die Nichterreichbarkeit und Nichthandhabbarkeit des eigenbeweglichen ungeborenen Körpers zugrunde, die wiederum Folge seiner Inkorporation in den schwangeren Körper ist. Kinderärzte haben es leichter, sie haben den Säugling vor sich liegen und können ihn mit den Händen festhalten. Gynäkologen dagegen sind den kapriziösen Bewegungen ihres Untersuchungsobjektes ausgeliefert, was nicht nur ein Image-, sondern auch ein Geduldsproblem darstellt.[29] Die Ärztin muss also auch „Impression Management" betreiben (Goffman 1971a): Nach einer Phase schweigsamer, erfolgloser Schallversuche eröffnet sie eine ,Bühne', auf der sie eine ,Show' für die Beteiligten inszeniert, ohne dass dabei ein Rahmenwechsel (Goffman 1980) stattfindet. Die medizinische Untersuchung läuft als solche weiter. Es findet nur eine *Relevanzvermischung* statt, indem das situative Geschehen kurzerhand komödiantisch ,eingefärbt' wird. Dazu führt Dr. K. einen ,Dritten' in die Situation ein (ein nicht Folge leistendes ,Kind'), den sie zu ihrem Bühnenpartner macht. Diesem kann sie das Scheitern ursächlich zuschreiben und so die Situation sozial abfedern. Ohne dieses Kind liefe Dr. K. Gefahr, dass man den schleppenden Untersuchungsverlauf ihr anlastet. Ein idealer Schachzug, denn damit kann die Ärztin sowohl von sich, als auch vom aktuellen Problem ablenken.

Wie gestaltet Dr. K. diese komödiantische Inszenierung? Sie ,tut so als ob'

---

[29] Dies lässt sich gut mit Goffmans Begriffen beschreiben: Gerade in Situationen körperlicher Ko-Präsenz ist es notwendig, eine „gute Figur" (Goffman 1971a: 107) zu machen, man zeigt damit, dass man seiner Aufgabe gewachsen ist. Der Arzt arbeitet am Kundenkörper, d.h. er muss dem anwesenden Kunden zeigen, dass ihm seine Aufgabe leicht und unbeschwert von der Hand geht, will er einen guten Eindruck als Arzt bei ihm hervorrufen. Mithilfe eines „protektiven Manövers" (ibid.: 22) lenkt die Ärztin von sich ab: Da sie sich der Situation nicht entziehen kann, definiert sie das Ereignis um bzw. spielt es herunter. Wenn sie also schon keine ,sonografische Gewandtheit' an den Tag legen kann, so zeigt sie sich wenigstens „sozial gewandt" (ibid.: 113).

(Goffman 1980: 64), d.h. sie setzt ihre Klage, ihr Bedauern und die Zurechtweisung ‚in Szene' und kennzeichnet sie dadurch als ‚fingiert'. Damit inklu-
diert sie die anwesenden Laien in das (aktuell nicht funktionierende) Schall-
geschehen und liefert ihnen zugleich eine entschuldigende Rechtfertigung für
die Verzögerung. Rachel und Paul sind damit nicht länger (potentiell kritische) ‚Nur-Zuschauer', sondern werden zum amüsierten Publikum einer ärztlichen ‚Kampfhandlung' mit einem renitenten Kind. Humor ist in solchen
Momenten ein probates Mittel, denn er überbrückt nicht nur Schweigepha-
sen, er flacht außerdem Statusdifferenzen ab und verkleinert damit den sozialen Abstand zwischen den Anwesenden, so dass auch die an der Situation beteiligten Personen einander näher kommen können. Die komödiantische
Inszenierung wirkt also zugleich beziehungsstiftend (so auch Pizzini 1991:
479). Als Darstellungsressourcen setzt die Ärztin neben Stimmlage und
Wortwahl auch ihren Körper ein: Ist sie ganz ‚bei sich', d.h. ganz auf ihre so-
nografierende Tätigkeit konzentriert, dann sackt sie in sich zusammen, ihr
Blick verschmilzt fast mit dem Bildschirmdisplay. Wechselt sie in den
‚Showmodus', dann wird ihr Ausdruck zur Pose, indem sie ihren Körper aufrichtet und sich auf die Anwesenden hin ausrichtet. Soll einem Publikum etwas Bestimmtes vorgeführt werden, müssen Körper dazu auch ganz spezifisch ‚in Stellung' gebracht werden. Empörung muss beispielsweise ganz
anders ‚aussehen' als Bedauern oder Faszination (mit dem Schmollmund
zeigt Dr. K. etwa, dass sie nicht bekommt, was sie will).
Die Ärztin agiert dabei aber gerade nicht wie ein guter Schauspieler. Der
spielt zwar auch für ein Publikum, doch von ihm wird erwartet, dass er seine
Rolle möglichst ‚echt' spielt, also so, dass er eins wird mit ihr und seine Zu-
schauer überzeugt. Sie sollen ihm auch seine dabei gezeigten Emotionen ab-
nehmen. Er muss also *überzeugend* traurig, fröhlich, wütend oder resigniert
sein. Auch der gemeine Alltagsmensch ist ein guter Darsteller, z.B. wenn er
sich als Mann oder Frau präsentiert. Es darf dabei gerade nicht erkennbar
werden, dass die Darstellung eine Darstellung ist (Hirschauer 1993). Die Inszenierung der Ärztin zielt dagegen darauf ab, als solche ‚sichtbar' zu sein.
Ihr Part *wirkt* nicht nur aufgesetzt, er *soll* aufgesetzt wahrgenommen werden,
d.h. Dr. K. agiert so, dass ihr Publikum die Zurechtweisung *nicht* ernst
nimmt. Und dazu muss sie eben ihre Stimme, ihr Gesicht und ihren Körper
entsprechend ‚inszenatorisch' einsetzen. Ihr ‚Schimpfen' würde z.B. seine
komische Wirkung verfehlen, würde sie gelangweilt sprechen und mit star-
rem Gesichtsausdruck und schlaffem Körper vor dem Ultraschallgerät sitzen.
Auch ein guter Witzeerzähler muss seinen Körper und sein Gesicht auf ge-
konnte Weise einsetzen, wenn der Witz vom Publikum als ‚Witz' aufgefasst
werden soll. Was die Ärztin hier tut, gleicht einer ‚Stand-Up-Comedy': Die
wird nicht akribisch einstudiert, sondern spontan aus der Situation heraus
durchgeführt, indem sie Gelegenheiten aufgreift, die sich eben in situ anbie-
ten. Als Vortragskünstler verstehen es Comedians, eine Show abzuliefern, die
darin besteht, unterhaltsame Sprecheinlagen in der richtigen Stimmlage zum

richtigen Zeitpunkt mit passender Mimik und Gestik zu präsentieren. Sie parodieren z.B. Politiker, tragen Anekdoten aus dem Alltagsleben auf satirische Weise vor oder führen Sketche auf. Dabei interagieren sie beständig mit den Zuschauern, ohne in direkte, unmittelbare Interaktion mit ihnen einzutreten. Als ‚Alleinunterhalter' müssen sie keine Person individuell ansprechen oder als Interaktionspartner auf die Bühne holen, damit die Aufführung Wirkung zeigt. Ähnlich verhält sich zwar auch die Ärztin, doch sie muss aus zwei Gründen mehr darstellerische Sorgfalt wahren als der Comedian: (1) Während es diesem aufgrund des Settings nicht so schnell passiert, dass man ihn ernst nimmt, muss Dr. K. ihre Aufführung ‚aufführen', damit sie sicher sein kann, dass sie auch als solche vom Publikum aufgefasst wird. Würde sie für bare Münze genommen, würde sie mit hoher Wahrscheinlichkeit moralisch verurteilt werden. Das Paar könnte sich darüber empören, wie rigide die Ärztin mit ihrem Kind umgeht. (2) Die Besucher einer Theateraufführung oder einer Comedy wissen natürlich, dass das Stück/die Show für das Publikum inszeniert wird. Im Sonografieraum ist die Ärztin dagegen mit der ambivalenten Anforderung konfrontiert, einerseits die Aufführung als solche kenntlich zu machen, andererseits zu verhindern, dass die Patientinnen und ihre Begleiter sie als *für sie* inszeniert erkennen. Sie würden sich ‚veräppelt' vorkommen, würden sie sich als Publikum wahrnehmen, dem gerade ein ‚Theater' vorgespielt wird.

Als im weiteren Schallverlauf dann schließlich die Bewegungen des ungeborenen Körpers weniger werden und sich damit auch die Ausgangsbedingungen zur sonografischen Darstellung der Gefäße zum Besseren gewendet haben, macht Dr. K. mit ihrem Lob und dem schmeichelnden Tonfall ihren kindlichen Bühnenpartner zum ihr wohlgesonnenen Mitspieler („nettes Kind, noch nicht geboren aber schon sehr sympathisch"). Es gelingt ihr aber trotz der schallfreundlicheren Umstände nicht, die gewünschte Kurvendarstellung auf den Schirm zu bringen. Mit dem „Ich hätt's halt gern schöner und gleichmäßiger" vermittelt sie dem Paar, ihre hohen Standards nicht erfüllen zu können. Über ihre Stimmlage, die der Aussage den Anstrich des Bedauerns gibt, stilisiert sie sich einerseits als anspruchsvolle und gewissenhaft arbeitende Ärztin, andererseits ist dies ein weiterer Schritt, um sich als den Verhältnissen im Körperinneren ausgeliefert darzustellen. Nun wird der kindliche Mitspieler zum Gegenspieler, denn er verunmöglicht ihr, ihren hohen Anspruch auch umzusetzen. Mehr noch: Sie wird genötigt, den Schallort zu wechseln, um dem Saboteur auszuweichen, in der Hoffnung, damit ihre Schallbemühungen erfolgreich fortsetzen zu können („Ich geh' mal auf die andere Seite,... vielleicht finde ich eine Stelle, wo Ihr Kind nicht gegentrampeln kann..."). Zudem ist jetzt nicht mehr nur sie alleine von dessen Renitenz betroffen, auch Rachel und Paul werden mit ins Boot geholt („...vielleicht haben wir (sic!) da mehr Glück"). Der kleine Widersacher, der auf Schabernack aus ist, ist aber nicht nur Dr. K.s Kontrahent, denn die disziplinierenden Äußerungen erschaffen ihn auch als kleinen Helden, über den man nur staunen kann, weil er es immer wieder zuwege bringt, das ärztliche Tun zu boykottieren.

Auch der nächste Schallversuch läuft ins Leere. Die Verbalisierung des abermaligen Scheiterns geht jetzt mit einem scheinbaren Adressatenwechsel einher: Zuerst klagt Dr. K. Rachel und Paul ihr Leid („Jetzt spielt's mit der Nabelschnur..."), anschließend setzt sie sich in unmittelbare Interaktion mit dem spielenden Kind, indem sie es zurechtweist („Kind, hör auf! ..."), um schließlich wieder abrupt in die direkte Kommunikation mit Rachel und Paul einzusteigen („... na ja, man soll den Tag nicht vor dem Abend loben"). Die Ärztin tritt zwar in Interaktion mit dem kindlichen Widersacher, doch dazu muss sie gerade nicht aus der Interaktion mit Rachel und Paul austreten. Die beiden Interaktionen werden ineinander verzahnt, d.h. die kindliche ist in die mit den werdenden Eltern eingelassen. Immerhin gilt es ja, die Komödie für das Paar zu inszenieren, auch wenn sie vordergründig so nicht wahrgenommen werden soll.

Nach wiederholten Schallversuchen tritt die Ärztin noch einmal die Flucht an, diesmal wechselt sie zu den Gefäßen des schwangeren Körpers. Das „Sie können ja stillhalten" ist zwar formal eine Aufforderung an Rachel, primär jedoch artikuliert sie damit wieder eine Beschwerde über die Nichthandhabbarkeit des ungeborenen Körpers – die so formuliert jedoch gerade nicht als ‚Beschwerde' verstanden werden soll. Als sie kurze Zeit später eine sachliche Erklärung abgibt, was aktuell auf dem Schirm zu sehen ist („also das sind jetzt Ihre Gefäße"), sieht es so aus, als hätte sie die komödiantische Rahmung zurückgenommen. Doch kaum werden ihre Bemühungen wieder durch Kindsbewegungen unterbrochen, ist sie erneut im Aufführungsmodus und inszeniert Empörung („Selbst da schubbert Ihr Kind mit der Schulter dagegen! *Unglaublich!*"), um im Anschluss daran das sie konterkarierende Kind selbst zu Wort kommen zu lassen, das (seinen Eltern) die Beweggründe für sein Verhalten preisgibt („da drück ich doch mal dagegen und guck', was die Frau Doktor da macht"). Es hat den Anschein, die Teilnehmer seien in einer Puppenstube gelandet, denn mit dem vermeintlichen Adressatenwechsel verhält sich die Ärztin selbst wie ein Kind, das mit seiner Puppe spielt und dabei nach Belieben die Rollen wechselt – mal ist es die Mutter, die zum Vater über das Kind spricht, um dann umstandslos das Kind zu werden, das mit der Mutter spricht. Mit Rachel und Paul hat die Ärztin auch ein gutes Publikum, das adäquat ‚mitspielt', denn mit ihrem Lachen halten die beiden die komödiantische Inszenierung aufrecht. Diese kommt aber auch Rachel entgegen, immerhin zeigte sie sich ja in der ‚Schweigephase' der Ärztin besorgt. Ihr Lachen ist damit nicht nur eine adäquate Antwort auf die Spaßofferte der Ärztin, sondern auch ein Ventil, mit dem sie ihre Anspannung ablassen kann. Bliebe das Paar ernst, würden sie die Aufführung der Ärztin diskreditieren (auch ein Witz schafft es ohne Lacher nicht, witzig zu sein). Keine Reaktion zu zeigen, könnte womöglich genauso eine Verunsicherung auf Seiten der Ärztin auslösen, wie umgekehrt ein Schweigen der Ärztin die Schwangere und ihren Partner irritiert.

An dieser Stelle lässt sich fragen, wer oder was denn eigentlich dieses ‚Kind' ist, von dem die Ärztin ständig spricht. Für die Teilnehmer ist es natürlich einfach *das Kind*, denn der lebensweltlichen (und medizinischen) Wahrnehmung unterliegt die Annahme einer Abbildbeziehung zwischen der Gestalt auf dem Display und dem Ungeborenen, das sich in Rachels Bauch befindet. Und aus Sicht der Anwesenden spricht die Ärztin eben auch von diesem – *einen* – Kind. Aus soziologischer Perspektive steht der ‚in Szene gesetzte' kindliche Mit- bzw. Gegenspieler dagegen dem Schallobjekt – also dem ungeborenen Körper, mit dem Dr. K. nicht klar kommt – erst einmal ‚gegenüber', denn Sprache bezeichnet nicht nur, sie ‚tut' immer auch etwas, mit ihr wird etwas geschaffen. Wie manche Comedians eine Handpuppe als Requisite einsetzen, die sie sprechen und interagieren lassen, so funktioniert auch der kindliche Rollenpartner der Ärztin: Es handelt sich um eine ‚*situative Figur*', die von Dr. K. buchstäblich ‚herbeigerufen' und damit zur Runde der Teilnehmer hinzugezogen wird. Als solche wird sie zum Hauptdarsteller stilisiert, um den sich die Komödie dreht. Gerade weil diese kindliche Figur *situativ* (anlassgesteuert) herbeizitiert wird, ist sie weder mit dem Ungeborenen im Bauch, noch mit den gestaltförmigen Bildzeichen auf dem Sonogramm identisch. Die Schwangeren haben diese Art von Kindern nicht *in* sich (Bauch), und die Ärzte haben sie nicht *vor* sich (Display). Dies bedeutet jedoch nicht, dass sie unabhängig vom schwangeren Körper und vom Bildschirm entstehen, im Gegenteil. Es sind ‚epistemische Amalgame', die von vier verschiedenen Quellen gespeist werden: (a) vom aktuellen Seheindruck, d.h. vom (gelungenen oder misslungenen) Sonogramm, das der Ärztin als Aufhänger dient, um je nach situativem Erfordernis ein brauchbares (renitentes oder sympathisches) Kind in die Situation einzuführen, (b) vom imaginierten (kommenden) Kind, deren Mutter die Schwangere sein wird, wenn es auf der Welt ist, (c) von allseits bekannten Alltagserfahrungen des Umgangs mit Babys bzw. kleinen Kindern, und nicht zuletzt auch (d) von den sozialen Erwartungen, die an die Sonografie als Gelegenheit, das *Kind* sehen zu können, herangetragen werden. Die sonografische Darstellung hat also durchaus Anteil an der Konstruktion solcherart situativ fabrizierter Kinder, aber sie ist eben nur ein Baustein unter anderen.[30]

---

[30] In den Gesprächen, die der Sonografie vorausgehen bzw. nachfolgen, entstehen solcherart Kinder, wie sie während des Schallens herbeigerufen werden, nicht. Im Gegenteil, im Nachgespräch benutzen ÄrztInnen gerne die Schwangeren als Botschafter: „Richten Sie Ihrem Kind aus, es soll noch zwei Wochen drin bleiben". Es scheint also durchaus der ‚visuelle Zugang' zu sein, der der Herstellung dieser Art von Kindern zuträglich ist.

Gerade weil der Zugang zu Ungeborenen immer nur vermittelt möglich ist und zudem ungleich verteilt ist – der Bauch ist das Refugium der Schwangeren, auch wenn ihn die Ärztin manuell bearbeitet, der Bildschirm steht unter ärztlicher Hoheit, auch wenn die Schwangere mit draufschauen kann – stellen diese Kinder „boundary objects" (Star/Grisemer 1989) dar. Sie entstehen an einem ‚neutralen' Ort (zwischen Schirm und Bauch) und sind für alle gleichermaßen zugänglich. Aber noch aus weiteren Gründen sind sie kollektive und zugleich kollektivierende Figuren: Sie werden (a) kooperativ hergestellt (in Form einer komödiantischen Inszenierung, die sowohl Darsteller als auch Publikum braucht), und (b) sie übernehmen – als ‚boundary objects' – eine Vermittlungs- bzw. Scharnierfunktion, indem sie für einen kommunikativen Anschluss zwischen Schwangerer und Ärztin sorgen, so dass zwar keine wirkliche Übereinstimmung, aber ein „Arbeitskonsens" (Goffman 1971a) zwischen den unterschiedlich medizinisch sozialisierten Teilnehmern am Geschehen hergestellt wird. Der gemeinsame Zugriff auf die situative Figur ermöglicht zum einen, dass sie von der Ärztin unproblematisch angeeignet werden kann (sie übernimmt Erziehungsfunktionen und setzt sich damit in ein elterliches Verhältnis zu ihr). Sie kann den kleinen Bösewicht zum anderen aber auch als ‚Ihr Kind' in den Bauch der Schwangeren ‚hineinreden' und so zum Eigentum ihrer Patientin deklarieren. Dann ‚eltert' sie die Schwangere, was diese indirekt (mit)verantwortlich für die Widerspenstigkeit *ihres* Kindes macht – ‚Eltern haften für ihre Kinder'.

Die lebensweltlichen Vorstellungen der Anwesenden und die sonografische Darstellung sind einerseits epistemische Bausteine unter anderen, um solcherart kindliche Figuren aufzurufen, andererseits können diese Art Kinder aber auch wieder auf ihre Erzeugermedien zurückprojiziert werden: Das Sonogramm wird dann zum ‚Rohling', der – vergleichbar mit CDs – mit ihnen ‚beschrieben' werden kann, indem sie dort bildkommentierend ‚hineingesehen' werden. Der ärztliche Blick zum Schirm ist zwar der Schallpraxis geschuldet, er ist aber auch ein (Stil-)Mittel der Aufführung. Die auf den Monitor gerichteten Augenpaare der Anwesenden ‚verorten' das komödiantisch inszenierte Kind nicht nur dort, zusammen mit den ärztlichen Erklärungen wird es auch auf dem Bildschirm ‚sichtbar' gemacht, so dass die Teilnehmer dort auch gemeinsam *das Kind* sehen können, von dem sie sprechen, und das sie dort zu sehen erwarten.

Diese kindlichen Figuren sind nicht nur mit den Handpuppen von Alleinunterhaltern vergleichbar, sie haben auch Ähnlichkeit mit den Marionetten von Puppenspielern: Während der Ärztin der ungeborene Körper ständig entwischt, hat sie das Kind, das sie mit ihrer Inszenierung ins Leben ruft, genauso ‚im Griff' wie der Puppenspieler die Fäden, an denen die Puppe hängt. Er kann sie zum Tanzen bringen und im nächsten Moment fallenlassen. Und wie die Lebensdauer der Marionette vom Puppenspieler abhängig ist, so sind auch die herbeizitierten Kinder nur flüchtige Wesen. Sie sind temporär präsent, ihre *Agency* ist kurzlebig, sporadisch, funktional. Werden sie nicht mehr gebraucht, verschwinden sie genauso so schnell, wie sie entstanden sind:

Die Ärztin verändert die Lage des Schallkopfes unmerklich. Erneut legt sie das Messfenster auf einen hellgrauen Bezirk. Die roten und blauen Farbpunkte tauchen zwar sofort auf, aber sie sind winzig. Die Pulswellendarstellung, die Dr. K. dann einblendet, zeigt relativ gleichförmige, aber sehr niedrige Ausschläge. Ein leises, pulsierendes Strömungsgeräusch ist zu hören. Dr. K. klickt dann die Pulswellen-kurve weg. Die 2D-Darstellung nimmt wieder die ganze Bildschirmfläche ein. Sie schiebt den Schallkopf etwa eine Minute lang in einem kleinen Areal hin und her. „Also, ich suche einen Bereich, wo das Kind nicht ist,... aber da ist nicht der stärks-te Impuls und ein anderes Gefäß, also die Beckenarterie, überlagert die Gebärmut-terarterie,... die dann gut zu erwischen, ist halt dann schwierig"*, erklärt Dr. K. und schaut dabei immer wieder kurz zu dem Paar. Rachel und Paul blicken konstant zur Ärztin, während diese spricht, Rachel nickt zwei Mal, danach wenden sich bei-de wieder zum Schirm. Die rechte Hand der Ärztin bewegt den Schallkopf jetzt leicht hin und her. Entsprechend bewegen sich auch die grauen Flächen auf der 2D-Darstellung. Weiterhin ist der Dopplerdarstellung aktiviert, d.h. die 2D-Darstellung mit den roten und blauen Farbpunkten, welche Blutflüsse darstellen, ist verkleinert in der oberen Displayhälfte dargestellt, die Pulswellenkurve ist auf der unteren Hälfte zu sehen, parallel ist das rhythmische Strömungsgeräusch hörbar. Die Ärztin hat ihren linken Zeigefinger auf der Freeze-Taste, bereit sie zu drücken, doch die Kurvenausschläge flachen ab und das Pulsieren wird leiser, als Rachel den Arm, den sie bislang hinter dem Kopf liegen hatte, anhebt und sich an die Nase fassen will. „Bitte ruhig liegen jetzt!", sagt Dr. K. schnell, laut und in strengem Tonfall, während ihr Blick hochkonzentriert – fast starr – das Display fixiert. Rachel legt so-fort den Arm wieder hinter den Kopf zurück. Dr. K. drückt den Schallkopf etwas fester auf die Bauchdecke. Die Ausschläge der Pulswellenkurve werden daraufhin wieder spitzer und das Geräusch lauter. Die Ärztin drückt die Freeze-Taste, d.h. sie fixiert die Bildschirmansicht. Die Pulswelle ‚steht', das pulsierende Geräusch endet abrupt. Dann bedient sie den Track-Ball, worauf zwei Längslinien zwischen zwei Amplituden eingeblendet werden, anschließend druckt sie die Ansicht, zeitgleich löst sie die Fixierung des Bildschirms wieder mittels der Freeze-Taste auf, worauf sich sowohl die grauen Flächen in der 2D-Darstellung als auch die Pulswelle wie-der ‚bewegen'. Ihre Augen waren während des Messvorgangs konstant auf dem Monitor, nur für kurze Momente hat sie das Tun ihrer linken Hand an der Konsole beobachtet. Rachel und Paul schauen ebenfalls konstant auf den Bildschirm.

Die Abkehr vom ‚Showmodus' zum ‚nüchternen' Untersuchungsgeschehen und zurück wird sowohl durch den kommunikativen Stil als auch durch die Änderung personaler Distanzen markiert. Als die Ärztin zu Beginn der Un-tersuchung die Situation komödiantisch einfärbte, hat sie sich quasi zu den Anwesenden ‚heruntergebeugt' und kam ihnen dadurch auch als Person nä-her. Sie trat dazu *scheinbar* aus der Interaktion mit dem Paar aus, um in eine mit dem Kind einzutreten. Jetzt, in der obigen Szene, geht sie auf Distanz. Die Rede vom ‚Kind' ist nun schlichtweg rein bezeichnend, d.h. mit ihr wird jetzt der ungeborene Körper benannt, der der Ärztin im Weg ist. Ihm auszuwei-chen hilft jedoch nicht weiter, denn dort, wo freie Sicht ist, herrschen subop-timale Schallbedingungen. Die Ärztin wechselt daher nicht in den komödiantischen Modus, sondern spricht ‚medizinisch' bzw. ‚technisch' („also, ich suche einen Bereich, wo das Kind nicht ist,... aber da ist nicht der stärkste Impuls..."), und wendet sich dazu blicklich zu Rachel. Vorab, als sie die kindliche Interaktion für das Paar aufführte, wäre der Blick zu Rachel und Paul kontraproduktiv gewesen, hätte er den beiden doch angezeigt, dass die Komödie *für sie* inszeniert wird. Jetzt kann Dr. K. dagegen unproblematisch Blickkontakt suchen und halten, denn jetzt spricht sie ja *mit Rachel*, d.h. sie ist in direkter, unmittelbarer Interaktion mit ihr, während sie vorher in der Rolle des Comedians nur ‚mittelbar' mit ihr interagierte.

In obiger Szene muss die Ärztin ihre Patientin zum Stillhalten auffordern, was sie auf ernste, ja fast schroffe Art und Weise tut. Ein einfacher Grund dafür ist der Zeitmangel. Die Ärztin hat die sonografische Darstellung optimiert und will sie technisch stillstellen, um eine Messung durchzuführen. Die Bewegung Rachels birgt jedoch die Gefahr, sie wieder zunichte zu machen. Dr. K. muss Rachel daher *ad hoc* dazu bringen, sich wieder ruhig zu halten. Für Höflichkeiten bleibt da keine Zeit. Eine komödiantische Einfärbung wäre ebenfalls zeitaufwändig und zudem völlig unangemessen. Da die Ärztin ja in unmittelbarer Interaktion mit Rachel ist, würde diese durch eine fingierte Zurechtweisung in kindlichem Tonfall ‚verkindlicht' und damit persönlich beleidigt werden, denn Dr. K. würde ihr mit diesem direkt auf sie gerichteten Verhalten vermitteln, dass sie sie nicht ernst nimmt. Während Patienten ernsthaft sanktioniert werden können, können Kindsbewegungen keinesfalls ‚ernst' (oder gar ruppig) moniert werden, denn die Ärztin würde ja damit tatsächlich das Ungeborene adressieren. Will sie sich über die kindliche Aktivität beschweren, kann sie dies also entweder ‚neutral' tun (z.B. mit ‚das Kind bewegt sich leider stark, deshalb ist es mir nicht möglich...'), doch damit läuft sie Gefahr, dass sie bei der Patientin Sorge auslöst. Oder aber sie muss – wie bereits mehrfach praktiziert – über eine inszenierte Zurechtweisung erst ein dafür geeignetes Wesen *herstellen*, das sie dann ermahnen und zurechtweisen kann und *darf*. Die episodisch aufgerufenen Kinder sind also nicht nur Prothesen und ‚Tarnkappen' für nichtgelingende sonografische Darstellungen, sie sind auch ‚Dummys' für Ungeborene. In der Unfallforschung werden lebensechte Puppen verwendet, um keine Menschenkörper ruinieren zu müssen. Im Schallraum werden kindliche Figuren als ‚Ansprechpartner' hergestellt, die statt des ungeborenen Kindes gemaßregelt werden können. Doch schutzbedürftig ist genaugenommen nicht das Ungeborene. Mit dem Dummy gilt es die Person zu schützen, der das ungeborene Kind gehört: die Schwangere. Um sie nicht zu diskreditieren, muss man entweder sorgsam über ihr Kind sprechen oder eben ein entsprechendes Kind *machen*, an dem man sich ungeniert auslassen kann. Doch Imagearbeit ist – wie Goffman (1971) schon feststellte – immer auf beide Parteien hin orientiert. Es geht also nicht nur um den Schutz der Schwangeren, sondern auch um den der Ärztin. Man könnte ihr einen Vorwurf machen, würde sie das Ungeborene verunglimpfen.

Die Ärztin hat in der Zwischenzeit zwei Messungen durchgeführt, die sie unkommentiert ließ. Sie scheint aber nach wie vor nicht zufrieden mit den Ergebnissen:

Dr. K. beginnt zum wiederholten Male, das Messfenster auf ein graues Areal zu platzieren. Sie kippelt den Schallkopf auf und ab und justiert das Fenster mithilfe eines Reglers der Konsole. Wenig später zeigen sich im Messbereich rote und blaue Farbmarkierungen. „Was bedeutet die Farbvariation da?", fragt Rachel und schaut zu Dr. K. „Je stärker die Farben, umso idealer ist es. Interessant sind die Querableger" antwortet die Ärztin, ohne den Blick vom Schirm zu nehmen *(was meint sie mit Querableger?)*. Rachel schaut dann ebenfalls wieder zum Bildschirm. Dr. K. sitzt in sich versunken vor dem Gerät, ihr Blick klebt förmlich am Display. Sie schaltet nun die Strömungskurve dazu, die große, spitz zulaufende Ausschläge zeigt. Sofort betätigt sie den Freeze-Knopf, worauf die Ansicht gestoppt wird. Auch die Kurve steht und das Geräusch ist nicht länger zu hören. Mittels des Track-Balls blendet sie eine Linie in eine der Amplituden ein, dann druckt Dr. K. die Ansicht. Sie löst anschließend die Bildschirmfixierung mit der Freeze-Taste und schiebt den Schallkopf um wenige Zentimeter weiter. Nachdem sie das Messfenster wieder in die 2D-Darstellung eingelegt hat, zeigen sich erneut die Farbpunkte. Dr. K. aktiviert daraufhin wieder die Strömungskurve. Das Pulsationsgeräusch ist laut und rhythmisch. Die Ärztin bewegt unmerklich den Transducer, mal hält sie ihn steiler, mal etwas abgewinkelter. Sie sitzt mit rundem Rücken, der Kopf kippt leicht nach links. Ihr konzentrierter Blick nimmt sukzessive an Intensität zu. Diese Körperposition hält sie etwa zehn Sekunden. Auch Rachel und Paul schauen aufmerksam auf den Bildschirm. „>Jetzt fängt das Kind an, Headbanging zu machen!< (künstlich-genervt), >ein beliebtes Spiel!< (künstlich-ironisch, die Augenbrauen dabei nach oben gezogen),… da sind die Gefäße wo ich hinwill, aber nicht drankomme", sagt die Ärztin, die abrupt die konzentrierte, fokussierende Körperhaltung zurücknimmt und sich spontan aufrichtet, als sie anfängt zu sprechen. Den Bildschirm lässt sie dabei nicht aus den Augen. Rachel lacht kurz laut auf, auch sie lässt ihren Blick am Display. Paul lächelt, schaut kurz zu Dr. K., dann aber sofort wieder auf den Schirm. Weiterhin aufrecht sitzend beobachtet Dr. K. den Monitor, während sie mit der linken Hand einen Regler bedient, worauf die Farbpunkte in der 2D-Ansicht kräftiger rot bzw. blau werden. „Selbst wenn ich die Farbintensität erhöhe, zeichnen sich die Gefäße nicht ideal ab,… weil halt der Winkel nicht ideal ist. Die Gebärmutterarterie ist auch relativ schwierig zu finden. Die kriegt man nicht immer so vor die Nase gelegt, wie man's gerne hätte. Vom Geräusch her,… also man hat zwar so Zacken, aber die realisiert das Gerät bei der Messung gar nicht. Man kriegt die Abzweigung da nicht so gut rein, >aber ich bin halt etwas perfektionistisch!< (melodisch gesprochen, in leicht zynischem Tonfall)"*, sagt die Ärztin, ihr Blick pendelt zwischen dem Display und Rachel, während sie spricht. Rachel und Paul haben die Köpfe zur Ärztin gedreht und zwischendurch genickt, als diese gesprochen hat, anschließend schauen sie wieder zum Monitor. Dr. K. hält den Transducer immer noch an derselben Stelle auf Rachels Bauch, mal kippt sie ihn leicht, dann hält sie ihn wieder senkrecht. Langsam beginnt sie, ihre aufrechte Körperhaltung aufzugeben, d.h. sie sackt wieder in sich zusammen, ihr Rücken rundet sich, der Kopf kippt etwas zur linken Seite. Weiterhin ist die 2D-Dopplerdarstellung zu sehen und das Strömungsgeräusch hörbar. Dann entspannt sich ihr Blick, zeitgleich richtet sie ihren Oberkörper auf. Sie schaut aber weiterhin auf das Display. „Och

Kind, nicht so zappeln", sagt sie in künstlich-genervtem Tonfall und zieht am Satzende kurz einen Schmollmund, während sie weiterhin den Monitor beobachtet *(ich sehe nichts ‚zappeln')*. Rachel schaut kurz zur Ärztin und lächelt, als die ihr Gesicht verzieht.

Der Beginn des Szenenausschnittes verläuft zuerst noch ‚kinderlos'. Rachels Frage („was bedeutet die Farbvariation da?") wird zwar mit einer Antwort entsprochen, doch beantwortet wird sie genaugenommen nicht, denn die Äußerung der Ärztin („je stärker die Farben, umso idealer ist es") sagt nichts über die Bedeutung der Farben Rot und Blau.[31] Der angefügte Satz („interessant sind die Querableger") zeugt davon, dass die Kommunikation ihren Anschluss an Rachel völlig verliert. Die Ärztin scheint in diesem Moment ‚ungestört' ihrem Tun nachzugehen und keinen Kommunikationsbedarf zu haben. Sie ist ganz ‚bei sich', was auch an ihrer Körperhaltung abzulesen ist. In ihr Tun versunken bleibt sie dann auch in ihrer sonografischen Sprache. Häufig hört man von Ärzten "jetzt haben wir das Kind aufgeweckt", wenn sie auf dem Display Bewegungen des ungeborenen Körpers sehen. In der obigen Szene scheint es genau umgekehrt: Die Kindsbewegungen ‚wecken' die Ärztin. Abrupt ändert sie ihre Körperhaltung und wechselt in den komödiantischen Modus, mit dem sie auch die Anwesenden wieder kommunikativ erreicht. Mit ihrer ‚Klage' („jetzt fängt das Kind an, Headbanging zu machen...") ruft sie dieses Mal einen Rocker auf die Bühne, der ihr zufolge tut, was alle Kinder immer gerne tun („ein beliebtes Spiel") und ihr wieder einmal das Leben schwer macht, weil er ihre diagnostische Tätigkeit behindert („da sind die Gefäße wo ich hin will, aber nicht dran komme"). Rachel und Paul agieren nach wie vor als gutes Publikum. Da das Komikangebot der Ärztin zugleich ein Angebot der personalen Begegnung ist, verhielten sich Rachel und Paul Dr. K. gegenüber unhöflich, ließen sie die Ärztin stehen. Dr. K.s Engagement verlangt also nicht nur adäquate Mitspieler, sondern auch ein angemessenes ‚Entgelt' von ihnen, und dies sind die Lacher, die Rachel und Paul immer wieder von sich geben. Lachten sie nicht, hätten sie womöglich ihrerseits einen Imageverlust zu riskieren, da sie damit rechnen müssten, als desinteressierte werdende Eltern disqualifiziert zu werden.

Dr. K. arbeitet sich anschließend rechtfertigend ab, indem sie den Anwesenden vorführt, dass sie gewillt ist und jegliche sonografische Raffinesse nutzt, um eine ‚gute' Darstellung der Gefäße zu erreichen („Selbst wenn ich die Farbintensität erhöhe, zeichnen sich die Gefäße nicht ideal ab"). Nun ist es nicht mehr ein unwilliges Kind, das zur Erklärung herbeigerufen wird, sondern die Anatomie des schwangeren Körpers („Die Gebärmutterarterie ist auch relativ schwierig zu finden. Die kriegt man nicht immer so vor die Nase gelegt, wie

---

[31] Die Farben beziehen sich auf die Flussrichtung des Blutes in Bezug zum Schallkopf (blau: vom Schallkopf weg, rot: zum Schallkopf hin).

man's gerne hätte"). Damit stellt die Ärztin zwar sich bzw. ihre Kompetenz in die Schusslinie, verhindert aber ihre Diskreditierung, da sie sich als Perfektionistin zu erkennen gibt. Sie scheitert nicht an ihrer Aufgabe, sondern die anatomischen Verhältnisse machen es ihr schwer, ihre hohen sonografischen Standards umzusetzen. Die Herstellung eines sanktionierbaren Kindes hätte ihren Unmut über den schleppenden Schallverlauf offen auffangen können, so jedoch kann sie ihn nur über den zynischen Unterton ablassen. Mit dem Blick zu Dr. K. und dem Nicken zeigen Rachel und Paul Verständnis für die Probleme der Ärztin. Erst als deren Bemühungen dann erneut durch die Eigenbewegung des ungeborenen Körpers gestört werden, inszeniert sie wieder eine Komödie, indem sie ein schmollendes Kleinkind mimt, was erneut für die Belustigung ihrer Patientin sorgt.

Nach einem weiteren Darstellungsversuch, der nur halbherzig gelingt, beendet die Ärztin schließlich die Untersuchung:

> Dr. K. verschiebt den Transducer ein kleines Stück, dann legt sie wieder das trapezförmige Messfenster in die 2D-Darstellung. Die Farbmarkierungen sind nur sehr schwach bzw. kaum zu sehen. Nach etwa zehn Sekunden richtet sich Dr. K. auf, dreht sich zu Rachel hin, den Transducer behält sie unverändert auf dem Bauch und sagt: „Sie müssen unter Umständen noch mal kommen, weil Ihr Kind Zappelmann und Söhne macht. Das ist zwar besser, als wenn sich's nicht bewegt, aber ich bekomme die Gefäße, die zum Kind gehen, nicht drauf, also die, die den Kopf versorgen,... der Kopf ist halt immer im Weg, aber wir versuchen es jetzt noch mal. >Ist ja nett, wenn die Kinder einen eigenen Willen haben, aber hier müssen sie sich **meinem** Willen beugen< (ernst-nachdrücklich und genervt intoniert) (lacht kurz laut)<"*. Rachel und Paul haben zur Ärztin geschaut, während diese gesprochen hat. Am Satzende nickt Rachel, dann wenden sich alle wieder dem Gerät bzw. Bildschirm zu. Den Schallkopf hielt die Ärztin während des Sprechens kontinuierlich auf Rachels Bauch. Dr. K. beobachtet noch einmal für etwa zehn Sekunden lang den Bildschirm, auf dem nach wie vor die verkleinerte 2D-Darstellung zu sehen ist. Die Farbpunkte sind jetzt zwar etwas ausgeprägter, darunter ist die Pulswellenkurve eingeblendet, doch die verläuft fast flach. Das Pulsieren ist nur sehr leise zu hören. „Nix zu machen", sagt Dr. K. dann, sie zieht den Schallkopf vom Bauch, das Pulsationsgeräusch endet abrupt und die beiden Darstellungen ‚stehen'. „Ich krieg's nicht besser hin, aber gut, irgendwann muss man das Ganze beenden", sagt die Ärztin mit einer Mischung aus Zynismus und Resignation in der Stimme, als sie sich zu Rachel umdreht, die wischt gerade das Gel von ihrem Bauch. Als die Ärztin die Ausdrucke aus dem Drucker gezogen hat, fährt sie fort: „Einen Durchblutungswert sollten wir noch mal kontrollieren, ich hab' ihn halt nicht gut reingekriegt, weil das Kind nicht mitgemacht hat. Machen Sie dann bitte vorne noch mal einen Termin zum Ultraschall aus, der Wert ist wahrscheinlich okay, >aber ich hätt's halt gern noch genauer< (ernst und mit Nachdruck gesprochen)"*. *(Es macht den Anschein, als wäre sie sauer auf sich, weil sie nicht erreicht hat, was sie erreichen wollte).* Rachel und Paul hielten Blickkontakt zur Ärztin, während diese spricht, sie nicken am Satzende. Anschließend geht die Ärztin mit den Ausdrucken in der Hand zum Schreibtisch.

Die Ärztin stoppt den Schallvorgang für einen Moment und wendet sich explizit dem Paar zu, um eine Erklärung für das Scheitern abzugeben. Sie moniert zwar auch wieder die Bewegungen des ungeborenen Körpers, die sie davon abhalten, die nötigen Werte zu ermitteln („Sie müssen unter Umständen noch mal kommen, weil Ihr Kind Zappelmann und Söhne macht"), doch eine Anklage führt sie nun nicht ins Feld. Im Gegenteil, sie würdigt jetzt sogar das Bewegungsverhalten des Ungeborenen, indem sie es entschuldigt („das ist zwar besser, als wenn's sich nicht bewegt"). Daran schließt sie zwar eine Beschwerde an, doch diese zielt auf *die Kinder*, also auf das Kollektiv, mit dem sie es täglich in ihrer Arbeit mit Schwangeren zu tun hat. Ihrer Kompetenz tut dies jedoch keinen Abbruch, weil sie damit auf ihre praktische ärztliche Erfahrung rekurriert: Ähnlich wie eine Erzieherin in ihrer Selbstwahrnehmung überzeugt ist, als *Erzieherin* aufgrund ihres routinierten und ständigen Umgangs mit Dreijährigen mehr und besser über sie Bescheid zu wissen, als jede individuelle Mutter über ihr individuelles dreijähriges Kind, so zeigt sich die Ärztin als diejenige, die als Pränatalmedizinerin ihre Kundschaft (‚die Kinder') bestens kennt.

Auch wenn sich der Frust der Ärztin auf den ungeborenen Körper richtet, dessen sie aktuell nicht habhaft wird, trifft er im Plural geäußert doch weder das ungeborene Kind noch dessen Eltern, weil ersteres quasi hinter dem Kollektiv der Ungeborenen versteckt wird. So kann sie die Kindsbewegungen monieren, ohne dafür extra über eine Inszenierung eine kindliche Figur aufzurufen. Dennoch muss die Ärztin vorsichtig sein, denn auch über ‚die Kinder', also Ungeborene im Allgemeinen, kann man nicht gefahrlos herziehen. Deshalb entschärft sie ihre Beschwerde mit dem kurzen Lachen und nimmt ihr damit ein Stück ihrer Ernsthaftigkeit. Täte sie dies nicht, könnte ihre Forderung („hier müssen die Kinder sich *meinem* Willen beugen") ungebrochen ernst genommen werden und entweder Irritation bei den Anwesenden auslösen (‚Wie ist denn das gemeint?!'), oder aber eine empörte Reaktion (‚Wie geht die denn mit Ungeborenen um!'). Ohne diese Entschärfung über das Lachen wäre auch ein Lachen von Rachel und Paul deplatziert, denn es würde die Ärztin *auslachen* (und ihr damit zeigen, wie seltsam das ist, was sie hier sagt), bzw. Dr. K. zu erkennen geben, dass ihre (ernst artikulierte) Aussage als Spaß verstanden wird. Doch obwohl das Lachen der Ärztin den beiden die Chance zum Mitlachen eröffnet, steigen sie nicht ein. Dies mag auch am erläuternden Charakter der Sprechhandlung liegen. Wenngleich sie am Ende ins Spaßige transformiert wird, kommt sie doch primär als erklärende Rechtfertigung daher, die wie eine Art Zwischenbilanz die bislang gescheiterten ärztlichen Bemühungen resümiert. Auch der Abbruch des Schallens und die körperliche Hinwendung zum Paar forcieren die ‚Ernsthaftigkeit' der Aussage, immerhin werden auf diese Weise – von Angesicht zu Angesicht – auch schlimme Diagnosen mitgeteilt. Gerade weil die Beteiligten face-to-face miteinander sprechen, sind Rachel und Paul zu Hörersignalen aufgefordert. Sie müssen Aufmerksamkeit zeigen und auch ‚reagieren', d.h. sie müssen Nach-

sicht und Verständnis für die Probleme der Ärztin ausdrücken.
Nach einem letzten Schallversuch gibt die Ärztin dann schließlich auf und
übernimmt jetzt auch selbst die Verantwortung für den suboptimalen Durch-
blutungswert („Nix zu machen, ich (sic!) krieg's nicht besser hin, aber gut, irgendwann muss man das Ganze beenden"). Dass ihr dieses Eingeständnis einiges abverlangt und sie sich auch über sich selbst zu ärgern scheint, gibt
nicht nur ihre Äußerung, sondern vor allem ihr resignierter Tonfall zu erkennen. Sie widerruft zwar ihr Eingeständnis nicht, doch am Ende rehabilitiert
sie sich, indem sie (1) wieder das Kind als den eigentlichen Verursacher aufruft („das Kind hat nicht mitgemacht"), (2) den Messwert poliert, weil dieser
ihr zufolge ja unter anderen Umständen auch normal gewesen wäre („der
Wert ist wahrscheinlich okay") und (3) ihre hohen Präzisionsansprüche herausstellt („ich hätt's halt gern noch genauer"), so dass die Abweichung des
Wertes mehr ihrer Akribie als den Verhältnissen im Kindskörper geschuldet
scheint.

Fazit: Sonografische Fotogenität

Die Erzählungen der werdenden Mütter und Väter im ersten Teil dieses Kapitels haben deren divergente Einstellungen und Erfahrungen mit der Sonografie zum Vorschein gebracht. Sie haben aber auch ein Distinktionsbedürfnis of-
fengelegt, das auf die Erwartung reagiert, die Ultraschalluntersuchung als ein
‚Highlight' zu erleben. Dass der Monitor ‚das Kind' (besser oder schlechter,
direkter oder indirekter) zeigt, wird jedoch von allen InformantInnen unterstellt und deshalb auch erwartet. Damit es als solches überhaupt ausgemacht
werden kann, ist einerseits gerade zu Beginn der Schwangerschaft ein fragmentarischer Körper (Kopf, Rumpf, Arm- und Beinansätze) elementar, andererseits ist dieser der Grund, warum das Interesse an der Monitordarstellung
mit fortschreitender Schwangerschaft abnimmt. Die ‚sonografische Fotogenität' des Ungeborenen und mit ihr die Schaulust der Schwangeren kumuliert
in seiner Ganzkörpergestalt, steigt also mit der Ikonizität der Bilder.
Im zweiten Teil des Kapitels haben wir eine Ultraschallsituation unter die
mikrosoziologische Lupe genommen. Dies machte es erst möglich, sie auch in
Zeitlupe betrachten zu können. Im Fokus standen nicht isolierte Sprechakte,
sondern die situativen Geschehnisse als solche, die immer auch das diagnostische Tun, die damit verbundene artefaktvermittelte Interaktion der Anwesenden und deren körperliches Ausdrucksverhalten einschließen. Sprachliche
Äußerungen stehen dabei immer im Bezug zu und in enger Verwobenheit mit
nichtsprachlichen Praktiken. Die Situationsbeobachtung zeigte, dass das Ungeborene einerseits als ‚das Kind' in der ärztlichen Kommunikation ubiquitär
präsent ist, alle Bezugsgrößen (seien es visuelle, grafische oder numerische)
können darunter subsumiert werden. Insofern signifiziert der Begriff eine un-
bestimmte Entität. Doch gerade vor dem Hintergrund dieser Unbestimmtheit
wird es andererseits möglich, spezifische *kindliche Figuren* als Mit- oder Ge-

genspieler in situ herzustellen, indem sie mittels Lob, Klagen oder disziplinierenden Adressierungen *aufgerufen* werden. Sie stellen ‚epistemische Amalgame' dar, weil sie sowohl in den Imaginationen und Alltagserfahrungen der
Anwesenden wurzeln, als auch in den Bildzeichen, die das Sonogramm zeigt.
Vom Display werden diese Figuren aber auch dann gespeist, wenn dort gerade *nicht* das erwartete Kind als visuelle Gestalt zu sehen ist. Möglicherweise
lässt sich ja der Konstruktionsaufwand, den Ärzte betreiben, um solcherart
Wesen ins Leben zu rufen, neben Schallproblemen auch mit dem Mangel an
sonografischer Ikonizität erklären: Umso weniger ‚Körper' das Display her-
gibt, umso mehr ‚Kind' muss kompensatorisch *vor* dem Bildschirm hergestellt
werden. Denn wie schon Neckermann und Felder (2001) argumentierten, ist
es ja gerade die Abstraktheit des Ultraschallbildes, das die Imagination der
Betrachter forciert.

Das Sonogramm und die lebensweltlichen Vorstellungen haben aber nicht
nur eine die kindlichen Figuren initiierende Funktion, sie wirken auch rezeptiv, denn diese Kinder können sowohl in das Sonogramm ‚hineingesehen', als
auch in den Bauch der Schwangeren ‚hineingesprochen' werden. Als
„boundary objects" (Star/Grisemer 1989) sind die Figuren nicht bloße Zu-
fallsprodukte einer ärztlich geschürten und kollektiv am Laufen gehaltenen
Inszenierung. Es wäre auch verkürzt, nur die ärztliche Kommunikation für
ihren ‚Auftritt' verantwortlich zu machen. Sie vermag sie aufzurufen, doch
hervorgerufen werden sie durch aktuelle situative Erfordernisse: Als ‚Witzfigu-
ren', über die man sich ungeniert gemeinsam amüsieren kann, werden sie für
die Normalisierung der durch die Schallschwierigkeiten in Mitleidenschaft
gezogenen Situation in Anspruch genommen, so dass es unwahrscheinlich
wird, dass die werdenden Eltern die Stagnation des Untersuchungsverlaufes
als bedrohlich interpretieren. Die Finten der Ärztin sind zudem sozialer Kleb-
stoff, denn Komik hat Unterhaltungswert und lockert die Situation auf. Dies
hat zur Folge, dass sich im Sonografieraum nicht nur ein Arzt und seine Patientin treffen, sondern auch die an der Untersuchung mitbeteiligten Personen.
Über diesen Weg wird dann sowohl die Situation normalisiert, als auch die
Begegnung zwischen der Ärztin und dem Paar ‚geschmiert'. Als ‚Dummys'
werden die kindlichen Figuren stellvertretend vor das ungeborene Kind gestellt und können so problemlos für das Scheitern des ärztlichen Tuns verantwortlich gemacht und entsprechend sanktioniert werden. Die Disziplinie-
rungsszenarien der Ärztin sind zwar Ausdruck ihrer Machtlosigkeit
gegenüber ihrem Untersuchungsobjekt, zugleich sind sie aber auch kompen-
satorische Strategien, mit denen sie eine Handhabe fingiert, gerade weil sie sie
nicht hat. Indem die ärztliche Kontrolle zum Schein wieder hergestellt wird,
kann die Ärztin sie auch scheinbar zurückgewinnen. Im Spaß wird der Ernst
begraben: Die Hilflosigkeit, mit den Untersuchungsbedingungen nicht fertig
zu werden, wird im Wortsinn *überspielt*. Die Schallprobleme werden vor den
Anwesenden vertuscht, indem sie ihnen familial-unterhaltsam ‚vor Augen'
geführt werden. Als Opfer eines kapriziösen kindlichen Gegners verschafft

sich die Ärztin so eine ‚weiße Weste‘, mit der Folge, dass ihre Kompetenz erst gar nicht angezweifelt werden kann.

Die Funktion der kindlichen Figuren in der Situation gleicht somit der des Jokers beim Rommé (der ebenfalls meist als Hofnarr und damit als ‚Spaßmacher‘ dargestellt wird): Er wird immer dann ins Spiel gebracht, wenn man kein geeignetes Blatt auf der Hand hat. Das episodische Herbeizitieren dieser Figuren erfordert auch keinen Rahmenwechsel. Die Ärztin kann spontan in die Rolle des Komödianten schlüpfen, und genauso spontan kann sie sie wieder ablegen. Es braucht keinen kommunikativen Aufwand und keine aufwändige Überleitung, um vom diagnostischen Ernst zum humorvollen Einfangen eines widerspenstigen Kindes (und wieder zurück) zu gelangen. Vergleichbar mit dem Umgang entblößter Genitalien in der Klinik, bei dem die Teilnehmer entweder De-Personalisierung betreiben oder gerade eine Begegnung von Personen herbeiführen können, um eine Schamoffensive abzuwehren (Heimerl 2006), so haben auch die Anwesenden im Schallraum genug Verhaltensspielraum, ohne den medizinisch-diagnostischen Rahmen verlassen zu müssen. Im Gegenteil, die Komödie spielt sich gerade deshalb *im* Untersuchungsrahmen ab, weil sie *ärztlich indiziert* ist.

Das bislang in der Forschung als ‚Personalisierung des Ungeborenen‘ bezeichnete Phänomen zeigt sich also deutlich komplexer, nimmt man das Situationsgeschehen als solches in den Blick und macht sprachliche Kommunikation, die Interaktion der Anwesenden und die diagnostische Tätigkeit in ihrer wechselseitigen Bezugnahme zum Gegenstand der Analyse. Dann geht es nämlich nicht bloß um eine bildkommentierende Personalisierung im Sinne einer verkitschenden Humanisierung des Fötus, sondern um *Personenkonstruktion* im Wortsinn, die ein Situationserfordernis darstellt: Mir ihr installieren Ärzte einen Paravent, der das Ungeborene vor Verunglimpfung, seine künftigen Eltern vor Beleidigung und sie selbst vor Imageeinbußen und moralischer Infragestellung bewahrt.

5. Leibliche Sondierungen: Kindsregungen und Körperkontakte

So wie Schwangere erwarten, ihr Kind auf dem Ultraschallmonitor zu sehen, so erwarten sie irgendwann auch, es in sich zu spüren. Vor allem zu Beginn der Schwangerschaft ist der Blick auf den Ultraschallmonitor von Bedeutung, da er als Überbrückung des 'time-lags' bis zur ersten Kindsregung dienen kann. Sehen ist dann das Substitut der Leibeswahrnehmung und gilt vielen Schwangeren als Beleg, (immer noch) schwanger zu sein. Doch über kurz oder lang macht sich eine Schwangerschaft auch (inner)körperlich bemerkbar. Dann gilt es, den in einem Zeitraum von etwa vierzig Wochen heranwachsenden neuen Körper kennenzulernen, wobei 'neu' eine zweifache Bedeutung hat: Zum einen ist der *eigene* Körper der Schwangeren in ständiger Veränderung begriffen und wird entsprechend immer wieder auf ungewohnte Weise erlebt. Zum anderen nimmt die Schwangere sukzessive in sich einen *anderen* Körper in seinen unterschiedlichen Manifestationsformen wahr.

Weil per Sonografie eine Körpergestalt auf einem Bildschirm zu sehen ist, stellt sie situativ gewissermaßen ein 'Gegenüber' dar. Von einigen Schwangeren wird die Gestalt auch so behandelt, d.h. sie fingieren eine face-to-face-Begegnung, die ein wechselseitiges Sehen impliziert (vgl. Kap. 4). Im Alltag sind face-to-face-Begegnungen auf Fernsinne (Simmel 1908/1968) ausgerichtet, d.h. wir stehen uns gegenüber, sehen und hören uns. Dabei ist unser Körper – ganz wesentlich das Gesicht – ein elementares „Display" (Goffman 1976a) für die Interaktion. Im Alltagsverständnis wird Anwesenheit auch kurzerhand mit der körperlichen Erscheinung der Person vorausgesetzt. Dass wir jedoch de facto diese Anwesenheit aufwändig *herstellen*, darauf hat schon Goffman (1971: 27) hingewiesen: Wenn Person A Person B wahrnimmt und ihr zeigen möchte, dass sie dies tut, muss sie ihr auch *anzeigen*, dass sie sie wahrnimmt (und umgekehrt). Beide müssen also den Blick des jeweils anderen als registriert kennzeichnen. Und beide können dem anderen dann jeweils ansehen, dass er registriert, wahrgenommen zu werden. Erst dadurch werden Personen füreinander *sozial sichtbar*.

Aber schon von Angesicht zu Angesicht kann es Hindernisse geben, etwa bei der Begegnung Sehender und Nichtsehender (Länger 2002), denn Blinde stellen ihren Körper nicht – wie für Sehende üblich – visuell zur Verfügung. Carolin Länger musste in der Interaktion mit ihnen erst lernen, 'nach innen zu schalten', da wechselseitige Wahrnehmung nicht optisch, sondern nur akustisch hergestellt werden konnte.[32] Noch herausfordernder wird die Begeg-

---

[32] In Telefonaten laufen auch Kontakte mit Sehenden ohne das Gesicht als Display ab: Man trifft sich nur mit der Stimme, der 'Rest' der Person ist entweder bekannt, oder wird – im Falle von

nung mit jenen Menschen, die nur körperlich ‚da' sind, weil sie z.B. im Koma liegen. Ihr Personsein wird zwar durch die Lebendigkeit ihres Körpers vertreten, mit ihm alleine können sie sich jedoch nicht auf differenzierte Weise kommunikativ einbringen (Lindemann 2002).

Wie Blinde und Komapatienten, so stellen auch Ungeborene herkömmliche Begegnungsformen infrage. In Schwangerschaftsratgebern wird die körpervermittelte Bezugnahme auf das werdende Kind als von der Natur eingerichtete ‚Mutter-Kind-Beziehung' deklariert. Ebenso selbstverständlich wird davon ausgegangen, dass Ungeborene kommunikativ erreichbar sind (z.B. Teusen/Goze-Hänel 1999: 15; Stadelmann 2005: 30).[33] Wenn jedoch bereits Anwesenheit das Produkt sozialer Praktiken ist, stellt sich die Frage, wie denn ein sich entwickelndes Menschenwesen im eigenen Körper überhaupt als Adressat von Kommunikation *hergestellt* wird. Das Ungeborene ist dabei kein *Gegenüber*, dessen Gesicht als kommunikatives Feedback-Display fungieren könnte, es ist ein *Inwändiges*. Für den Kontakt mit so lokalisierten Wesen kommt es auf Nahsinne an, also auf kinästhetische und haptische Wahrnehmungsformen, die sozial äußerst ungewöhnlich sind.

Mit Rekurs auf die Herstellungsbedürftigkeit von Anwesenheit lässt sich deshalb fragen, wie Ungeborene sozial wahrnehmbar *gemacht* werden. Werden Schwangere erfinderisch, oder greifen sie auf die aus dem Alltag bekannten Beziehungszeichen zurück? Kann die ‚Kommunikation', von der sie uns berichten, überhaupt mit herkömmlichen soziologischen Begriffen beschrieben werden?

Die sich stetig verändernde Materialität und Masse des Ungeborenen geht mit ganz unterschiedlichen Formen des körperlich-leiblichen Erlebens im Verlauf der Schwangerschaft einher. Dies wollen wir im Folgenden nachzeichnen. Da am Anfang nur eine Körpergestalt auf dem Bildschirm auszumachen ist und die Leibwahrnehmung der technologisch vermittelten hinterherhinkt, führt dies bei vielen Schwangeren dazu, dem Innenkörper verstärkt Aufmerksamkeit zu widmen, um das Ungeborene ‚aufzuspüren' (5.1). Darauf aufbauend können dyadisch-exklusive Kontakt- und Beziehungsformen konstituiert werden (5.2). Je mehr das Ungeborene an Körperlichkeit gewinnt und je weiter die Schwangerschaft fortschreitet, umso mehr kann es auch an der Bauchdecke befühlt und betastet werden. Das ermöglicht den Zugang Dritter zum Schwangerschaftserleben, also triadisch-inklusive Kontaktformen (5.3). ‚In Verbindung' zu sein bedeutet dann aber auch, dass eine Unterbrechung der Wahrnehmung des Kindes Verlustängste bei Schwangeren hervorrufen kann. Auch die Geburt kann (neben der Erleichterung) mit ‚körperlicher Einsam-

---

Unbekannten – aus der Stimme ‚abgeleitet' (man schließt über sie auf das Aussehen, den Körperbau, den Charakter etc.).
[33] Teusen/Goze-Hänel (1999) sprechen z.B. ganz selbstverständlich von „pränataler Kommunikation" und beschreiben diese als „natürlichste Sache von der Welt" (ibid.: 15).

keit' einhergehen. Immerhin stellt sie im Vergleich zur gut neunmonatigen Schwangerschaftszeit ein abruptes Ereignis dar, das sowohl die Körperform als auch das Körperempfinden schlagartig verändert (5.4).

5.1 Das Aufspüren des Ungeborenen

Wir haben im zweiten Kapitel dargestellt, dass der Schwangerschaftsfeststellung ein Prozess ihrer körperlichen ‚Entdeckung' vorausgeht. An Evidenz gewinnt die Schwangerschaft dann in der Regel im Rahmen eines Arztbesuchs. Die Schwangere kann spätestens zu diesem Zeitpunkt zwar sagen (also nach außen vertreten), ‚ich *bin* schwanger', doch die körperliche bzw. innerleibliche Entsprechung dieser Selbstbeschreibung, also die *sinnliche* Erfahrung, wird sie erst mit erheblicher Zeitverzögerung erfahren. So spürt auch Judith das Ungeborene noch nicht, als sie zum ersten Mal einen sich bewegenden Körper auf dem Ultraschallmonitor sieht:

> Ich fand die Bilder schwer zu gucken. Das konnte ich nicht zu mir selber in Beziehung setzen oder zu dem, was da im Bauch passieren soll. Das ist relativ unbeeindruckt da an mir vorüber gegangen. Auf jeden Fall war da halt was sichtbar und da bewegte sich irgendwas. Und man konnte irgendwelche Arm- oder Beinansätze sehen. Und da war ich irgendwie völlig, völlig fertig, eigentlich, weil da war ich überhaupt nicht davon ausgegangen, dass man so was wie Arm- und Beinansätze da tatsächlich sehen kann, dass sich das schon alles einzeln bewegt. Und dann wurd' ich total aufgeregt, da schlug mein Herz und ich dachte irgendwie ‚oh Gott oh Gott'. Völlig banal eigentlich, ne? Du siehst ein Bild und du merkst diese Bewegungen nicht, nicht in deinem Bauch, ne? Und du fängst irgendwie an, Herzklopfen zu kriegen, weil du das auf dem Bildschirm siehst, ne? Da war ich überhaupt nicht darauf vorbereitet. (Judith, 29, Lehrerin)

So nah und doch so fern: Obwohl sich das Ungeborene in Judiths Bauch befindet, ist es nicht ihr Körper, sondern das Sonogramm, das es sie sinnlich wahrnehmen lässt. Die plötzliche optische Präsenz, die der Ultraschall schafft, konfrontiert Judith zugleich mit dem aktuellen Fehlen der leiblichen Präsenz des heranwachsenden Kindskörpers: Sie ist irritiert, dass sie nicht in sich spürt, was ihr mit der Eigenbewegung der Gestalt buchstäblich ‚vor Augen' geführt wird. Deshalb kann sie das ‚Irgendetwas' auf dem Monitor auch nicht in Beziehung zu ihrem Körper bringen, doch dieser liefert ihr eine alternative ‚leibliche' Regung als Ersatz: Sie somatisiert ihr Seherlebnis in Form von Herzklopfen.

Die Erwartung Schwangerer, das Ungeborene zu spüren, wird aber auch durch Diskurse und das soziale Umfeld stimuliert:

> Man wartet ja immer angewiesen durch irgendwelche Schwangerschaftsreklameheftchen, in denen es heißt, dass man es manchmal schon in der sechzehnten Woche spürt, aber viele merken es erst in der zwanzigsten. (…) Und irgendwann lauert man ja auch drauf, und ist gespannt, wie sich das wohl anfühlt. Ich hatte vorher ein bisschen Schiss, wie das denn jetzt ist. Meine Mutter hatte irgendwann mal gesagt: ‚Na ja, es ist ja nicht immer angenehm, wenn man die Kinder im Bauch hat.' Ich

dachte, warum sagt die das? Ist doch Quatsch. Ich freu' mich total drauf, ist bestimmt viel spannender als jetzt, ne? Und auf einmal hatte ich dann aber auch so die Unsicherheit, dass ich dachte, vielleicht ist es ja auf einmal ganz komisch, wenn man das wirklich merkt, dass da einer drin 'rum schwimmt oder tritt oder sich dreht, man kann sich das ja überhaupt nicht vorher vorstellen. Und insofern gab's so auf der einen Seite das Gespanntsein, wie ist denn das wohl? Wie fühlt es sich denn wohl an und wann kommt's denn endlich? Und andererseits, na ja, hoffentlich ist es nicht so komisch, denn Bewegungen heißt ja, ab dem Moment, dass du nicht mehr den Einfluss hast auf deinen gesamten Körper. (Judith)

Erstschwangere können nicht auf ‚leibliche Anknüpfungspunkte' zurückgreifen. Judith instruieren Ratgeber und die schwangerschaftserfahrene Mutter, sich Kindsregungen vorzustellen. Auch ein Tumor oder ein bei einer Operation zurückgelassener Fremdkörper stellen eigenständige Gebilde dar, die man unter Umständen ebenfalls im Körper zu spüren bekommt, doch das Besondere und gleichzeitig Skurrile an der *Zubildung* im Zusammenhang mit der Schwangerschaft ist, dass es sich dabei um einen sukzessive wachsenden menschlichen Körper handelt, der sich noch dazu irgendwann auch selbsttätig bewegt („dass da einer drin rum schwimmt, oder tritt oder sich dreht"). Einerseits fiebert Judith dem unbekannten Gefühl entgegen, andererseits ruft aber gerade die Tatsache der nicht steuerbaren Bewegung des kindlichen Körpers und die Ungewissheit hinsichtlich der Qualität dieser Empfindung Unbehagen hervor.

Judith spricht vom „Auflauern". ‚Auf die Lauer legen' heißt gerade nicht, dass man etwas dezidiert aufsucht. Stattdessen gilt es, äußert wachsam zu sein und sich selbst ruhig und still zu verhalten, um ein scheues anderes Wesen weder zu verpassen noch zu verscheuchen. Judith bringt auf den Punkt, was es überhaupt heißt, den anderen Körper erstmals wahrzunehmen:

Am Anfang haste so 'n ganz kleines, ganz leises Pochen, wo du dann denkst, boah, und das sind jetzt die Bewegungen, aber ich kann das immer noch nicht identifizieren, was ich wann wo merke. (Judith)

Eine Schwangerschaft ist ein zeichenhaftes Phänomen, das sich über seine Eigenzeit hinweg immer wieder neu mitteilt. „Identifizieren, was ich wann wo merke" bedeutet: Das neue Erleben muss *qualifiziert* werden (was), es muss *temporalisiert* werden (wann), d.h. sein Auftreten wird mit einem zeitlichen Rhythmus in Verbindung gebracht, und es muss topografisch im Körper *lokalisiert* werden (wo). Judith spürt ein „leises Pochen". Wie beschreiben andere Schwangere ihre Empfindungen?

Mehrere Male hatte ich in dieser Woche das Gefühl, das Kind würde sich bewegen. Ich kann aber einfach nicht darauf schwören, ob es das jetzt wirklich auch gewesen ist. Es war schlicht zu sachte. Auch kam es mir nicht vor wie das so oft zitierte Schlagen von Schmetterlingsflügeln, sondern eher wie ein kurzes leises Klopfen. (Lea, 33, Büroangestellte, Tagebucheintrag)

Ganz am Anfang hört man so in sich rein und dann kann man nicht hundertprozentig sagen: ‚Oah das war sie jetzt.' Das sind so Minibewegungen, da könnte man auch vielleicht mal was verwechseln. (Christine, 40, Internistin)

Man hat vielleicht mal ein bisschen Bauchweh anders, oder es zieht oder so, aber da weißte nicht so genau, woher das kommt. (Regina, 28, Studentin)

Also am Anfang war das wie Antippen an die Bauchdecke. (Pia, 38, Psychologin)

Es fühlt sich am Anfang an, als ob so Seifenblasen platzen, dann denkst du dir halt, oh, das könnte jetzt sein, dass das vielleicht schon so 'ne Kindsbewegung war. Wenn du so abends im Bett liegst, und dann wartest du, und plötzlich macht's so ‚pling' (lacht), dann denkst du dir, ach, cool, dass hätte jetzt so was sein können. (Heike, 31, Zahnärztin)

Also, das Beschreibungsbild, was mir eingeleuchtet hat, war Schmetterling. Also Schmetterlingsflügel, also so ein Flügelschlagen im Bauch. (Viola, 39, Germanistin)

Das war so ein Streicheln von innen, vielleicht wie so ein kleiner Wirbel von innen fühlt sich's an am Anfang. Ich hab's beschrieben gelesen wie so Schmetterlinge. Das hab' ich jetzt *überhaupt* nicht so empfunden. Ich hab's eher a bissl gröber empfunden. Also schon wie so a Wasserwirbel. Also schon a bissl mehr als bei Schmetterlingen hab' ich's empfunden. Das ist schon so a Drehbewegung, irgendwie so von innen, wie wenn dich jemand so leicht antupft. Es boxt zwar, aber es fühlt sich eher an wie so ‚Hallo.' Also es ist net grob, sondern so Puffer halt so leichte. (Madita, 38, Kauffrau)

Im Gegensatz zur Charakterisierung von Schmerzen, für die ein gemeinsames Reservoir an Adjektiven bereit steht (stechend, drückend, ziehend, bohrend etc.), braucht es zur Beschreibung der Kindsregung Rückgriffe auf Analogien aus der Tierwelt (Schmetterlingsflügel) oder der Physik (Wasserwirbel, Seifenblasen). Der Vergleich mit dem Quirl oder dem Wirbel impliziert bereits die Eigenbeweglichkeit eines physischen Körpers. Auch alltägliche Kommunikationsformen (Klopfen, Antippen, Streicheln, ein ‚Hallo') werden von unseren Informantinnen herangezogen, um die Qualität ihrer Empfindungen in Worte zu fassen. Das Bild des Schmetterlings wird auch oft in Ratgebern als Beschreibungsfolie angeboten (z.B. Gebauer-Sesterhenn/Villinger 2009: 41). Gemeinsam mit den Seifenblasen symbolisiert es Zartheit und Zerbrechlichkeit. Klopfen dagegen ruft zwei verschiedene Assoziationen hervor: Zum einen können damit ‚Klopfzeichen' verbunden sein, mit denen jemand versucht, auf sich aufmerksam zu machen, zum anderen kann ein ‚Anklopfen' gemeint sein, das im Alltag als höfliche Anfrage gilt, private Räume zu betreten oder sich jemandem nähern zu dürfen. Der Begriff ‚Streicheln' nimmt eine zärtliche Berührung (wenn nicht sogar Beziehung) vorweg.

In allen oben zitierten Äußerungen wird aber auch eine zentrale Unsicherheit angesprochen, die Jaqueline und Regina auf den Punkt bringen:

Mir wurde zwar immer beschrieben *wie* das ist, aber ich wusste nicht, ist das jetzt vom Kind oder kommt das von mir? (Jaqueline, 30, Studentin)

Man kann es dem Kind nicht zuordnen, deswegen ist es komisch. (Regina, 28, Studentin)

Die Informantinnen beschreiben ein Verortungsproblem, das in der *Zurech-*

nung der leiblichen Regung auf den Kindskörper besteht. Eine Schwangerschaft ist eben wesentlich durch *körperliche Vermitteltheit* gekennzeichnet: Was man im eigenen Körper (also in sich) spürt, kommt immer auch von einem selbst, denn der eigenbewegliche kindliche Körper kann nur mittels des eigenen Körpers erfahren werden. Gerade im ersten Drittel der Schwangerschaft kann dies zur ‚Desorientierung' führen, wenn das, was man spürt, einerseits ungewöhnlich ist, andererseits aber an bekannte Empfindungen erinnert, die man auch ‚von sich selbst' kennt, und die auch vom eigenen Körper herrühren können (z.B. Blähungen). Vermutlich ist es gerade diese anfängliche Ununterscheidbarkeit und die mit ihr einhergehende Unsicherheit, die Schwangere zur Sinnstiftung anregt, nämlich zur Suche nach einem kommunikativ erreichbaren ‚Anderen'. Dessen Identifizierung bedeutet dann nicht nur ‚*körperliche Teilung*' (mein Körper/der fremde Körper), sondern auch eine *Dividuierung von Personen*, die Adressierbarkeit ermöglicht.[34]

An dieser Stelle bietet sich ein Vergleich mit der Implantation von Spenderorganen an. Auch Transplantationserfahrungen können mit personellen Transformationen einhergehen. Beide, Schwangere und Organempfänger, müssen eines neuen Körpers gewahr werden, was Unsicherheit auslösen kann. Auch Transplantierte reagieren mit einer gesteigerten Sensitivität auf ihre Körperregungen und versuchen zu „erspüren, inwieweit sie dem ‚neuen' Organ vertrauen können" (Kalitzkus 2003b: 194). Natürlich gibt es auch Unterschiede. Im Gegensatz zu Ungeborenen, die nur eine Aufenthaltsdauer von etwa 40 Wochen haben, verbleibt das gespendete Organ dauerhaft im Empfängerkörper – sofern es nicht abstirbt. Es ist außerdem keine ‚Zubildung', sondern ein Ersatzteil, da es ein funktionsuntüchtiges Organ substituiert. Während Ungeborene langsam aber sicher innerleiblich gespürt und in Form eines dicken Bauches ‚sichtbar' und darüber auch (er)tastbar werden, sind Spenderorgane nicht notwendig als solche wahrnehmbar oder gar zu palpieren, so dass es meist nur das Wissen ihres Vorhandenseins ist, das sie für die Betroffenen (als Fremdkörper) ‚spürbar' macht.[35] Anders als Schwangere, denen der Blick auf den Ultraschallmonitor Sicherheit (und auch Begeisterung) verschaffen kann, scheuen sich viele Organempfänger, das ‚neue Körperinnere' auf dem Bildschirm anzuschauen. Während sich die Frauen früher oder später mit der Tatsache, dass ein Kindskörper in ihnen heranwächst, anfreunden (bei ungewollten Schwangerschaften mag das nicht oder erst mit erheblicher Zeitver-

---

[34] In der ‚Hebammensprechstunde' (Stadelmann 2009) werden die ersten drei Schwangerschaftsmonate als „Symbiose" (ibid.: 20) bezeichnet. Die Zeit danach wird als Zeit der „ersten Trennung" (ibid.: 40) beschrieben.

[35] Bei Organtransplantationen hängt das Fremdkörperempfinden einerseits von der Art des Spenders ab (Mensch oder Tier), andererseits aber auch davon, wo das Spenderorgan im Körper eingepflanzt wird: dort, wo auch das geschädigte lokalisiert war, oder (wie es z.B. bei einer Niere der Fall sein kann) an einem anderen, ‚unphysiologischen' Ort (Lundin 1999, Kalitzkus 2003b).

zögerung der Fall sein), sprechen Transplantierte oft von Entfremdung und fühlen sich wesensverändert. Um sich mit dem Organ arrangieren zu können, müssen sie sich mitunter erst mit ihm bzw. mit dem Organspender ‚vereinen‘: „Mittlerweile sind wir *eine* Person", sagt z.B. ein Mann, der ein Spenderherz erhalten hat (ibid.: 203, H.d.V.), und streicht sich dabei liebevoll über die Brust. Schwangere dagegen kompensieren das neue, ungewohnte Körperempfinden, indem sie eine ‚Zweiteilung‘ vornehmen, wodurch sie dann auch einen *Anderen* in sich ausmachen können. Bei einer Transplantation geht es nicht um einen zweiten Körper, sondern nur um ein fremdes Organ. Es wird durch einen ‚Dritten‘ (einen Arzt) im Zuge einer Operation ‚eingepflanzt‘, anschließend soll es in den Empfängerkörper *ein*wachsen. Ungeborene müssen sich dagegen erst einmal in Form eines Zellverbundes im Uterus ‚einnisten‘,[36] um dann über einen langen Zeitraum im schwangeren Körper *heran*wachsen zu können. Anders als implantierte Organe gewinnen sie während dieses Prozesses mehr und mehr ‚Eigenständigkeit‘, d.h. sie werden eigenbeweglich, denn es ist nicht ihr Körper, sondern nur die Nabelschnur, die über den Mutterkuchen mit der Gebärmutter der Schwangeren verwachsen ist. Kurz: Organempfänger müssen *eins* werden mit dem Körperteil eines anderen, zu dem sie in der Regel keine soziale Beziehung haben. Schwangere müssen *zwei* werden mit jemandem, den sie erst kennen- und lieben lernen werden. Wie diese ‚Teilungsarbeit‘ vonstatten geht, beschreibt Viola:

Am Anfang dacht' ich noch, ich hab' irgendwie Verdauungsstörungen, weil es auch noch so ein ganz diffuses Gefühl ist, also eine innere Wahrnehmung, damit meine ich, ich hatte erst mal einen unsicheren Status. Dann hat man das Gefühl, okay, da ist jetzt irgendwas anders. Und dann wiederholt sich das aber. Dann fängt man an zu überlegen: Das könnte doch sein, dass ich schon was spüre. Dann beginnt man Bücher durchzublättern und das Internet zu recherchieren, und stellt dann fest: Aha, okay, andere Frauen beschreiben das offenbar ähnlich. Also man rechnet sich das noch selber zu, es ist ein eigenes Körpergefühl. Ich hab das irgendwie nicht als ‚Fremd-Körper‘ (zeichnet Anführungszeichen in die Luft) empfunden, das sich in mir bewegt, sondern ich hatte das Gefühl, es gehört zu mir, es ist mein Empfinden. So ein Zucken (lacht), und das verändert sich in dem Moment, wo das Baby dann größer ist und strampelt, also wo man den ersten Tritt spürt, wo auch das erste unangenehme Gefühl kommt. Also mit dem Gefühl, dass das jetzt strampelt, tritt, dass es große Bewegungen macht, dass ich auch das Gefühl hatte, ich kann verschiedene Bewegungen unterscheiden, also ob es sich dreht, oder ob es mit den Füßen irgendwo gegen tritt. Wobei ich es nicht ganz genau sagen kann, ob es jetzt die Füße oder Hände sind, aber dass es so unterschiedliche Bewegungsarten und Bewegungsmuster gibt. (Viola, 39, Germanistin)

---

[36] Dies ist einer der sozial signifikanten Unterschiede bei der In-vitro-Fertilisation: An die Stelle der selbsttätigen Einnistung tritt die ‚Einpflanzung‘ im Sinne der Implantation durch einen Dritten.

Das ungewohnte Körpergefühl irritiert Viola. Ratgeber bestätigen zwar ihren Verdacht, doch um das, was sie spürt, einem ,fremden Körper' zuzuschreiben, muss es für sie erst in bekannte Kategorien einzuordnen sein. Das leibliche Empfinden differenziert sie entlang einer Stufenfolge aus, die dann in einer ,Dividuierung' resultiert: (1) Eine unspezifische ,innere Wahrnehmung', die sich (2) wiederholt, regt (3) zu Recherchen an, um (4) nach einer Typik zu suchen. Der eigene Körper tritt als Verursacher erst dann zurück, wenn sich die *Qualität* der Empfindung maßgeblich verändert (stärker, deutlicher, schmerzhafter) und dadurch eine Interpretation in bekannte, nach Größe, Arten und Muster klassifizierbare kindliche Bewegungsmuster (Treten, Strampeln) möglich wird.

Identifizieren Schwangere die Körperregung eindeutig als ,Kindsregung', wird dies in der Regel auch als eine Zäsur im Schwangerschaftsverlauf erlebt:

> Als für mich klar einzuordnen war, das kommt jetzt vom Kind und da bewegt es sich jetzt, und der Bauch wächst, da war irgendwie so langsam der Knackpunkt erreicht, wo ich gemerkt habe, ah ja, das ist mein *Baby* und das wächst *in* mir und ja, so ,juhu', so dieser vielleicht auch Aha-Effekt, ja? (Jaqueline, 30, Studentin)

Anders als Jaqueline und Viola beschreibt Jane nicht die Regung eines Kindes, sondern die eines ,Fremdkörpers'. Sie ist zwar schon kurz vor der Geburt, doch die kindlichen Bewegungen erlebt sie als körperlichen Kontrollverlust:

> Das ist halt total witzig (lacht), weil dein Körper macht halt so Sachen, du denkst halt so ,was passiert hier eigentlich?' (lacht), weil's irgendwie nicht von dir ausgeht, sondern der macht das irgendwie, also ich fand's saulustig irgendwie (lacht), weil du beobachtest das und denkst so ,hä?' Und wenn dann da so jemand tritt, dann ist das schon total komisch. Es ist schon total komisch, weil irgendwie (lacht) so unvorstellbar, dass das irgendwie dann so 'n Mensch ist, der in deinem Bauch dabei ist und alles mitmacht und dann auf einmal da ist, so. Also irgendwie, ich find's schon total, total komischer Vorgang irgendwie. Klar, ich hab' schon irgendwie 'ne Beziehung (zögernd), irgendwie in einer Art, es ist schon so abstrakt, es ist schon immer noch sehr komisch. Ich werd' natürlich ständig getreten und ich spür', dass da jemand sein Eigenleben in mir macht (lacht), aber so lange ich die Person irgendwie noch nicht so richtig mal gefasst hab', find' ich's immer noch irgendwie auch abstrakt, so. (Jane, 28, Studentin)

,Irgendwie ist es total witzig und saulustig und irgendwie total abstrakt und total komisch irgendwie' – schon die gehäufte Verwendung von Modalpartikeln und das hilflos anmutende Lachen legen die Unsicherheit und Krise offen, in der sich Jane befindet. Das Körpergefühl scheint für sie un(be)greifbar und diffus, was eine bemerkenswerte Fremdheit den beiden ,neuen' Körpern (ihrem schwangeren und dem des Ungeborenen) gegenüber zum Ausdruck bringt. Das Kind als Verursachungsquelle ihrer Empfindungen scheint zudem wenig präsent. Dessen Bewegungen werden als solche zwar beschrieben (Treten), zugleich aber auch in einer ,befremdlichen' Weise („dass da jemand sein Eigenleben in mir macht"). Auch wenn sie bereits „so n' Mensch bzw. eine

„Person" in sich hat, scheint noch keine eindeutige Dividuierung stattgefunden zu haben. Im Gegenteil: Janes' Körper wird okkupiert mit der Folge, dass sie ihm ohnmächtig ausgeliefert ist – ähnlich wie ein Autofahrer, der die Kontrolle über seinen Wagen verloren hat.

Während viele unserer Informantinnen die Unterscheidung ‚Ich vs. der/das Andere' an der Qualität des körperlichen Empfindens festmachen, ist das Ungeborene für andere Schwangere a priori ein emergentes ‚Alter Ego':

> Ich hab' *schon* das Gefühl, dass das Kind anders ist als *ich*. Die Vorstellung, die ich mir von dem Kind mache, ist definitiv anders als *ich* mich sehe. (…) Es ist schon von Anfang an was Eigenständiges. Je mehr ich das spüre, desto stärker wird das eben, weil das, was ich spüre, eben nicht meiner Vorstellung entspricht, sondern mich überrascht, dass es sich so anders verhält als ich dachte, weil ich nur diese Klischees kenne, von diesen wilden Kindern, die boxen, sobald man sich hinsetzt. (…) Je unerwarteter das ist, was es macht, desto überraschter bin ich und desto mehr begreife ich das Kind als so was Eigenes. (Alma, 32, Studentin)

Alma, deren Fall wir am Ende des nächsten Kapitels noch ausführlich darstellen werden, muss nicht erst eine aufwändige leibliche Dividuierungsarbeit leisten, um einen inwändigen Anderen ausmachen zu können. Sie greift aber auf Kindsregungen zurück, um diesen als von sich unterschiedenes Wesen zu spezifizieren. Die individuellen, von ihr abweichenden Charaktereigenschaften ihres Kindes erklärt sie durch das gängigen Klischees widersprechende körperliche Empfinden, was wiederum ihre Überzeugung festigt, ein eigenständiges Wesen in sich zu haben: Je unerwarteter Alma das Kind erlebt, desto mehr wird es von ihr als ‚Nicht-Ich' empfunden.

Für die meisten unserer Informantinnen gilt, dass die Sonografie – ist das Ungeborene erst als solches aufgespürt – an Relevanz verliert:

> Also ich bräucht' jetzt auch diesen letzten Ultraschall nimmer unbedingt, von *meiner* Seite her. Die machen den natürlich, weil falls eben doch irgendwas sein sollte, so zur Sicherheit. Aber für *mich* wär' das so in Ordnung, ich könnt' ohne das Sehen leben, nur durchs Spüren. (Madita, 38, Kauffrau)

> Ab dem fünften, sechsten Monat ist der Ultraschall eigentlich für mich jetzt nimmer wichtig, weil ich spür' des ja jetzt ganz genau alles. Man macht natürlich noch Ultraschall. Ja, man *macht* ihn halt. Aber jetzt ist es eigentlich so, dass ich's eigentlich nicht mehr brauche. (Christine, 40, Internistin)

> Also das ist wirklich *die eine* Sache, wo ich spüre, nicht nur das Kind ist *wach*, sondern es ist *da* und es geht ihm gut. Und das ist so was *wahnsinnig* Tolles, einfach dieses Wissen und Bewusstsein, weil bis zur 15. Woche hast du halt auch immer gedacht, hm, jetzt hab ich schon ein paar Wochen lang auch kein Ultraschallbild mehr gesehen, wo mir jemand gesagt hat: ‚Guck mal, da schlägt des Herz.' Es kann ja sein, dass irgendwas passiert ist. Aber *jetzt* weiß ich eigentlich jeden Tag: ‚Aha es ist noch da und es lebt.' (Michaela, 30, Betriebswirtin)

Je ‚leibhaftiger' die Schwangerschaft wird, je mehr das Kind durch seine Eigenbeweglichkeit gespürt wird, desto mehr kann der Bildschirm für Schwangere an Reiz verlieren. Solange es noch nichts zu spüren gab, gab es ‚das Kind' eben nur auf dem Bildschirm. Mit den Kindsregungen ‚tritt' das Ungeborene den Schwangeren dann jedoch so nahe, dass dadurch das Kind auf dem Monitordisplay in die Ferne rückt. Für Christine und Madita wird der Ultraschall zum medizinischen Pflichtprogramm bzw. zum zusätzlichen Sicherheitsfenster herabgestuft. Für Michaela sind Sonogramme zwar weiterhin Belege für die Existenz ihres Kindes, es sind aber nur Momentaufnahmen. Ihr Körper ist dagegen konstant ‚auf Empfang'.

Kindsregungen vermögen die Bedeutung der Ultraschallvisualisierung also abzuschwächen, sie können im weiteren Verlauf der Schwangerschaft jedoch auch zum Hilfsmittel werden, um isolierte Körperteile auf dem Bildschirm zur Körpergestalt synästhetisch ‚zusammenzusetzen':

> In dem Moment, wo ich das erste Mal dieses Gestaltbild hatte, hatt' ich körperlich noch keinerlei Gefühl, dass da was in mir ist. Das Bild ist im Moment dann sehr stark, aber das verschwindet dann sozusagen wieder. (I: Also dieser Untersuchungseindruck bleibt eine Weile und ebbt dann wieder ab?) Ja, genau. Also so war's bei mir jetzt jedenfalls. Und ich fand ganz erstaunlich bei der dritten Ultraschalluntersuchung, da löst sich der Körper ja dann plötzlich in Fragmente auf, weil das Baby dann so groß ist, dass das Ultraschallgerät das nicht mehr als Ganzes wahrnehmen kann. Und da hat man plötzlich da eine Hand, dann hat man den Kopf, und dann hat man das Rückgrat, und dann ist aber das, was man vorher so als Gesamtbild hatte, von diesen ersten beiden Untersuchungen, ganz verschwunden. Und dann hat man plötzlich den Eindruck, das ist so wie so ein Baukasten, also (lacht), so Körperfragmente, und kann die eigentlich gar nicht mehr zu einem Bild zusammensetzen. Und da war's dann ganz wichtig, ich hab' daran überhaupt nicht gedacht, da fragte mein Freund dann: ‚Ja wie liegt es denn jetzt im Bauch?' Und da hat mir die Ärztin das gezeigt, und da hatte ich dann das Gefühl: ‚Ah okay jetzt weiß ich auch, wenn der Bauch da so vorgewölbt ist, dann ist da der Rücken.' Und dann war das wieder integrierbar übers Fühlen. Und dann merkte ich auch ‚okay, auf der einen Seite tritt es immer, auf der anderen ist es eher ruhig, das liegt eben daran, wie es dann liegt', und da brauchte ich dann wieder diesen Bezug zum eigenen Körper, um das Bild des Kindes überhaupt wieder als Ganzheit integrieren zu können. (Viola, 39, Germanistin)

Während das Sonogramm für viele Informantinnen gerade zu Beginn der Schwangerschaft die Funktion einer ‚leiblichen Prothese' innehat, ist Violas visueller Gestalteindruck nicht von Dauer. Er bleibt ‚virtuell' und auf die Situation beschränkt – ein starker Momenteindruck, der sich sukzessive verflüchtigt, eben weil für sie zu diesem Zeitpunkt noch *keine* Rückbindung an die Leibwahrnehmung möglich ist. Sie spürt weder was sie sieht, noch ‚verkörpert' sie das Bild in sich (Duden 2002). Bei der nächsten Untersuchung ist die Körpergestalt vom Monitor verschwunden. Zurück bleiben Körperteile („Baukasten"), die Viola allein optisch jedoch nicht zum Ganzkörper zusammensetzen kann. Doch mittlerweile spürt sie bereits das Kind in sich. Über die Form ihres Bauches und die leiblich Wahrnehmung wird die ärztliche Erläuterung des ausschnitthaft dargestellten Körpers für sie wieder anschlussfähig: Indem Viola auf das Äußere und Innere ihres schwangeren Körpers Bezug nimmt, kann sie die sonoanatomischen Fragmente rekonfigurieren und sie sowohl zur optisch imaginierbaren als auch zur leiblich erfahrbaren Körpergestalt integrieren. Die Ultraschalldarstellung determiniert also nicht ihr innerleibliches Empfinden (wie Barbara Duden argumentiert), im Gegenteil: Haptische und kinästhetische Wahrnehmung werden zur Korrektur der optischen Verzerrung eingesetzt.

5.2 Körperkontakte und Beziehungskonstitution

Sind die Leibesregungen erst zum ‚Anderen in mir' geworden, beschreiben Schwangere verschiedene Arten körperlicher Mitbetroffenheit. Lassen wir zunächst noch einmal Viola zu Wort kommen:

> Wenn ich laute Musik höre, dann denke ich das Kind sozusagen mit, dann denk' ich schon darüber nach, ist es jetzt angenehm oder unangenehm da drin. Man versucht das Kind als eine zweite Realität wahrzunehmen. Als die Sonne jetzt so schien, habe ich mich mit nacktem Bauch auf den Balkon gesetzt, damit es mal Helligkeit erlebt. Also das sind jetzt nicht unbedingt direkte Kontaktaufnahmen zwischen mir und dem Baby, aber es sind so Versuche, eine Art Situation zu berücksichtigen, für die man was tun möchte, dass sie positiv ist. (Viola)

Viola beschreibt ein Miterlebenlassen des Kindes an alltäglichen Sinneseindrücken, das ein zeitgleiches gemeinsames Erleben unterstellt: Sie lässt das Ungeborene einerseits an ihren Wahrnehmungen partizipieren („damit es mal Helligkeit erlebt"), andererseits versucht sie, dessen Perspektive zu übernehmen, z.B. indem sie akustisch Rücksicht nimmt. Anders verhält es sich bei Christine:

> Die bewegt sich auch, die geht mit und man merkt, wenn sie wach ist, man merkt, die nimmt einen wahr auch, hört mich ja auch, ja. (I: Wie merkst du, dass sie das merkt?) Na ja, wenn der Bauch halt eben so schön weich is', wenn sie so ein bisschen sich da bewegt und sich wohl fühlt. Man merkt auch, wenn halt irgendwas zu viel wird, dass der Bauch fest wird, das sagt einem einfach der Körper, dann kann's auch mal sein, dass es so 'ne Bewegung gibt, so ein Strampeln, wo man merkt, da passt irgendwas nicht. (Christine, 40, Internistin)

Christines Körper registriert nicht nur die Materialität des Ungeborenen und dessen Eigenbewegung, er zeichnet sie als eindeutige Botschaften ihrer Tochter auf und transformiert sie in Muskelspannung, die sie dann nicht mehr erst interpretativ deuten, sondern nur noch ‚dechiffrieren' muss.

Nimmt der ungeborene Körper an Masse und Beweglichkeit zu, kann er auch die Autonomie des schwangeren Körper einschränken:

> Das Kind nimmt mich ein, es macht sich immer stärker bemerkbar. (…) Es tut ja nicht weh, aber was wirklich unangenehm und schwer gewöhnungsbedürftig ist, dass da jemand in meinem Bauch herumspaziert ohne zu fragen, ob ich vielleicht

mal meine Ruhe haben will. (Sarah, 27, Studentin, Tagebucheintrag)

Das Kind hat immer mehr die Vorliebe in meine Blase zu treten, es meint, eine volle Blase sei ein hervorragendes Trampolin. Es springt also immer in die Blase und dabei mit seinem Kopf gegen meinen Magen. Danach habe ich ‚herrliches' Sodbrennen und Harndrang gleichzeitig. (Sandra, 28, Pharmazeut. Assistentin, Tagebucheintrag)

Ich stell' manchmal fest, dass es sich in der Regel bewegt, wenn ich mich im Bett rumdrehe, dass es sich auch neu hinlegt. Man merkt, wenn man selber aufgeregt ist, dass sich diese Unruhe zum Teil überträgt, dass auch das Kind sich mehr bewegt, oder wenn man sehr ruhig ist, dass es etwas weniger ist. Beziehungsweise, wenn ich mich selber sehr wenig bewegt habe, dass das Kind sich aber umso mehr bewegt. (Judith, 29, Lehrerin)

Je umfangreicher der ungeborene Körper wird, desto mehr wird der schwangere zu seinem ‚Resonanzboden': Sarah hat mit dem Ungeborenen einen raumfordernden ‚Untermieter' in sich, mit dem sie sich arrangieren muss, und Sandras Körper wird zum Abenteuerspielplatz. Judith beschreibt ein synchrones Bewegungsverhalten, das an ein Tanzpaar erinnert: Der Körper bewegt sich zum einen *mit* dem anderen mit, zum anderen verhalten sich die Körper aber auch *gegen*beweglich und sind dabei aufeinander verwiesen (dreht sich A beim Tanz nach rechts, muss sich B nach links drehen und umgekehrt).

Schreitet die Schwangerschaft zeitlich fort, ähnelt das Körperarrangement einer *intrakorporalen Interaktion*, wobei dem Ungeborenen unterschiedliche Grade von Agency zugeschrieben werden. In Ratgebern wird die Bewegung des Ungeborenen kurzerhand als „Mitteilung des Babys" (Stadelmann 2005: 30) bezeichnet, was das Kind als ein sich ‚mitteilendes', also auch mitteilungsfähiges Wesen voraussetzt. Aus soziologischer Perspektive lässt sich dagegen beobachten, wie Ungeborene mittels der Deutungsarbeit Schwangerer erst zu solchen Wesen *gemacht* werden. Denn wenn das (inner)körperliche Erleben des Ungeborenen von den Informantinnen als Interaktion bzw. Kommunikation wahrgenommen wird, dann geht dem voraus, dass es als solches von den Schwangeren *interpretiert* wird, indem sie ihre Leibwahrnehmung als kommunikative Initiative oder Reaktion des Ungeborenen *deuten*:

Seitdem sich das Kind bewegt, da ist es jetzt wirklich noch mal ganz anders, da warte ich dann auch schon, bis sich das Kind meldet. Also ich freu' mich, ich freu' mich da wirklich, wenn es sich meldet, wenn's strampelt, dann weiß ich auch, dass es ihm irgendwie gut geht (lacht). (Pia, 38, Psychologin)

Ich spiel' manchmal dann auch ganz gerne 'rum und drück' mal hier und drück' mal da. Und wenn's mir da zu eng wird, dann versuch' ich irgendwie das Kind da weg zu kriegen: ‚Ah jetzt geh mal auf die andere Seite.' Das klappt auch manchmal (lacht). Das kann jetzt so richtig irgendwo rausstaksen, ne? Mit'm Fuß hier oder da, und das drückt dich dann irgendwo, weil's echt eng wird irgendwann, ne? Und ich find', das ist einfach spannend und es macht einfach Spaß. (Judith, 29, Lehrerin)

Wenn sie älter werden, weißt du auch, wie du sie herauslocken kannst, dass sie dich treten. Dann hab' ich mich auf die Seite gelegt und hab' in meinen Bauch so reingedrückt und wieder raus, und dann kam sofort der Fuß hinterher (lacht) Also so: ‚Was dringst du in meinen Bereich ein? Das ist meiner!' Und auf der Luftmatratze, wenn man sich dann so ein bisschen zusammengekauert hat, dann kam von drinnen: ‚Moment, streck mal deine Beine aus, das wird mir hier zu eng.' Also so richtig so Signale, wo du sagst: ‚Ja klar, das ist ein menschliches Wesen. Das hat Bedürfnisse und das will jetzt anders liegen als du.' (Viktoria, 23, Sekretärin)

Wenn Pia ihr Kind spürt, heißt das für sie, dass es mit ihr in Kontakt tritt und sie auf es reagieren muss. Sie interpretiert die kindlichen Bewegungen als „Melden", eine Formulierung, die sich auch in der Ratgeberliteratur häufig findet. Judith neckt das Ungeborene und probiert, inwieweit sie dessen Bewegungsverhalten beeinflussen kann. Sie zieht auch Vorteile aus diesem Interaktionsspiel, indem sie sich Platz im zunehmend knapper werdenden Körperraum verschafft. Viktoria hat ihren Bauch einerseits dem Ungeborenen abgetreten, das ihn als sein Territorium verteidigt. Andererseits greift sie auf diesen Bauch als eigenen zu, um das Kind zu provozieren. Sie interpretiert kindliche Regungen als „Signale", also als ein spezifisches Zeigeverhalten, das über ein Melden hinausgeht. Ein Schüler, der sich durch einen Fingerzeig im Blickfeld des Lehrers positioniert, initiiert Kontakt, der mit der Erwartung eines Responses einhergeht. Melden heißt, einen anderen auf sich aufmerksam zu machen. Ein Signal (z.B. ein Verkehrszeichen) stellt dagegen eine eindeutige Aufforderung dar und impliziert eine ganz bestimmte Reaktion. So übersetzt Viktoria die ‚Signale' ihres Kindes dann auch in eine an sie gerichtete Sprechhandlung (eine Beschwerde).

Ein Kind im Bauch zu haben, fördert auch bei anderen Eltern kindliche Spiel- und Entdeckerlust zutage:

Man hat so 'ne Art Alien drin, und es ist manchmal munter und stupst und untersucht, und manchmal ist es nicht so munter. Also wir haben das Gefühl, es spielt ‚Wackamole', da kommen so Maulwürfe aus so Löchern und man muss mit einem Hammer so drauf hauen. Und eigentlich immer, wenn so eine Hand hier ist, dann wird die Hand untersucht. Der Vater hat da auch so sein Gesicht draufgelegt, hat am Kinn so Stupser gekriegt. Also wir haben das Gefühl, es spielt gerne ‚Wackamole'. Also das ist ja dessen Universum, das ist ja sehr begrenzt. Deswegen kann es ja da ganz gut drauf reagieren. Und meine ältere Schwester hat dann das aber schon gleich kategorisch abgelehnt, als ‚ach, das ist neugierig und stupst gerne', so ‚nee, das stört es', war ihre Interpretation. Und ich meine, wir interpretieren ja auch nur, also das Baby stupst ja jetzt einfach, wie's will und für uns ist das lustiges ‚Wackamole-Spielen', und ich amüsier' mich auch drüber. Also so ist man ja mit seinen Projektionen. (I: Und wenn das eine Reiz-Reaktion ist, wer sendet den Reiz und wer reagiert?) Ja, wenn ich mir was auf den Bauch ziehe, dann ist das halt der Reiz, und das Baby untersucht dann, reagiert und untersucht. (I: Und wenn es von alleine was macht?) Dann turnt's und stupst's ein bisschen (lacht). (Helga, 40, Unternehmensberaterin)

Ich nehm' schon Rücksicht, also wenn's gerade so *quirlt*, wie ich es immer bezeichne, dann schau' ich schon: ‚Hoppala, was ist los? Sitz' ich blöd? Oder sollt ich mich

umdrehen?' Aber ob das jetzt a bewusste Empfindung ist vom Baby, das sagt: ‚Hey
ich will jetzt anders liegen.' Das ist ja keine bewusste Entscheidung, schätz' ich mal.
(I: Hast du auch das Gefühl, dass das irgendwie Kontakt zu *dir* aufnimmt?) – Ja ich
bild's mir ein, aber ob's wirklich so ist, das weiß ich net. Wenn ich die Hand drauf
lege und es boxt halt genau da hin, ob's Zufall ist oder Kontakt *aufnehmen* – weiß ich
net (I: Kannst du einen Kontakt initiieren? Also wenn du irgendwo hindrückst?)
Also manchmal, wenn ich die Hand drauf leg', da ist einfach Ruhe, da ist gar nix.
Null. (Madita, 38, Kauffrau)

Helga beschreibt ein Reiz-Reaktions-Verhalten, das sie mit einem institutionalisierten Spiel rahmt. Gleichzeitig nimmt sie jedoch ihre Konstruktion (nicht
zuletzt auch durch die Interpretation der Schwester) als Fiktion. Im Gegensatz
zu Helga zögert Madita, dem Ungeborenen Kontaktinitiierung zuzuschreiben. Dennoch interpretiert sie die kindliche Bewegungsintensität als Aufforderung, der sie sich in mütterlicher Sorge widmet.

Auch bei Lea ist das Ungeborene bereits im Bauch zum mithandelnden Akteur geworden. Wie ein Kleinkind fordert es ‚lautstark' Aufmerksamkeit ein,
lässt sich bereitwillig liebkosen und widersetzt sich mütterlichen Anweisungen:

> Unsere Kleine wird immer lebhafter. Mittlerweile zeigt sie deutlich, dass es ihr
> nicht gefällt, wenn ich zu lange am Rechner oder am Schreibtisch sitze. Dann geht
> es echt rund – sie strampelt und dreht sich, dass es zu witzig ist. (…) Kuscheln lässt
> es sich so auch gut: Wenn ich meine Hand auf ihren Kopf lege, drückt sie ihn sofort
> heraus und lässt sich streicheln. (…) Jedes Mal, wenn sie sich so streckt und dehnt
> und mich ordentlich in die Seiten oder in die Rippen tritt, will ich ihr mitteilen, dass
> das eigentlich die falsche Richtung ist und es da nicht rausgeht. Aber das Dummer-
> chen will mich wohl einfach nicht verstehen und macht fröhlich weiter. (Lea, 33,
> Büroangestellte, Tagebucheintrag)

Bis zu diesem Punkt haben wir Fälle betrachtet, in denen Schwangeren ihre
kinästhetischen Kontakte zum Kind zwar als Interaktion bzw. Kommunikation beschrieben, aber dem Ungeborenen dabei höchstens Worte in den Mund
legten. Es kommt aber auch zu explizit *sprachlichen* Kontaktaufnahmen:

> Also, ich spreche manchmal mit dem, grad', weil man ja nix merkt ja? Dann sagt
> man so: ‚Hallo da drin, ich hoffe, es geht dir gut.' (Regina, 28, Studentin)

> Sobald ich g'spürt hab', dass der Bauch wächst, hab' ich mit dem Kind g'sprochen.
> Das hat dann eher was mit meiner Körperform zu tun g'habt, weil g'fühlt hab' ich's
> damals ja noch net, aber wo ich dann g'merkt hab', jetzt geh' ich so langsam a bissl
> auseinander, sobald der Bauch runder wurde, wo ich was in der Hand g'habt hab'
> (lacht), hab' ich wirklich oftmals drüber gestreichelt und mal kurz so ‚Hey hallo' ge-
> sagt, oder am Frühstück ‚jetzt gibt's was Gutes.' (Madita, 38, Kauffrau)

Für Regina und Madita ist das Noch-nicht-Spüren ein Anreiz, sich dem Kind
sprachlich zuzuwenden. „Hallo" ist eine Form des ‚Anrufens', eine unspezifische Adressierung, mit der man jemanden zu erreichen *hofft*. Man kann in einen Raum hineinrufen ‚Hallo, ist da wer?' oder mit ‚Hallo' jemandes Aufmerksamkeit gewinnen wollen. In beiden Fällen wird eine kommunikative

(sprachliche) Erreichbarkeit unterstellt. Madita verbindet Sprechen mit Körperkontakt, sie streicht dabei über den Bauch. Ganz ohne ,sichtbare' bzw. ,fassbare' Adressierung wäre Sprechen auch ein reines Selbstgespräch, das im Alltag Zweifel an der psychischen Verfassung der betreffenden Person aufkommen lässt. Madita stellt zwar Erreichbarkeit her, doch genaugenommen wird diese nicht sprachlich bewerkstelligt, sondern über ein *Anfassen*, mit dem dann auch erst ein synchrones Sprechen ermöglicht wird.

Ratgeber unterstellen kurzerhand, dass werdende Mütter mit Ungeborenen sprechen. Zudem befürworten sie, dass dies auch laut gemacht werden soll (Teusen/Goze-Hänel 1999: 54). Manche unserer Informantinnen schrecken jedoch davor zurück, laut mit ,dem Bauch' zu sprechen:

> Also, ich glaub', wenn ich mit dem Kind sprechen würde, würde ich mir total bescheuert vorkommen, jetzt da mit meinem Bauch zu sprechen, käme mir total komisch vor. (Miriam, 28, Studentin)

> (I: Sprecht Ihr mit dem Kind?) Nein, nein, da tät' I mir auch komisch vorkommen, weil ja von dem Kind jetzt so nix kommt (lacht laut), also irgendwie, nein, also mal so drüber streicheln, des is' in Ordnung. Also des Sprechen, do zu dritt, also mit dem Kind halt zu dritt, des tät' I jetzt komisch find'n. Also des wär' jetzt für mich so unnatürlich. (Hanni, 35, Erzieherin)

Miriam verstummt, sie braucht ein sicht- und greifbares Gegenüber, um sprachlich kommunizieren zu können. Hanni reagiert schon auf die Frage der Interviewerin peinlich berührt. Sie verweist auf die fehlende Resonanz, die ihr ein ,normales' Sprechen mit Ungeborenen absurd erscheinen lässt. Auf ähnliche Weise wie jemand ein Zwiegespräch mit einem Gott oder einem nahestehenden Verstorbenen nicht in Anwesenheit anderer, sondern ,im Stillen' führt, vermeidet es Hanni einem zuhörenden Dritten ihre Kommunikation mit ihrem Kind im Bauch der Lächerlichkeit preiszugeben. Viele Schwangere greifen vielleicht aus diesem Grund auf alternative Formen mündlicher Kommunikation oder auf ein ,stilles Sprechen' zurück:

> Ich hab' halt viel vor mich hingesungen dann. Also was andere erzählen, die dann mit dem Baby immer reden, das fand ich irgendwie komisch. Also das war irgendwie seltsam. (Anna, 31, Krankenschwester)

> Es war halt für mich schon von Anfang an irgendwo 'n Kind, ja? Und ich spreche mit ihm, aber selten laut. Also mehr innerlich. Ich weiß, dass man das machen soll, dass man laut sprechen soll, aber das mache ich eher selten. Wenn ich dann in meinen Gedanken halt mit dem Kind rede, das ist schon öfter, ja, aber ich könnte jetzt nicht mich hinsetzen und dann na ja ,hm Baby und so', also da tue ich mich schwer, ja? (Jaqueline, 30, Studentin)

> Also dieses laut *reden* hab ich relativ wenig gemacht, eher viel über Bauchstreicheln, Massieren oder Ähnliches. Oder einfach in sich reinhorchen, also irgendwie so *innerlich* sozusagen kommunizieren. Ein In-sich-Gehen, also so irgendwie in sich zurückziehen und dann in sich und das Kind lauschen. (Olga, 32, Chemikerin)

Anna wählt den musikalischen Gebrauch der Stimme als Alternative zum Sprechen. Jaquelines Kommunikation beschränkt sich auf ein ,mentales Ansprechen', das an Beten oder Telepathie erinnert. Olga kommuniziert nur ,innerlich'. Ihr Verhalten lässt sich als *kommunikatives Sondieren* bezeichnen: „In sich reinhorchen", „in sich gehen" usw. sind Termini, die primär selbstbezüglich bzw. introspektiv konnotiert sind. Wenn sie aber, wie hier, an einen inwändigen Anderen gerichtet sind, dann verorten sie diesen auch entsprechend, nämlich tief im Inneren des eigenen Körpers. Olga sucht das Ungeborene dabei nicht einfach aktiv auf, sie stellt vielmehr sensorische Bedingungen her, damit ihr Kind sie es wahrnehmen lässt. Dafür muss sie die Außenwahrnehmung ausschalten und ihre Sinne auf ,inneren Empfang' stellen.

Das ,stille Sprechen' mit dem Ungeborenen lässt uns natürlich im Unklaren, was für imaginierte Kommunikationen denn nun konkret stattfinden. Da das von den Informantinnen angesprochene Peinlichkeitsproblem im Interview noch zugespitzt wird, ist es an dieser Stelle besonders hilfreich, auf Tagebucheinträge zu rekurrieren, in denen Schwangere ihren Kommunikationspart hemmungslos dokumentieren. Dies ist beim Tagebuch von Alma (32, Studentin) der Fall. Es besteht fast ausschließlich aus solcher imaginärer sprachlicher Kommunikation mit dem Ungeborenen und notiert in den letzten drei Schwangerschaftsmonaten z.T. mehrmals täglich kurze Ansprachen, die sich wie eine Sammlung fragmentarischer Stoßgebete lesen. Sie entwerfen das Kind zum Beispiel als Bündnispartner gegen die Außenwelt:

> Gut dass du dabei bist. Mit dir hab' ich keine Angst. (Vortrag an der Uni, ich rege mich auf, Baby bewegt sich wild): Ah, du bist ein tolles Baby. Du bist ganz schlau. Der redet so einen Müll. Und die finden das alle toll. Aber du verstehst schon. Ich freu mich, dir alles beizubringen.

An anderer Stelle lassen die Einträge das Ungeborene als leiblichen Untermieter erscheinen, der intrakorporale Rücksichtnahme verdient:

> Klappt das mit uns beiden hier drin? Hast du genug Platz? Hast du genug Ruhe? Es tut mir so leid. Ich weine und du schwimmst in diesem schlechten Hormonmix und später hast du einen Schaden und wirst depressiv.
> Du hast dich so wenig bewegt. Ich mach' mir Sorgen um dich. Wach auf! Was ist los?
> Hallo. Da bist du ja. Gott sei Dank bewegst du dich wieder. Du hast mich erschreckt!

Die Autorin wird aber auch zur Vermittlerin zwischen Kind und Außenwelt:

> Dein Papa fragt, ob es dunkel und langweilig für dich ist. Aber ich glaube nicht, oder?
> Es ist Sylvester, du musst aufwachen. Du verpasst ja alles. Jetzt fängt das Jahr an, in dem du geboren wirst…
> Die haben alle Angst, dass du plötzlich in der S-Bahn kommst. Das würdest du gar nicht machen.

Dokumentiert werden auch innere Adressatenwechsel zwischen Kind und Mutter:

(Bewegt sich während Seminar an der Uni): Das interessiert dich? Das ist doch so langweilig! Nein, das darf ich nicht denken. Ich will dich nicht so sehr beeinflussen. (In einem Seminar, Baby bewegt sich): Das ist toll, ne. Wir werden ganz schlau. Du bist sogar schon als Embryo an der Uni. Von wegen, das ist schlecht, dass ich als Studentin ein Baby bekomme. Das kann dir nur gut tun, so schlaue Sachen zu hören. Du bist sogar schon Teil von einer Studie. Wenn du groß bist, nehme ich dich mit zur Arbeit. Wenn wir nur auf dem Spielplatz rumhängen, bringt das nichts.

Außerdem werden im Tagebuch unerlaubte Gefühle verbalisiert und persönliche Eigenschaften imaginiert:

> Es tut mir so leid, dass ich so traurig bin, weil du ein Junge wirst. Aber ich kann mir nicht helfen, ich wollte so gerne die Mutter von einem Mädchen sein. Die sind tough und schlau. Und du? Bist du auch tough und schlau? Oder wirst du so unselbständig und sozial inkompetent?
> Wie kommt es dass du so ruhig bist? Papa und ich, wir sind so aufgeregte Menschen. Ich rege mich ständig auf und du scheinst so gelassen zu sein. Und besonnen.

Am Ende, als die Fruchtblase platzt, wird Teamwork verlangt:

> Okay, es geht los. Du kommst auf die Welt. Ich bin aufgeregt. Du weißt, was du zu tun hast.

Almas Tagebuch liest sich wie ein Selbstgespräch mit einem vertrauten Anderen. Ihre Schreibtätigkeit scheint die Präsenz des inneren Adressaten intensiviert zu haben. Sie schreibt nicht alleine, sondern ist längst ,zu zweit'. Ihr Kind ist Bündnispartner gegen die Außenwelt, leiblicher Untermieter, der Rücksichtnahme verdient, miterlebender Seminarteilnehmer und Mitspieler bei der Geburt. Wir wissen nicht, wie viele Informantinnen auf diese explizite Weise mit ihrem Kind zu kommunizieren beanspruchen. In jedem Fall aber stimuliert das kinästhetische und haptische Empfinden die Konstitution einer elterlichen *Beziehung* zum ungeborenen Kind. Der Bauch ist dann nicht nur ein Bauch, sondern die ,Verkörperung' des Kindes, zu dem eine „echte Bindung" (so formuliert es Sarah in ihrem Tagebuch) aufgebaut werden kann. Für andere Schwangere muss der gespürte kindliche Körper allerdings erst geschlechtlich signifiziert sein, damit eine Beziehung zum Kind entstehen kann (darauf werden wir auch im 6. Kapitel noch zurückkommen):

> Ich hab' mir so die ersten Wochen schwer getan überhaupt ne Beziehung zum *Es* aufzubauen. Es ist sowieso alles so abstrakt. Man kann das eh alles nicht so begreifen, was da vor sich geht, und da merkt man dann so die ersten Bewegungen und ja, mir hat das schon geholfen, das Geschlecht zu wissen". (Anna, 31, Krankenschwester)

> Wenn ich jetzt überhaupt nicht wissen würde, was es ist, könnte ich überhaupt keine Verbindung aufbauen. Finde ich seltsam. Ja, weil das dann so ein Neutrum wär' (lacht) und immer nur so ,Ist das jetzt ein Junge oder ein Mädchen?' (Marianne, 25, Studentin)

Bei Viktorias Kind wurde Trisomie 21 (das Down-Syndrom) festgestellt. Die Diagnose verändert auch den Status ihrer Beziehung zum Ungeborenen:

Und dann denkst'e manchmal schon so ‚das Leben ist echt ungerecht', und dann legste die Hand auf deinen Bauch und der Kleine tritt dich und du denkst: ‚Nee das ist genau richtig. Das ist dein Baby, das würdest du um *nichts* in der Welt tauschen wollen.' Und dann ist man einfach nur stolz und glücklich und freut sich einfach, sein Kind kennenzulernen. Und dann war's ganz komisch, wieder zur Ultraschalluntersuchung zu gehen. Aber dann siehst du, das war einfach auch trotzdem nur noch ein Baby in deinem Bauch. Und der hat immer schön gestrampelt und hat mir damit einfach gezeigt: ‚Hier Mama, ich bin da und ich hab' dich lieb und ich freu' mich' und so. Und es war um einiges besser, dass wir es vorher wussten, als erst zur Geburt. Und dann hast du vielleicht diese Fremdgefühle, die ich ja auch kurze Zeit hatte, mit meinem Ungeborenen. Wir mussten unser perfektes, gesundes, normales Kind halt begraben, das war halt diese Trauer, die wir hatten, und dann konnten wir Carlos so annehmen, wie er halt ist, als was Besonderes. (Viktoria, 23, Sekretärin)

Viktoria hatte sich bereits mit dem Anderen in sich ‚angefreundet', als die Trisomiediagnose gestellt wurde. Sie bricht die Schwangerschaft zwar nicht ab, dennoch ‚stirbt' mit dem genetischen Befund auch ein Teil des Kindes: Das perfekte, gesunde, normale Kind wird zunächst im Schatten eines behinderten Kindes „begraben", dann aber doch durch ein individuelles, singuläres Kind ersetzt. Viktoria scheut zwar anfangs den Blick zum Bildschirm, wohl weil er sie nun mit einem ‚Fremden' konfrontieren könnte. Doch was sie sieht, ist „ihr Baby in ihrem Bauch". Es sind sowohl die kinästhetisch-haptischen als auch die visuellen Zeichen auf dem Ultraschallmonitor, die die Diagnose ‚Behinderung' für Viktoria revidieren. Sie deutet diese Zeichen kommunikativ als kindliche Liebesbezeugung, auf die sie wiederum mit elterlicher Liebe reagiert.

5.3 Die Inklusion Dritter in die innerleibliche Interaktion

Im Laufe der Schwangerschaft gewinnt der Bauch sukzessive an Volumen. Hört man Frauen zu, die in den 50er Jahren des letzten Jahrhunderts schwanger waren, so erfährt man, dass der Schwangerschaftsbauch damals ein unschönes und schambesetztes Körperteil war, das es nicht nur züchtig zu bedecken galt, er musste mithilfe weiter Kleidung so kaschiert werden, dass er nicht mehr zu sehen war. Heutzutage stellen ihn dagegen eng anliegende Shirts buchstäblich zur Schau. Teilweise sind sie sogar mit ‚Eyecatchern' bedruckt (z.B. mit der Aufschrift ‚Baby inside'). Der schwangere Bauch ist aber nicht nur ein Blickfang für Außenstehende, der die Schwangerschaft eigenständig kundtut (s. Kap. 3), auch für die Schwangeren ist er von Bedeutung. Wie die Äußerungen unserer Informantinnen gezeigt haben, ist für viele die Kontaktaufnahme zum ungeborenen Kind schwierig, solange sich noch kein eindeutiger ‚Bauch' entwickelt hat. Allerdings motiviert einige schon der innerlich zu spürende Kindskörper zum äußeren ‚Abgleich':

Also automatisch scheine ich doch sehr oft die Hand auf dem Bauch zu haben, ihn zu streicheln, oder zu gucken, wenn ich merke, dass es sich irgendwo bewegt, dass ich da so hinfasse. (Alma, 32, Studentin)

Wie eine große Beule am Kopf oder eine schmerzende bzw. taube Gesichtshälfte nach dem Zahnarztbesuch, so scheint auch ein schwangerer Körper zur tastenden Erkundung anzuregen. Ist dann erst einmal ein Bauch sichtbar und damit auch der ungeborene Körper direkt an der Bauchdecke zu ertasten, können auch Dritte in die Kontaktaufnahme zum Kind einbezogen werden.[37] Doch dies gestaltet sich nicht immer leicht:

> Also was du da für 'ne Bindung oder was du schon für Erfahrungen mit deinem Kind hast, dieser kleine Dialog, reindrücken und rausboxen, ja? Das fehlt ja den Männern komplett. (Viktoria, 23, Sekretärin)

> Also von Anfang an war's für meinen Mann schwieriger, weil er das eben gar net spürt. Ich hab' auch versucht, dass ich ihm das *beschreib'*, wie sich das anfühlt. Oder hab' ihn gefragt, ob er sich das irgendwie vorstellen kann, aber das ist, glaub' ich, wirklich ganz schwer für Männer das zu begreifen. (Madita, 38, Kauffrau)

> Wenn ich manchmal jetzt Bewegungen spüre, dann hole ich seine Hand und dann sagt er immer: ‚Nee', er merkt nix. Das ist schwierig einzuschätzen, weil ich es ja von *innen* spüre, ob man das tatsächlich außen nicht merken kann? Kann gut sein. Oder ob das noch irgendwie zu unwirklich ist vielleicht? (Miriam, 26, Studentin)

Wollen werdende Väter am Körperkontakt zum Ungeborenen partizipieren, stehen sie dem Problem gegenüber, dass kinästhetisches Erleben (inneres Spüren) und haptische Wahrnehmung (äußeres Betasten des Bauches) zwei verschiedene sensorische Modi sind, die zudem nicht 1:1 ineinander überführt werden können. Viktoria reklamiert ein Monopol auf den körperlichen Kontakt mit ihrem Kind, er sei *un*mittelbar ‚dialogisch' und schließe Dritte kategorisch aus. Madita ist generell skeptisch, inwieweit eine periphere Teilnahme am Schwangerschaftserleben überhaupt gelingen kann, dennoch versucht sie sich als ‚Dolmetscherin', die ihrem Mann ihr Leibempfinden in Sprache übersetzt. Miriam macht die Tastempfindung ihres Partners an ihre innerleibliche Wahrnehmung anschlussfähig. Dabei treten jedoch zwei Probleme auf. Zum einen scheint für Miriam das Spüren dem Tasten an sensitiver Qualität überlegen zu sein, zum anderen klappt die zeitliche Synchronisation der beiden Wahrnehmungsmodi nicht: Bis die Hand des Partners verbal oder gestisch an den Ort des Geschehens dirigiert wird, ist das inwändige Gefühl vielleicht schon wieder vorüber. Man kann Kindsregungen eben weder auf

---

[37] In Schwangerschaftsratgebern wird eine elterliche Rangfolge formuliert, wenn es um die Kontaktaufnahme zu Ungeborenen geht: Die „enge Beziehung von Mutter und Kind" wird als zentral markiert, während Väter eine „Sonderstellung" einnehmen. Als an der Zeugung Beteiligte haben sie auch Anteil am Kind, weshalb es für wichtig erachtet wird, „diese zweitwichtigste Person (…) intensiv einzubeziehen" (Teusen/Goze-Hänel 1999: 57). Neben Vätern spielen für die Kontaktinitiierung aber noch weitere Wesen eine Rolle. Der Ratgeber meint: „Auch Haustiere, die sozusagen zur Familie gehören, entwickeln eine Beziehung zum Ungeborenen" (ibid.: 57).

Zeitlupe stellen, noch gibt es eine Stopptaste, wie bei einem Videofilm, den man kurz anhalten kann.

Aber wie beschreiben die Männer selbst ihre Kontaktaufnahme zu Ungeborenen?

> Also ich hab' gemerkt, dass ich im Laufe der Schwangerschaft immer mehr Bezug zu dem – Kind – bekommen hab'. Das hätte ich vorher net gedacht, dass sich praktisch zu dem Baaauuch ein Bezug entwickelt, ja? (I: Hat das was mit dem Bauch zu tun?) Ja klar. Dass man sieht, da ist jemand. Also dass da was ist und dass das lebt. Das spürt man. (Björn, 28, Zahnarzt)

> Für mich war's eigentlich erst so richtig wirklich, wie ich das erste Mal selber g'spürt hab', dass sich da drin was bewegt, weil ich da das erste Mal selber g'fühlt hab', da drinnen lebt jetzt was. (Heiner, 34, Feinmechaniker)

Der Bauch ist für Björn nicht nur ein Zeichen für sein Kind, der Bauch ‚inkorporiert' es und wird damit zum Stellvertreter für das Ungeborene, mit der Folge, dass der Kontakt zum Bauch die Konstitution der Beziehung zu seinem Kind trägt. Beide, Björn und Heiner, assoziieren die haptische Erfahrung mit Leben(digkeit). Der ‚animierte' Bauch kann also für Dritte zum Substitut (und Pendant) des nicht erlebten innerleiblichen Empfindens werden. Wird der Bauch auf diese Weise mit dem Kind *identifiziert*, kann das Paare wiederum zu ‚kindlicheren' Interaktionsformen ermuntern – auch unter einem spezifischen Einsatz von Sprache:

> Eigentlich bin ich schon immer noch Hauptansprechpartnerin, und ich hab' letztens mal so zu meinem Mann gesagt: ‚Hier – du hast dem Bauch noch gar nicht Hallo gesagt!' Also wobei, das ist jetzt nicht so wirklich richtig ernst, und natürlich beschäftigt er sich dann schon auch mal irgendwie mit meinem Bauch, was er natürlich jetzt vorher nicht gemacht hat (lacht kurz). (Regina, 28, Studentin)

> Was jetzt Alexander mit ihm gesprochen hat, war dann schon eher so ein bissl ins Lustige gezogen, aber trotz alledem hat er auch oft die Hand auf meinen Bauch gelegt und ‚Guten Morgen mein Kleiner' oder ‚schlaf schön' gesagt, und wenn wir ihn halt geärgert haben, und er dann zurückgetreten hat, dann haben wir auch direkt das Kind angesprochen. Aber das war auch niedlich, Alexander dabei zu beobachten. (Viktoria, 23, Sekretärin)

Regina stellt sich als „Hauptansprechpartnerin" für ihren Mann dar, die seine Aufmerksamkeit für das Kind erst mit mehr Aufmerksamkeit für ihren Bauch einfordern muss. Dabei stützt sie sich einerseits auf die körperliche Nähe, die sie mit dem Ungeborenen eingeht. Andererseits scheint sie auf ein elterliches Beziehungsgefüge vorzugreifen, das ihr eine familiale Zentralstellung einräumt. Viktoria und Alexander ‚spielen Sprechen', d.h. sie „tun so als ob" (Goffman 1980) sie mit dem Kind sprechen könnten, und zwar eingebettet in ein spielerisches Verhalten: Sie necken das Kind, um eine Reaktion von ihm zu provozieren. Was sie mit dem Ungeborenen tun, erinnert an den Kontakt mit Tieren: Spielen zwei mit einer Katze und ziehen sie dabei am Schwanz, dann läuft dies in der Regel auch nicht sprachlos ab, sondern *muss* von einem Scherzen begleitet werden, will man sich gegenseitig zeigen, dass man keine tierquälerischen Absichten hegt. Solange Viktoria mitspielt, positioniert sie sich mit Alexander in der elterlichen Dyade, die sich dem Kind als Dritten zuwendet. Schlüpft sie dagegen in die Rolle der Zuschauerin, platziert sie ihren Mann neben das Ungeborene als dessen Spielgefährten. Dann wird sie zur mütterlichen Dritten, die amüsiert *zwei* Kinder beobachtet („das war auch niedlich, ihn dabei zu beobachten").

Die Erzählung Viktorias zeigt, dass die elterliche Beschäftigung mit dem ungeborenen Kind in unterschiedliche ‚triadische Konstellationen' münden kann. Lassen wir dazu noch weitere Informantinnen zu Wort kommen:

> Beim Einschlafen legt mein Freund oft die Hand auf den Bauch, aber meistens bloß, wenn ich ihn drauf anspreche. Gut, abends beim Einschlafen macht er's schon automatisch, aber so am Tag, nur wenn ich ihn drauf anspreche. (Madita, 38, Kauffrau)

> (I: Wie und wann nimmt Ihr Mann Kontakt zum Kind auf?) Entweder wenn er nach Hause kommt, und mich natürlich begrüßt und aber auch dann irgendwann das Kind vielleicht begrüßt. Also das jetzt nicht immer, aber am Morgen, wenn wir aufstehen, dass er guckt: ‚Ah Baby, was machst du denn?' Dass er den Bauch dann anfasst, oder küsst, und dann so dem Baby was zuflüstert oder so was. Oder durch den Bauch hindurch dem Baby irgendwas erzählt. (Alma, 32, Studentin)

> Abends im Bett oder so, da macht mein Mann ja auch oft so Bauchmassage, und dann reden wir ja mit ihr oder er redet dann halt auch mit ihr und ja, klar. (Christine, 40, Internistin)

Auffallend ist hier die Ritualisierung der gemeinsamen Kontaktaufnahmen: Die Erzählungen machen auf temporale (Abend- und Morgenstunden) und lokale (Schlafzimmer) Gelegenheitsstrukturen für die Hinwendung zum Kind aufmerksam. Es wird in zärtliche Einschlaf-, Aufwach- und Begrüßungsrituale des Paares eingebunden, die die familiäre Triade vorwegnehmen.

Schwangere Frauen lassen ihre Partner aber auch rezeptiv mit dem Ungeborenen Kontakt aufnehmen, indem sie sie ‚in' den Bauch hören lassen:

> Er hat auch schon mal gehorcht, weil ich ihm gesagt hab': ‚Du horch mal, ob man da was hört', weil ich kann mit dem Ohr ja net horchen. ‚Naja das blubbert bloß', hat er gesagt (lacht). (Madita, 38, Kauffrau)

> Am Samstag merkte ich auf einmal ein rhythmisches Pochen in meinem Bauch und meinte zu Andi: ‚Ich glaube, das Kind hat Schluckauf!' Er stürmt auf mich zu und legte sein Ohr auf meinen Bauch und dann konnte er das Hicksen dreimal selbst hören. Er war total begeistert und fand es total süß. Ich konnte leider nichts davon hören, fand aber schon seine Beschreibung absolut witzig. (Lea, 33, Büroangestellte, Tagebucheintrag)

In Sarahs Tagebuch, das u.a. auch Zwiegespräche mit dem Partner beinhaltet, taucht die väterliche Partizipation erst spät auf. Anfangs stilisiert Fabian die Schwangerschaft noch als Sandras (leiblich-)exklusive Erfahrung:

> Fabian gestern Abend im Bett: ‚Was ist das eigentlich für ein Gefühl Mutter zu werden, Sarah?'
> Sarah: ‚Hmm. Ich weiß nicht. Ich freue mich darauf. Manchmal ist es auch noch

ganz fern. Manchmal fühle ich mich unsicher und es fühlt sich verdammt verant-
wortungsvoll an. Da ist ein kleiner Mensch in meinem Bauch, der mich braucht.
Der abhängig von mir ist – das gab es noch nie.'
Fabian: ‚Aber ist es nicht ein besonderes Gefühl MUTTER zu werden? Frau zu sein
ist ja schon besonders, aber so universell. Muttersein ist eine höhere Ebene, worauf
man stolz ist, oder?!'
Sarah: ‚Du meinst, ob es sich einzigartig oder gewöhnlich anfühlt? Stolz bin ich
nicht, aber ich habe auch nicht nur das Gefühl, Mutter wie Tausend andere Frauen
auch zu werden. (...) Ich habe mehr das Gefühl, dass wir Eltern werden, dass wir
eine Familie werden. Ich fühle mich unserem Kind am nächsten, wenn wir zu dritt
sind. Wenn wir im Bett liegen, deine Hand auf meinem Bauch. Das ist das Schöns-
te.'(Sarah, 27, Studentin, Tagebucheintrag)

Man kann diese kleine Szene so lesen, dass Fabian die Mutterschaft exotisiert
und so implizit seine eigene Elternschaft an Sarah abtritt, während diese ihn
wieder einfängt. Eine spätere Szene dokumentiert dagegen seine Aneignung
der Schwangerschaft:

Fabians neuester Tick ist es, heimlich mit unserem Kind zu tuscheln. Er flüstert in
den Bauch rein, so dass ich nichts verstehen kann. ‚Das geht dich nichts an. Das ist
nur was zwischen uns beiden.' Ich finde das lustig und wir amüsieren uns auch
sehr bei diesem Spiel. Wenn ich so darüber nachdenke, schafft sich Fabian so vielleicht tatsächlich den Raum, den er sonst nicht hat. Ich habe das Kind so oft am Tag
nur für mich, Fabian kann die Hand auflegen, wenn es sich bewegt oder gemeinsam mit mir mit ihm sprechen. Aber Momente, die nur ihnen beiden gehören, da
habe ich ihm was voraus. Manchmal legt Fabian sein Ohr auf meinen Bauch und
lauscht. Letztens saß er so mit mir vor dem Fernseher und aus dem Nichts hat er
gesagt: ‚Wer der Mann da ist? Rudi Völler.' Das ist schon sehr süß.

In all diesen Fällen geht es nicht um ein bildhaftes ‚in sich hinein horchen',
wie es Schwangere beschreiben, wenn sie das Ungeborene ‚aufspüren' (s. 5.1),
sondern um ein buchstäbliches ‚in den Bauch hinein hören', bei dem die sen-
sorischen Vorteile der Kontaktaufnahme zum Ungeborenen auf Seiten werdender Väter (oder anderer Dritter) liegen.[38] Zugleich können die verschiedenen Wahrnehmungsmodi des Spürens und Hörens aber auch wieder in der
Paarbeziehung vermittelt werden: Während Lea und Andi (s.o.) versuchen,
den kinästhetischen und den auditiven Kanal zu synchronisieren (was sie
spürt, versucht er zeitgleich zu hören), geht Fabian noch einen Schritt weiter:
Er fingiert eine exklusive Beziehung zum Ungeborenen (er „tuschelt" mit

---

[38] Das Schwangerschafts-App ‚My Baby's Beat' verspricht auch der Schwangeren, die Herztöne
des Kindes via iPhone hören zu können. Was wiederum die Ungeborenen hören, suggeriert die
‚Hello Baby App' von Pampers. Sie wirbt mit einem ‚Bauchsprachrohr', das die eigene Stimme
dämpft und sie mit einem Herzschlag unterlegt, „wie sie sich möglicherweise für Ihr Baby in Ihrem Bauch anhört".

ihm) und *spiegelt* Sarah damit zugleich seinen leiblichen Ausschluss aus der Schwangerschaft. Die Inszenierung der isolierten Vater-Kind-Dyade wird von ihr jedoch nicht als Aneignungsversuch gewertet, sondern als positives Gegengewicht zur Exklusivität ihrer intrakorporalen Beziehung zum Kind. Andere werdende Eltern versuchen, ihre anatomisch bedingten ungleichen Kontaktchancen zum Ungeborenen auf dem Weg musikalischer Kommunikation ,gleichzuschalten':

> Ich mach' gerne auch viel *Musik* und ich hab' sehr viel gesungen und sehr viel *Gitarre* gespielt und *Querflöte* gespielt, und es waren sehr, sehr schöne Reaktionen von Seiten des Kindes immer da drauf, was man jetzt auch an Frida (ihr bereits geborenes Kind) *merkt*, sie *liebt* Musik. Und wenn ich Gitarre spiele oder singe, beruhigt sie sich und schläft ganz schnell ein. Mein Mann hat dann irgendwann die Idee gehabt, so mit der Spieluhr, abends, so ,komm lass uns doch abends immer, wenn wir schlafen gehen, bevor wie uns zusammenkuscheln, noch 'ne Spieluhr aufziehen', so als Abend Ritual, was ja dann auch später fürs Kind das Zeichen ist ,so jetzt darfst du schlafen.' Das war sehr *schön*, und das war immer so *sein* Part dann, diesen Mond aufzuziehen. Aber ansonsten war Frida so ein *bisschen* (seufzt), wenn der Papa die Hände auf dem Bauch hatte, da hat sie irgendwie nicht so viel Reaktion gezeigt. Das war immer so ein bisschen traurig. Ja, ist so. Na, ist für Väter und für Männer schwieriger. (Olga, 32, Chemikerin)

> Wir bilden uns ein, dass es auf Musik reagiert. Wir verbinden die Bewegungen mit uns, als wären es Antworten, als würde sich das Kind zu Wort melden, sich beteiligen. Gestern hat auch Jörg (Sarahs Bruder) mal was spüren können. Meistens ist es nämlich dann am aktivsten, wenn ich mit Fabian alleine bin – aber das hat, denke ich, auch viel damit zu tun, dass ich nur mit Fabian liege. Und wenn ich mich hinlege, dann ist da unten im Karton was los. Dass ich beim Einschlafen und auch beim Aufwachen vom Kind gestört werde, deute ich als eine Vorbereitung für später – wenn ich nämlich auch nicht mehr alleine entscheiden kann, wann ich schlafen und aufstehen will. Da wird nach einer anderen Nase getanzt. Und vielleicht kümmern sich auch deshalb meistens die Mütter um das aufgewachte Kind, weil sie es aus der Schwangerschaft schon so gewöhnt sind?! Also jedenfalls hat der Onkel Jörg gestern mal unseren Nachwuchs gespürt. Wenn Jörg oder Freundinnen ihre Hand auf meinen Bauch legen, dann ist es oft so, dass das Kind dann keine Lust mehr hat, sich weiter zu bewegen. Am besten ist es deshalb immer, wenn man die Hand ,heimlich' auf den Bauch liegt, sie dort liegen lässt und so tut, als würde man auf gar nichts warten. Dann ,erwischt' man es ganz gut. Wie gesagt, mit Fabian habe ich das Gefühl, das Kind bewegt sich am meisten und fühlt sich nicht so beobachtet. Schon verrückt, was man sich da für Begründungen zurechtlegt. (Sarah, 27, Studentin, Tagebucheintrag)

Olga betrachtet die musikalische Verstärkung ihrer Stimme als erfolgreiche Aufforderung zur kommunikativen Reaktion des Ungeborenen und auch als eine pränatale Konditionierung positiver Eigenschaften ihres Kindes, wofür ihr das bereits geborene als Beleg dient. In Sarahs Beschreibung finden sich dagegen einerseits stärkere Vorbehalte gegen das Stattfinden von Kommunikation („wir bilden uns ein, dass es … reagiert"), auch ist sie sich ihrer Zuschreibungsleistung bewusst („verrückt, was man sich da für Begründungen zulegt"). Andererseits scheint die Interaktion mit ihrem Kind für sie ganz real: Sie liest gespürte Bewegungen als kindliches Versteckspiel, das es auszutricksen gilt, bzw. als Stör- und Aufforderungsverhalten, mit dem das Ungeborene sie für ihre postnatale Mutterrolle trainiert. Auch was die Paardynamik betrifft, ähneln *und* unterscheiden sich die beiden Erzählungen: Olga verdrängt ihren Mann auf den zweiten Platz. Er darf die Spieluhr betätigen, die „sehr schönen Reaktionen vom Kind" jedoch werden von ihr über das Musizieren hervorgerufen. Das Kind wird zudem schon pränatal als ‚Mutterkind' konzipiert, das sich zurückzieht, wenn der Vater sich nähert. Sarah und Fabian treten dagegen stärker als Eltern*paar* auf, deren Kind nur beim Kontakt mit Fremden ‚fremdelt'.

Das ungeborene Kind taugt als ‚Dritter' auch dazu, die Paarbeziehung zu (re)konstituieren:

> Fabian hat heute gesagt, ‚manchmal kommst du und streckst mir einfach deinen Bauch so entgegen.' Und es ist tatsächlich so, oft gehe ich zu ihm an den Schreibtisch, wenn er am Computer sitzt und fordere bei ihm mit meinem Bauch Aufmerksamkeit ein. So nach dem Motto ‚der Bauch zieht immer.' Ich komme mir dann, darüber nachdenkend, so berechnend vor. So link. Denn es stimmt, wenn ich meinen Bauch hinhalte, dann bekomme ich Zuneigung, bzw. das Kind. Das läuft nicht bewusst ab, aber ich habe es einfach so gerne, wenn Fabian das Kind durch den Bauch hindurch liebkost. Da kann ich nicht widerstehen. (…) Fabian und ich haben uns heute in die Haare gekriegt. Für Montagabend hat er sich um 19.30 Uhr mit Janine verabredet, zur Theaterprobe, um 19 Uhr haben wir aber den Vorsorgetermin bei Karla (der Hebamme). Als ich dann wieder heim gekommen bin und auf dem Bett vor dem Fernseher saß, kam er angekrochen, hat seinen Kopf auf den Bauch gelegt, auf das Baby: Konfliktlösung über den Bauch. Ich habe mich auch sofort geärgert, dass ich sofort wieder weich bin und die ganze Wut dahin ist, sobald er mich so reuig anschaut und unser Kind küsst. (Sarah, 27, Studentin, Tagebucheintrag)

Erschien der schwangere Bauch in den Erzählungen Schwangerer zunächst als ein Raum, den sie auf seltsame Weise mit einem Fremden teilen oder ihn gar an diesen abtreten müssen, so bildet er im Kontext der Paarbeziehung eine *Schnittmenge zweier Körper*. Als solcher garantiert er hier Sarah *und* dem Kind gleichermaßen Zuwendung durch Fabian. Sie setzt den Bauch, wie sie selbst bemerkt, instrumentell ein. Das Kind wird Mittel zum Zweck, denn beide, sie und Fabian, können auf den Bauch – sprich das Kind – zurückgreifen, um etwas in der Paarbeziehung zu erreichen: Sowohl zu Liebkosungszwecken (Sarah bekommt Zuneigung) als auch im Konfliktfall (Fabian erreicht Vergebung) kann er nützlich sein.

Gegen Ende der Schwangerschaft werden kindliche Bewegungen auch zunehmend äußerlich an der Körperoberfläche sicht- und tastbar:

> Die Bewegungen werden nun weniger, der Platz ist wohl geringer, dafür sieht man nun Beulen und wandernde Hügel auf meiner Bauchdecke. (Sandra, 28, Pharmazeutische Assistentin, Tagebucheintrag)

Dann kommt da so 'ne Hand raus, und ich so: ‚Och nö!' (zeigt auf ihren Bauch), oder ein Ellbogen oder so, und dann hast du so 'ne Beule dann. Und was dann eklig ist, die wandert auch noch! Das ist brutal! Und der Andreas (Susis Partner) lacht sich immer voll kaputt, ja? (Susi, 34, Erzieherin)

Wenn da plötzlich so 'ne Delle aus Janes Bauch raus kommt, so was raus schlägt, also beim ersten Mal weiß ich's noch, ich halt' die Hand hin und ich bin dann echt erschrocken so ein bisschen. (Tommy, 27, Student)

Du hast sie wieder weggezogen (lacht). (Jane, 28, Studentin)

Ja, weil da kommt nix raus aus dem Bauch normalerweise. (Tommy)

Die Bauchdecke trennt das Ungeborene von der Außenwelt und verbindet es zugleich mit ihr. Sie ermöglicht zum einen eine haptische Erfahrung dessen, was sich unter ihr abspielt, zum anderen wird sie bei fortgeschrittener Schwangerschaft zum ‚Display' für den sich abzeichnenden Kindskörper. Ist schon das innerkörperliche Spüren des Ungeborenen ein aneignungsbedürftiges Phänomen, so scheint dies erst Recht für den durch die kindlichen Bewegungen selbsttätig werdenden und sich unkontrollierbar ‚verformenden' schwangeren Körper zu gelten. Zwar transportieren auch bildgebende Verfahren – etwa die Endoskopie – das Körperinnere von innen nach außen (van Dijck, 2001), doch dabei ist zwischen Innen- und Außenkörper ein Bildschirm geschaltet, der einerseits den visuellen Zugang erst möglich macht, andererseits aber vor direktem ‚viszeralem' Kontakt schützt (ibid.: 224f.). Die Bauchdecke scheint im Vergleich zum Monitor nicht über diese Barriere- bzw. Abschirmfunktion zu verfügen, denn die Agilität des Kindes hinterlässt auf ihr nicht einen zweidimensionalen visuellen Eindruck, sondern einen plastischen, anfassbaren *Abdruck*, was Ekel und Faszination zugleich auslösen kann.

Die Inklusion Dritter in das Schwangerschaftsgeschehen geschieht also zu verschiedenen Zeitpunkten und auf verschiedenen Kommunikationskanälen. Anders als bei der Kommunikation in der Ultraschallsituation können wir diese nicht direkt im Detail beobachten. Greifen wir deshalb noch einmal auf ein Schwangerschaftstagebuch zurück, um einen Einblick in die verschiedenen Inklusionsmomente zu gewinnen, in denen eine Familientriade entsteht. Paul (34, Ethnologe) stellt in seinem Tagebuch unter der Überschrift „Zu dritt" folgende Liste zusammen:

1. Begrüßungen: Ich umarme Doro *und* ich streichele ihren Bauch.
2. Doro mit Blick auf ihren Bauch und herunter gezogener Hose: ‚Zeig Papa, was du schon kannst!'
3. Immer wieder werden unsere Gespräche von JEMAND unterbrochen. Plötzlich reißt Doros Aufmerksamkeit ab, sie zuckt zusammen, verzieht das Gesicht.
4. Immer wieder Konfusion, an wen sie sich nun wendet: Doro niest und entschuldigt sich (bei JEMAND). Ich frage, wieso sie sich entschuldige.
5. D: ‚Komm jetzt sei still! Was machst du denn? (zu JEMAND, dann zu mir:) Leg mal deine Hand hierhin!', ‚Ej! Mach schnell!' Ich verpasse meinen Einsatz, da ich mich zunächst nicht angesprochen fühlte.

6. Beim Essen werden wir gestört, können noch nicht mit dem Essen anfangen, wenn JEMAND noch nicht ruhig am Tisch sitzt.
7. Es ist schwerer, zusammen einzuschlafen, denn wenn Doro liegt, fängt JEMAND an, sich zu regen: Auch er (oder sie) muss jetzt ‚zu Bett gebracht' werden.
8. Unsere Sexualität verändert sich. Doro: Da ist doch schon JEMAND in ihr, sie fühlt sich beobachtet.

In dieser Liste taucht das Ungeborene wie in den Episoden der Ultraschalluntersuchungen in Gestalt unterschiedlicher situativer Figuren auf: als grußpflichtiges Wesen (1), Objekt elterlichen Stolzes (2), Quelle von Unterbrechungen (3), entschuldigungspflichtiger Anwesender (4) und verwechselbarer Adressat (4 und 5), als mittäglicher Ruhestörer (6), versorgungsbedürftiges Wesen (7) und intimitätsstörender Beobachter (8).

5.4 Funkstille und körperliche Einsamkeit

Zu Beginn der Schwangerschaft warten die Schwangeren darauf, bis sie ihr Kind endlich zu spüren bekommen. Dann jedoch wird meist auch erwartet, dass es kontinuierlich zu spüren ist:

Wenn man dann spürt, dass es sich bewegt, dann weiß man zumindest, es lebt noch, ja? (Regina, 28, Studentin)

Also I bin scho' immer total aufmerksam, weil I im Bekanntenkreis eben o zwei Bekannte hob', die eben a Totgeburt g'habt ham, und des is' immer für mi total wichtig, dass I's immer spür', dass I weiß, des lebt (lacht laut), also des is' für mi total wichtig. (Hanni, 35, Erzieherin)

Für Hanni (die schon mal eine Fehlgeburt hatte) und Regina ist das Spüren des Ungeborenen ein genuines ‚Lebenszeichen'. Erneut lässt sich eine Parallele zur Organtransplantation ziehen: Auch Organempfänger sorgen sich, dass das neue Organ absterben könnte und reagieren deshalb oft übersensibel auf jede kleinste Sensation im Körper: „Ist das die Niere? Hält sie, hält sie nicht?" (Kalitzkus 2003b: 198). Während Transplantierte durch innerkörperliche Regungen verunsichert werden, da sie den ‚Tod' des Organs anzeigen können, sind sie für Schwangere eine Versicherung, dass das Kind noch am Leben ist. Kindliche ‚Ruhezeiten' werden deshalb oft mit Besorgnis registriert:

Wenn ich lange nichts mehr gespürt habe, das ist ja dann eher ein beunruhigendes Zeichen, wobei das selten vorkommt, weil er sich eigentlich immer regt, dann frag' ich auch: ‚Äh Hallo? Bist du noch da?' (Viola, 39, Germanistin)

Ich mein', es ist normal, dass es sich mal net so viel bewegt, aber letzte Woche war's sehr aktiv. Und seit zwei, drei Tagen ist jetzt eben a bissl Ruhe. Da ist man dann natürlich schon am Hinhorchen, ‚ist alles okay?' (Madita, 38, Kauffrau)

Meist verhält sie sich eher ruhig und wenig anstrengend. Wenn ich dann aber schauen möchte, wie es ihr geht, weil ich so lange nichts von ihr gespürt habe, brauche ich nur eine Hand auf meinen Bauch zu legen und schon rührt sie sich in irgendeiner Form. Montags habe ich mich dann wohl doch ein wenig überanstrengt und unsere Kleine war danach die ganze Zeit völlig still, was mir dann irgendwann

Sorgen machte. Ich sag's euch, da wird's einem ja heiß und kalt, wenn man eine halbe Stunde lang versucht, das Kind zu wecken und es zu einer Bewegung zu animieren und nix tut sich. Aber zum Glück gab sie dann nach einiger Zeit wieder ein paar Zeichen von sich. (Lea, 33, Büroangestellte, Tagebucheintrag)

Aus den Berichten der Informantinnen zu Beginn des Kapitels wurde deutlich, dass Kindsregungen immer auch als Lebenszeichen gedeutet werden. Je regelmäßiger und eindeutiger die Lebendigkeit des Ungeborenen wahrgenommen wird, desto mehr werden die Bewegungen aber auch als kommunikative Initiative von den Schwangeren interpretiert. Wird es dagegen ‚still' im Bauch, scheint schlagartig die elementare Zuschreibung vorrangig zu werden: Ausbleibende Bewegungen werden nicht als mangelnde kommunikative Initiativen des Kindes wahrgenommen, sondern als fehlende Lebenszeichen. Je ruhiger es in ihren Körpern wird, umso unruhiger werden daher auch die Schwangeren: Lea evoziert nachhaltig Körperkontakt („wecken"), Viola versucht, ihr Kind verbal zu erreichen, und Madita horcht alarmiert „in sich hinein".

Die Gewöhnung an die Regungen eines leiblichen Mitbewohners und ihre Deutung als Beziehungszeichen tritt umso klarer zutage, wenn eine Schwangerschaft an ihr Ende gekommen ist:

Des is' total schön, also (lacht laut), wenn ma' so des Leben in sich spürt, und wenn dann des Kind geboren is', dann is' der Bauch so leer, also, des is' ganz greislig (bayr.: furchtbar), also obwohl ma' dann des Kind in die Arme hot. Aber I war dann immer so traurig, irgendwie trotzdem, der war so tot, der Bauch. Also weil der so leer is', und nix mehr sich bewegt drinnen. (Hanni, 35, Erzieherin)

Die Bewegungen, das fand ich immer sehr, sehr schön. Das fand ich immer total angenehm. Heut geht's mir manchmal noch so, (lacht) du denkst bestimmt, ich bin verrückt, aber manchmal hat man ja so komische Darmbewegungen (lacht) im Bauch, und wenn das manchmal ist, dann leg' ich da immer meine Hand drauf und denk', das fühlt sich an, wie 'ne kleine Hand, oder so, wie das halt damals war, wo ich schwanger war. Und dann denk' ich immer ganz wehmütig zurück und denk' ‚ah das war schön.' (Barbara, 50, Hausfrau)

Viele Schwangere vermissen nach der Geburt das sich bewegende Kind im Bauch bzw. antizipieren bereits pränatal ein späteres Verlustempfinden. Wir hatten schon im letzten Abschnitt gezeigt, dass der schwangere Bauch mit der Lebendigkeit des Kindes zunehmend auch selbst *animiert* und darüber zum Zielobjekt sozialer Adressierung gemacht wird. Weil der Bauch Leben enthält, scheint sich dieses auf ihn zu übertragen. Wird dieses Leben dann geboren, ‚stirbt' damit der Bauch („der war so tot, der Bauch"). Barbara, deren Töchter bereits erwachsen sind, spricht von einer Art ‚Re-Animation' ihres Bauches: Sie ruft sich mithilfe ihrer Darmtätigkeit nicht nur ihre Schwangerschaften in Erinnerung, sie holt sich damit auch ein ‚Phantomkind' in ihren Körper. Andere Schwangere sind hier ambivalenter. Sie schildern nicht nur Verlustgefühle:

Jetzt in der zweiten Schwangerschaft rechne ich damit, wenn Strampelinchen *drau-*

ßen ist, ist es wahrscheinlich wieder so, dass ich irgendwie das Gefühl hab', es wird wieder irgendwas fehlen, was ja ganz viele, viele Monate irgendwie zu einem dazu gehörte. Klar ist sie selbstständig, ein eigenständiges Wesen, und das ist irgendwie in einem drin und *plötzlich* ist es *weg* (atmet ein) ja. (I: Aber es ist ja auch wieder da). Es ist wieder da, ist aber es ist was *andres*, der Bauch ist trotzdem *leer* und der Bauch *hängt* ganz komisch, und irgendwie wenn man *liegt*, sieht es so aus, als wenn man keinen Bauch mehr hätte, wenn man *steht*, ist da aber plötzlich trotzdem noch ganz viel, und irgendwie hängt alles und irgendwie (atmet ein) alles ist irgendwie komisch, alles ist irgendwie aus den Fugen geraten, also so vom Kopf und vom Körpergefühl, also vom optischen und vom Empfinden obwohl sie natürlich da war. Und das denk' ich, ist bei Strampelinchen genau dasselbe wieder. Weil die Schwangerschaft, das geht ja *sooo* langsam und allmählich, man *weiß* erst mal, man *ist* schwanger, dann das *Müde sein* und *Erbrechen*, das *Becken* wird breiter und so weiter, aber da kriegt man gar nicht so viel von mit, das geht alles erst mal langsam. Aber das andere (die Geburt) geht *so schnell*, da kommt man nicht hinterher. (Olga, 32, Chemikerin)

Bei Olga mischen sich ein negatives Körpergefühl und das Verlassenwerden. Im Laufe der Schwangerschaft wurde der Körper langsam ‚geschwängert‘, jetzt kann er mit dem schlagartigen Orts- und Präsenzwechsel des Kindes nicht Schritt halten. Über fast zehn Monate hinweg trat ihr Bauch zwar als *eigenes* Körperteil in den Hintergrund, wurde aber auch *als* Körperteil aufgewertet. Mit der Geburt des Kindes verschwindet er nicht sofort, doch zurück bleibt nicht der ‚Schwangerschaftsbauch‘ als Statussymbol, sondern nur das Relikt einer durchlebten Schwangerschaft (ein ‚dicker‘ Bauch), das nicht den ästhetischen Idealen für nichtschwangere Körper entspricht. Bei Lea und Sarah entspringt die Ambivalenz dagegen einem Konflikt zwischen Bindung und Autonomie:

Die Beschwerden nehmen von Tag zu Tag zu. Fahrrad fahren war schon mal leichter, gestern im Kino war ich nach den zwei Stunden im Stuhl sitzen einigermaßen gefoltert. Jedenfalls gibt es da auch noch ein weinendes Auge. Das Kind wird nie wieder so nahe bei mir sein. Es wird meinen Körper verlassen. Der erste und wichtige Schritt in die Unabhängigkeit. Klar braucht uns das Kind noch viele Jahre. Aber von Anfang an habe ich gesagt: Dieser kleine Mensch kommt durch mich auf die Welt. Aber es gehört mir nicht und die Geburt ist der erste Abschied. (...) In der ‚Hebammensprechstunde‘ steht, dass sich zwischen der schwangeren Mutter und dem Baby im Bauch eine Freundschaft entwickelt. Und ich empfinde das auch so: wir sind ein Team, bei mir im Bauch bist du aufgehoben und geschützt. Sobald es draußen ist, bin ich wieder alleine. Keiner mehr im Bauch, der an mir klopft. Ich werde irgendwie verlassen. (Sarah, 27, Studentin, Tagebucheintrag)

Ich habe durchaus Verständnis dafür, wenn eine Frau sich selbst ‚wiederhaben‘ will. Es geht mir nicht anders. Die Schwangerschaft ist eine lange Zeit, in der man sich nach jemand anderem richten muss. Ein bisschen Melancholie ist jetzt natürlich geblieben: Die Schwangerschaft ist vorbei. Auch wenn ich zum Schluss doch oft geschimpft habe über die Unbeweglichkeit und was nicht alles, etwas Trauer ist dabei, dass diese enge Symbiose zwischen Sophie und mir nicht mehr in dieser Form besteht. (Lea, 33, Büroangestellte, Tagebucheintrag)

Lea und Sarah sind zwar der körperlichen Last überdrüssig, doch auch sie betrauern einen Verlust: Beide stehen in einer symbiotischen bzw. gegenseitig aufeinander verwiesenen („Team") körperlichen Beziehung mit dem Ungeborenen. Mit der Geburt haben sich die Umstände der Begegnung verändert. Sie *bekommen* zwar das Kind, *verlieren* dafür aber eine besondere Art von ‚Intimpartner', da die Qualität der Beziehung sich gravierend verändert. So intim der Kontakt mit einem Neugeborenen auch ist (beim Stillen, Tragen und beim Hautkontakt), gegenüber der Intimität der innerlich gespürten Kindsregung stellt er doch einen Verlust an Exklusivität dar. Unabhängig von allen Bindungsgewinnen durch die Geburt kann die Entbindung daher auch so ähnlich erlebt werden wie das Abkühlen einer Liebesbeziehung auf eine rein ‚platonische' Freundschaft, die im Prinzip mit anderen geteilt werden kann.

Fazit

Ziehen wir ein kurzes Zwischenfazit. Nicht nur im Kontext der Organspende kann von „intimen Fremden" (Kalitzkus 2003a) gesprochen werden, auch Ungeborene sind intime Fremde, denn Schwangere erleben sie in einer mitunter befremdlichen Mischung von Präsenz und Absenz: Einerseits befinden sie sich in größtmöglicher Nähe zum Ungeborenen, andererseits ist dieses nicht als ‚Gegenüber' fassbar. Schwangere können sich nicht – wie im Alltag üblich – im Spiegel des Anderen ausrichten. Es ist das Körperinnere, das die zentrale Resonanzzone zur Herstellung von Anwesenheit ist. Ort der Begegnung ist also nicht ein ‚face' (ein Display), sondern ein ‚*intra*face'. Trotzdem ist auch die Körperoberfläche von großer Bedeutung, hat sie doch die Funktion eines Übertragungsmediums, das Stimuli ins Körperinnere bzw. aus dem Inneren nach außen übermittelt, die dann als ‚kommunikative Botschaften' gelesen werden können. Je dicker der Bauch wird, desto *dünner* wird er zugleich. Er wird von einer Barriere zur permeablen Membran: von außen durchlässig für Stimmen, Zärtlichkeiten oder Musik, von innen für kindliche Körperteile, die episodisch eine Spur an der Bauchdecke hinterlassen. Und je ‚dünnhäutiger' der Bauch wird, desto mehr können auch Dritte in den Kontakt zum Ungeborenen mit einbezogen werden.

Das Ausbleiben der Kindsregungen bzw. die Geburt als Trennungserfahrung geht für einige Schwangere mit dem Gefühl des Verlassenwerdens einher. Gesa Lindemann (2002) zeigte, dass auf Intensivstationen – im Gegensatz zum Alltag – Lebenszeichen im Mittelpunkt stehen. Der Anschluss der Patienten an Medizintechnik zielt auf eine „expressive Enthemmung" des Lebens (ibid.: 235). Die Patienten werden kontinuierlich und ausschließlich daraufhin beobachtet, ob sie noch lebendig sind. Auch innerhalb alltäglicher kommunikativer Begegnungen teilen wir uns immer zeitgleich mit, dass wir leben, egal, ob wir uns streiten, lieben oder über Politik diskutieren. Jedoch werden Lebenszeichen in der Regel nicht zum kommunikativen Fokus gemacht. Sie werden maximal beiläufig wahrgenommen. Bewusst werden sie erst, wenn sie das Gegenüber plötzlich nicht mehr äußert. Die Lebendigkeit des Ungeborenen scheint in Bezug auf diese ‚Expressivität des Lebens' gewissermaßen zwischen alltäglicher Hintergrundrelevanz und intensivmedizinischer Hyperrelevanz zu liegen: Haben sich Schwangere erst an die Eigenbeweglichkeit des kindlichen Körpers gewöhnt, zeigen ihre Äußerungen, dass sie einen inwändigen Adressaten erwarten – und mit ihm Begegnungen, die auf kommunikativer Rückkopplung basieren. Sie erwarten zudem eine ständige ‚Enthemmung' von Lebenszeichen des Ungeborenen, denn nur, wenn diese permanent (sozusagen ‚online') registriert werden, können sie als solche in den Hintergrund treten, um als kommunikative Initiativen gedeutet zu werden. Dann lassen die Erzählungen der Schwangeren an ein Spiel mit Tieren denken, teilweise hört man auch den Umgang mit einem Kleinkind heraus. Einerseits wird also Rückkopplungs*arbeit* betrieben, die mit impliziten Reziprozitätsunterstellungen oder expliziten Reziprozitätsfiktionen einhergeht. Andererseits jedoch berichten Schwangere von Kontaktformen, die sie z.B. als ‚in sich gehen' oder ‚nach dem Kind lauschen' beschreiben. Ist das *Kommunikation* im soziologischen Sinne? Sagen wir vorläufig, es ist eine introspektive Vorform von Kommunikation, mit der Schwangere eine Haltung kommunikativer Bereitschaft einnehmen, die auf das *Ausfindigmachen* eines Adressaten und seiner Zeichen gerichtet ist.

Was Situationen triadischer Kommunikation betrifft, blicken wir zum Abschluss noch einmal von den in diesem Kapitel beschriebenen Interaktionen von Eltern und Ungeborenem auf die triadische Kommunikation von Ärztin, Eltern und Kindsfigur zurück, die wir im letzten Kapitel im Detail analysiert haben. Familiale und klinische Situationen haben eine Reihe von Ähnlichkeiten: In beiden Fällen ist die Interaktion mit dem Ungeborenen eingelassen in die Interaktion zwischen Erwachsenen. Ferner wird der kommunikative Raum in beiden Fällen anlässlich materieller Spuren des Ungeborenen erzeugt – entweder visuellen oder kinetischen Spuren. Und schließlich hat die Figur episodische Auftritte zu spezifischen Einsatzpunkten in für sie vorarrangierte Szenen – entweder Momente eines Untersuchungsablaufs oder Rituale des privaten Tagesablaufs, in denen werdende Eltern beginnen, sich in ihrem Alltag auf etwas Drittes zu beziehen. Auch die Ärztin evozierte ein Referenzobjekt („Nettes Kind!"), griff zur direkten Ansprache („Kind, hör auf!") und nutzte ein stellvertretendes Sprechen („da drück' ich doch mal dagegen und guck', was die Frau Doktor da macht").

Diese Figur, so hatten wir gesagt, befindet sich weder im Bauch noch auf dem Schirm, sondern in einem kommunikativen Raum zwischen den Teilnehmern. Die Ärztin gab ihren praktischen Schwierigkeiten der sonografischen Bilderzeugung gegenüber den Eltern eine lebensweltliche Bedeutung in kindlichen Widerständen gegen die Untersuchung. Das Kind entstand als ein dritter Anwesender, der zugleich ein ‚non-compliant patient' und ein erziehungsbedürftiges, nämlich von den ‚Großen' distinguiertes Wesen ist. Insofern vermischen sich nicht nur in der klinischen Situation ärztliche und familiale Relevanzen, sondern auch in der kindlichen Figur. Sie diente letztlich dem Schutz des *Images* aller Beteiligten: der Ärztin (deren professionelle Kompetenz unter Beobachtung der Patienten steht), der Eltern (deren Gefühle nicht verletzt werden sollten) und des Ungeborenen, über das unerfreuliche Dinge gesagt werden sollen, ohne sie ihm schuldhaft zuzurechnen. Genau diese Zurechnung ohne Haftbarmachung schafft *kindliche* Personen.

Soweit die Ähnlichkeiten und Überschneidungen. Es gibt aber auch drei Unterschiede der klinischen und der familialen Situation. 1. Eine Ärztin *inszeniert* ein Sprechen mit dem Kind vor Dritten. Ohne Rücksicht auf deren Anwesenheit könnte sie auf die komödiantische Inszenierung verzichten und ganz unmittelbar ‚mit' dem Kind sprechen wie mit einem widerspenstigen Tier oder einer verkeilten Schraube („wirst du wohl!"). Das kann sie aber nicht, ohne ein Wesen zu beschädigen, das für seine Eltern bereits Duz-Partner ganz anders intonierter Kommunikationsversuche sein dürfte. In der ärztlich herbeizitierten komödiantischen Figur stecken also zwei soziale Beziehungen: das schutzbedürftige Autoritätsgefälle zwischen Arzt und medizinischen Laien und die wachsende Liebesbeziehung zwischen Eltern und Kind. Dies macht einen Unterschied der affektiven Tönung aus.

2. Eine Ärztin verfolgt einen spezifischen situativen Zweck, nämlich ihre Kompetenzgrenzen hinter einer vorgeschobenen Unterhaltungsfigur zu verstecken. Sobald die Figur ihren Zweck erfüllt hat, kann sie wieder verschwinden: Sie ist also äußerst flüchtig. Dies kann sie auch sein, weil auch die Beziehung der Ärztin zum Ungeborenen flüchtig ist, sie kann sich auf eine einzige Situation professioneller Dienstleistung beschränken. Eben dies ist anders bei Eltern, die eine Beziehungsgeschichte aufbauen und ihr Kind nicht nur beim Ultraschall ständig ‚wiedersehen'.

3. Das stellvertretende Sprechen einer Ärztin lässt sich mit der Bühnen-Bauchrednerei vergleichen: Sie spricht durch eine Figur hindurch zu einem elterlichen Publikum und nimmt sich selbst dabei scheinbar hinter das von ihr geführte Objekt (die ‚Puppe') zurück. Die ‚Bauchrednerei' der Schwangeren mit dem Ungeborenen ist von anderer Art. Die Wahrnehmung von Kindsregungen verlangt es, so haben wir in diesem Kapitel gesehen, das Objekt gerade nicht zu führen, sondern sich selbst massiv zurückzunehmen, um dessen diffuse *eigene* Äußerungen überhaupt registrieren zu können, bevor man ihnen zur Lautverstärkung stellvertretend seine Stimme leiht. Dabei spricht man nicht zu einem Publikum, sondern integriert die ‚Puppe' quasi in ein erweitertes Selbstgespräch, zu dem bei Gelegenheit auch noch ein koschwangerer Dritter hinzutreten darf. Es handelt sich also um eine rezeptive statt um eine inszenatorische Bauchrednerei. Was dies für den Kommunikationsbegriff bedeutet, wird uns im 8. Kapitel beschäftigen.

Die Formierung der Person

In den letzten zwei Kapiteln haben wir gezeigt, wie Ungeborene zum einen im Ultraschall als Körper(wesen) sichtbar gemacht und in sprachlicher Interaktion als Figuren hervorgerufen werden; zum anderen wie sie durch die Deutung von innerkörperlichen Kindsregungen zunehmend als reaktionsfähige Wesen und kommunikative Adressen hergestellt werden. Wenn sich auf diese Weise die Konturen einer werdenden Person abzeichnen, so ist diese aber noch weitgehend ein Wesen ohne Eigenschaften. Es braucht weitere Formierungen und Fixierungen, damit eine je besondere Person entsteht. Die soziale Identität eines werdenden Kindes wird dabei primär über drei Klärungsoperationen bestimmt, nämlich die soziale Zuordnung zu Eltern ("Wessen Kind ist es?"), die zu zwei Geschlechtsklassen ("Was ist es?") und die Namensgebung („Wie heißt es?"). Von diesen drei Formierungen werden wir in den folgenden Kapiteln die letzten zwei untersuchen.

Ungeborene sind zunächst geschlechtslose und namenlose Wesen. Beides ändert sich aber in der Mehrzahl heutiger Schwangerschaften bereits pränatal. In Bezug auf das Geschlecht kann man sagen: Simone de Beauvoir (1951) irrte, wenn sie mit Blick auf Sozialisationsprozesse meinte: Man wird nicht als Frau oder Mann geboren – schon lange *vor* der Geburt wird man dazu. Das Geschlecht ist wie ein gesellschaftlicher Stempel, den das Kind braucht. Wir werden im nächsten Kapitel schildern, wie Eltern Geschlechtszuschreibungen an das Ungeborene handhaben: wie sie versuchen, ihnen auszuweichen, um die Entwicklungsoptionen ihres Kindes als einzigartige Person nicht vorschnell durch ein öffentliches ‚Outing‘ zu beschneiden; wie sie mit ihren enttäuschten Geschlechtswünschen umgehen und wie sie Geschlechtspräferenzen flexibel Geschlechtsprognosen anpassen, um die subjektive Aneignung ihres Kindes nicht zu gefährden; oder wie sie eigene Geschlechtswünsche hinter die des Partners zurückstellen, um sein Elternschaftsengagement wach zu halten. Letztlich liegt die Bedeutung des Kindsgeschlechts nicht in den ihm zugeschriebenen stereotypen Eigenschaften, sondern in den Geschlechterbeziehungen der entstehenden Familie begründet.

Auch das namenlose Wesen ist einer starken Nachfrage des Schwangerschaftspublikums nach seiner Kenntlichmachung ausgesetzt. Im siebten Kapitel rekonstruieren wir, wie das werdende Kind eine sprachliche Bezeichnung erwirbt, die einmal mit seiner Identität verschmelzen wird. Wir beleuchten die Kriterien und Methoden, die Autorschaften und den Teilnehmerkreis im Prozess der Namensfindung sowie eine beiläufige Benennungspraxis, die das Entscheidungsproblem der Namenwahl mit temporären Protonamen unterläuft, die oft an die Erfahrungen mit Ultraschallbildern und Kindsregungen anschließen. Auch der Name, so werden wir zeigen, hat seine soziale Bedeutung wesentlich in einem *Beziehungssinn*.

6. Geschlechtliche Fixierungen: Das Gendering des Ungeborenen

Dass neue Gesellschaftsmitglieder mit Anbeginn ihrer Existenz und für den ‚Rest' ihres Lebens im Personenstand eines ihrer Wahl entzogenen Geschlechts existieren, erscheint als eine felsenfeste, in biologisches Wissen gemeißelte Institution. Während sich der menschliche Körper und seine (Geschlechts-)Organe erst noch entwickeln, kann sozial längst ein Junge oder Mädchen unterwegs sein. Anders als Haarfarbe, Augenfarbe und Gesichtszüge, die erst postnatal langsam zum Vorschein kommen, eilt das Geschlecht der werdenden Person voraus.

Dabei gilt es als mehr denn eine solche Eigenschaft: Der Sprechakt ‚es ist ein Junge' bzw. ‚es ist ein Mädchen' stellt nicht nur das Geschlecht als körperliche Tatsache her, er beinhaltet gleichzeitig eine „Anerkennung durch das Wort" (Boltanski 2007), als Person und Mitglied der Gesellschaft. Die Geschlechtszuschreibung ist ein wesentliches Vehikel der *Personalisierung* von Ungeborenen.[39] Wir wollen daher in diesem Kapitel untersuchen, wie das Geschlecht des Ungeborenen in der Schwangerschaftskommunikation praktisch in Erscheinung tritt und wie künftige Personen pränatal als Mädchen oder Jungen erwartet und entworfen werden. Wir wollen wissen, wie das Ungeborene *wird*, was es *ist*.

Das Geschlecht des Ungeborenen wurde in der sozialwissenschaftlichen Forschung bislang fast nur in einem methodisch und thematisch engen Rahmen quantitativer Erhebungen von elterlichen Geschlechtspräferenzen behandelt. Wir werden im Folgenden zunächst auf diese Forschungen eingehen, um die Perspektive dann auf die *Geschlechtszuschreibung an das Ungeborene* zu erweitern (6.1). Diese wollen wir anschließend am empirischen Material einlösen, indem wir die verschiedenen Formen in den Blick nehmen, in denen das Geschlecht des Ungeborenen pränatal in Erscheinung tritt: zunächst unabhängig von Geschlechtswünschen in Form von *Ahnungen und Zeichen*, die wiederum mit einem *Willen zum Wissen* einhergehen (6.2), und dann als ein Prozess, in dem sich Erwartungen und Geschlechtswünsche auf verschiedene Weisen auf

---

[39] Viele Eltern erleben es als katastrophal, wenn ihr Baby nach der Geburt die soziale Erwartung enttäuscht, ein eindeutiges und offensichtliches Geschlecht mitzubringen. Wenn sich dieses selbst medizinisch nicht bestimmen lässt, sehen sie sich mit einem auf seine Humanität ‚reduzierten' Wesen konfrontiert, dem ein zentraler sozialer Marker fehlt. *Es ist als Person so nicht vorgesehen.* Entsprechend ist es auch kaum namensfähig und damit schwer adressierbar. Besonders im deutschen Recht, das (derzeit noch) einen geschlechtlich eindeutigen Vornamen vorschreibt (s. Kapitel 7), spiegelt sich der normative Zwang wieder, werdende Personen nur als Angehörige einer Geschlechtsklasse in die Gesellschaft aufzunehmen. Sie werden als Person anerkannt, maßgeblich *indem* ihnen ein Geschlecht verliehen wird. Dass diese Ausgangslage (insbesondere) für Intersexuelle diskriminierend ist, wird in Deutschland erst allmählich auch juristisch erkannt.

das ‚wahre', d.h. medizinisch entblößte Geschlecht des neuen Familienmitglieds einstellen oder sich bis zur Geburt offenhalten (6.3). An einem Fallbeispiel, wo dies nur mit äußerster Anstrengung gelingt, wollen wir zum Schluss noch genauer zeigen, was schon vorher bereits mehrfach anklingen wird: Dass das Geschlecht des Ungeborenen mehr ist als eine früh erkennbare körperliche *Eigenschaft* einer werdenden Person, nämlich ein Aspekt seiner Personalität, liegt auch daran, dass es seine Bedeutung im geschlechtlichen *Beziehungsgefüge* der familialen Triade erhält (6.4).

6.1 Von der Präferenzenmessung zur Geschlechtszuschreibung

Eine Präferenz für die Geburt von Jungen ist ein kulturgeschichtlich altes und geografisch weitverbreitetes Phänomen im Kontext einer gesellschaftlichen Dominanz von Männern. Daher gibt es auch ein historisch altes ‚Rezeptwissen' der Erzeugung von Jungen und Mädchen, zu dem verschiedene Möglichkeiten der Beeinflussung gehören: durch Sexualpraktiken, Ernährungsweise und diverse rituell-magische Praktiken (Gelis 1989). Dieses Wissen trifft heute wie das Wissen der Geschlechtsprognose auf medizinische Techniken, die die traditionellen Praktiken der Geschlechtsdetermination entweder auf neue Wissensgrundlagen stellen (etwa Feichtinger/Reiger 1991: „Die Wunschkind-Diät") oder vollständig durch klinische Verfahren der Geschlechtsselektion ersetzen: die Spermienselektion in Kliniken des benachbarten Auslands (MicroSort® oder per Versandhandel: www.nimblediagnostics.eu) sowie die Embryonenauswahl in der Präimplantationsdiagnostik (vor allem in den USA). Solche Fälle, in denen die Geschlechtswahl ernsthaft praktiziert wird, konnten wir in unseren Daten nicht finden. Es ist davon auszugehen, dass sie zumindest in Deutschland (noch) eine exotische Minderheit darstellen. Ein Survey (Dahl et.al. 2004) weist darauf hin, dass medizinische Methoden der Geschlechtsselektion selbst dann nicht in nennenswertem Umfang zum Einsatz gebracht würden, wenn sie auf einfachste Weise zur Verfügung stünden.

In anderen Weltregionen ist das anders. Es finden sich zahlreiche soziologische und demografische Studien zu Geschlechtspräferenzen für den Nachwuchs, vor allem in Ländern und Regionen, in denen eine Höherbewertung von Jungen in geschlechtsselektive Abtreibungen und Gynozid mündet. Dies ist vor allem in (Nord-)Indien und China, aber auch in anderen asiatischen und nordafrikanischen Ländern (Crow 2010; Klasen 2008) traurige Realität, mit zum Teil gravierenden demografischen Auswirkungen auf das Geschlechterverhältnis (Balen/Inhorn 2003). Die alte postnatale Vernachlässigung von Mädchen wird mit der Einführung von Techniken (Ultraschall, Triple-Test, Amniozentese, PID u.a.), deren prognostisches Potential höher ist

als das der traditionalen Methoden der Geschlechtsvorhersage,[40] auch um gezielte geschlechtsselektive Abtreibungen ergänzt. Allein in Asien wird die Zahl der ‚fehlenden' Frauen mittlerweile auf über 160 Millionen geschätzt (Hvistendahl 2013), was (neben Abtreibung und Kindstötungen) auf ein ganzes Set von Diskriminierungen zurückzuführen ist, darunter auch Falschangaben der Eltern bei Volkszählungen (Mädchen werden oft verschwiegen und können nicht gezählt werden, weil sie sozial nicht zählen sollen) und vor allem eine ungleiche medizinische Versorgung. Angesichts teurer ärztlicher Dienstleistungen werden Mädchen seltener und später zum Arzt gebracht. ‚Eher die Jungen' ist die Allokationsregel von Eltern unter den Bedingungen knapper Ressourcen. Hier spielt die Geschwisterfolge eine große Rolle: Das nach drei Jungen geborene Mädchen hat die gleichen Überlebenschancen wie diese, das nach drei Mädchen geborene eine nur halb so große. Ökonomische Modellierungen stellen fest, dass Kinder in Zusammenhang mit Institutionen des Heiratsmarktes und der Altersversorgung als Altersinvestitionen von unterschiedlichem Wert gelten. So müssen Eltern in Nordindien für ihre Töchter Mitgift zahlen, die dann schließlich noch zu den Schwiegereltern ziehen und diese versorgen. Sobald die Haushalte durch staatliche Versorgung von der Allokationsentscheidung entlastet werden (wie in Sri Lanka und in anderen Teilen Indiens), reduziert sich das Problem (Klasen/Wink 2003).
In anderen Ländern sind elterliche Geschlechtspräferenzen dagegen überraschend schwach ausgeprägt. In Lateinamerika wurden trotz machistischer Strukturen kaum Präferenzen (Basu/Dasgupta 2001) bzw. gar eine leichte Mädchentendenz festgestellt (für Kolumbien: Arnold 1997). Für Europa zeigen Hank/Kohler (2000) in ihrer Synopse von Studien über 17 europäische Länder, dass anstelle einer asymmetrischen Geschlechtspräferenz eine konsistente Tendenz zur ‚balancierten Familie' (d.h. einem ausgeglichenen Geschlechterverhältnis) auszumachen ist (ähnlich für die USA: Sensibaugh/Yarab 1997). Die meisten Befragten wünschten sich mindestens einen Jungen und mindestens eine Tochter. Die Personen, die ein Geschlecht präferierten (häufig das eigene), glichen sich statistisch weitgehend aus. Anders als in China oder Indien, wo Geschlechtspräferenzen in engem Zusammenhang mit dem ökonomischen Wert und sozialen Status eines Menschen stehen, scheint es hier eher um Einstellungs- und Geschmacksfragen zu gehen. Die Tendenz zur geschlechtlichen Balance bestätigt sich z.T. auch, wenn man Geschlechtspräferenzen aus dem Fortpflanzungsverhalten ableitet: Haben Eltern bereits zwei Kinder gleichen Geschlechts, steigt die Wahrscheinlichkeit, noch ein drittes Kind zu bekommen (Pollard/Morgan 2002).
Innerhalb dieses dominanten statistischen Trends gibt es auf der einen Seite

---

[40] Hierzu zählen etwa die ‚Pulsdiagnose' in China (Peng/Huang 1999) oder die ‚Bauchdiagnose' in Indien (Luthra 1994); vgl. auch Sen (2002); Arnold/Kishor et. al. (2002).

Länder, in denen sich leichte Jungenpräferenzen halten, wenn z.B. in den USA (Dahl et.al. 2004) und in Australien (Gray/Evans 2005) Eltern zweier Mädchen eher ein drittes Kind bekommen als Eltern zweier Jungen, gemäß dem Volksmund: "Der Wunsch nach einem Sohn ist der Vater vieler Töchter". Auf der anderen Seite findet sich in Skandinavien, Tschechien und Litauen eher eine Mädchenpräferenz (Hank/Andersson/Kohler 2008; Hank/Kohler 2000; Jacobsen/Möller/Engholm 1999). Dies gilt auch in Ostdeutschland (Brockmann 2001; Hank/Kohler 2000), in Westdeutschland sind die Befunde nicht ganz eindeutig (Hank 2007: 764). Mal findet sich die gänzliche Auflösung der vor dem zweiten Weltkrieg vorhandenen Jungenpräferenz (Brockmann 2001), mal eine leichte Jungenpräferenz: Die Wahrscheinlichkeit eines zweiten Kindes ist höher, wenn das Erstgeborene ein Mädchen ist (Hank/Kohler 2003). Auch in allgemeinen Bevölkerungsumfragen zeigen sich eher indifferente Haltungen zum Geschlecht eines potentiellen Kindes (Dahl et al. 2004). Insgesamt gilt der allgemeine und zum Teil über die westlichen Industrienationen hinausgehende Trend auch für Deutschland: Beim Geschlecht des ersten Kindes lässt sich statistisch kaum auf Präferenzen schließen und die Frage des Geschlechts tritt weit hinter die Frage zurück, *ob* überhaupt und *wann* man sich für ein Kind entscheidet. Bei mehreren Kindern besteht dagegen am ehesten der Wunsch nach einem ausgeglichenen Geschlechterverhältnis (Hank 2007). Im Zuge gesellschaftlicher Modernisierungsprozesse, so die gängige Erklärung, wird das Geschlecht des Nachwuchses zunehmend zu einer indifferenten Kategorie. Diese Indifferenz drückt sich dann, ähnlich wie in der Politik oder in Unternehmen, in der sozialen Norm eines ausgeglichenen Geschlechterverhältnisses aus.

Das sozialwissenschaftliche Wissen über Geschlechtspräferenzen entstammt zum einen Studien über Geburtsraten, die an den Folgen des Reproduktionsverhaltens ansetzen, zum anderen Studien über allgemeine Einstellungen, also auf eine Zeit jenseits des konkreten Prokreationshandelns. Problematisch an diesem methodischen Zugriff ist, dass er den Kern des Geschehens, nämlich die Zeit der Schwangerschaft, in der Geschlechtswünsche ins Blickfeld rücken und die Geschlechtszuschreibung an das Ungeborene sich tatsächlich vollzieht, vollständig ausblendet. Schon ein oberflächlicher Blick auf das soziale Geschehen von Schwangerschaften zeigt eine hochgradige Kontextabhängigkeit, Fluidität und Ambivalenz von Geschlechtspräferenzen, die sich den Prämissen standardisierter Befragungen entziehen. Die große Anzahl vorhandener Studien steht in einem drastischen Missverhältnis zu deren Aussagekraft, in den Worten von Hank/Andersson/Kohler: „Leider ist die Güte der Erklärungsversuche von Geschlechterpräferenzen in den vergangenen Jahren nicht in gleicher Weise gewachsen wie die Zahl der empirischen Studien, die die Existenz, die Dynamik und die Verhaltensrelevanz solcher Präferenzen auch in modernen Industriegesellschaften belegen" (2008: 1678). Es fehlt an qualitativ-empirischen Einblicken in die familiale Dynamik, in der Geschlechtspräferenzen entstehen, geäußert, verändert und verhandelt werden. So kritisieren Marleau/Saucier (2002), dass ein Großteil der Studien der letzten 45 Jahre, die Müttern in westlichen Gesellschaften fürs erste Kind eine Jungenpräferenz bescheinigen, auf Befragungen *nicht*schwangerer Frauen zurückgeht. Fern jeder Schwangerschaft können diese eine Frage wie „Wenn Sie es sich aussuchen könnten, hätten Sie lieber ein Mädchen oder einen Jungen?" (Hank/Andersson/Kohler 2008: 1672) dann beantworten wie die nach Präferenzen für Parteien oder Eissorten. Die Frage zielt auf eine *hypothetische* Schwangerschaft und impliziert eine ebenfalls rein *hypothetische* Stabilität von Präferenzen.[41] Gleichzeitig wird unterstellt, dass sich hinter diesen in Fragebögen angekreuzten Präferenzen aber gesellschaftlich relevante und statistisch aggregierbare Motive verbergen.

Solche Forschungsdesigns gehen völlig daran vorbei, dass das Nicht-Präferierte in einer Schwangerschaft nicht abgelehnt werden kann. Schwangere Paare haben weder die Qual der Wahl, noch ein Umtauschrecht, wenn es nicht wird, was es werden soll. Sie müssen sich trotz eventueller Wunschvorstellungen für beide Möglichkeiten offenhalten. Sie können dies z.B. dadurch tun, dass die Partner entgegen gesetzte Präferenzen entwickeln und im Interview äußern und sich damit die Waage halten. Neben der Beziehungsebene der Äußerung von Geschlechtswünschen ignoriert die Präferenzforschung auch unterschiedliche Codierungen des Wunsches, der sich z.B. auch nur negativ, d.h. aus einer Ablehnung des ‚anderen' Geschlechts herleiten kann. Vor allem aber unterschlagen die vorhandenen Forschungsdesigns, dass die Entstehung einer Familie ein sozialer Prozess ist, in dem aus einer Dyade eine Triade wird, deren Geschlechterkomposition sich dabei neu ordnet. Und schließlich unterliegt der statistischen Fahndung nach Geschlechtspräferenzen eine von den Gender Studies längst überholte Konzeption: Sie hält an einer Sex/Gender-Unterscheidung fest, die das biologische Geschlecht voraussetzt und versucht dessen gesellschaftliche Überformung mit der Messung von Präferenzen aufzuspüren. Das Geschlecht des Ungeborenen wird dabei als eine außersoziale Tatsache vorausgesetzt, obwohl sich vielleicht in keinem anderen ‚Lebensabschnitt' die Frage seiner *sozialen Konstruktion* so stark aufdrängt wie in der Zeit vor der Geburt.

Vor diesem Hintergrund fragt sich: Was wird eigentlich erhoben, wenn Personen jenseits ihrer Lebensrealität unter der Prämisse stabiler kognitiver Präferenzen und einer fiktiven ‚Wunschfreiheit' mit der Frage nach einem Geschlechtswunsch bezüglich hypothetischer eigener Kinder konfrontiert werden? Was ist eigentlich eine ‚Geschlechtspräferenz'? Statt nach Motiven

---

[41] Dahl et.al. (2004: 22) fragen gar noch abstrakter: „Stellen Sie sich bitte für einen Augenblick vor, dass Sie noch keine Kinder haben und sich welche wünschen. Wenn Sie es sich aussuchen könnten, sollte Ihr erstgeborenes Kind dann lieber ein Junge oder ein Mädchen sein – oder wäre Ihnen das gleich?"

zu fahnden, wollen wir das Thema als eine Frage der Kommunikation untersuchen. Auf der Basis einer jeden Schwangerschaft fest eingeschriebenen Institution, entweder einen Jungen oder ein Mädchen zu erwarten, sind Geschlechtspräferenzen zunächst als Reaktionen auf unterschiedliche kommunikative Stimuli zu verstehen, die diese provozieren: Interessierte Schwangerschaftsteilnehmer und Familienmitglieder, die durch ihr Fragen nach dem Geschlecht des Ungeborenen seine Relevanz steigern, Ärztinnen und Ärzte in der Ultraschallsituation, die das Geschlecht als die Lüftung eines Geheimnisses performieren, sozialwissenschaftliche Fragebögen und Interviewer (einschließlich der AutorInnen dieses Buches), schließlich das Paar und die Schwangere selbst, die sich gegenseitig fragen, was der Unterschied wohl für einen Unterschied macht. Solche Thematisierungen des Geschlechts des Ungeborenen, die *unter anderem* in Form von Präferenzen (oder deren strikter Zurückweisung) daherkommen, sind ein Vehikel, durch das werdende Personen ihr Geschlecht erst zugeschrieben bekommen. In diesem größeren Zusammenhang verstehen wir Äußerungen von Geschlechtspräferenzen nur als einen besonderen Aggregatzustand im sozialen Vollzug der allgemeineren Erwartungsstruktur, entweder mit einem Jungen oder einem Mädchen zu rechnen.

Durch einen mikrosoziologischen Blick auf das Erwartungsmanagement von Paaren und deren sozialem Umfeld werden wir unseren Blickwinkel auf den Zuschreibungsprozess erweitern, in dem das Geschlecht des Ungeborenen als ‚Fixpunkt' einer werdenden Person hervorgebracht wird. Es lässt sich neben institutionellen Akten (etwa der amtlichen Namensgebung oder dem Eintrag in ein Geburtsregister) vor allem in der Paarkommunikation von werdenden Eltern verorten, die die Geschlechtszuschreibung im Schwangerschaftsgeschehen als zwanglosen Zwang mehr oder weniger selbstverständlich (mit)vollziehen. In Form von Ahnungen bzw. intuitivem Wissen, geteilten Vorstellungen, Assoziationen, Stereotypen, Wunschfantasien und Präferenzäußerungen setzen die Akteure einer Schwangerschaft die Geschlechterunterscheidung verschieden intensiv als Modellierungsmasse zur Personalisierung des Ungeborenen ein.

6.2 Geschlechtsankündigungen und der Wille zum Wissen

Einerseits ist das Gendering des Ungeborenen – ähnlich wie das ‚doing gender' in Alltagsbegegnungen – eine meist mit hoher sozialer Selbstverständlichkeit versehene Begleiterscheinung jeder Schwangerschaft. Die Kommunikation über das Ungeborene findet vor dem Hintergrund der fraglos vorausgesetzten Prämisse statt, dass im schwangeren Bauch nur ein Mädchen oder ein Junge heranwachsen könne. Andererseits fehlt es dem Geschlecht des Ungeborenen aber an Offensichtlichkeit. Die selbstverständliche Erwartung, das Geschlecht (wie in Alltagsbegegnungen) sofort erkennen zu können, wird hier enttäuscht; das Geschlecht einer werdenden Person tritt zuallererst als ein Geheimnis zutage, und dieser implizite Geheimnischarakter ist ein fruchtbarer Boden für seine Verrätselung und Relevanzsteigerung. Falls es von unseren Informanten nicht ohnehin von selbst thematisiert wurde und wir an geeigneter Stelle z.B. gefragt haben, ob sie bereits wüssten, „was es wird", unterschieden wir uns damit nicht von anderen an der Schwangerschaft Interessierten, wir bewegten uns sozusagen in einem Modus ‚natürlicher' Kommunikation mit Schwangeren. Die Frage bezieht sich nicht auf das, was trivialerweise aktuell der Fall ist („ja, ein kleiner Homo Sapiens"), auch nicht auf das, was in ferner Zukunft sein wird („nein, das muss es schon selbst entscheiden, wenn es groß ist"), sondern auf die nahe Zukunft der Geburt, bei der sich etwas ‚entpuppen' wird. Dabei unterstellt die Frage, dass man dies, dank diagnostischer Verfahren wie dem Ultraschall, heute ab einem bestimmten Zeitpunkt problemlos wissen *kann*. Das Kindsgeschlecht drängt sich als biomedizinische Information also früh in den Bereich positiven Wissens und zwingt zu einer Entscheidung: es entweder ‚definitiv' mitgeteilt zu bekommen, oder es bis zur Geburt in einem Raum gewollten Nicht-Wissens, der hoffnungsvollen Ahnung oder Fantasie zu belassen. Der Umgang mit dieser Alternative wird von der jeweiligen ärztlichen Handhabung während des Ultraschalls mitbestimmt, vom ungefragten ‚Ausplaudern' über die Frage nach dem Wissenswunsch, über das vorgetäuschte Unwissen bis hin zur kollaborativen Geheimniswahrung. Das Geschlecht des Ungeborenen ist zwar keine dezidiert *medizinische*, aber eine im Laufe der Untersuchungen quasi en passant anfallende Information, die sich gut dafür eignet, den medikalisierten Rahmen ärztlicher Schwangerschaftskontrolle für die lebensweltlichen Relevanzen der Patienten zu öffnen.[42] Der unfertige menschliche Organismus wird in der Arzt-Patienten-Interaktion der Ultraschallsprechstunde daher nicht nur als ‚Baby' oder ‚Kind' stilisiert (s. Kap. 4.3), sein biologisches Geschlecht wird auch dazu genutzt, diesen Organismus mit den sozialen Eigenschaften einer Person auszukleiden. Vor allem das Wissen vom Geschlecht des Ungeborenen scheint dazu in der Lage, die Vorstellungen zu beflügeln, die man sich von einer unbekannten ephemeren Person überhaupt machen kann.

Wenn die Eltern ihren Vorstellungen mehr Zeit geben wollen, so verstärkt die ärztliche Informationspolitik trotzdem den elterlichen Willen zum Wissen, weil die Option der ‚Wiederverzauberung' des Kindsgeschlechts gegen einen

---

[42] Ungefähr auf dieser Linie bewegt sich auch das Marketing des sogenannten „Harmony-Tests" (http://www.ariosadx.de). Er ist ab der 10. Schwangerschaftswoche anwendbar und wird in erster Linie als ein nicht-invasiver Test zur Bewertung des Risikos einer chromosomalen Erkrankung wie dem Down-Syndrom angeboten, er bietet aber ganz nebenbei auch eine „freiwillige Analyse bezüglich des fetalen Geschlechts und Störungen der Geschlechtschromosomen (X,Y)". Das fötale Geschlecht ist medizinisch allerdings nur bei seltenen geschlechtsgebundenen Erbkrankheiten oder Genitalfehlbildungen relevant.

‚besserwissenden' Experten aufrechterhalten werden muss. Um dem Druck standhalten zu können, muss man sich also mit guten Gründen ausstatten, warum man sich dieser, in Zeiten hochauflösender Ultraschallgeräte schlicht gegebenen Information, enthalten will. Ein einfacher und häufig genannter Grund ist die Sorge, dass die Geschlechtsdiagnose dennoch einem Irrtum unterliegen könnte:

> Wissen wollten wir's schon, also ich brauch' da keine Überraschung, ich hab' nur gesagt: ‚Ich möcht's nicht hören, dass sie sich nur so zu 50 Prozent sicher ist', weil man sich dann halt schon irgendwie drauf einstellt. Wenn's dann nachher halt doch was anderes ist (lacht), dann isses einfach blöd. Also des ist jetzt net so, dass ich alles in babyblau einrichte, aber trotzdem stellt man sich ein, man sucht da 'nen Namen und irgendwie is' man dann so bisschen überfordert vielleicht. Aber sie hat gesagt, das sieht man eigentlich recht eindeutig, und dann hammer auch gesagt: ‚Dann wollen wir's auch wissen.' (…) Also ich hab' ja schon irgendwoher gefühlt, dass es 'n Bub gibt (lacht). Also es war, ich weiß net, es war irgendwie so'n Gefühl, was ich hatte. (Marie, 25, Diplomfinanzwirtin)

Die Information soll einerseits verlässlich sein, aber andererseits auch nicht der Ärztin einen Vorsprung geben. Wir stoßen hier also wie schon bei der Entdeckung und der Mitteilung der Schwangerschaft (Kap. 2 und 3) auf das Thema der Priorität von kommuniziertem Wissen. Letztlich wird diese Priorität des Wissens von Marie denn auch für ihre eigene Ahnung reklamiert. Dennoch gibt es auch viele Paare, die sich gegen diese Offensichtlichkeit zur Wehr setzen, wie wir weiter unten sehen werden.

Zunächst bilden sich im Laufe der Schwangerschaft aber auch von anderer Seite Anhaltspunkte über das Geschlecht des Ungeborenen heraus. Zum traditionellen geschlechtsprognostischen Wissen gehören etwa eine kulturelle Beobachtung von Schwangerschaftszeichen durch das soziale Umfeld der Schwangeren, Vorerfahrungen und das Geschlechterverhältnis der Herkunftsfamilien, aber auch das intuitive Wissen der Schwangeren, das aus der intrakorporalen Interaktion mit dem Ungeborenen hervorgeht. Der Suche nach Geschlechtszeichen scheint auch jenseits des Ultraschallmonitors der implizite Glaube zu Grunde zu liegen, dass sich das ‚natürliche' Geschlecht auf der Oberfläche des schwangeren Körpers (z.B. anhand der Form des Bauches) selbstverständlich irgendwie zeigen muss. Diese ‚doctrin of natural expression' (Goffman 1979: 7) um das unbekannte Geschlecht stellt dann umgekehrt ein naheliegendes Schema zur Verfügung, um Zeichen rund um die Schwangerschaft zu sortieren und um Informationen über das ungeborene Kind zu generieren. Schon wenige Merkmale lassen sich zu evidenten Theorien verdichten und im Laufe der Schwangerschaft entweder weiter anreichern oder wieder zurücknehmen.

Beginnen wir mit Sandra, die ihre unreine Haut im Kontrast zu ihrer vorherigen Schwangerschaftserfahrung als Zeichen für einen Jungen interpretiert:

> Ich habe schlimmere Haut als zu meinen Teenagerzeiten, unglaublich! So langsam habe ich die Vermutung, es wird ein Junge, dieses Problem hatte ich beim Mädchen

nicht. Ich habe schon das Beste des Besten aus der Apotheke mitgenommen gegen unreine Haut, aber es hilft nichts. Also heißt es: weiter probieren. (Sandra, 34, MTA, Tagebucheintrag)

Sandra erlebt das Geschlecht des Ungeborenen in der Durchsetzungskraft unreiner Haut wie ein Schicksal, dem sie sich zu fügen hat. Während das Geschlecht sich hier als ein mächtiger Vorbote kommenden Lebens anzukündigen scheint, wird Heike, die sich von solchen Alltagstheorien distanziert, von ihrer Herkunftsfamilie mit solchen Zuschreibungen konfrontiert:

Das Krasse ist, dass irgendwie alle, unabhängig wer's ist, also ob's jetzt halt von *meiner* Familie ist oder von *seiner*, von vorneherein davon ausgegangen sind, ab dem Zeitpunkt, wo ich gesagt hab': ‚Ich bin schwanger', dass es ein Junge wird. Ich weiß nicht warum. Ob ich so 'ne typische Jungs-Mama bin, oder ob ich/ weil's beim Björn (Partner) nur Jungs in der Familie gibt/ aber es ist ganz krass: Ich hab' keinem bis auf dem Hubert (Bruder) gesagt, was es wird, und/ jeder spricht immer von ‚*ihm*'. Ich weiß nicht, ob ich das ausstrahl', ob man das sehen kann/ Es heißt ja immer, wenn man besonders tolle Haare hat, dann wird's eher ein Junge, oder wenn man wahnsinnig viel zunimmt, wird's eher ein Mädchen oder sowas. Da gibt's da immer so blöde Geschichten, aber das ist halt was, wo ich jetzt wissenschaftlich (lacht) sagen wir mal, nicht viel davon halte. (Heike, 34, Zahnärztin)

Ein Rätsel um das Geschlecht des Ungeborenen zu evozieren und sich an dessen Lösung zu beteiligen, bietet dem sozialen Umfeld eine Art Schneise, um kommunikativ auf das Ungeborene zuzugreifen und an der Schwangerschaft teilzunehmen. Die Geschlechtszuschreibung der Anderen scheint eine naheliegende und risikofreie Bekundung von Interesse zu sein. Das Wissen vom Geschlecht des Ungeborenen ist als Thema insofern kommunikativ symmetrisch angelegt (etwa so wie Reden über das Wetter), als es – anders als bei den Kindsregungen – keinen prädestinierten Zugang zu diesem Wissen gibt – auch die Schwangere selbst kann (wie das soziale Umfeld) nur darüber spekulieren oder sich die Information von einem Arzt geben lassen. Andere dagegen können in einem von Halbernst geschützten Rahmen risikofrei wahrsagerisch behaupten: ‚Ich sehe was, was du nicht siehst'. Dabei können die Seiten der Geschlechterunterscheidung prinzipiell als gleichwertig unterstellt werden (anders als bei Behauptungen über Gesundheit oder Krankheit). Das unbekannte Geschlecht des Ungeborenen stellt ein Thema zur Verfügung, über das sich unterschiedliche Akteure sozial an der Schwangerschaft beteiligen können:

Man spricht ja mit vielen Leuten/viele Wahrsagungen sind so da, alle total unterschiedlich. Also ich war erst bei der Frau vom Chef eben auf'n Kaffee und da war meine Schwiegermutter da, und die hat mich dann ganz lang' so ang'schaut. Ich hab' so 'dacht: ‚Was mustert sie mich denn so?!', und sie: ‚Des wird a Bub!' (lacht) Hat sie mich die ganze Zeit so ang'schaut und dann anhand von meinem Gesicht und vom/ was weiß ich/ keine Ahnung/ hat sie an Bub/ Letztes Mal hab' ich a Pizza geholt im Dorf zum Mitnehmen, und die Pizzabäckerin hat g'sagt: ‚Das wird ein Mädl!' Ich soll ihr Bescheid sagen, weil von der Bauchform, das wird ein Mädchen (lacht), ganz klar. Und meine Mama ist mehr für'n Mädl, mein Papa ist mehr für/ der will an Bub. Oder was heißt wollen?! Das ist ganz unterschiedlich. Aber mir ist es wirklich total egal. (Madita, 38, Industriekauffrau)

Bei ihren Eltern vermischen sich die ‚Wahrsagungen' auch mit Wunschäußerungen. Ähnlich wie Heike lässt Madita beides mehr oder weniger unkommentiert abblitzen. Sie lässt die anderen reden und spekulieren, ohne eigene Ahnungen entgegenzusetzen und damit bestimmte Erwartungen zu verstärken oder zu dementieren. Bei Viola dagegen sorgen verschiedene Akteure über eine Reihe von Zufällen für eine sich sukzessive anreichernde Erwartung auch bei ihr selbst, dass hier ein Mädchen im Entstehen ist:

Ich hatte 'ne gute Freundin, die ein halbes Jahr vor mir ihr Kind bekommen hat, bei der war's ein Junge, und ich weiß, dass es für sie eine ziemliche Enttäuschung war am Anfang, sie wollte unbedingt ein Mädchen. Und als wir ihr erzählt haben, dass ich schwanger bin, da sagt sie: ‚Oh das wird bestimmt ein Mädchen!' (lacht laut), also sie hatte diesen Mädchentraum noch nicht aufgegeben. Und von da ab gab's halt eine Reihe von Zufällen. Also mein Vater sagte: ‚Ach dann wird das ja ein richtiges Münchner Madl', weil wir eben nicht aus München kommen. Dann hatte er sozusagen auch sofort diese Mädchenassoziation. Und dann war mir nicht besonders übel, daraus machte eine Freundin: ‚Ah das wird bestimmt ein Mädchen, das ist ein Zeichen dafür.' Von daher stand das irgendwie im Raum. Und dann haben wir mit Freunden kommuniziert, als das Geschlecht noch nicht feststand, über Namensfindung. Und komischerweise waren wir uns sehr schnell einig bei dem Mädchennamen, den gab es sehr früh, beim Jungsnamen gab's das nicht und gibt's bis jetzt nicht (lacht), da können wir uns nicht einigen. Es gab sozusagen eine Art Konzentration darauf, ohne dass es jetzt ein großer Wunsch von mir gewesen wäre. (Viola, 39, Germanistin)

Vier Impulse verdichten sich hier allmählich: Die gute Freundin lässt das ihr verwehrte Mädchen in Viola entstehen; der Vater ‚gendert' das Ungeborene über einen idiomatischen bayrischen Ausdruck; eine weitere Freundin bietet ihre Alltagstheorien zur Prognose an; und auch über den Namenskonsens im Freundeskreis feminisiert sich das Kind. Dass sich dieses prognostische Kompositum bei Viola schließlich zur Mädchenerwartung sedimentiert hat, zeigt sich daran, dass sie schließlich durch die ärztliche Geschlechtsdiagnose via Ultraschall *um*orientiert wird:

Der Arzt gab die ganze Zeit Laute der Zufriedenheit und sagte: ‚Ja ist alles gut' und er fing dann an, Scherze zu machen darüber, was es wohl für ein Kind wird, welches Geschlecht es haben wird und ob wir das denn wissen wollen. Dann haben wir gesagt: ‚Ja.' Dann hat er gefragt: ‚Was wollen Sie denn?' Da haben wir gesagt: ‚Das ist uns egal.' Dann hat er gefragt: ‚Was denken Sie denn, was es wird?' Und dann hab' ich gesagt, dass alle in meinem Umfeld davon ausgehen, dass es ein Mädchen wird, und dann sagte er: ‚Ach so – ja' (lacht), und dann hab' ich schon gedacht ‚*Okay?* das ist es wohl nicht!' Und dann hat er ziemlich lange rumgedruckst, ich fand das eigentlich ein bisschen albern, weil das für uns tatsächlich nicht so eine große Rolle gespielt hat. Ich hab' das Gefühl, es wird auf eine Weise dramatisiert, diese Entscheidung, die mir eigentlich vorher gar nicht so bedeutsam erschien. Also mir war wichtig, dass die Daten stimmen, dass es dem Baby gut geht. Also er hat's dann auch selber gar nicht gesagt, er hat's dann die Sprechstundenhilfe sagen lassen, er hat sich gedrückt (lacht).

Wie oben bereits diskutiert, zeigt sich das Kindsgeschlecht im Ultraschallraum auch hier als ein Kommunikationsvehikel, um den medizinischen Rahmen der Arzt-Patient-Interaktion aufzulockern. Der Arzt initiiert ein Ratespiel ums Geschlecht und inszeniert sich selbst als jenen Teilnehmer, der sowohl über das Wissen als auch über dessen Vermittlung verfügt: In Violas Darstellung macht er fünf Züge, die an das ‚Fishing' der Klatschkommunikation (Bergmann 1987) erinnern: Erstens der Scherz, was es wohl wird, zweitens die Frage nach der Präferenz, drittens die nach der elterlichen Prognose, viertens die ‚halbe Offenbarung' („ach so"), und fünftens die seltsame Delegation dieser Offenbarung. Viola lässt sich von dieser Vorstellung des Arztes nicht besonders beeindrucken, sie lässt sie als ein wenig missglückt erscheinen. „Mir war wichtig, dass die Daten stimmen" bekundet, dass es ihr vor allem auf die Gesundheit ankommt, aber auch, dass es sich beim Geschlecht nicht um ein Datum des Kindes im medizinischen Sinne handelt, um die sich ihr Arzt zu bemühen hätte. Sie entzieht ihm dadurch ein wenig die Zuständigkeit für das Geschlecht ihres Ungeborenen. Er bietet es Viola als bloße, für ihn irrelevante, aber für seine Patienten als hochgradig spannend unterstellte Information an und scheint auf kommunikativen Anschluss zu hoffen, während Viola auf sein Locken nicht mit der erwarteten Neugier reagiert. Vielleicht lässt er es deshalb die Sprechstundenhilfe mitteilen, weil ihm das *Schenken* dieser Information situativ misslingt. Gewicht bekommt das Kindsgeschlecht in Violas Fall schließlich noch von einer ganz anderen Seite verliehen:

Wir sind nicht verheiratet, wir haben zwei Nachnamen, dann war die Frage, wie soll das Kind dann mit Nachnamen heißen, wie legt man das fest? Auch das wurde dann vom Freundeskreis diskutiert (lacht), und dann gab's den Vorschlag, wir sollen doch einfach das Geschlecht des Kindes entscheiden lassen, wenn's ein Junge wird, dann heißt er so wie mein Freund, und wenn's ein Mädchen wird, dann heißt sie so wie ich. Ab da war sozusagen das Geschlecht des Kindes auch mit unserem verbunden. Und das war auch der Moment meiner größten Enttäuschung, ehrlich gesagt, bei dieser Ultraschalluntersuchung, dass das Kind dann nicht so heißen würde wie ich, das war dann damit klar. Das war dann eigentlich sozusagen der Punkt, der dann mit entschieden war, ohne dass man das dann noch groß verhandeln wird.

Die Relevanz des Geschlechts wird hier mittelbar über die namentliche Zuordnung zu den Eltern verstärkt. Die gleichgeschlechtliche Eltern-Kind-Beziehung wird mit einem gemeinsamen Nachnamen versehen, wodurch das entstehende geschlechtskompositorische Ungleichgewicht, das 2 : 1 der entstehenden Familie, auch einen namentlichen Marker erhält.

Die Option auf Nicht-Wissen

Einige Paare versuchen, sich gegen solche Relevanzsteigerungen des Geschlechts ihres Ungeborenen zu wehren. Die Unternehmensberaterin Helga

(42) ist im achten Monat schwanger und seit zwölf Jahren mit ihrem jüngeren Partner (32), einem Informatiker zusammen. Im Zentrum des Falles steht die Selbstbehauptung einer späten Schwangerschaft in einem karriereorientierten Lebensmodell, in dem sie ihre Rolle als Ernährerin und seine als die einer ‚männlichen Mutter' beschreibt. Das Genderbewusstsein des Partners drängt darauf, das Kindsgeschlecht neutral und dafür am besten so lange wie möglich unter Verschluss zu halten:

> Ich werde natürlich mehr gefragt, ob wir wissen, was es ist. Der Kindsvater will ein Geheimnis. Mir wär es egal gewesen. (I: Warum will er das?) Eigentlich wegen Gender-Sachen. Also das haben wir jetzt im Bekanntenkreis sehr deutlich gesehen, dass Mädchen sehr Mädchen sind und entsprechend beschenkt werden und sein müssen und Buben sehr Buben. Und wir haben ja in mancherlei Hinsicht da vertauschte Rollen, und deswegen wollen wir versuchen, dass wir möglichst ein *Kind* bekommen und nicht einen Buben oder ein Mädchen. Also dass wir das, so lang' es geht, neutral halten, wenn's klappt (lacht). Und dann mal schauen. Und wenn wir dann auch wieder in den Chor derer einstimmen, die sagen: ‚Ja aber wir haben gar nichts gemacht und das Mädchen ist ganz mädchenhaft!' dann schauen wir natürlich, ob wir das anders hinkriegen. Und deswegen wollte er nicht jetzt schon vorher 'n Bub – allerdings muss man sagen, haben wir beide das Gefühl, es wird ein Bub. Also wir nehmen beides gerne und es ist auch beides ganz recht. Dem Vater wäre ein Bub bisschen einfacher, weil man dann viele Gender-Sachen schon leichter klären kann als bei 'nem Mädchen. Also wir würden beides gerne nehmen und haben aber beide das Gefühl. Und da haben wir aber natürlich jetzt auch schon viele Stimmen gehört, die sich da ganz sicher waren. Die Nachbarin unten war sich jedes Mal sicher, das wird ein Mädchen 100-prozentig und hat zwei Buben und so. Also da kann man schon falsch liegen.

Vor ihrem Erfahrungshintergrund, der ihnen die Kulturalität von Geschlecht vor Augen führt, möchten die beiden einer befürchteten frühen Geschlechter-sozialisation gegensteuern. Sie grenzen sich in der Erzählung damit vom "Chor" *der anderen* ab, die ihr Kind quasi automatisch zu einem Mädchen werden lassen, so als täten sie nichts dazu. Angesichts ihres eigenen Geschlechtsrollentauschs wollen sie es vermeiden, dass ihr Kind in eine klassische Geschlechtsrolle gedrängt wird. Sie wollen ihr schon jetzt eine Offenheit und Neutralität erhalten, die sie – auch im Sinne ihres politischen Selbstverständnisses – selbst praktizieren. Seine leichte Präferenz für einen Jungen wird wiederum damit begründet, eben diese Geschlechtsneutralität bei einem Jungen leichter umsetzen zu können. Folgt man dieser Darstellung, so wird hier das Kindsgeschlecht nur für relevant gehalten, um für seine Irrelevanz sorgen zu können. Auf Geschlecht wird noch geachtet, weil es *keine* Rolle spielen soll.

Auch Pia sieht sich einer starken öffentlichen Nachfrage nach dem Geschlecht ihres Kindes ausgesetzt und kommt unter dieser Nötigung dazu, sich des prognostischen Wissens explizit zu enthalten:

> In der ersten Zeit wurde ich von allen gefragt, was es wird, ein Mädchen oder Junge. Dann wurde ich ziemlich genervt davon. Ich wollte es ja wissen, bis zu diesem

Zeitpunkt, was es wird. (…) Also ich glaub', das kam von jeder Kollegin, ob ich jetzt schon wüsste, ob es ein Mädchen oder ein Junge wird. Da ist es mir wirklich klar geworden, dass es für mich wirklich unwichtig ist, was es jetzt wird, und diese Fragen, die haben mich halt irgendwann ziemlich genervt. Vielleicht habe ich ja früher *auch* jeden gefragt (lacht), ich weiß es nicht. Aber es war dann irgendwie so eine Reduktion auf/also gleich wird das Geschlecht festgelegt. Also die wollen ja alle dann gleich wissen, ist es ein Mädchen zum Beispiel, und dann wird dann auch nur über Mädchen geredet, also dann wird nicht gefragt, wie geht's deinem Baby oder so. Hat mich jetzt auch neulich eine Kollegin gefragt: ‚Wie geht's deiner *Tochter?*' Ich weiß nicht, warum sie das gesagt hat, ich meine, ich weiß es ja nicht, was es wird, aber dann wird dann schon ziemlich früh über Tochter oder Sohn gesprochen und nicht einfach über das Baby. Da ist es mir auch bewusst geworden, wie wichtig das ist für alle anderen, was für ein Geschlecht das Kind haben wird. Und mir ist dabei klar geworden: ‚Nein, ich will's nicht wissen!' Und dann haben wir uns das auch nicht sagen lassen beim Ultraschall. (…) Ich will einfach, dass es vorerst einfach nur ein Kind bleibt, ein Baby oder ein Fötus, und das stellt sich ja nach neun Monaten dann eh heraus, was es sein wird. (Pia, 37, Diplom-Psychologin)

In Opposition zur frühen geschlechtlichen Fixierung verzichtet Pia demonstrativ ganz auf das Wissen vom Geschlecht, mit dem lässigen Hinweis, dass es sich bei der Geburt ja ganz nebenbei von selbst offenbart. Sie wehrt sich offenbar zum einen gegen die geschlechtsfixierende Verengung der Rede über ihr Kind, zum anderen gegen die vorauseilende diskursive Schließung von dessen Entwicklungschancen. Der gesellschaftliche Zugriff ist ein *Vorgriff.* Indem sie sich gegen eine übersteigerte Identifikation des ungeborenen Kindes mit seinem Geschlecht wendet, macht sie es eher zu einer Eigenschaft, die das Kind zwar aufweisen wird, die es aber als solches nicht vollständig ausmachen soll. Pia verteidigt damit die offene Zukunft ihres Kindes gegen einen Diskurs, der sich ihr Ungeborenes nur als Junge oder Mädchen schematisiert vorstellen kann.

Auch Bette möchte sich vom Geschlecht ihres Kindes überraschen lassen, sieht sich aber den ständigen Anspielungen ihrer Arbeitskollegen ausgesetzt:

Ich will mi' halt do überraschen lassen. Aber die Kollegen sag'n halt immer: ‚Ja wie geht's der Zilli, wie geht's dem Gregor?' Die eine sagt halt immer: ‚Des wird a Mädle', weil ich keine Pickl hab', weil des halt oft so is', dass wenn ma' a Mädle kriegt, dann kriegt man halt als Schwangere viel Pickl oder so, und des hab' ich ja net. Und wenn ma' an Bub kriegt, dann sieht man des halt oft scho' am Bauch, wenn der so spitz ist (lacht). (Bette, 25, Metzgereiverkäuferin)

Die beständige Möglichkeit, über das Geschlecht des Ungeborenen zu spekulieren, d.h. wie in einer Wette mit Optionen und Indizien zu jonglieren, macht sein Nicht-Wissen zu einem äußerst instabilen Zustand, der nicht nur gegen das Offenlegungsrisiko beim Ultraschall, sondern auch gegen die Zuschreibungen des sozialen Umfelds verteidigt werden muss. Das Umfeld hält sich das Ungeborene durch Anspielungen qua Name und Geschlecht adressierbar und bindet es in eine Kommunikation ein, der sich Bette hier quasi als eine Dritte ausgesetzt sieht, die – mit dem Kind im Bauch – dem öffentlichen Diskurs hinterherlaufen muss. Das Geschlecht eilt nicht nur dem Ungeborenen selbst voraus, es entgleitet auch bereits früh der Zuständigkeit seiner künftigen Eltern. Hanni versucht dieser vorzeitigen sozialen Entbindung mit ihrem eigenen Nicht-Wissen zu entgegnen:

> Wir ham' uns nix sag'n lass'n, soll eben a Überraschung werd'n. Und ich hob auch gar kein Gespür eigentlich, ich weiß jetzt gar net, also ich kann jetzt gar net sag'n (lacht), was des/ also kein Gefühl dafür, dass ich jetzt sag'n könnt', des wird a Bua oder a Mädl, des kann ich jetzt gar net sag'n. Bei der Kathrin, da hab' ich des o net g'wusst, do hob ich mir o net vorstell'n können, was es jetzt wird, des konn ma' net, und beim Josef war die Schwangerschaft so anders, da hab' ich mir dacht', jetzt is' die Schwangerschaft anders, jetzt muss/ jetzt is's vielleicht a anders Geschlecht. Und beim Kornelius hab' ich's einfach beim Ultraschall g'seh'n. Also hob' ich total schad' g'fund'n (lacht), ich hab's aber niemand g'sagt. Und jetzt hob' i wirklich nix g'seh'n, und i kann's o gar net sag'n, weil's wieder ganz anders is', also die Schwangerschaft, jetzt auch kein Vergleich, dass i sag'n könnt': ‚Jetzt is' es so wie die oder die Schwangerschaft', also von daher bin i wirklich, also i konn's mir gar net, i konn's net sag'n (laut). I hob jetzt gar koa G'fühl dafür, was es wird. (Hanni, 35, Erzieherin)

Als ‚Geschlechtsagnostikerin' will Hanni ihr Nicht-Wissen als ein generelles Nicht-wissen-*können* („des konn ma net") beinahe moralisch schützen: Weil man es nicht wissen kann, darf man es auch nicht wissen bzw. kommunizieren („hab's aber niemand g'sagt"). Sie scheint das ungeborene Leben und dessen Entstehung als ein opakes Wunder zu sehen, dessen Unbegreifbarkeit nicht durch medizinisch erfahrbares, ‚profanes' Wissen angetastet werden darf. Daher soll auch das Geschlecht des Ungeborenen nicht öffentlich verfügbar sein. In einer ähnlichen Haltung haben sich auch Olga (32, Chemikerin) und ihr Partner gegen das Wissen um das Kindsgeschlecht entschieden. Das Paar will bei beiden Schwangerschaften das Geschlecht des Kindes „als Überraschung haben". Auf Nachfrage erklärt Olga: „Das kleine Geheimnis durfte das Kind noch für sich behalten". Das Nicht-Wissen ist hier also nicht nur ein Riegel der Geheimhaltung, den die Eltern um ihr Familienleben legen, er schützt vielmehr eine ‚innere Angelegenheit' des Kindes. Ein Geheimnis für sich behalten zu können, setzt ein „sich" voraus, dem zugestanden wird, etwas für sich behalten zu dürfen. Das Ungeborene wird zum mit Privatheit ausgestatteten „Geheimnisträger", der Dinge gleichermaßen mitteilen wie „verschweigen" kann und primär genau *darüber*, und nicht über sein bekanntes Geschlecht als Person konstituiert wird.

Der ‚Wille zum Wissen' oder der Agnostizismus in Bezug aufs Geschlecht sind aber genauso wenig einfach konstante Haltungen wie elterliche Geschlechtspräferenzen. Dass sie sich im Laufe der Schwangerschaft entwickeln, sei im Folgenden einmal in größerem Detail anhand von Auszügen eines Schwangerschaftstagebuchs dargestellt. Es ist ein Zeugnis allmählicher Relevanzsteigerung von Geschlecht an der Nahtstelle von Privatheit und Öffentlichkeit. Sarah ist 27, Studentin und wohnt mit ihrem Freund Fabian zusammen, der als Fotograf arbeitet.

28.4. Heute hatte ich einen Ultraschalltermin bei Frau Dr. Schröder. Fabian: ‚Kann man denn schon erkennen, was für ein Geschlecht das Kind hat?' Schröder: ‚Neeeeeiiin (lacht). Das ist viel zu früh!' Fabian: ‚Ab wann kann man das denn erkennen?' Schröder: ‚Ab der 20.-25.Woche. Manchmal auch gar nicht, weil es immer auf die Lage des Kindes ankommt, ob man etwas erkennen kann. Wollen Sie es denn wissen?' Fabian: ‚Ja, eigentlich schon. Also ich hätte nichts dagegen.' Sarah: ‚Also für mich ist es nicht wichtig. Wenn man es sieht – ok. Aber wegen mir müssen wir es nicht herausfinden.' Schröder: ‚Da müssen Sie sich halt einig werden.'

Bei einem frühen Ultraschalltermin wird das Kindsgeschlecht im Tagebuch erstmalig Thema. Aber für eine Diagnose ist es noch zu früh und das Paar hat keine klare Linie: Fabian rudert auf die Nachfrage nach seinem angezeigten Erkenntniswillen zweimal zurück („eigentlich schon", „nichts dagegen"), Sarah ist es „nicht wichtig", man muss es weder herausfinden noch die Augen davor verschließen.

Ich habe mir gedacht, dass der Fabian ja vielleicht gar nicht mehr mitkommt zu den Terminen und dann kann ich das selber bestimmen und hinterher immer noch behaupten, man hätte nichts gesehen. Tricky. (...) Ich finde dieses Erfragen zu penetrant. Nach dem Termin hat Fabian (im Spaß?) sogar noch behauptet, er habe den ‚Pullermann' gesehen. Immer witzelt er herum, dass es ein ‚Bub' wird und sogar Werner meinte heute in der Uni: ‚Und – hat man den Pippi gesehen?' Wenn jemand über das Geschlecht des Kindes spekuliert, dann, dass es ein Junge wird. Bizarr.

23.5. Heute Abend war ich mit Fabian bei Michael, wo auch Marlene auftauchte. Fabian hat ihr gleich erzählt, dass wir ein Kind erwarten und dann ging die Fragerei los: ‚Wie geht es dir? Musst du kotzen? (Wie indiskret!). Wisst ihr denn schon was es wird? Habt ihr euch schon Namen überlegt?' Die Sache mit dem Geschlecht verneine ich einfach. Dann kommt die Frage – und zwar immer: ‚Wollt ihr es denn wissen?' The same procedure.

Sarah beklagt hier drei Dinge: Erstens, dass Fabian mit der frohen Kunde der Schwangerschaft etwas veröffentlicht, was sie privat halten möchte, zweitens die Stereotypie der Erkundigungen Dritter und drittens das Vorauseilen peripherer Schwangerschaftsteilnehmer, die sofort auf das Geschlecht (und dabei auf einen Jungen) rekurrieren. Sarah will nur still ‚in Erwartung' sein, muss sich aber dazu verhalten, dass andere etwas wissen wollen, weil eben das Wissen vom Geschlecht so leicht (via Ultraschall) zu haben ist.

Ob wir es wissen wollen? Fabian denke ich schon. Ich bin es leid, mir darüber überhaupt Gedanken machen zu müssen (weil die Frage ja immer kommt). Wir sagen dann immer: Wenn man es sieht, dann haben wir nichts dagegen, es zu erfahren. Wenn ich genervt bin oder in der Laune, den Leuten vor den Kopf zu stoßen, sage ich auch: ‚Wenn wir es wüssten, wir würden es nicht sagen.' (...) Was wirklich anstrengend ist, wenn Freunde nicht akzeptieren, dass man gewisse Dinge einfach nicht teilen möchte und jedes Mal wieder einen Anlauf nehmen und nachfragen. Fabian meint, wenn ich früher diese Fragen gestellt habe, dann halt, um ein Gespräch in Gang zu bringen. Umso schlimmer, finde ich. Super small-talk-

Aufhänger! Runtergeleierte Fragen, aber vielleicht bin ich auch zu streng. Im Grunde ist es ja eine Anteilnahme und ein mit-uns-Freuen. Etwas indiskret halt. Für meinen Geschmack.

Das Kindsgeschlecht gehört zu den schwangerschaftsnotorischen Gesprächsthemen, mit denen das Publikum Anteilnahme zeigt – eine Gratwanderung zwischen erwarteter Diskretion und gewünschter Partizipation für die Teilnehmer an der Peripherie. Entsprechend stößt Sarah auf Widerstand, wenn sie das Kindsgeschlecht als intimes Wissen innerhalb ihrer Paarbeziehung exklusiv halten und gegen den ‚Willen zum Wissen' verteidigen möchte:

> 20.6. Letzte Woche wurden mal wieder wilde Mutmaßungen über das Geschlecht unseres Kindes angestellt. Mara, mit der ich im Luca arbeite, kam auf einmal in die Küche und bat mich, ihr meine Hände zu zeigen. Verblüfft hielt ich ihr meine Hände hin, die Handflächen nach unten. M: ‚Dann wird es ein Junge.' S: ‚Warum?' M: ‚Ach, das hat mir mal eine Italienerin gesagt. Weil eigentlich will man seine Hände doch von oben ungerne zeigen, weil sie meistens so hässlich sind. Naja, und wenn man die Handflächen nach oben zeigt, wird es ein Mädchen.' Ich habe die Logik nicht wirklich verstanden. Am Mittwoch war ich bei einer Castingagentur, um auf einen Schwangeren-Job zu hoffen. Agentin: ‚Ich tendiere bei dir ja zu einem Jungen.' Sarah: ‚Wieso?' Agentin: ‚Weil deine Haut so rein ist. Man sagt, dass man bei einem Mädchen unreine Haut und Wasser in den Beinen hat. Bei mir war das auch so.' Ich habe Kara davon erzählt und wir haben es für ganz schön diskriminierend befunden. Dicke Ärsche und Pickel verweisen auf ein Mädchen. Da sind mir Gesellschaften echt lieber, die offen zugeben, dass für sie ein Junge mehr wert ist.

> 3.7. Die guten Ratschläge und die Prognosen über das Geschlecht unseres Kindes reißen nicht ab. Sogar letztes Wochenende in Paris durfte ich mir die Story mit der schönen Schwangeren = Junge und andersrum anhören. Letzte Woche beim Ultraschall war nicht viel zu sehen (…) und eigentlich auch nur mit dem Untertitel von der Frauenärztin zu verstehen und zu erkennen. Ich weiß noch, als ich ziemlich zum Beginn der Schwangerschaft Veronika getroffen habe und sie sagte, wie albern sie Ultraschallbilder fände. Sie müsse da immer an Magritte denken: ‚ceci n'est pas une pipe' (…). Jedenfalls wollte Fabian letztes Mal gerne wissen, ob man das Geschlecht denn sehen könne und wegen der ‚ungünstigen Stellung' konnte die Ärztin nicht eindeutig feststellen, ob es ein Junge oder ein Mädchen wird. Einen Tipp hat sie abgegeben: Es könnte ein Mädchen werden, weil sie glaubt, die Schamlippen zu erkennen. Aber ohne Gewähr. Nach dem Frauenarztbesuch hatten Fabian und ich eine kurze alberne Diskussion darüber, wem der Name ‚Julika' eingefallen ist. Wir waren beide der Überzeugung, den Einfall gehabt zu haben (…). Aber immerhin hat es Dr. Schröder dazu gebracht, dass wir damit rechnen, dass es ein Mädchen wird. Obwohl die Chancen nach wie vor fifty-fifty stehen.

Durch weitere ‚Wahrsagungen' aus dem Freundeskreis und nachdem die Ärztin auf Fabians Nachfrage eine vage Vermutung geäußert hat, stellen sich die Erwartungen der beiden auf ein Mädchen ein.

> 20.7. Nachdem meine Frauenärztin die Vermutung abgegeben hat, dass das Kind in meinem Bauch ein Mädchen sein könnte, kann ich nicht umhin, auch davon auszugehen. Mir vorzustellen, eine Tochter zu bekommen. Das ist genau die Sache: Wenn keine eindeutige Aussage kommt, sondern nur ein Tipp, dann weiß man nicht mehr

als vorher – aber man ist in seiner Unvoreingenommenheit beschädigt. ‚Das könnten die Schamlippen sein', hat sie gesagt. *Könnten.* Dann will ich doch lieber gar nichts sehen und wissen. Aber dafür ist es jetzt zu spät. – Ob wir uns an den Tipp halten sollen, hat mich der Fabian letztens gefragt, unser Kind also ‚Kleine' nennen. Ich habe da keine Meinung und mittlerweile mischen sich das ‚er' und ‚sie'.

19.8. Bei der Vorstellungsrunde im Geburtskurs haben Elke und ich uns eigentlich nur knapp gefragt, in welcher Woche wir schwanger sind, nach unserem Alter, und ob wir im Geburtshaus entbinden. So in etwa. Andere Paare haben auch nach dem Geschlecht gefragt und ich fand das ein bisschen komisch, weil es für mich so war, als hätten sie ein Geheimnis ausgeplaudert, das nicht für meine Ohren bestimmt ist. Und sie taten mir leid, weil sie es wissen. So als wäre die Luft bei ihnen raus, und ich hätte noch dieses spannende Ungewisse. Seltsam, (...) ich finde es irgendwie entblößend. Ich weiß auch nicht, woher dieses Gefühl kommt.

Obwohl Sarah nach der Vermutung der Ärztin ihre Erwartungen nicht mehr neutral halten kann, möchte sie das Geschlecht als ein Geheimnis wahren, dessen Preisgabe sie „entblößend" findet. Warum? Zwei Lesarten: vielleicht weil Sarah an der Privatsphäre des Paares festhalten will, das zur Familie wird, indem es eben sein Familiengeheimnis wahrt, oder weil sie (wie Olga) dem Ungeborenen eine Privatsphäre zugestehen will – einen Diskretionsraum, in dem eine Person erst entstehen kann. Die Geschlechtsdiagnose (die es als Tipp ja schon gibt) müsste ihr dann wie eine Geheimnisberaubung erscheinen.

19.8. Ich habe Fabian davon erzählt und irgendwie konnte er glaube ich ganz gut nachvollziehen, was ich meine. Er hat vorgeschlagen, dass wir ja beim nächsten und letzten Ultraschall einfach sagen könnten, dass wir es nicht wissen wollen. Wir könnten ja mal schauen, ob wir selber etwas erkennen und wenn wir nichts erkennen, dann wissen wir es bis zum Schluss nicht. Mir ist es nach wie vor egal, was es wird.

3.9. Fabian und ich überlegen uns mittlerweile, ob wir es nicht einfach doch auf uns zukommen lassen. Angenommen die Ärztin sagt uns, es wird ein Junge, dann kann sie ja immer noch die Nabelschnur falsch interpretiert haben. Oder aber es wird ein Mädchen – dann hat der Junge vielleicht geschickt seinen Pimmel versteckt. Die letztendliche Gewissheit werden wir sowieso nicht haben. Wir werden es einfach am Ultraschalltag entscheiden.

Sarah ist in zwei Hinsichten ambiguitätstolerant: in Bezug auf die Geschlechtspräferenz und auf das Wissenwollen des Geschlechts. Da sie sich im Hinblick auf das Wissenwollen aber nicht eindeutig ablehnend positioniert, bleibt ihr Nicht-Wissen instabil. Sie unterbindet das ärztliche Urteil nicht, sondern entzieht ihm nur präventiv die Autorität. Der mögliche Irrtum der Ärztin könnte (der zweiten Lesart von eben folgend) für die Autonomie des Kindes stehen, im Sinne seiner Uneinsehbarkeit. Vielleicht ist der Schwebezustand des Nicht- oder Halbwissens hier ein frühes ‚Territorium des Selbst' (Goffman 1974: 54ff.): ein Raum informationeller Integrität einer werdenden Person.

13.9. Am Donnerstag waren Fabian und ich nochmal beim Ultraschall. Fabian meinte gleich am Anfang: ‚Also wegen dem Geschlecht, da haben wir uns überlegt/ was haben wir uns überlegt, Sarah? Wir wollen es nur sehen, wenn man es sieht und zwar eindeutig sieht. Keine Vermutungen oder Tipps.' Naja, dann sagt sie es uns mal lieber nicht, schließlich könne sie nie die Gewissheit geben. Und jetzt dauert es nicht mehr lange, und dann wüssten wir es ja eh. Nun, das hatten wir ja so nicht gesagt. Ich wollte noch mal nachhaken, dachte mir dann aber auch ‚egal'. Sie fuhr mit dem Ultraschallgerät herum: ‚Das Köpfchen, hier sieht man das Herz, die Kammern, alles in Ordnung, das ist die Blase, sehen Sie: sie entleert sich gerade, sehen Sie? ein Mädchen!' Ich: ‚Was?' Schröder: ‚Es wird ein Mädchen.' Ich: ‚Aber woran sieht man das? Wo?' Fabian: ‚Stimmt. Das ist eindeutig.' Um ehrlich zu sein: Die Schamlippen sind wirklich eindeutig zu sehen gewesen. Ich war einfach so schockiert, weil ich nicht damit gerechnet habe. Mit der Ansage, gerade vorher hatte sie doch noch gesagt, dass sie nichts sagen wird. Und dann auf einmal so plötzlich und überrumpelnd: ein Mädchen. Schröder: ‚Komisch, nicht wahr – es auf einmal zu wissen?!' Wir bekommen also eine kleine Tochter, ein Mädchen, eine Prinzessin!

Es kommt zur Lüftung des Geheimnisses, weil weder die Ärztin noch das Paar eine klare Linie verfolgen. Der Auftrag, nur bei klarer Sicht ein Urteil abzugeben, wurde von der Ärztin wohl trotz scheinbar bescheidenen Rückzugs als Herausforderung aufgefasst: die Relevanzen nicht unterbunden, die spontane Evidenz stark genug: „ein Mädchen" (bzw. in der Steigerungskaskade von Sarah: eine Tochter, ein Mädchen, eine Prinzessin). Drei Tage später öffnet Sarah die gerade geschlossene soziale Identität ihres Kindes wieder, indem sie sich eine Tochter mit vielen männlichen Eigenschaften wünscht:

16.9. Ich wünsche mir, dass mein Mädchen ein kleiner Kerl wird. So wie ich mir bei einem Jungen wünschen würde, dass er weibliche Züge hat. Mein Mädchen soll keine rosa Primabella werden mit Zickenalarm-Attitüden. Mit gekünsteltem Lachen. Mit diesem Ich-bin-die-Bestimmerin-Gehabe. Mein Kind lernt ‚danke' und ‚bitte' sagen, mein Kind sagt ‚hallo' und ‚tschüss'. Mein Kind wird nicht unverschämt.

Sarah entwirft für die Zukunft ein androgynes Erziehungsideal ohne Beschränkungen des Verhaltensspektrums. Zugleich definiert sie ein paar geschlechtsunabhängige Sozialtugenden. Zehn Tage später taucht ihre Tochter in dieser antizipierten Zukunft bereits als potentielle Leserin ihrer eigenen Zeilen auf und wird so zum Subjekt einer zeitversetzten Kommunikation:

26.9. Wenn ich das so aufschreibe und mir vorstelle, dass meine Tochter diese Aufzeichnungen eines Tages vielleicht zu lesen bekommt, wird sie sich sicherlich denken: Meine Eltern wollten lieber einen Jungen haben. Aber so ist es nicht. Wir freuen uns auf unsere Tochter, nur wollen wir eben die Vorzüge eines Jungen dazu haben. (…) Hoffentlich übertreiben wir es nicht mit unserer Neutralisierung. Schließlich muss ein Kind auch ein Geschlecht haben dürfen. Rudi und Doris haben schon Angst, dass Leon im Kindergarten gehänselt werden wird und versuchen ihm noch rechtzeitig die Glitzerhaarspangen abzugewöhnen. Oder später: Ich finde es schlimm, wenn ein Mädchen, eine junge Frau nicht weiblich sein darf.

Nicht nur bei der Geschlechtsprognose, auch bei der Sozialisation ist das Privatleben von öffentlich gelebten Normen herausgefordert: Das befreundete Paar begrenzt das Verhaltensspektrum ihres Sohnes im Dienste einer Stigmatisierungsprävention. Sarah fände dagegen auch die Begrenzung des ‚angestammten' Spektrums schlecht. Mit dem sich stärker etablierenden Wissen, *dass es ein Mädchen wird,* kommt nun die Frage eines passenden Namens ins Spiel:

> 24.9. Seit Fabian und ich wissen, dass es ein Mädchen wird, kommen doch auf einmal Zweifel auf, ob es nun wirklich Julika sein soll. Ich meine, das stand eigentlich lange fest. Wenn es ein Mädchen wird, wird es eine Julika. Und so haben wir das Kind in meinem Bauch fortan genannt. Mittlerweile geben wir zu, dass wir den Namen überdenken. Vielleicht ist es aber auch nur eine Spielerei, weil es keinen Spaß macht, fünf Wochen vor der Geburt alles schon entschieden zu haben. So, wie wir lange gesagt haben: Wenn man es sieht (beim Ultraschall), dann wollen wir es wissen – sonst nicht, sagen wir jetzt. Wir schauen uns das Kind erst mal an, und dann bekommt es einen Namen. Wir haben ja ohnehin vor, uns die ersten Tage zu verkriechen, niemanden zu uns zu lassen. Gemeinsam Familie werden. Es braucht ja nicht von der ersten Lebensminute an einen Namen.

Sarah verschiebt das Ungewissheitsmoment vom Geschlecht auf den Namen, sucht einen Aufschub für die Kenntlichmachung ihres Kindes. Und wenn der Name ohnehin für die Öffentlichkeit ist, kann man das Kind auch als ‚noname' zur Welt bringen und den Schwebezustand der Schwangerschaft, verkrochen vor der Welt, noch ein paar Tage verlängern.

> 30.9. Die Schuhverkäuferin heute hat mich gefragt, ob ich denn schon wisse was es wird, das Übliche halt. Ich weiß nicht warum, aber diesmal habe ich gesagt: ‚Ja. Ein Mädchen.' Mal ausprobieren wie das klingt. So einem wildfremden Menschen kann man es ja sagen. Spricht sich ja nicht 'rum.

Sarah kalkuliert hier ähnlich wie Schwangere beim ‚Coming Out' (s. Kap. 3): Insignifikante Andere sind Personen, denen gegenüber Geheimnisse u.U. nicht gewahrt werden müssen. Jedenfalls kann man in solchen insulären (konsequenzenlosen) Interaktionen kommunikative Tatsachen ausprobieren und z.B. ihre Wirkung überprüfen. Das ist anders, wenn sich das Geschlecht kommunikativ verselbstständigen kann und Schutzbehauptungen auffliegen:

> 8.10. Kathrin heute früh: Ob ich denn nicht ein Gefühl hätte, was es werden könnte. Fabian: ‚Sarah. Ich habe es inzwischen schon einigen Leuten gesagt. Nur dass du es weißt.' So. Da saß ich nun, als Lügnerin entlarvt. Kathrin: ‚Ach, ihr wisst es *doch* schon?' Mich ärgert es *schon,* dass Fabian einfach erzählt, dass wir eine Tochter bekommen. Obwohl ich ja gut verstehen kann, dass er es leid ist, ein ewiges Geheimnis darum zu machen.
>
> 16.10. Heute in der Gruppe kamen natürlich viele Anfragen, ‚was es denn wird' und ich habe diesmal die Variante gewagt zu sagen, dass ich es zwar bereits wisse, aber mich entschieden habe, es nicht zu sagen. Entgegen meiner Befürchtung, dass ich dann eine Erklärung dafür abgeben und mich rechtfertigen muss, habe ich allgemeines Respektieren geerntet. Und ich kam mir ehrlicher vor. Bei meinen Freunden kann ich das schlecht rückgängig machen. Allerdings konnten sie es dennoch

nicht sein lassen, einen Tipp abzugeben. Mal wieder wird es in den meisten Fällen ein Junge, aus den bekannten Gründen – wenn man so schlank bliebe wie ich usw. Das Ganze wird für mich natürlich noch amüsanter, seit ich weiß, dass es eben gerade *kein* Junge wird. Heute habe ich mir fast gedacht, dass ich mich über ein verschmitztes Lächeln verraten könnte. In der Situation, in der die anderen wissen, dass ich das Geschlecht kenne, können sie an meiner Reaktion überprüfen, ob sie richtig liegen. Da muss man schon höllisch aufpassen, sich nicht zu viel anmerken zu lassen. Bei Freundinnen würde das gar nicht gehen.

20.10. Mittlerweile ist es auch so, dass ich mir denke: selbst wenn es nun irgendwelche komischen Wege geht und es sich herumspricht. Lange kann es jetzt echt nicht mehr dauern. Dann ist das Kind ohnehin da.

Der öffentliche Wille zum Wissen, der Sarahs Bauch belauert, wird bald auf natürliche Weise zufrieden gestellt sein. Bis dahin kann entweder das konsequente Vorschützen von Nicht-Wissen oder das Reklamieren eines Geheimnisses das Kindsgeschlecht vor der Veröffentlichung bewahren, wobei das Geheimnis wiederum gegen den Ansturm von Prognosen auch mimisch mit einem Pokerface verteidigt werden muss. Warum dieser Aufwand? Sarahs Wunsch scheint zu sein, dass das Geschlecht (und mit ihm der Name) nicht *vor* dem Kind ‚da' (d.h. bekannt) sein soll, dass es dies vielmehr als sein erstes Identitätszeichen selbst bekunden soll (so beschränkt seine Äußerungsmöglichkeiten sind) – vielleicht so wie man jemandem nicht das Erzählen seiner selbsterlebten Geschichte wegnehmen soll.

22.10. Als wir im Bett waren, hat sich unser kleines Wunder heftig bewegt und wir hingen mal wieder völlig verliebt und fasziniert über meinem Bauch. Fabian: ‚Schon komisch, oder? – alle denken, es wird ein Junge. Der Andreas heute auch schon wieder. Am Ende haben sie noch recht?!'

Wie kann Fabian dies nach dem ärztlichen Urteil noch für möglich halten? Weil eine medizinische Geschlechtsdiagnose via Ultraschall immer nur ein ‚Vor-Urteil' ist. Sie muss sich erst bei der Geburt bestätigen und wird damit erst postnatal zu einem *sicheren* Urteil (Heimerl 2013: 167ff.). Zwei Aspekte des Falles scheinen uns von allgemeiner Bedeutung für das Thema dieses Kapitels: Zum einen ist das Kindsgeschlecht für Sarah ein Thema, das als permanentes Einfallstor öffentlicher Einmischungen in die Exklusivität des Paares bzw. die Intimität der werdenden Familie an Relevanz gewinnt. Während das Kindsgeschlecht für sie zu den Dingen gehört, die sie im Prozess der Familienwerdung privatisieren will, wird es vom Publikum als öffentliche Seite des Kindes reklamiert.

Zum anderen könnte es aber auch noch ein magisches Moment in der Personalisierung des Ungeborenen geben: Ein so unfertiges Objekt wie ein Ungeborenes, das sich noch nicht selbst zeigt und artikuliert, scheint der Macht von Vorhersagen wehrlos ausgesetzt. Der Fötus ist in seinem abgeschlossenen Lebensraum ein unabgeschlossenes Objekt (Knorr-Cetina 2000: 176). Im Bauch ist er zugänglich für jedermanns Ansprüche, Einflüsse, Kommentare (von den Großeltern über den Bekanntenkreis bis zum Staat), er gehört sich noch nicht selbst. Aufgrund dieser öffentlichen Zugänglichkeit hält Sarah das Ungeborene kommunikativ unter Verschluss, um seine Zukunft offen zu halten. Gegenüber den Bekannten tritt dieses Motiv als Auskunftshemmung und Geheimhaltung auf, gegenüber den diagnostischen Möglichkeiten, einen bestimmten Persönlichkeitsaspekt als banale Tatsache zu ‚kennen', als eine Wiederverzauberung. Das Erfragen des Geschlechts nimmt in Form von Erwartungen etwas vorweg, das unberührt bleiben und seine eigene Entwicklung nehmen soll. Die Neugier beschmutzt jene Aura, in der eine Person entstehen soll.

Ein Elternpaar aus Toronto machte im Jahr 2007 Schlagzeilen, weil es das Geschlecht auch ihres damals bereits vier Monate alten Kindes strikt geheim hielten (www.bbc.co.uk/news/ world-us-canada-13581835). Auch ihren zwei älteren Kindern, Jazz (5) und Kion (2) wollten die Eltern die ‚ärgerliche Tatsache' des Geschlechts ersparen und ihnen eine Identitätsentwicklung jenseits von Geschlechternormen ermöglichen: Sie hielten sie dazu an, ihren Geschmack in Sachen Frisur und Kleidungsstil geschlechtsunabhängig zu entfalten.

6.3 Präferenzen, Prognosen und Postferenzen

Im Gegensatz zu Weltregionen, in denen das Geschlecht eine massive Statusdifferenz markiert, sind fast alle unsere Befragten zunächst mit etwas Wichtigerem beschäftigt: der Gesundheit ihres Kindes. „Hauptsache gesund" drückt eine Art Bescheidenheit aus, das Kind in Ehren zu empfangen, vielleicht auch eine Dankbarkeit, überhaupt ein Kind geschenkt zu bekommen – und über ein Geschenk beklagt man sich nicht. Der Hintergrund dieser Rückstufung der Geschlechtsrelevanz ist zum einen der Grad der Gleichstellung der Geschlechter, zum anderen das gesteigerte Risikobewusstsein in stark medikalisierten Schwangerschaften. Insofern kann Geschlecht nur noch zur ‚zweitwichtigsten' Sache werden.

Vorhandene Wünsche sind aber auch noch aus einem weiteren Grund nicht ohne Weiteres mitteilbar: weil sie bedeuten, dass werdenden Eltern Kinder einer Sorte lieber wären als andere. In dem Maße, in dem Schwangere zu Eltern werden, darf ihre elterliche Liebe aber auch (anders als ihre Partnerliebe) keinen Geschlechtsunterschied mehr machen. Diesem Egalisierungsdruck laufen wiederum jene Kommunikationsbedingungen zuwider, die sozialwissenschaftliche Fragebögen oder auch Interviews wie die unseren einführen: So wie die Meinungsforschung Gefahr läuft, die Meinungslosigkeit zu verdrängen, so kann die Thematisierung von ‚Geschlechtswünschen' im Interview eine relative Indifferenz ‚vertreiben' (die in anderen Fällen wieder nur Fassade latenter Wünsche ist). Die Frage ist daher nicht so sehr, ob Eltern Präferenzen haben oder nicht, sondern wie stabil und wie hoch besetzt diese sind, also nicht, wohin das Pendel ausschlägt, sondern wie seine Amplitude ist. Solange mit 50%-iger Wahrscheinlichkeit damit zu rechnen ist, dass ein

starker Wunsch nicht erfüllt wird, dürfte die Äußerung eines Geschlechts-
wunsches mit hohen kognitiven und sozialen Risiken verbunden sein. Inso-
weit man sich auch für das andere offen halten will und *muss*, muss ein Geschlechtswunsch in seinen Äußerungen wie Einstellungen möglichst gezähmt
werden. Dementsprechend ist zu vermuten, dass leichte Präferenzen eher
mitgeteilt werden. In Fällen, in denen das Thema hoch besetzt ist und der
Wunsch nicht erfüllt wird, wird man dagegen mit hohen Anpassungsleistun-
gen rechnen müssen.

In unseren Interviews wurden Geschlechtswünsche denn auch häufig ganz
beiläufig erwähnt und oft im selben Gespräch wieder zurückgenommen oder
umgepolt. Wenn wir danach gefragt haben, antworteten viele zunächst mit
„eigentlich egal, Hauptsache gesund", äußerten dann häufig aber doch vorsichtig Wünsche, nach dem Motto: „wenn Sie mich so fragen, dann hätte ich
lieber..." bzw. „er wünscht sich einen Jungen, ich ein Mädchen." Oder „irgendwie stelle ich mir immer einen Jungen vor".

Schauen wir uns zunächst eine Reihe von Äußerungen an, in denen verschiedene Gründe für die eine oder andere – schwach besetzte – Geschlechtspräferenz genannt werden. Dem ging jeweils eine Frage des Interviewers voraus,
ob es solche Wünsche gibt:

> War mir egal. Für meinen Mann wünsche ich mir ein Mädchen. Aber das ist eher so
> für ihn. Für mich, das muss ich ganz ehrlich sagen, ist das Wichtigste, es ist gesund.
> Ich hab' ganz tolle Jungs-Sachen, insofern wäre das eigentlich optimal, noch einen
> Jungen dazu. Wird viel Krach geben im Haus, insofern wäre ein ruhiger Pol von
> 'ner Zicke (lacht) ganz angebracht. (Melanie, 39, Außendienstmitarbeiterin)

Melanie hat für beide Geschlechter Vorteilsszenarien parat, die wie Platzhalter fungieren. Tommy und Jane dagegen teilen die Präferenzen untereinander
auf:

> T: Das Geschlecht war uns echt nicht wichtig. Du hast Mädchen 'n bisschen präfe-
> riert, ich Junge (lachen).
> J: Ich denk' halt, ich kenn' die Psyche von Mädchen besser und du denkst, du
> kennst/
> T: Ich hab' kein Bock auf Mädchen in der Pubertät (lachen).
> J: Aber es ist so egal. Vor allem am Anfang, das sind einfach Kinder und dann
> wurscht, ob's jetzt 'n Mädchen oder 'n Junge ist. (Tommy, 27, Student; Jane, 28, Pä-
> dagogin)

Tommy und Jane geben kurz ein paar Vorstellungen zum Besten, die ihnen in
den Sinn kommen, wenn sie an das Geschlecht ihres Kindes denken. Das
Aufkommen eines Wunsches wird aber von Jane so schnell wieder erstickt,
wie er (initiiert durch die Frage des Interviewers) aufgeblitzt war. Bei anderen
InformantInnen finden sich ähnlich vermischte Äußerungen von Indifferenz
oder schwachen Wünschen:

> Ich möchte gern', da ich drei Kinder haben will, eins soll davon dann bitte ein Mäd-
> chen sein, aber is' mir egal welches. Mittlerweile sag' ich: ‚Wenn's geht das zweite',
> nicht das Nesthäkchen ein Mädchen, sondern ich hätte gern' einen Nestjungen, wie

auch immer man das dann ausspricht, aber ich hätt' gern' ein Mädchen für meine
Spielsachen, die ich noch hab', für meine Puppenküche und so was. Und auch einfach so/ kleines Mädchen. Aber das erste war mir echt egal. Auch meinem Mann,
der hatte nich' so: ‚Ah ich will aber nur 'n Jungen oder ich will unbedingt ein Mädchen.' Mittlerweile sagt er: ‚Ah ich will so'n Mädchen, das so aussieht wie du.' Gut
okay, aber das erste war echt egal. (Nadine, 31, Tontechnikerin)

Ich kann sowieso nicht so gut verstehen, warum man sich das eine oder das andere
Geschlecht wünscht. Gut, ich für meinen Teil stelle es mir mit einem Mädchen
schlicht einfacher vor, weil ich ihre Gedankengänge eher nachvollziehen kann. Ändern lässt sich das mit dem Geschlecht so oder so nicht! (Lea, 33, Büroangestellte,
Tagebucheintrag)

Neben dem „egal" finden sich hier so manche Vorzüge, die sich (wie bei Lea)
etwa an der erwarteten Ähnlichkeit zum eigenen Geschlecht oder (wie bei
Nadine) der des Partners orientieren. Amelie nennt diese Verbundenheit zum
eigenen Geschlecht ganz explizit:

Weil man es wieder erlebt. Weil man auch irgendwie selber die Kindheit wieder erlebt durch die Tochter. Man erlebt alles noch mal. Und das erlebst du nur mit 'ner
Tochter, weil ich hab' nicht als Mädchen Fußball gespielt. Es ist eben einfach anders
und ich hätte es gerne wieder erlebt. (Amelie, 31, Volkswirtin)

Dieses Motiv, die eigene Vergangenheit noch einmal (mit-)erleben zu können,
ist uns häufiger begegnet. Ein ganzes Set von Stereotypen und Beziehungs-
vorbildern finden sich geballt bei Karin:

Also bei Jungen hat man den Vorteil, es gibt schönere Jungenklamotten, hab' ich
festgestellt. Aber generell sind Mädchen sympathischer als kleine Jungs. Ich habe
im Sommer hier gearbeitet in der Innenstadt. Da war ein kleiner Junge, der mich eine Stunde lang zugelabert hat, der war sieben Jahre alt, so aufgeweckt und nett, so
ein sympathischer kleiner Kerl, das war halt so ein Vorzeige-Junge. Aber generell
finde ich halt, dass Mädchen einfach aufgeschlossener sind, zurückhaltender. Jungs
– Kriegsfilme und Fußball, wenn er so nach dem Vater kommt, weil der Papa, also
Karim, ist schon so der *typische* Mann. So Thriller kucken und dies und jenes (lang
gezogen, genervt-gelangweilt). Und zwei von der Sorte glaub' ich, wird irgendwann anstrengend. Da brauche ich schon Verstärkung. Aber man weiß es ja nicht.
Es kann ja auch ein Junge werden, der wie mein Ex-Freund ist, der wär' der Traum
von Sohn eigentlich, seine Mutter ist gesundheitlich angeschlagen, aber die beiden,
vielleicht haben sie deshalb so ein Verhältnis, so eng also. Also so eine totale Ver-
trautheit bei den beiden, so ein Herz und eine Seele irgendwie, schon schön. Fand
ich immer ganz toll so, also Boris wär' so mein Traumsohn, wenn ich einen Sohn
hätte. (…) Ich war auch immer gerne selbst mit Männern oder Jungen befreundet
und hatte mit Mädchen eigentlich eher Probleme, also die waren immer zickig und
schwierig, und hinterhältig und verlogen, also eher negativ assoziiert. Und Jungs
waren einfach immer aufgeschlossener, man konnte sich mit denen unterhalten. Es
war einfach immer unproblematischer. Von daher war ich mit Männern eigentlich
immer besser dran. Und auch meine damaligen Freunde waren auch immer super,
die ganzen Mädels immer nicht so. Ich hatte immer viel Glück mit Männern, unglaublich eigentlich. Ich hatte immer ein Händchen dafür. Nie irgendwelche Probleme, von daher wäre mir ein Sohn sympathischer. Das hat sich dann ein bisschen

gewandelt, als ich Karim kennen gelernt habe (lacht), weil der einfach so ein klassischer Mann ist. Da kriegt man die ganzen Klischees bestätigt. Ja so Fußball und so, ich hatte nie einen, der ständig Fußball kuckt, oder Kriegsfilme, oder Computerspiele oder so was. Das ist typisch männlich eigentlich. Das hatte ich bisher nie und jetzt habe ich es und jetzt sehe ich: ‚Okay, es gibt diese Männer wirklich, von denen man immer so redet.' Aber man gewöhnt sich ja auch dran, und jetzt habe ich auch wieder Freundinnen. Es hat sich irgendwie alles umgekehrt. (Karin, 24, Studentin)

Karin zeigt eine intensive Mischung aus Stereotypen und Vorstellungen sowie der Erinnerung an die Begegnung mit einem kleinen Jungen, die mit ihrer Sympathie für Mädchen kontrastiert. Sie äußert meinungsstark stereotype Ablehnungen in beide Richtungen, fast als wäre sie für einen Debattierwettbewerb engagiert worden. Die ‚Präferenzen' erscheinen plötzlich wie flexibel einsetzbare *Repertoires*, die sich mobilisieren lassen – je nach biografischer Lage (wie bei Karin), oder – in anderen Fällen – nach Beziehungsfrieden („Männer sind Scheiße!"). Vermutlich hätte die eine oder andere dieser Informantinnen in einem Fragebogen bei der Frage „Was würden Sie sich wünschen, wenn Sie es sich aussuchen könnten?" eine Präferenz angekreuzt. Aber was würde sich darin abbilden? Jedenfalls selten ein stabiler Wunsch, noch eine auf psychischer Ebene tatsächlich valide Einstellung, eher eine kommunikative Neigung, die vom Befragungszeitpunkt, von zufälligen Begegnungen, gerade aktualisierten Vorstellungen und von der Kommunikation mit dem Partner abhängt.[43]

Das Geschlecht erscheint stattdessen zunächst als ein prädestinierter Kristallisationspunkt für die Ausrichtung der sich allmählich aufbauenden Erwartungen an das neue Familienmitglied. Vergeschlechtlicht sind dabei vor allem Tätigkeiten, Geschmäcker oder gemeinsame Aktivitäten: sich vorzustellen, das Kind z.B. für das eigene Hobby (etwa Fußball spielen) zu begeistern, oder ein Interesse für Mode und Accessoires teilen zu können. Eltern stellen im Interview die unterschiedlichsten Vor- und Nachteilskalküle in Bezug auf Mädchen oder Jungen dar. Es kommen Ausstattungsmöglichkeiten zur Sprache (das Kleidungsangebot auf dem Markt, die vorhandene Kleidung des Bruders, die eigenen Spielsachen), gewünschte oder befürchtete Eigenschaften (Mädchen als „ruhender Pol", als „Zicken" in der Pubertät oder als „generell sympathischer") und antizipierte Beziehungschancen (etwa: unter Geschlechtsgleichen versteht man sich besser). Dabei scheinen alle diese niedrigstufigen Präferenzäußerungen entweder mit ihren Stereotypen zu ringen (so wie Karin) oder um diese zu wissen und mit ihnen zu spielen (wie Melanie).

---

[43] Umgekehrt bedeutet ein Kreuz bei „egal" auch nicht unbedingt, dass das Geschlecht gar keinen Unterschied mehr macht, sondern nur, dass beide Seiten auf bestimmten Ebenen irgendwie gleich gut (oder schlecht) besetzt sind.

Die ‚Ko-Evolution' von Geschlechtswünschen und Geschlechtsprognosen

Wichtiger als diese kontingenten Rationalisierungen (von denen wir noch weitere erwähnen werden) erscheint uns zunächst die Feststellung, dass sich Geschlechts*präferenzen* und -*prognosen* mehr oder weniger parallel entwickeln und verändern. Sie eilen sich gegenseitig voraus, nehmen einander vorweg und werden auf unterschiedliche Weise synchronisiert. Dies reicht von ‚unproblematischen' Fällen hoher Kontinuität, wo das später medizinisch festgestellte Geschlecht die gehegten Erwartungen oder Wünsche bestätigt, bis hin zu prekären Fällen, in denen die Personalisierung des Ungeborenen mit einem stark ausgeprägten Geschlechtswunsch einhergeht, dann aber von einem ‚falschen' Geschlecht durchkreuzt und auf Basis der gemachten Konstruktionen neu ‚erfunden' werden muss. Im Folgenden wird es daher immer wieder um ein zeitlich enges Wechselspiel gehen: aus dem Aufbau von Erwartungen und der Verarbeitung von Vorhersagen einerseits, der Entwicklung und Anpassung normativer Wünsche andererseits. Beginnen wir mit dem Fall einer unproblematischen ‚Abarbeitung' eines niedrig besetzten Wunsches:

> Wir ham uns beide unabhängig voneinander eigentlich ursprünglich einen Jungen gewünscht. Ich kann nicht begründen warum, es war einfach/ ich hab' von klein auf gesagt: ‚Ich hätte gerne mal Jungs, wenn ich Kinder krieg', ich fand die generell oder während meiner Arbeit im Hort immer etwas unkomplizierter als Mädchen – nicht ganz so zickig (lacht). Etwas klarer, Jungs, die sagen einem direkt ins Gesicht, was sie möchten. Ohne Kompromisse, ohne Verluste, man weiß also genau, woran man is', während sich das bei Mädchen, finde ich, etwas schwieriger gestaltet. Also das waren so meine Erfahrungen. Wenn die so zu zicken anfangen und hin und her/ also wenn's einen Bestellkatalog geben würde, würde ich mir einen Jungen aussuchen. Aber im Prinzip ist es ja fast egal. Wenn man sich's aussuchen würde: zuerst 'n Jungen und dann 'ne Tochter, dann kann er auf seine kleine Schwester aufpassen. Also so dieses, naja fast schon Klischeedenken. Aber als es dann feststand, dass es ein Mädchen wird, war es eigentlich kein Thema, also ich hab' dann zwar mal kurz geguckt so, und der Arzt dann: ‚Ah Sie ham sich 'n Jungen vorgestellt!' War halt ein sehr erfahrener Arzt (lacht), der hat das gleich gemerkt. Und ich so: ‚Jo wär schön gewesen', aber es war dann auch in dem Moment völlig egal, also ich kann jetzt nicht sagen, dass ich da jetzt getrauert hab' oder dass ich gesagt habe: ‚Och Mann.' Weil es ist ja sowieso nicht zu ändern (lacht). Und von daher war das im selben Moment auch völlig in Ordnung, so wie die Feststellung des Arztes dann halt gewesen ist. (Simone, 28, Erzieherin)

Was zunächst wie eine starke Ausrichtung der Erwartungen auf einen Jungen wirkt, mündet in ein reaktionsschnelles Arrangieren mit der Diagnose des Arztes. Der ehemalige Wunsch wird zu einer randständigen Fantasie, die sich angesichts der auf die Zukunft weisenden Tatsache scheinbar schnell in Luft auflösen lässt. Nicht so reibungslos gelingt diese Anpassung für Sina. Sie scheint Zeit ihres Lebens von Kopf bis Fuß auf Mädchen eingestellt:

> Ich weiß nicht, es war immer für mich ‚Mädchen'. Ich hatte ja auch nur Freundinnen. Also für mich war Mädchen immer wesentlich eher zu greifen, ich konnte denen/ ich hab' früher schon gerne immer allen die Haare gemacht und Spängchen

rein. Und dann hab' ich ja, als ich auf die Mädels aufgepasst hab'/ das war der Himmel auf Erden. Mit den Mädchen konnte man ja spielen, obwohl es einem selber Spaß gemacht hat, und frisieren und Klamotten und halt so Weiberkram. Und zusammen kochen und alles/ kannste mit Jungs *auch*, aber da hab' ich nachher Angst, dass ich den völlig verweichliche. Kleine Jungs, die temperamentvoll sind, sind ein Horror. Ein absoluter Horror. Ja und kleine Mädchen, selbst super temperamentvolle kleine Mädchen, sind immer noch harmloser als kleine Jungs im Kindergarten. Ich seh' das ja jetzt schon, der Paul (Kind einer Freundin) nimmt alles auseinander. Wenn die wütend sind, schlagen die überall drauf, ja und das macht ein Mädchen nicht. Ich weiß zwar nicht, warum es das nicht macht, in meinem Umfeld, aber ich kenne nur liebe Mädchen und nur Arschlochjungs (abfällig), ganz ehrlich (lacht kurz). (Sina, 28, Hauptschullehrerin)

Da Sina zwischen den ‚lieben Mädchen' und den ‚Horror-Jungs' polarisiert und zugleich fest mit einem Mädchen rechnet, wird die Geschlechtsprognose des Arztes für sie zum Schockerlebnis:

Es war einfach 'ne maßlose Enttäuschung. Stell dir vor, Du wünschst Dir zu Weihnachten das rosa Barbiefahrrad und Du wünschst es Dir von ganzem Herzen und Du willst nichts anderes – und was kriegst Du? – 'n Blaues. Ein total schickes, blaues Fahrrad kriegst Du. Aber das ist eben *nicht* das rosa Barbiefahrrad mit den Fähnchen an der Seite, was Du Dir gewünscht hast. Es ist zwar genau das Gleiche, was Du Dir gewünscht hast, es ist aber/ es hat 'n anderes Design. Klar kannst Du mit fahren, aber es hat keine rosa Fähnchen! (laut, gespielt aggressiv) (lacht laut) Das macht was aus! Ich hab' Rotz und Wasser geheult.

Die Abwertung gegenüber der Wunschvorstellung klingt hier nicht mehr ganz so fatal, aber Sina muss weitere Überzeugungsarbeit an sich selbst leisten, dass auch ein Junge Vorzüge hat:

Ich hab' schon mindestens zwei Monate gebraucht, um mich mit dem Gedanken anzufreunden, dass es 'n Junge wird und dann bin ich halt öfter mal zur Lara und hab' mir den Kleinen angeguckt. Und er ist natürlich extrem süß, extrem goldig und hab' mich dann halt auch 'n bisschen mehr auf ihn eingelassen, wo ich vorher immer nur die Mädchen/ und das hat mir schon ein wenig geholfen. Dann kam dann halt auch die Lara mit so Sachen für Jungs, wo ich gemerkt hab': ‚Hoh, die sind ja auch ganz süß', und dann bin ich mal shoppen gegangen und hab' mir auch Sachen angeguckt. Hab' zwar nix Blaues gekauft, aber nur alles Grün und so. Und dann hab' ich gesehen, es gibt ja auch schon süße Sachen für Jungs. Jetzt hab' ich mich mit dem Gedanken angefreundet/ also ich freu' mich auf so'n kleines Burschi. Und ich glaub', wir werden auch 'n gutes Team.

Den eigenen Jungen noch im Bauch, konfrontiert Sina ihre Horrorvisionen mit einem realen ‚Anschauungsobjekt' aus ihrem Freundeskreis, das sie ein wenig aufatmen lässt. Indem sie sich mit dem Sohn einer Freundin als Modellkind anfreundet, schafft sie Raum für ihre Zukunft als Mutter eines Sohnes. Am Ende gelingt es ihr, sich das männliche Ungeborene anzueignen, sie zeigt sich mit dem Sohn ‚versöhnt'. Interessant ist nun, womit dieser Aneignungsprozess zusätzlich auf der Ebene der entstehenden Familientriade verbunden ist:

Beim Jungen hab' ich meine Ruhe, würd' ich sagen (lacht). Da geht der Papa mit dem auf die Jück, dann geht der Papa mit dem Fußball spielen, raus in Garten, Mähen, Werkbank, Sägen, haste nicht gesehen. Also vom Jungen werde ich nicht so viel haben. Ich weiß aber ganz genau, wenn ich ein Mädchen bekommen hätte, dann wäre das meine Prinzessin gewesen, weil der Sebastian einfach mit kleinen Mädels/ also er hat direkt gesagt, er möchte einen Jungen, weil er mit Mädchen, so wie ich mit Jungs, nicht viel anfangen kann. Er sagt zwar: ‚Klar ist es toll, wenn 'ne kleine Prinzessin vor Dir steht und sagt: ‚Papa ist der Größte', aber Du kannst mit einer kleinen Prinzessin eben keinen Bierkistenlauf machen und kein Seifenkistenrennen'/ also könntest Du schon, aber es ist halt typisch unweiblich.

Mit dem männlichen Geschlecht des Ungeborenen verschieben sich in Sinas Zukunftsvorstellung die Zuständigkeiten für das neue Familienmitglied. In diesem Sinne hat sie mit der Geschlechtsdiagnose zwar ihr Mädchen verloren, kann das Kind anderen Geschlechts aber (aus ihrer Sicht) auch an ihren Partner abtreten. Das Gendering des Ungeborenen bestimmt hier also auch die Frage, (zu) wem ein Kind gehört. Ihren eigenen Verlust kompensiert Sina dadurch, dass sie nun Sebastians verstärkte Freude mit ihm teilt.

Jetzt freu' ich mich und ich freu' mich halt auch/ ganz ehrlich, am meisten freu' ich mich für'n Sebastian. Der ist so stolz, dass er einen Jungen gemacht hat. Der ist so stolz. Ja und ich glaube, das Gefühl ist noch besser, als wenn da 'n Mädchen draus geworden wär'.

Fast allen Äußerungen Sinas ist eine starke, klischeegeladene Geschlechterunterscheidung eingeschrieben. Das neue Familienmitglied erscheint a priori dieser Zugehörigkeit unterworfen, der bevorstehende Junge schafft ein innerfamiliäres ‚ihr Jungs', dem Sina gerne ein ‚wir Mädchen' entgegensetzen würde. Diese Frage der Parteienstärke legt in der Paarbeziehung genau das Fortpflanzungsverhalten an, das im Zeichen der ‚balanced family' zu erwarten ist: „Der Sebastian hat gesagt, er macht mir so lange Babys, bis ich n Mädchen hab" (Sina).

Häufig ergeben sich elterliche Geschlechtserwartungen aber auch ganz wunschfrei, jenseits traditioneller Zeichen oder Klischees, und noch vor der ärztlichen Diagnose. Das Geschlecht ist in diesen Fällen keine Kategorie, die den werdenden Eltern im Vorfeld wichtig erscheint, die aber im Laufe einer Schwangerschaft hinter ihrem Rücken an Bedeutung gewinnt. Geschlechtserwartungen können ganz intentionslos erwachsen, z.B. wie bei Anna (31, Krankenschwester) und Heiner (31, Feinmechaniker) aus der Kommunikation über die Namensfindung:

I: Hattet ihr euch ein bestimmtes Geschlecht gewünscht im Vorfeld?
H: Gewünscht nicht. Allerdings sind uns nur Männernamen eingefallen. Also wir wussten auch relativ früh, was es wird – durch den Ultraschall, aber die Monate davor haben wir immer gesagt ‚Uns muss irgendwie noch ein Mädchenname einfallen.' Wenn's ein Junge wird, war eigentlich von Anfang an klar, wie er heißt, aber wir kamen auf keinen Mädchennamen. Wenn dann mal irgendwann einer zur Auswahl stand, dann meinte der andere mit Sicherheit so: ‚Also das kann's gar nicht sein.'

A: Aber wir haben von Anfang an gesagt, wenn wir mal einen Buben kriegen, dann heißt er Fitje. Also das war von Anfang an klar, und wie ich dann schwanger war, war das auch wirklich so. Also wenn's ein Junge wird, dann heißt er Fitje. Und wenn's ein Mädchen wird/ ja wir haben dann Bücher gewälzt und im Internet geschaut und nach Mädchennamen/ und es war alles/
H: Ganze Kalender, alle Namenstage. Was man halt alles so macht.
A: Also es war keiner, wo wir gesagt haben: ,Ja! Das ist es!' – Wir haben wirklich keinen gefunden. Und dann haben wir gesagt: ,Wahrscheinlich wird's ein Junge.' Und ich hatte sowieso immer das Gefühl/ Ich hab' immer gesagt: ,Das wird ein Junge.' Hab' gewusst, ich krieg einen Buben. Ganz komisch.

Heiner schaltet gleich zu Beginn von der Frage nach dem Wunschgeschlecht auf das Thema der Vorhersage um. Der Konsens der Eltern beim Jungennamen und die mehrfach von beiden betonten hartnäckigen Namensfindungsschwierigkeiten für ein Mädchen werden offenbar als Vorahnung des Kindsgeschlechts gedeutet und gleichzeitig zu einer Art pränatalen Botschaft dieses Kindes. Im erfolgreichen Suchverhalten der Eltern zeichnet sich sein Geschlecht bereits ab, als habe dieses in den irritierenden Schwierigkeiten seiner Namensfindung einen Abdruck hinterlassen. Die Besonderheit dieses lebensweltlichen Zeichens liegt darin, dass in ihm bereits eine soziale Beziehung zum Ungeborenen stattfindet: als hätte das Ungeborene sich in die elterliche Kommunikation über seinen Namen mit einem Passungsvorbehalt eingeschaltet. Wir stoßen hier also auf die gleiche kommunikative ,Empfangsbereitschaft' wie in der Deutung von Kindsregungen als Kommunikationen (s. Kap. 5). Im Nachhinein wird diese unausgesprochene Intuition noch mit der ,schon immer' vorhandenen mütterlichen Vorahnung kurzgeschlossen, einen Jungen zu bekommen. In zwei aufeinander folgenden Ultraschallsitzungen bestätigt sich dies:

A: Da hat die Ärztin gefragt: ,Und was habt ihr für ein Gefühl?' Da hab' ich gesagt: ,Ich hab's Gefühl, es wird ein Junge' und dann hat der Heiner gesagt: ,Ja' und außerdem will er ja eine Carrera-Bahn kaufen (lachen). Und dann hat sie gesagt, sie kann's noch net so genau sagen. Und beim nächsten Mal hat sie dann gesagt: ,Ja jetzt können wir die Carrera-Bahn kaufen.' Also es war dann wirklich die Bestätigung.
I: Was war das für ein Gefühl, wenn die Frauenärztin sagt: ,Ja – es wird ein Junge?'
A: So irgendwie jetzt keine überschwängliche Freude, weil es eigentlich keine Überraschung war, sondern es war wirklich so dieses: ,Das soll so sein.'
H: Erleichterung, weil wir keinen Mädchennamen brauchen (lachen), den passenden Namen schon haben.
A: Ich hab' mir so die ersten Wochen schwer getan überhaupt 'ne Beziehung zum Es aufzubauen. Weil, was sagt man dann? Also so: ,Na mein Baby?' (mit kindlicher Stimme) Also ich hab' mich da sehr schwer getan. Und wie wir dann eben die Bestätigung hatten/ das war ja dann glaub' ich so zwanzigste Woche oder so, bis es dann definitiv war, da konnt' ich dann wirklich sagen: ,Mein kleiner Junge!' Und das war dann für mich leichter. Weil es ist sowieso alles so abstrakt. Man kann das eh alles nicht so begreifen, was da vor sich geht, und da merkt man dann so die ersten Bewegungen und ähm – ja, mir hat das schon geholfen, das zu wissen.

In der Erzählung folgen der Imagination eines Jungen schon vor Beginn der Schwangerschaft die erste Bestätigung durch die sich auf einen Jungen konzentrierende und am Mädchen scheiternde Namenssuche und dann die endgültige Bestätigung durch die Ärztin, die die Relevanz der elterlichen Vorahnung antizipiert und für ihre Inszenierung einsetzt. ‚Folgerichtig' eröffnet sich Heiner die Möglichkeit, nun die ersehnte Carrera-Bahn zu kaufen – als wollte er selbst nochmal ein kleiner Junge sein. In Erwartung des zweiten Kindes (zwei Jahre später) sind dagegen gewünschtes und geahntes Kindsgeschlecht entgegengesetzt:

> I: Und was glaubt ihr, was es jetzt wird?
> A: Ein Mädchen – ich hab' keine Ahnung warum, aber ich hab' immer gesagt: ‚Ich hätte gern einen zweiten Jungen', weil ich das einfach geschickt fänd', wenn man schon so viele Bubensachen hat, und irgendwie hab' ich so das Gefühl, dass ich mit Jungs ganz gut umgehen kann, und jetzt hab' ich aber das Gefühl, dass das ein Mädchen wird. (I: Seit wann hast du das Gefühl?) Seit ein paar Tagen.

In ihrem Wunsch nach einem weiteren Jungen setzt Anna auf Gewohnheit und die Kontinuierung von Umgangsformen. Dass sie sich einen weiteren Jungen wünscht, verleiht aber ihrer mütterlichen Ahnung, ein Mädchen zu bekommen, umso mehr Evidenz, da diese Ahnung eben kein ‚Wunschdenken' ist, sondern *gegen* ihren Wunsch profiliert wird. Diese Evidenz wird dann aber schnell wieder zurückgenommen:

> Mei gut, vielleicht ist es schon irgendwie beeinflusst, weil eine Freundin von mir vor ein paar Wochen entbunden hat und die eine Tochter hat. Also hat auch einen Jungen und hat jetzt ein Mädchen gekriegt. – Und dadurch war das auch so ein bisschen – irgendwie – die Nähe wieder zu einem Mädchen. Weil sonst um uns rum sind ja auch viele Jungs und – überall nur Jungs und ganz wenig Mädchen, vielleicht war's auch des. Kann ich jetzt gar nicht sagen.

Anna kommt bei ihrer zweiten Schwangerschaft zu ihrem Gefühl, ein Mädchen zu bekommen, indem sie im sozialen Umfeld andere Familien in ihrer geschlechtlichen Zusammensetzung wahrnimmt und sich darin spiegelt. Die Differenzierung von Wunsch und Prognose erlaubt Anna dabei das gleichzeitige Prozessieren beider Erwartungen, von der sich am Ende eine auf jeden Fall bestätigen wird. Der Wunsch wird durch die gegenläufige, also kontravoluntative Prognose vor Enttäuschung geschützt. Anna stellt sich also affektiv auf das eine, kognitiv auf das andere Geschlecht ein. Für die Erwartung eines Jungen werden die Erfahrungen mit dem bereits vorhandenen Sohn herangezogen, für die Erwartung eines Mädchens Vorbilder aus dem sozialen Umfeld. Indem Wunsch und Prognose in diesem Sinne moderiert und nicht zu weit hochgestuft werden, macht Anna gewissermaßen eine doppelte Wette und hält sich für die Aneignung von Kindern beiderlei Geschlechts offen. Wünschen (Präferenz) und Ahnen (Prognose) bzw. sich auf ein bestimmtes Geschlecht einzustellen, erscheinen also als zwei ineinander verschaltete, von den Teilnehmern kaum getrennte Modi der Erwartungsbildung.

Entscheidend für den Beziehungsaufbau erscheint dabei, dass zumindest manche Eltern über ihr psychisches Selbstmanagement hinaus explizit mit der Intervention eines Dritten, nämlich ihres werdenden Kindes, rechnen. Wenn Anna ihre Geschlechtsprognose gegen ihren Geschlechtswunsch profiliert, so verfährt Jana (27, Studentin) genau anders herum und suggeriert damit – so wie Anna und Heiner bei der Deutung ihrer Namensfindungsprobleme – dass sich ihr Kind mit seinem Geschlecht gegen die kognitiven Erwartungen seiner Eltern, aber ganz im Sinne ihrer Wünsche durchgesetzt habe:

> Wir haben gedacht, es wird ein Mädchen, weil mir schlecht war. Und bei Mädchen wird einem meistens schlecht, hab' ich gehört. Wir haben uns auf ein Mädchen eingestellt, aber der Max wollte lieber einen Jungen und ich so: ‚Joa ich hätt' auch gern' lieber einen Jungen lieber gehabt' – und dann *war's* ein Junge.

Einen anderen prägnanten Fall solch flexibler Erwartungskontrolle bietet uns Jaqueline (30, Studentin), die sich im Gespräch zunächst von Geschlechtspräferenzen distanziert und auch das Wissen vom Geschlecht des Ungeborenen ablehnt:

> Ich wollt es nicht wissen. Also mir ist das auch ganz egal und das ist für mich einfach so'ne schöne Überraschung, weil ich denke, es ist eigentlich unerheblich. Da wird so viel Tamtam drum gemacht, wenn ich das alles höre: ‚Ach! Ein Mädchen – 'n Junge', und dies und das. Und es war mir einfach unwichtig. Gut, mein Freund hat sich es sagen lassen (lächelt). Wir wollten es nämlich erst nicht. Also wir haben uns drauf geeinigt, wir lassen es uns nicht sagen. Dann ist der halt so superneugierig und dann immer hin und her und dann habe ich gemeint: ‚Okay – es ist Dein Kind genauso wie es mein Kind ist.' Eigentlich wollten wir es uns nicht sagen lassen, aber der Frauenarzt dann immer: ‚Ja ähm das ist die Chefin und wenn die nicht möchte, dass Sie das erfahren, dann sage ich es Ihnen nicht.' Und das fand ich dann so blöd, da habe ich gedacht: Nee, er ist der Vater. Nur weil er das Kind jetzt nicht im Bauch hat, kann ich nicht drüber bestimmen, ob er es weiß oder nicht. Und dann habe ich gesagt: ‚Okay Thomas. Dann lass es Dir sagen, aber ich möchte da nimmer drüber mit Dir reden. Diese Diskussion müssen wir einstellen. Dann müssen wir halt/ das muss Dir klar sein, weil die Gefahr, dass Du dann halt Dich verquatschst, so groß ist.' Es war auch schon ziemlich am Schluss, also es war 31. oder 32. Woche, und da hat er es sich dann sagen lassen. (I: Und er hält sich auch dran?) Ja. Also manchmal muss ich denken: ‚Sagt er jetzt *er* oder *sie*, sagt er *er* und dann *sie* und dann hm' – manchmal denke ich ‚jetzt hat er sich verquatscht.'

Die informationelle Enthaltsamkeit vom Geschlechtswissen ist für Jaqueline schwer durchzuhalten, sobald ihr Freund darüber verfügen will, die Ärztin die Hoheit über dieses Wissen aber in erster Linie ihr zuspricht. Ihr Versuch, dieses Wissen für unwichtig zu erklären und klein zu halten, kompensiert das Wissensgefälle zwischen ihr und ihrem Partner, das aus Jaquelines Verweigerung des Wissenwollens resultiert. Dieses Wissensgefälle lässt aber andererseits die Relevanz des Wissens ständig aufflackern. Vor dem Hintergrund des Wissen-Könnens entzünden sich bei Jaqueline schließlich doch „kleine Geschlechtswünsche", aber es sind keine klaren, stabilen Präferenzen:

> I: Und es ist Dir egal, was es wird?
> J: Ja, so'n kleinen Wunsch hat man schon aber/ ich hatte erst die ganze Zeit ge-

dacht, es wird 'n Mädchen und dann hat es sich irgendwie total gewandelt. Hab' gedacht: ,Ah jetzt wird es 'n Junge!' Und als ich dachte, es wird 'n Mädchen, habe ich gedacht: ,Oh schön! 'n Mädchen!' Und dann hat/ ja, jetzt denke ich, es ist 'n Junge und dann denke ich mir ,Ah ja! Jetzt wird es hoffentlich 'n Junge!' Aber eigentlich ist es mir echt egal. Meinem Freund ist es auch egal. Als wir da noch viel drüber gesprochen haben (lacht). Aber er hat dann gemeint, er hätte schon lieber auch 'ne Tochter, hat er gesagt – ,aber 'n Junge ist auch toll' (lacht).

Jaquelines hin und her springende Geschlechtswünsche, die spontan der jeweils aktuellen Prophezeihung folgen, schaffen die Bedingung dafür, am Ende auf keinen Fall das ,falsche Kind' zu bekommen. Auf der Basis ihres niedrigstufigen Interesses am Kindsgeschlecht kann sie das jeweils erwartete Geschlecht flexibel und hoffnungsvoll mit einem ,Geschlechtswunsch' begleiten und so dann jede Tatsache ex post als Erfüllung eines Wunsches empfangen. Falsche Geschlechtswünsche stehen unter dem Anpassungsdruck, ein Hindernis bei der Aneignung des Kindes zu sein. Deshalb *folgt* der Wunsch hier jeweils der Prognose, er ist keine ,Präferenz', sondern viel mehr eine *Postferenz*.

Ähnlich kann Susanne, die sich vor ihrer ersten Schwangerschaft stark einen Jungen gewünscht hat und bereits eine Tochter hat, ihr Wunschgeschlecht bei erneuter Schwangerschaft der ärztlichen Prognose anpassen:

Irgendwann war ich mal beim Frauenarzt und der hat dann gesagt, es wird ein Mädchen. 100%-ig definitiv ein Mädchen. Ich hab' mich natürlich gefreut, weil ich gesagt hab': ,Eigentlich im Grunde genommen hätte ich schon lieber ein Mädchen.' Bei der Luisa war ich total enttäuscht, dass es ein Mädchen wurde. Weil ich unbedingt einen Jungen wollte, und jetzt im Nachhinein hab' ich gesagt/ weil/ weiß ich nicht/ vielleicht weil das alles so einfach ist mit der Luisa. Weil die Luisa ein relativ einfaches, unkompliziertes Wesen ist, und vielleicht weil sie auch anhänglicher sind, sind wohl zickig aber auch nicht so wild und man kann halt auch mit ihnen viel anfangen, man kann sagen: ,Komm!' Man kann sie begeistern für ,lass uns mal 'n Kaffee trinken gehen, kochen, basteln, malen', also ist halt/ also ich hab' das Gefühl/ angenehmer, ja? Man kann sie halt auch schicker anziehen, es sind halt viele Dinge. Und die Luisa ist halt auch jemand, die sich für vieles begeistert, wo man auch sagen kann, auch was so Dekoration betrifft, oder so Sachen halt. Und dann hab' ich gesagt: ,Naja hättest eigentlich schon lieber ein Mädchen, da weißte, wie es geht auch und da weißte, wie sie sich entwickeln können, vielleicht' ja? Und die Luisa hat eh von Anfang an gesagt, sie will ein Mädchen, kein Brüderchen. Und der Andreas war so, dass er gesagt hat, er hätte gerne einen Jungen: ,Nur *echte* Kinder' oder so ähnlich, so ein dummer Spruch, wie die immer bringen, ja, so. (I: Stammhalter) Genau oder irgend so was. Und dann bin ich heim und dann hab' ich dem Andreas das gesagt, dass das ein Mädchen gibt, und gefragt: ,Bist Du jetzt enttäuscht?' Und dann hat er gesagt: ,Nee also wenn ich jetzt mal ganz ehrlich bin, glaub' ich, ist mir ein Mädchen auch lieber.' Und ich so: ,Wieso das denn jetzt?' Und dann hat er gesagt: ,Ja wenn ich so sehe, wie anhänglich die Luisa ist, oder wie gerne sie irgendwas für einen tut, ja?' So: ,Ich hol' was zum Trinken, oder ich mach' dir das, oder ich kuschel' mit dir und hin und her.' Hat er gesagt, er glaubt, dass das bei Jungs nicht so ist. Dass sich das verliert bei den meisten. Ja und er sagt auch, wenn die Luisa dann sagt: ‚Oh Papa, ich mach' das für dich' und ‚ich hol' dir was' und dann hat er gesagt: ‚Hach, ich weiß schon, warum ich lieber ein Mädchen haben möchte' ja? Und ich hab' dann gesagt: ‚Naja täusch' dich nicht, es kann auch anders gehen.' (Susanne, 34, Erzieherin)

In ihrer Erzählung sagt Susanne zunächst, wie sie sich trotz des alten Wunschs nach einem Jungen doch gefreut hat, erneut ein Mädchen zu bekommen, um dies dann auch durch die Reaktion ihres Partners bestätigt zu bekommen und damit einen harmonischen und positiv besetzen Erwartungskonsens herzustellen. Sie führt die Vorzüge eines Mädchens auf, die sie mit ihrer Tochter verbindet und zu schätzen gelernt hat. Das ungeborene Mädchen taucht dabei in ihren Fantasien primär als Gleichgesinnte auf, mit der man sich gemeinsam etwa für Dekoratives begeistern kann, oder als Freundin, mit der man Kaffee trinken kann. Auch ihr Partner kann seine ‚machohaft' geäußerte Jungenvorliebe offenbar ziemlich umstandslos in eine für ein Mädchen verwandeln. Hinzu kommt, dass auch die vorhandene Tochter eine Schwester einem Bruder vorzieht. Auffällig ist Susannes häufige Zitierung ihrer selbst und ihres Partners, was erneut die kommunikative Dimension von Geschlechtspräferenzen unterstreicht, aber es markiert auch den zeitlichen Verlauf ihrer Aushandlung und Entwicklung. Der Kinderwunsch schließt ein uneingeschränktes Gebot der Freude und der unbedingten Elternliebe ein. Wenn ein mitgeteilter Wunsch nicht erfüllt wird, existiert ein hohes Maß sozialer Erwünschtheit, zu sagen und zu beteuern, dass man sich auch, und am besten umso mehr, über das andere Geschlecht freut. Und je öfter man es sich anderen gegenüber sagen hört, desto eher wird man sich schließlich selbst davon überzeugen können.

Das soziale Austarieren von Geschlechtswünschen

Einen schwierigeren Prozess des gemeinsamen Erwartungsmanagements machen Helena (29, Lehrerin) und Martin (42, Betriebswirt) durch. Seine heftige Ablehnung eines Mädchens wird von der ärztlichen Fehlprognose eines Jungen zu hohen Erwartungen verdichtet, dann aber durch die schließliche Geschlechtsdiagnose enttäuscht:

M: Ich wollte wirklich einen Jungen. Ich hab' eigentlich gedacht, es wird ein Junge. Joa, ich wollte das wirklich haben, wollt' einfach 'n Jungen haben. Und dann hat die Ärztin gesagt: ‚Ist ein Junge' und ich hab' mich drauf gefreut, dass es geklappt hat, weißte? So (pfeift triumphierend): ‚Ja okay es wird'n Junge.' Vor allem, die größte Angst hab' ich vor dieser ganzen scheiß Schenkerei, also dieses Lillifee und Hysterik-Barbie und Ken-Barbie und den ganzen anderen Scheiß und Puppen und fünfundzwanzigtausend Kleidchen und ‚Jetzt hab' ich da das Mützchen und dann ziehen wir sie mal an und dann Lackschühchen' und so. Das ist das, was mich am meisten kickt, da zu sagen: ‚Ich will lieber einen Jungen, dem ziehste 'n Holzfäller-Hemd an und 'ne Jeans und paar coole Schuhe und dann isser angezogen, bei 'nem Mädchen isses mal grade nicht so (emotional aufgebracht). Und das war so die Sache, wo ich gesagt hatte: ‚Oh Gott jetzt musste Dich jetzt dann 'n halbes Leben lang jetzt mit Hysterik-Barbie auseinander setzen und 'ne neue Batterie kaufen, weil die nimmer schreit', weißte?!

H: Und weil ich wusste, dass der Martin so enttäuscht war, also war ich's auch, ja?! Und dann war ich schon traurig.

M: Es war einfach dieser Moment, dieses ganze Ausmalen von dieser ganzen Zeit vorher, was man so macht. Aber es hat sich wirklich der Mensch im Körper geändert – innen drin bei ihr. Es ist gleich was anderes geworden irgendwie, es war auf einmal was Fremdes wieder.

Martins Wunsch nach einem Jungen scheint vor allem aus der Ablehnung einer in düsteren Stereotypen imaginierten Mädchenwelt zu entspringen. Mit seiner Enttäuschung geht ein Impuls der Entfremdung vom Ungeborenen einher, dem sich auch Helena nicht ganz entziehen kann:

H: Wenn die Ärztin dann sagt: ‚Es wird 'n Mädchen.' Dann ist das 'n schon anderes Kind. (…) In dem Moment hab' ich gesagt: ‚Nein nein das kann nicht wahr sein, guck doch nochmal genau, des stimmt nicht, bitte bitte sag', es ist ein Junge, ja?!' Der Augenblick, als die Frau uns gesagt hat, sie vermutet, dass es 'n Mädchen wird, da war ich erstmal enttäuscht. Ich finde keinen richtigen Ausdruck dafür, weil das einfach/ ich war nicht traurig, und enttäuscht ist vielleicht auch blöd, weil ich hätte/ für mich war das echt egal, Mädchen oder Junge, ja? Aber wenn du drei Monate davon ausgehst, dass es 'n Junge wird, dann haste ja auch schon Kopfkino, Du spielst mit dem *Fußball*/ ich hab' den die Kindergeburtstage beim Martin auf'm Boot schon gesehen. Martin grillt die Würstchen, die Jungs springen ins Wasser. Und Mädchen, da malt man sich das ganz anders aus, weißte? Und außerdem wusste ich, dass der Martin/ also ich hatte irgendwie so'n Verdacht, weil ich mehrmals von der Geburt geträumt hab', dass es 'n Mädchen ist und hab' ich gesagt: ‚Nee des kann ja nicht sein, das is' ja gar nicht mein Kind, ich hab' doch 'n Jungen!', ja? Und dann immer, wenn der Martin gesagt hat: ‚Ja was ist es denn?' Und wir haben dann im Traum geguckt und: ‚Wie?! Kein Junge?! Das da hab' ich nit bestellt, 'n Mädchen hab' ich nicht bestellt!' (ihn zitierend), ja? (…) Und dann bin ich immer am nächsten Morgen aufgewacht, hab' gesagt: ‚Martin ich hab' schon wieder geträumt, es wird 'n Mädchen. Was ist denn, wenn's 'n Mädchen wird?!' ‚Es wird kein Mädchen.' (Sie zitiert ihn mit bestimmtem Tonfall). Er war so felsenfest sicher.

Helena hat sich Martins dominanten Wunsch zu eigen gemacht. Sie liefert hier diejenigen an einen Jungen geknüpften familialen Vorstellungen, die sie sich im Anschluss an *seinen* Wunsch für ihn *und* sich ausgemalt hat. Diese Vorstellungen bestehen aus Bildern familialer Beziehungen, die das Geschlecht in seiner relationalen Dimension zeigen. Die Erzählung eines Traums gibt ihre Angst wieder, nicht das Kind zu bekommen, das er sich von ihr erwartet und gewünscht hat und das sie ihm durch die Übermittlung der ärztlichen Fehlprognose ‚versprochen' hat. Lange weigert er sich in seinen Äußerungen gegenüber Helena, positive Vorstellungen von einem Mädchen zuzulassen. Unmittelbar nach der die Geschlechtserwartung umkehrenden Ultraschalluntersuchung richtet er seine Enttäuschung direkt an Helena:

H: Martin hat dann im Auto gesagt: ‚Wehe Du schenkst'/ oder wie hast Du gesagt? ‚Ich warne Dich, es gibt kein rosa Zimmer und keine Prinzessin Lillifee-Poster und diese Schrei-Barbies, *die* will ich auch nicht haben.' Oder irgendwie sowas, ja? Und ich weiß, auf der anderen Seite – im Nachhinein muss ich sagen, wenn wir die ganze Zeit von 'nem Mädchen ausgegangen wären und dann sagt die Frau: ,Oh das is' aber 'n Junge', hätt' ich auch gedacht (ironisch:) ,Na toll! ey.' (Er lacht) Wenn's jetzt hier nur Bohrmaschinen gibt und was weiß ich, weißte? So wär' ich nicht böse gewesen, aber in dem Moment hat's mich schon verletzt und da war ich schon sehr traurig.

Martin droht seiner Partnerin mit einer Welt voller rosa Lillifees, die er ihr vorsorglich schon jetzt vorwirft. Helena stellt sich ganz auf dieser Linie ,naturwüchsiger' Geschlechtseigenarten vor, dass eine Fehlausrichtung ihrer Erwartungen durch eine gegenläufige Diagnose der Ärztin sie ebenfalls ein ,Haus voller Bohrmaschinen' hätte fürchten lassen – wohl eine tröstlich gemeinte Spiegelung, die Martin mit einem (etwas grimmigen) Lachen quittiert. (Man vermutet beim Hören, dass er das 2 : 1 zugunsten der ,Männer' gerne ausgekostet hätte). Vielmehr als eine Welt der Bohrmaschinen hat sie nun aber zu befürchten, dass Martins zukünftiges Engagement als Familienvater in Frage steht:

M: Ich glaub', dass jetzt die Zuständigkeit mehr in ihre Richtung fällt, dass sie natürlich 'n bisschen mehr mit Mädels anfangen kann, und sich da freut und macht und tut und Kleidchen und dies und jenes.

H: Deswegen war ich auch so traurig, weil ich wusste, wie sehr der Martin sich freut, und mit 'nem Jungen hätt' er einfach mehr anfangen können. Legotechnik, ach was weiß ich, und dann hat er/ hast Du auch mal gesagt zum Beispiel: ,Na toll.' Also alles nicht böse, ja? aber irgendwann hat er dann gesagt: ,Jetzt muss ich das Segel alleine hochziehen', oder irgendwie sowas, weil er direkt schon beim Bootfahren wieder war und dann sagt er: ,Hab' ich hier doch keine Hilfe beim Segel' und was weiß ich, sowas halt. ,Jetzt hab' ich hier nur Hühner.' (…) Also ich hätte mich schon über 'nen Jungen gefreut, weil ich wusste, der Martin macht da mit, weißte?

Schließlich schafft es Martin mit etwas Mühe dann doch, seine Vorstellungen von sich als Vater eines Mädchens zu reparieren:

M: Ich hätt lieber 'n Jungen, aber im Nachhinein muss ich ganz ehrlich sagen, ich glaub', ich bin netter zu 'nem Mädchen. Vor kurzem hat mir das 'ne gute Freundin gesagt, die Miriam hat gesagt: ,Ja 'n Mädchen hat's bei Dir glaub' ich auch besser. Du bist viel süßer zu Mädchen. Ein Junge wär' ja schon ein bisschen geforderter.' Und im Nachhinein würde ich jetzt sagen: ,Ja das ist so!' Also ich freu' mich jetzt eigentlich auch über ein Mädchen sehr. (…) Das ging eigentlich bei mir dann schon nach 'ner Woche oder so. Aber 'ne Woche hab' ich schon gebraucht, muss ich sagen. Doch, ja. Ich hab' das eben dann einfach mal in Relation gesetzt, so die Erwartungshaltung und was dann im Endeffekt von meiner Seite aus kommt, und ich glaube, die Erwartungshaltung zu 'nem Jungen wär' höher gewesen wie bei 'nem Mädchen. Das soll jetzt 'n Mädchen nicht deklassieren, ja? Soll's gar nicht! Es ist einfach meine Grundeinstellung von meiner Seite vielleicht. Weil ich beschäftige mich natürlich auch mit tausend Dingen, also und ich hab' alle Interessen, die man sich nur vorstellen kann, also ob man jetzt zeigt, wie 'n Bagger funktioniert oder wie/

I: Was man einem Mädchen ja auch erklären kann, im Übrigen (lacht).

M: Ja, aber dieser Zwang im Endeffekt, das dann auch weiter zu geben.

H: Der Junge muss so werden wie Du/ wie ja/

M: Ja, dieser Zwang ist jetzt 'n bisschen weg, muss ich sagen. Ich weiß jetzt nicht, wie's jetzt weiter geht, ob das dann nachher/ das Mädchen/ kann ja auch sein, dass es dann sagt: ‚Okay ich bin eigentlich lieber ein Junge und ich würd' lieber dies und das'/ kriegt's von mir natürlich auch jegliche Unterstützung. Aber ich glaube, ich werd' netter zu 'nem Mädel sein. Ich glaub' schon. Aber ich freu' mich schon tierisch, ich hab' mich von Anfang an drauf gefreut. Ich liebe Kinder. Also ich bin auch ganz toll zu Kindern, das macht mir sehr viel Spaß.

Zum einen verhilft eine alte Freundin Martin zu einer für ihn plausiblen Rationalisierung, sich auch über ein Mädchen freuen zu können. Die vorhergehende Befürchtung, unter lauter ‚Frauenzimmern' („nur Hühner") in die Einsamkeit seiner Männlichkeit getrieben zu werden, wird nun ins Positive gewendet: Zumindest ist der ausbleibende Junge nun auch vor den Ansprüchen seiner geballten Männlichkeit verschont. Vielleicht wirkt die Diagnose der Freundin, Martin sei „süßer zu Mädchen" auch als eine Bestätigung seines Mannseins – er ‚kann einfach gut mit Frauen', während er mit Männern vor allem rivalisiert. Zum anderen versucht er am Ende aber auch, seine Geschlechtspräferenz in Richtung einer allgemeinen Kinderliebe aufzulösen. Ob ihm das gelingen wird, wissen wir nicht. Entweder ist Martins Erzählung Teil seiner ‚Resozialisation' zu einer geschlechtsindifferenten Vaterliebe, oder die Begeisterung über einen Jungen, ein Wesen ‚wie ich', weicht einer gedämpften Freude über ein Kind weiblichen Geschlechts. Im zweiten Fall wäre Martins Vaterschaftsengagement vielleicht nur noch ‚geschlechtsreduziert' zu haben.

An diesem Fall lässt sich neben der traditionalen Geschlechterdominanz auch ablesen, dass Geschlechtspräferenzen in die Beziehungsdynamik des Paares und dessen geschlechtliche Kodierungen verstrickt sind und sowohl den Werdungsprozess der Familie als auch die Antizipation elterlicher Zuständigkeits- und Beteiligungsideale vorzeichnen und beeinflussen können. Helena hätte auch die Möglichkeit, Martins vehementer Jungenpräferenz mit entsprechend stereotypen Vorstellungen ‚männlicher Eigenschaften' zu begegnen, doch damit würde sie seine ‚Zwei-Welten-Lehre' der Geschlechter und deren elterliche Zuordnungslogik erst recht untermauern. Diese drohende Spaltung wird besser kompensiert, indem sie mit seinem Jungenwunsch nach bestem Willen mitgeht und damit die Chancen für ein Elternkollektiv wiederherstellt, das sich in der Enttäuschung finden und dann gemeinsam auf das unerwartete Geschlecht einstellen kann. Dies darf aber nicht zum Aneignungshindernis für das Kind werden.

Äußert ein Partner in der Beziehung eine starke Geschlechtspräferenz, kann das daher den anderen Partner einschränken, seinen eigenen Wunsch überhaupt noch zu äußern. Dies sehen wir bei Lore (31, Erzieherin), die im Interview auf die Frage nach Geschlechtswünschen zunächst über ihr intuitives Gefühl spricht, ein Mädchen zu bekommen:

I: Habt ihr denn 'n Wunsch?

L: Also, ich glaube, ich würd's ma' so sagen/ ich sag immer: ‚Ich hoffe dass es nur gesund is'.' Ich kann sagen, seit ich weiß, dass ich schwanger bin, hab' ich das Gefühl, dass es ein Mädchen wird, ich kann aber nicht beschreiben, woher das Gefühl kommt, oder warum ich des denke, ich weiß es nicht. Es ist irgendwie so mein Gefühl: ‚Es wird bestimmt en Mädchen.'

Statt auf die Frage nach ihrem Wunschgeschlecht einzugehen, äußert Lore ihre gefühlte Ahnung, dass es ein Mädchen wird. Sie kommt dann aber schnell auf den Wunsch ihres zehn Jahre älteren Mannes zu sprechen, der aus einer traditionellen italienischen Familie stammt:

Mein Mann hofft natürlich auch, dass es/ er hofft, es ist gesund. Aber ja, so im Hinterkopf hätt' er glaub' schon gerne 'n Jungen, weil er dann so 'ne Art Stammhalter/ das hätt' er glaub' ich schon gerne. (…) Mein Mann ist begeisterter Fußballer und spielt ja auch im Verein und da denkt er halt schon an die Zukunft und denkt dann: ‚Jaaa wenn er dann mitgeht zum Fußballplatz', dann kann er gleich mit ihm Fußball spielen, also der denkt dann eher so an Männersachen. Dann sag' ich: ‚Aber du *weißt* ja gar nich', vielleicht will er ja gar kein Fußball spielen?!' Sagt er: ‚Ach wenn ich den von klein auf mitnehme, dann will der schon Fußball spielen.' Und bei 'nem Mädchen denkt er da eher so/ ja eigentlich ist zwar Schwachsinn, aber der denkt dann schon an später, wenn sie mal älter is', und wenn sie dann halt irgendwelche Jungs mit nach Hause bringt. ‚Das geht ja mal gar nicht!' sagt er ‚da muss ich erst ma' kucken, was das für Jungs sind. Wenn die so Checker-Typen mit nach Hause bringt und die dann immer so mit ihr rumlaufen, ey, nää, das geht gar nich'!' Das is' ja dann schon mit 16 oder so, ja? Diese Vorstellung findet er total schrecklich.

‚Was ist, wenn ich nicht das Kind bekomme, das er sich wünscht?' Diese Frage steht für Lore (wie auch für Helena) im Vordergrund. Denkbar ist, dass sich hinter Lores ausweichender Antwort auf die Eingangsfrage und der Kompromissformel ‚Hauptsache gesund' vielleicht doch ein leiser Wunsch nach einem Mädchen verbirgt, den sie jedoch strategisch zurückhält, um einem möglichen Paarkonflikt aus dem Weg zu gehen, der seine Teilhabe an der Elternschaft gefährden könnte. Kann er sich dagegen über einen Jungen freuen, steigert dies womöglich seine elterlichen Investitionen. Darin liegt eine mögliche Erklärung für die Vorfahrt, die Lore dem Geschlechtswunsch ihres Mannes einräumt. In der Paarbeziehung lauern aber noch weitere Konfliktherde, die mit dem Geschlecht des Ungeborenen als Triangulationspunkt einer werdenden Familie assoziiert sind. Lore fürchtet, ihr Kind – wie in der Familientradition ihres Mannes üblich – nach seinem Großvater väterlicherseits benennen zu müssen:

Das Problem is' halt nur/ is' eigentlich kein Problem, sag' ich jetz' ma' so, aber bei den Italienern ist es eigentlich so, dass das Kind den Namen vom Opa bekommt, also von meinem Schwiegervater den Namen. Gefällt mir halt nicht! (lacht etwas verzweifelt) Und das ist halt das Problem. Also die Eltern sind jetzt nicht sooo traditionell, dass sie irgendwie drauf bestehen würden oder sagen: ‚Das müsst ihr auf jeden Fall machen, weil das ist Tradition in Italien' – das nicht. Aber ich glaube, er würd' sich's schon wünschen, mein Schwiegervater. Das fänd' er schon toll, wenn er halt nach dem Opa benannt wird. (I: Wie heißt er?) Er heißt Angelo, gefällt mir gar nicht! Ich find', das ist so ein schleimig glimschiger Name! Gefällt mir gar nicht. Also mein *Mann* hat schon so'n schleimigen Namen, der heißt auch wie der Opa, der heißt Carmine. Können wir Deutschen gar nicht richtig aussprechen, ja? Total schrecklich! Und die haben's halt damals auch so gemacht: Der Erstgeborene hieß halt nach dem Opa. Ich glaub', mein Mann würd' sich schon auch freuen, wenn wir den nach dem Schwiegerpapa nennen, aber es ist jetzt kein Druck da, dass sie sagen, das muss jetzt so sein.

Das Geschlecht des Ungeborenen droht hier, die familialen Allianzmuster zu sehr zu diktieren: Ein Junge würde für die Fortsetzung einer patronymen Tradition stehen, die Lore ablehnt. Einem Jungen droht der Stempel dieser Tradition in Form des Namens des Großvaters eingebrannt zu werden. Ein Junge würde mehr zu ihm (und seiner Familie), ein Mädchen viel mehr zu ihr gehören. Lores Sprechweise liest sich insofern wie eine präventive Beschwichtigung: Immer wieder distanziert sie sich von ihren Äußerungen, indem sie sich selbst zitiert, anstatt „ich" das Indefinitpronomen „man" verwendet und häufig etwas entschärfend das Wörtchen „halt" einschiebt. Ein wenig später im Interview kommt dann auch ihre bislang latent gehaltene Hoffnung stärker zum Vorschein, ein Mädchen zu bekommen. Auf die Frage nach passenden Namen verrät sie:

L: Für Mädchen hab' ich ganz viele. Da hab' ich Viviana, Lena, Noemi – was hab' ich noch? Da hab' ich so viele. Die hab' ich zu Hause alle schon mal aufgeschrieben, weil sonst vergisst man die wieder. Und bei den Jungs hab' ich eigentlich nur *einen*, der mir gefällt, das ist Luca, aber der gefällt meinem Mann überhaupt nicht. (I: Du hast aber das Gefühl, dass es ein Mädchen wird, oder?) Ja. Eigentlich schon, ja. Aber gut, wenn's nicht so ist, wär's jetzt nicht so schlimm. Aber irgendwie sagt mir mein Gefühl: *is'* schon so.

Würde Lore ihren Wunsch nach einem Mädchen ihm und seiner Familie gegenüber stärker zum Ausdruck bringen, würde sie das Risiko eingehen, im Falle eines Jungen diesen erst recht an seine Seite ‚abgeben' zu müssen, weil sie ihn ja sowieso nicht haben wollte. Solange sie nicht weiß, was es wird, ist es für sie hier rational, sich kommunikativ für beide Seiten offen zu halten, um ihre Aneignungschancen für einen Jungen nicht zu unterminieren. Ihren Mädchenwunsch äußert sie lediglich mit ihrer Vorliebe für Mädchennamen, die sie jedoch zugleich nutzt, um den Wunsch hinter ihr zu verstecken.

Was Lore latent hält – nämlich ihr eigenes Verhältnis zum Kindsgeschlecht – steht dagegen bei Miriam ganz im Vordergrund, da hier das ‚falsche' Geschlecht die erlebte Nähe der Mutter zum Ungeborenen zunächst stört. Miriam, die bereits einen Sohn hat und nun zum zweiten Mal mit einem Jungen schwanger ist, erzählt, wie sie beim ersten Kind ganz auf ein Mädchen eingestellt war:

Ich war auch froh, dass ich's mir hab' sagen lassen, weil ich immer von mir aus gedacht hab', mein erstes Kind wird auf alle Fälle ein Mädchen sein. Weil ich gedacht hab', dass mir das selber am nächsten liegt, weil ich ja selber auch ein Mädchen bin, und ich war dann auch erst mal 'n bisschen geknickt, als es hieß, dass es 'n Junge ist/ dass es 'n Mann ist, der da jetzt in meinem Bauch ist (lacht kurz auf). Ich dachte erst mal so: ‚Ups! Das ist ja irgendwie was ganz anderes als ich! Was macht man denn mit einem Mann im Bauch?!' – so ungefähr. Und bei 'nem Mädchen hätte ich so einen Gedanken natürlich nicht gehabt. Das wäre ja das Bekannte gewesen. (Miriam, 28, Studentin)

Miriam kann sich bei ihrer ersten Schwangerschaft nur ‚Wesen ihresgleichen' vorstellen. Sie empfindet ihren ersten Jungen zunächst als geschlechtlichen ‚Fremd-Körper' in ihrem Bauch. Hier sind es nicht als kommunikative Initiativen gedeutete Leibessensationen, die für die Konstitution eines ‚Anderen in mir' genutzt werden (s. Kap. 5), die Dividuierung entsteht quasi ad hoc mit der Geschlechtsdiagnose. Sie dient hier jedoch gerade nicht als Basis zum Beziehungsaufbau, sondern bringt das Kind auf Abstand zu Miriam. Die Enttäuschung über das ausbleibende Mädchen wird aber noch während der Schwangerschaft verarbeitet und nach der Geburt in volle Zufriedenheit gewendet:

Ich hatte dann irgendwie genügend Zeit, um dann mit mir irgendwie im Reinen zu sein, als er dann auf die Welt gekommen ist. Mittlerweile habe ich mich da natürlich so dran gewöhnt, dass es ein Junge ist, dass ich mir dann eher mal so denk: ‚Bei 'nem Mädchen, da wüsst' ich gar nicht, wie wickelt man überhaupt ein Mädchen.' Also da komm ich dann eher auf solche Gedanken und denk' mir auch jetzt so: ein Junge, mit dem Penis da, immer gucken, dass er nach unten zeigt, aber ansonsten (grinst beim Erzählen) muss man nicht gucken, dass da irgendwelche Kacke irgendwo drin hängt oder nicht, das ist irgendwie glaub' ich/ hat auch seine guten Seiten, ne? Außerdem, also wovor ich bei einem Mädchen auch immer so ein bisschen Angst hab', ich könnte überhaupt nicht damit umgehen, wenn ich so 'ne *zickige* Tochter bekommen würde. Also ich glaub', dass ich selber sehr unzickig bin, also ich bin glaub' ich/ jede Frau ist, also jeder ist ja sicher mal irgendwann zickig, aber ich glaub' damit könnte ich überhaupt nicht umgehen. Oder wenn ich ständig so schnippische Antworten oder so was bekommen würde, da würd' mir irgendwie nix zu einfallen. Beim Jungen denk' ich, da ist einfach die Gefahr dann nicht so groß, dass er irgendwie zickig ist. Der ist dann vielleicht eher bockig, Zicke und Böcklein, ja (schmunzelt). Aber ich glaub' mit bockig kann ich besser als mit zickig. Aber vielleicht hab' ich jetzt auch einfach mehr Übung drin, ich weiß es nicht (lacht).

Die heterosoziale innerleibliche Fremdheit, die Miriam anfänglich empfunden hatte, weicht allmählich einer ‚Vorteilspackung'. Vor allem als geborenes Kind erweist sich der Junge gegenüber einem Mädchen sowohl anatomisch (Wickeln) als auch in Bezug auf sein antizipiertes männliches Verhalten als vorteilhaft. Auf die Geschlechterseite ihres ‚Böckleins' gerückt, erkennt Miriam weitere Vorzüge einer Jungenmutter:

Also ich find's bei Jonas doch eher immer wieder erstaunlich, dass er doch so durch und durch *Mann* ist und so, sich überhaupt auch gar nicht für Frauen/ oder Mädchen/ also typisches Mädchenspielzeug interessiert. Ich glaub', das nehm' ich immer eher so belustigt zur Kenntnis, dass es halt so ist, dass er halt einfach ein Junge ist. Und wenn es halt 'n Mädchen wäre, dann wär's halt einfach 'n Mädchen. Dann müsste ich ja Puppenkleider nähen und so (beide lachen). Also was als Mutter eines Sohnes immer mal ganz komfortabel ist, ist dass man sagen kann: ‚Oh weißt du Jonas, so mit Rittern und so, da kenn' ich mich gar nicht so aus, da frag doch mal den Papa!' (lacht) Also das finde ich manchmal schon echt sehr komfortabel. Auf diese Rolle kann man sich dann natürlich als Mädchenmutter nicht mehr so leicht zurückziehen, weil dann ist man ja selbst die Expertin eigentlich.

Die ‚männlichen Eigenschaften' des bereits geborenen Kindes, die Miriam mit einer gewissen Faszination für ihre Naturhaftigkeit wahrnimmt, lassen sich wiederum für das triadische Familiengefüge amortisieren, indem sie die Zuständigkeit in ‚Männersachen' bei Bedarf mit ‚naturwüchsiger' Plausibilität an ihren Partner delegieren kann. Diese Praktikabilität führt sogar dazu, dass Miriam dann im Verlauf des Gesprächs den künftigen Sohn einer möglichen Tochter vorzieht:

Ich seh' jetzt insofern die guten Seiten an den Jungs, dass immer wenn ich mal im Kinderladen bin und an dieser rosa Lillifee-Abteilung vorbei geh', ich mir immer denke: ‚Halleluja! Lieber Piraten und Ritter und Seeräuber als *dieses* komische Zeug!' (grinst) Also dass das zweite jetzt noch mal ein Junge geworden ist – hab' ich mir da groß Gedanken drüber gemacht? Ich glaub' ich hab' gedacht: ‚Wunderbar, dann passt das ja mit den Klamotten und den Spielsachen gut und vielleicht wird ja das nächste dann ein Mädchen.' Wäre schön, aber wenn halt nicht, dann nicht.

Ähnlich wie Martin ist Miriam nach anfänglichem Mädchenwunsch nun erleichtert, dass ihr die rosa Lillifees erspart bleiben. Während diese für Martin Ausdruck eines mädchenhaften Wesens waren, scheinen sie für Miriam eher kommerzielle Klischees, denen sie als ‚Jungenmutter' ausweichen kann. Der zweite Junge bietet überdies mit der Wiederverwertung von Kleidung und Spielzeug noch einen alltagspraktischen Kontinuitätsvorteil, während der alte Mädchenwunsch ohne Not auf eine dritte Schwangerschaft vertagt oder in deren bloßer Zukunftsvision entsorgt werden kann.

Unter ganz anderen Vorzeichen stellen sich die Vorzüge eines zweiten Jungen in einer geschlechtsgleichen Paarbeziehung dar. Susan (36, Lehrerin) hat das erste Kind (den zweijährigen Sohn Leon) ausgetragen, Vivian (33, Sozialarbeiterin) ist nun mit dem zweiten Kind der Familie am Anfang des achten Monats schwanger. ‚Patenvater' und Samenspender ist in beiden Fällen Klaus, ein Freund und Kollege von Vivian, der in einer geschlechtsungleichen Beziehung lebt. Beim Ultraschall hatte sich herausgestellt, dass erneut mit einem Jungen zu rechnen ist:

I: Wollten Sie wissen, was es wird?
V: Ja, auch wegen der Bindung. Wobei ich gefühlsmäßig auch dachte, es wird ein Mädchen. Beim ersten Kind wussten wir auch, dass es ein Junge wird, da war ich schon mehrere Tage schwer enttäuscht, dass das ein Junge wird. Weil ich mir damals gedacht hatte, es ist für ein Mädchen leichter mit uns. Ein Mädchen kann da besser mit umgehen und wir haben dann alle das gleiche Geschlecht und das ist irgendwie für 'n Jungen schwieriger, und Mädchen liegen uns näher. Da war ich/ also meine Frau, die ist da rausgegangen und hat gesagt: ‚Ein Junge ist doch auch gut, hab' ich mir schon gedacht', und ich hab' gedacht: ‚Neeeee!' Aber das war jetzt

ganz anders, weil ich dann auch dachte: Ach, zwei Jungs. Das ist auch gut und dann haben die sich so und dieses Geschlechterverhältnis ist wieder ausgeglichen, wo ich dachte: Ja, für Leon ist jetzt ein Mädchen auch ganz doof. Zwei Mütter und 'ne Schwester! Zwei Mütter in den Wechseljahren, der Junge in der Pubertät und dann noch 'ne kleine Schwester am Hals, dachte ich, das ist für den Jungen nicht gut. Und das fand ich dann gut so mit dem Jungen. Das ging ganz schnell dann irgendwie von diesem Gefühl: ‚Ich glaub' es wird ein Mädchen' auf ‚Freude – das sind zwei Jungs.'
I: Wie findet Ihre Frau, dass es wieder kein Mädchen wird?
V: Die war gar nicht so auf Mädchen fixiert wie ich. Und die ist dann auch so pragmatisch mit den Sachen, ne? ‚Kann man alle wieder verwenden und'/ ja. Und in den Klischees haste ja dann zwei Fußballer, ne? Also wir sollten das ja besser wissen, aber/ Es wäre uns zu gönnen, wenn wir einen später mal zum Ballett fahren müssten (lacht). Aber, ja. Nee, zwei Jungs, das ist schon – / Ja. Das passt.

Die durch den ersten Jungen erzeugte familiale Geschlechtsungleichheit wird durch den zweiten Sohn mit einer neuen Geschlechtssymmetrie repariert. Das angestrebte ‚family balancing' bietet Vivian entsprechend eine gute Vorlage, um die Nichterfüllung ihres individuellen Mädchenwunsches zu kompensieren, indem sie nun das kollektive Gleichgewicht lobt. Jetzt statt des Jungen ein Mädchen zu bekommen, würde eine weibliche Mehrheit produzieren und Sohn Leon regelrecht in eine Außenseiterposition drängen, die Vivian ihm gerne ersparen möchte. Ein zweiter Junge hingegen schafft sogar einen doppelten Vorteil: Erstens ein zahlenmäßig ausgeglichenes Geschlechterverhältnis in der Familie, zweitens kann die Geschlechtsgleichheit der Söhne die der Eltern spiegeln. Und in Bezug auf ihre Geschlechtsrollen sollen sich ihre Söhne dieselben Freiheiten nehmen können wie deren Mütter.

Vom Mädchenwunsch zum Wunschjungen – ein Umerziehungsprogramm

Auf wieder andere Weise gestaltet sich das Erwartungsmanagement bei Judith (29, Lehrerin), die sich seit ihrer Jugend nur vorstellen kann, Töchter zu haben. Sie hat nur noch wenige Wochen bis zur Entbindung, das Geschlecht des Ungeborenen kennt sie nicht:

Ganz am Anfang war das mit einer der ersten Gedanken: ‚*Hoffentlich* wird das 'n Mädchen.' Ich wusste halt auch schon mit zehn, dass ich, wenn ich überhaupt Kinder kriege, sowieso nur Mädchen kriege. Und war dann ganz glücklich, als ich irgendwann im Biologieunterricht auch 'ne Zeugungstheorie präsentiert kriegte, nach der man das angeblich beeinflussen kann. Dass das von dem Zeitpunkt der Zeugung abhängt, also vor oder nach dem Eisprung. Und das war irgendwie was, da dachte ich, das musste Dir merken (lacht). Weil dann kannste ja dafür sorgen, dass de auch auf jeden Fall 'n Mädchen kriegst. Und ab dem Zeitpunkt bin ich immer davon ausgegangen, dass man das in der Tat völlig steuert. Weil das war mir so eindeutig, ne? Ja, vorm Eisprung, nach 'm Eisprung, das kriegste hin. Und komischerweise hab' ich wirklich erst angefangen, an dieser Theorie und ihrer Planbarkeit und ihrer Richtigkeit oder ihrer Aussagekräftigkeit zu zweifeln, als ich halt 'n paar Monate schwanger war. Und dann irgendwie, als dann die ersten mich auslachten und meinten: ‚Naja wenn die Regel stimmen würde, dann hätten wir'/ ne? (…) Nachdem ich das so fünfzehn Jahre wahrscheinlich immer unhinterfragt im Kopf hatte, hat's richtig viel Gelächter drum 'rum gebraucht, um mich sozusagen davon zu überzeugen, dass des so nicht läuft. (I: Haste denn mal versucht nachzurechnen dann?) Ja klar, und das war halt dann eben der Schreck, weil's ja nun so geplant nicht war. Und nach dieser Theorie kann das nur 'n Junge werden (lachen beide). Am Anfang hat mich das dann erschreckt, weil ich mir nie im Leben versucht hatte, das vorzustellen. Und da kommt eben auch hinzu, dass für mich kleine Kinder immer Mädchen waren einfach. Weil alle meine Cousinen waren halt eben Mädchen. Und dann halt Bekannte, die ich kenne, das waren dann eben auch eher Mädchen. Im Prinzip waren Kinder für mich einfach immer Mädchen.

Judith bietet ein schönes Beispiel für ein Auseinanderfallen von wissenschaftlichem Diskurs und Alltagspraxis: Sie glaubt so lange an die Plausibilität der in ihrem damaligen Biologieunterricht überlieferten Theorie, bis sie während ihrer Schwangerschaft mit den Zweifeln ihres sozialen Umfeldes konfrontiert wird. Zugleich lässt sie erst die Schwangerschaft die Theorie so ernst nehmen, dass sie tatsächlich nachrechnend feststellt, dass es „nach dieser Theorie" nur ein Junge werden kann. Judiths verspäteter Schrecken über den Jungen besteht also darin, dass sie ihre entschiedene Mädchenpräferenz in einer Wahrscheinlichkeitstheorie der Geschlechtsdetermination ‚verstaut' und als biografische Planungsfiktion versiegelt hatte. Im weiteren Interviewverlauf rückt Judith von der Relevanz des Kindsgeschlechts ab („über diese Mädchen-Jungen-Frage hab' ich am Anfang relativ viel nachgedacht. Das ist auf einmal so bedeutungslos geworden") und stellt ihr eine offene Zukunft gegenüber:

Da musst ich ernsthaft drüber nachdenken, wie ich denn damit klar komme, dass ich erstmal spontan denke: Aber ich will doch gar keinen Jungen, ne?! Was mach' ich denn, wenn's einer wird?! Warum haste vorher die Idee gehabt, dass es nur 'n Mädchen sein kann? Was verbindeste damit? Und warum nicht 'n Junge? Und im Laufe von diesem Nachdenken hat sich das dann ziemlich verändert, eben so, dass ich mittlerweile gar nicht mehr verstehe, warum das so wichtig war. Also ich weiß noch so 'n paar Sachen. Ich weiß auch 'n paar Gründe, für die es mir vielleicht immer noch lieber wäre, oder ich mir das spontan einfacher vorstellen würde mit 'nem Mädchen. Aber das ist halt sehr, sehr relativ geworden. (I: Was sind das für Gründe?) Das verschwimmt zunehmend. Also am Anfang, das war so ganz einfach, die Lebenswelt von Frauen sind heute immer noch Frauen. Und Du denkst Dir, oder ich denke, ich werde mir immer gedacht haben, ich hab' mit meinem Kind mehr zu tun, wenn's 'n Mädchen ist. Oder die Überlegung, was hab' ich denn mit 'nem Jungen zu tun? Während halt meine ganze Kindheit mit Jungens nix zu tun hatte. Dass ich mir erstmal überlegen muss, ist dann was anders? Oder ist das eben nichts anderes? Mach' ich dann was anderes oder würd' ich eigentlich mit dem Jungen genau das Gleiche machen wie mit 'nem Mädchen? Würd ich 'nem Jungen was anderes mit auf den Weg geben wollen als 'nem Mädchen? Wo dann irgendwann dabei rauskam: Ja eigentlich würdest Du nichts anders machen. Eigentlich würdest Du auch nicht versuchen, dem was anderes mit auf den Weg zu geben. So fing dann auch meine eigene Angst davor, dass es ja 'n Junge sein könnte, an, sich aufzulösen.

Judith beschreibt eine über einen längeren Zeitraum andauernde Reflexion, während derer ihre ursprüngliche geschlechtliche Erwartungshaltung buchstäblich zersetzt wird: Erinnerungen, Selbstbefragungen und Simulationen spielen alle möglichen Sozialbeziehungen durch – vergangene und zukünftige, wobei dieser Zeitunterschied sie auch selbst als Reflektierende einschließt: Das spekulative „ich werde mir immer gedacht haben" und die Feststellung, sich selbst nicht mehr zu verstehen, zeigen, dass auch Judith eine *andere* geworden ist. Mit welchen Praktiken dieser Reflexionsprozess im Einzelnen vonstatten geht, lässt sich an den folgenden Interviewausschnitten verdeutlichen. Es ist auch Judiths Partner, der ihr eine Entlastung von der anfänglich abschreckenden Aussicht bietet, einen Jungen auszutragen:

> Das hat dann auch mit Philipp zu tun, dass Philipp halt spontan sagte: Nee, er könnte sich eher 'n Jungen vorstellen. Und wo er halt meinte, dass er beim Jungen erstmal so spontan halt das Gefühl hätte, da mehr gefordert zu sein halt als Vater und als Vorbild für Mannsein oder so. Und das fand ich dann eben auch wieder ganz interessant. Also zu merken, dass das bei 'nem Mann umgekehrt genauso wie bei mir funktioniert, dass man sich einbildet – ob das wirklich so ist oder nicht, weiß man ja überhaupt nicht – dass man sich erstmal denkt, man hat mit dem Gleichgeschlechtlichen mehr zu tun und kann vielleicht länger den Kontakt halten oder was weiß ich/ hat 'n direkteren Draht zueinander. Und da hab' ich dann mich ziemlich drüber gefreut, dass Philipp dann sagte, er könnte sich eben eher 'n Jungen vorstellen. Weil das auch für mich so 'n bisschen auch nochmal so der Hinweis war, wenn wir jetzt 'n Kind kriegen, dann will ich da auch wirklich mit zu tun haben, so ne? Und ich kenn halt auch 'ne ganze Reihe Männer, die sagen, sie wollen irgendwie nur Mädchen haben. Und das sind alles eher so Typen, hatt' ich so den Eindruck, die das zwar ganz schön finden, Kinder zu haben, aber die konkret damit, mit der Arbeit und so, eigentlich relativ wenig am Hut haben. Also wo schon klar ist, Kinderkriegen ist erstmal Frauensache und man ist auch gerne Vater, aber Elternteil ist man eben sozusagen in zweiter Form. (I: Und hat es Dich gefreut, dass Philipp *überhaupt* 'n Wunsch hatte, oder dass er 'n Jungenwunsch hatte?) Nee, das nicht. Dass er *überhaupt* einen hatte, allein die Tatsache, dass es nun doch 'n Wunsch gab, hat mich dann gefreut.

Philips Beitrag lässt sich mehrstufig darstellen: 1. Er sorgt für eine Symmetrisierung der Befangenheit in Sachen Kindsgeschlecht, weil er – genau wie Judith – ein geschlechtsgleiches Kind präferiert. Er spiegelt ihre homosozialen Elternfantasien und dies verkleinert zugleich den Geschlechtsabstand zwischen den beiden. 2. Wenn auch Väter die Fantasie haben, besser geschlechtsgleich erziehen zu können, entlastet das Judith ferner von einer (später im Gespräch konkretisierten) Sorge, dass sie Männlichkeit nicht vermitteln könne, auch nicht recht wisse, was zeitgemäßes Mannsein ist. 3. Judith nimmt seinen Jungenwunsch als Zeichen der Bereitschaft zu sozialer Elternschaft (‚ein Kind *wie ich* ist eher *mein* Kind'). 4. Judith nimmt bereits sein emotionales Engagement, überhaupt einen Geschlechtswunsch zu hegen, als Zeichen seiner späteren Elternschaftspartizipation. Interessant ist dabei auch ihre implizite Vermutung eines Zusammenhangs zwischen der Höhe der väterlichen Investition und dem Geschlechtswunsch. Judith unterscheidet zwischen Vätern wie Philipp, die mit einer ernsthaften Geschlechtspräferenz Verantwortung übernehmen, und solchen, die mit einer niedrigstufigen Präferenz für Mädchen Verantwortung gerade abschieben. Wenn sich im Geschlechtswunsch auch Elternzuständigkeit abzeichnet, dann ist also mit beidem zu rechnen: dass sich manche Frauen z.B. eine Tochter wünschen, um sie für sich zu haben, aber andere einen Sohn, um ihn nicht allein haben zu müssen.

Manche Frauen sagen: ‚Mein Gott ich bin doch froh, wenn ich mit meinem Kind nicht die gleichen Mädchenprobleme habe, die ich selber gehabt hab'.‘ Ja, wenn ich sowas höre, dann denk' ich mittlerweile auch manchmal: Ja, es stimmt eigentlich auch. Es ist eigentlich auch 'n Vorteil! Also es ist auf jeden Fall so, die Spannbreite von Möglichkeiten, was so vorstellbar ist, ist einfach größer geworden, mit diesem Drübernachdenken: wie isses denn, wenn's 'n Junge wär', und dafür war für mich im Nachhinein ziemlich wichtig, dass ich nicht wusste, was es wird. Also im Nachhinein bin ich da richtig froh drüber, weil ich glaube, dass das Nachdenken relativ früh abschneidet, wenn man weiß, es wird 'n Junge oder man gleich mit der Tatsache konfrontiert wird, es wird 'n Junge oder 'n Mädchen, oder der vermeintlichen Tatsache – die vertun sich ja auch unheimlich oft. Dann kannst du dich ja sozusagen nur noch mit dem Zustand abfinden – während ich halt langsam anfangen konnte, mit dem Gedanken zu spielen. Dann bestimmst Du selber den Zeitpunkt, wo Du da wie drüber nachdenkst. (I: Hat Dich Deine Ärztin denn gefragt, ob Du's wissen magst?) Nee. Und ich bin im Nachhinein froh, weil ich am Anfang halt auch so diese Idee hatte, ne? Was machste denn, wenn's 'n Junge ist. War ich am Anfang halt ziemlich neugierig, aber auch nicht so, dass ich jetzt gesagt hätte: ‚Ich will's auf jeden Fall wissen.‘ Also, mir war's gleichzeitig auch *unheimlich*. Weil ich ja auch Angst davor hatte, dass sie mir auf einmal sagt, ich krieg' 'n Jungen. Und ich hab' dann gesagt, wenn se was sieht und mich fragt, ob ich's wissen will, dann sag' ich ‚ja‘. Aber das hab' ich auch nur im dritten und vierten Monat gedacht. In der Zeit hat se nix gesagt und danach wusst' ich auch, dass ich's nicht wissen will. Wenn sie mich im dritten Monat gefragt hätte, dann hätte ich gesagt: ‚Ja, ich würd's wissen wollen.‘ Insofern wie gesagt, bin ich echt froh, dass se mich nicht gefragt hat. Also nicht zuletzt find ich's jetzt auch einfach spannend. Das ist einfach ganz nett so, das noch nicht zu wissen. Also mal ganz unabhängig davon, von all den Sorgen, die damit vielleicht noch verbunden gewesen sind. Also ich hab' wirklich das Gefühl, dass es mir mehr Spielräume gelassen hat. Um mich dazu zu verhalten oder 'ne Position zu finden.

Das Geschlecht zu wissen, bedeutet, sich reaktiv mit einer Tatsache abfinden zu müssen. Die Geschlechterfrage offen zu halten, gibt die Möglichkeit, sich prospektiv zu verhalten, d.h. zwei Versionen eines Kindes neun Monate lang durchspielen zu können und sich selbst darauf ‚einzustellen‘. Die Schilderung der Ultraschallsituation gibt erneut Einblick in den Einfluss der Ärzte auf diesen Prozess – und in das nicht-beobachtbare Fantasiegeschehen vor dem Bildschirm. Für die Aneignung des Jungen dient Judith auch ein gezieltes ‚Umerziehungsprogramm‘:

Als ich merkte, ich hab' Probleme mit der Idee, dass das 'n Junge sein könnte, hab' ich gedacht, so dann musste was machen. Musste mal mit Philipp drüber reden, musste Dich mal fragen, ob des denn okay ist so, dass du damit Probleme hast. Da hab' ich halt angefangen, das mir wirklich vorzusagen: ‚Du kriegst 'n Jungen, Du kriegst 'n Jungen.' Und das war so 'n bisschen aus Trainingsgründen dann irgendwann. Als so mein Vertrauen in die Zeugungstheorie schwand, hab' ich gedacht, ist kein Fehler, wenn du bei der Idee bleibst, es wird 'n Junge. Einfach weil de dich noch dran gewöhnen musst, dass es eben auch einer sein könnte. Und dann gab's am Anfang von der Schwangerschaft halt zwei Träume, in der halt nur Jungen vorkamen. Einmal hab' ich geträumt, dass ich mit Philipp zusammen, wir beide alleine, Fünflinge kriegten. (...) Das ging halt so flupp, flupp, flupp, flupp, flupp – nacheinander fünf, und ich träume halt: ‚Mein Gott, fünf Kinder, ist das schrecklich!' Und im selben Moment denk' ich ,obwohl dann wird ja wenigstens wohl *ein* Mädchen dabei sein.' (...) Und hab' dann gesagt: ‚Sag mal Philipp, guck mal nach, da ist doch jetzt bestimmt wenigstens ein Mädchen bei, oder?' Und träum' ich halt, wie er so die Beine auseinander macht, fünf Paar Beine, und sagt: ‚Tut mir leid.' (lachen beide). Naja, da hab' ich am nächsten Morgen gedacht, muss ich mich jetzt damit abfinden, dass selbst wenn ich fünf Kinder kriegen würde, ich fünf Jungen kriege (lachen beide). Naja, und dann bin ich irgendwie dabei geblieben. Hab' irgendwie gedacht: ‚Judith Du kriegst wahrscheinlich 'n Jungen.' (...) Das war so mein Trainingsprogramm: ‚Jetzt stell Dir vor, es ist 'n Junge.' Und mittlerweile hab' ich schon eher das Gefühl, wenn man mich fragen würde, dass ich 'n Junge kriegen würde. Also ich nehm' das selber halt auch nicht mehr ganz ernst. Weil ich nicht weiß, wieviel Selbstsuggestion ich da jetzt betrieben habe, dass ich mir sowieso nichts anderes mehr vorstellen kann.

Dass zu Judiths Reflexionsprozess die Frage gehört, ob man überhaupt Probleme mit dem Kindsgeschlecht haben darf, verweist auf eine u.U. geschlechtsabhängige Legitimität der Äußerung und auch schon des Erlebens von Geschlechtspräferenzen. Wenn diese unter dem Anpassungsdruck stehen, der Aneignung des Kindes nicht im Wege stehen zu dürfen, und wenn gerade ,Mutterliebe' alles gleichermaßen umfassen soll, könnte es sein, dass die Geschlechtspräferenzen von Frauen mitunter tiefer vergraben sind als ein Interview zutage fördern kann (geschweige denn eine standardisierte Befragung). Judiths ,Trainingsprogramm' funktioniert wie eine Konfrontationstherapie in Sachen ,Androphobie'.[44]

Wie gesagt: Ein Geheimnis um das Geschlecht kann dieses mit Relevanzen aufladen, so wie umgekehrt das Wissen des Geschlechts dieses trivialisieren kann: Fantasien werden vereindeutigt und abgeschnitten, ein ,offener Posten' einfach abgehakt. Bei Judith werden dagegen längst vorhandene Relevanzen ebenso vorsichtig wie gründlich abgetragen, sodass das Nicht-Wissen ihr ei-

---

[44] Dass Frauen sich besser nicht ,egoistisch' Mädchen wünschen sollen und dass Jungen historisch präferiert wurden (bzw. bei Pärchen-Wünschen auch aktuell oft priorisiert werden), könnte eine gemeinsame kulturhistorisch tiefe Programmierung haben: Diejenigen, die den Männern das Gebärenkönnen voraus haben, werden immerhin darauf verpflichtet, einem *Anderen* das Leben zu schenken. Die Bevorzugung von Jungen könnte eine Art Tribut für diese körperliche Potenz sein – eine ausgleichende Asymmetrie.

nen Zeitgewinn beschert, in der ein Kind jedes Geschlechts positiv besetzt werden kann. Das Kindsgeschlecht ist also nicht einfach ‚egal‘, sondern ‚gleich gut‘. Das Anfangsmotiv der Erzählung wiederholt sich dabei: Das Gegenteil vom Wissen ist das *Kennenlernen*, d.h. die Aufrechterhaltung einer Unbekanntheit, die dann Schritt für Schritt abgebaut wird. Dieser Prozess erlaubt es, elterliche Wünsche und Ängste am Kindsgeschlecht festzumachen, die zu dessen ‚Konkretisierung‘ dazugehören.

Zwischenfazit

Der mikrosoziologische Blick auf die Bildung von Erwartungen an das Geschlecht des Ungeborenen zeigt eine Reihe von Faktoren auf, die die Prämissen der standardisierten Präferenzforschung unterlaufen. Was dort als eine mehr oder weniger stabile individuelle *Einstellung* einer konstanten Person unterstellt wird, erweist sich in erster Linie als hochgradig beziehungsabhängige *Kommunikation* innerhalb des Transformationsprozesses der Elternwerdung, der am potentiellen Geschlecht des werdenden, neuen Familienmitglieds seinen Aufhänger findet. Über das (Nicht-)Äußern von Geschlechtspräferenzen können die Nähe- und Distanzmuster einer werdenden Familie beeinflusst und strategisch reguliert werden. Die Chancen, Geschlechtspräferenzen überhaupt zu äußern, können jedoch sehr ungleich verteilt sein: Während man sich das künftige Beziehungsgefüge vorstellt, kann man sich etwas für den anderen wünschen, um indirekt selbst davon zu profitieren, obwohl man ‚individuell‘ vielleicht anders präferiert hätte. Aber selbst dieser individuelle Wunsch hat von vornherein einen *Beziehungssinn*: Man wünscht sich z.B. einen Jungen, weil man sich *sich* mit einem Mädchen nicht vorstellen kann. Darüber hinaus stellt man eigene fantasierte Beziehungen zum Kind auf die Beziehungswünsche des Partners oder eines Geschwisterkindes ein, verschmilzt sie also immer schon in ein familiales Beziehungsgefüge.

Schließlich hat sich gezeigt, dass sich in dieser kommunikativen Verflüssigung, in der Geschlechtspräferenzen außer in Fragebögen stets auftauchen, die Trennung von Wunsch und Prognose, so wie auch wir sie ursprünglich unterstellt hatten, nicht aufrechterhalten lässt. Indem der Wunsch der Prognose flexibel angepasst wird, reagieren die Akteure gerade auf die *Nichtwählbarkeit* einer entscheidenden Eigenschaft ihres Kindes – die Vorliebe für ein bestimmtes Geschlecht ist somit weniger *Präferenz* als ‚*Postferenz*‘. Sich einfach nur ein Kind zu wünschen, ist manchen zu wenig, sich das falsche Geschlecht zu wünschen, ist aber u.U. mit hohen kognitiven und sozialen Kosten verbunden. Dies sei abschließend mit einem ausführlichen Fallportrait dargestellt. Es zeigt, wie stark das Geschlecht des Ungeborenen im Kontext eines sich erweiternden Beziehungsgefüges steht, wie es nämlich über Ähnlichkeitsvorstellungen die soziale Nähe und Distanz zwischen den Mitgliedern der werdenden Familie berührt.

6.4 Das relationale Geschlecht in der Familientriade – ein Fallportrait

Alma ist Studentin, 32 Jahre alt, ihr Vater stammt aus Pakistan, ihre Mutter aus der französischen Schweiz. Sie hat noch zwei Geschwister (der Bruder ist 14, die ältere Schwester hat bereits ein Kind). Sie lebt mit ihrem Freund Ulli (33), einem freischaffenden Künstler, zusammen. Das Paar kennt sich schon seit 16 Jahren und ist dem Bildungsmilieu zuzurechnen. Zum Zeitpunkt des ersten Interviews (ein Zwiegespräch) ist sie in der 26. Schwangerschaftswoche, ein zweites Interview (ein Paargespräch mit zwei Interviewern) fand ca. neun Monate später statt, als Sohn Bela bereits fünf Monate alt ist.

Ein unmöglicher Sohn in den Geschlechterbeziehungen der Familie

Alma und Ulli teilen einen impliziten Mädchenwunsch, der sich zunächst aus entsprechenden Erfahrungen und individuellen Rollenvorbildern speist:

> U: Da hab' ich mir Väter dann eben angekuckt, *die* halt mit ihren *Mädels*/ und das fand ich halt doch irgendwie süßer (lacht) wie die Jungs. Auch wenn man dann halt sieht/ werden die halt auch mal älter, und immer Streitereien und sonst was, und Mädchen halt so sozial, da dacht' ich mir schon auch: ‚Lieber ein Mädchen.' (…)
> A: Ich habe überhaupt keine Vorstellung davon, was eine Mutter für eine Beziehung zu einem Sohn haben kann, ich kenne nur Klischees von Mutter-Sohn-Beziehungen, die alle in meinen Augen negativ sind. Also entweder das ist ein Muttersöhnchen oder der Sohn ist sehr männlich und die Mutter macht alles für ihn, und wenn er eine Freundin hat, dann zieht er aus und kümmert sich gar nicht mehr um seine Familie.

Die stillschweigende Erwartung, dass der Geschlechtswunsch auch erfüllt wird, führt bei der Ultraschalldiagnose zu einer herben Enttäuschung:

> A: Wir waren zusammen beim Ultraschall, mein Freund und ich, weil wir erwartet haben, dass das der Ultraschall sein würde, wo sie (die Gynäkologin) das Geschlecht erkennen wird. Und wir waren beide totenstill (stockt und lacht). Er wollte auch lieber ein Mädchen, und ich bin auch nur von einem Mädchen ausgegangen. Also wir hatten gefragt, ob sie's sehen kann und dass sie's uns sagen soll, wenn sie's sieht. Und dann hat sie gesagt: ‚Ah ein Bub!' Und dann haben wir geschwiegen (sehr leise). Und ich war noch viel geschockter als ich dachte. Dann sind wir aus der Praxis raus, ins Auto reingestiegen und dann hab' ich angefangen zu weinen. (…) Ich hatte immer im Kopf, dass es ein Mädchen wird. Ich weiß nicht warum, ich hatte einfach keine Vorstellung davon, dass ich einen Sohn bekommen könnte, hatte nur eine Vorstellung davon, dass ich eine Tochter bekommen könnte. Also nach wie vor habe ich totale Schwierigkeiten, mir vorzustellen, die Mutter von einem Sohn zu sein. (…) Also das war mir ganz schrecklich, die Vorstellung, dass ich jetzt einen Sohn haben soll und wie das aussehen kann, wie ich eine andere Form von Mutter-Sohn-Beziehung finden kann, die diesen Klischees nicht entspricht. Weil ich überhaupt keine Vorbilder hab' für gelungene Mutter-Sohn-Beziehungen irgendwie. Mein Vater kommt aus einem Dorf in Pakistan, dann musste er ganz schnell in die Hauptstadt und war überhaupt nicht mit seiner Mutter zusammen. Also die

Mutter hat alles für die Kinder gemacht, die definiert sich über die Kinder, das ist ihr ein und alles. Und das konnte ich mir für mich überhaupt nicht vorstellen, so eine Mutter zu werden. Ja und deswegen, in Ermangelung von Vorbildern, hat mich das irgendwie erschrocken, was ich jetzt mit einem Sohn machen soll.

Die Geschlechtsdiagnose lässt Almas starke Mädchenpräferenz zu Tage treten: Das erwartete Kind war implizit weiblich und das tatsächliche Kind hat ein unpassendes Geschlecht, was sie als große Enttäuschung erlebt. Auffallend ist, dass Alma trotz ihres geliebten kleinen Bruders (der 18 Jahre jünger ist) und eines wenig maskulinen Partners (s.u.) angesichts des kommenden Sohnes so stark ‚fremdelt'. Entscheidend sind für sie dabei weniger dessen mögliche männliche Eigenschaften (wie für viele unserer Informantinnen), sondern die imaginierte Mutter-Kind-Beziehung, die durch übergroße Nähe und/oder durch Verlassenwerden bestimmt ist: der ‚ödipale' Sohn, der auf die Mutter fixiert ist; die Glucke, die umgekehrt ihren Sohn an sich klammert; oder der undankbare Sohn, der die ihn umsorgende Mutter alleine lässt. Die Beziehung zu einer Tochter stellt sie sich dagegen ganz unproblematisch vor:

Bei einer Tochter wäre mir das viel leichter erschienen, da hätte ich überhaupt keine Bedenken. Da dachte ich: ‚Ja, das wird ein intelligentes Kind, mit der wäre ich auf einer Ebene, der kann ich mein Wissen vermitteln' irgendwie. Also die Vorstellung von einem Mädchen ist mir irgendwie bekannter. Ich dachte, dass das ganz einfach sein wird. Sie wird mir ähnlich sein, und wie Frauen sind, das weiß ich. Aber mit so 'nem Jungen? Jetzt redet alle Welt davon, Jungs haben's so schwer in der Schule, weil sie doch jetzt rausfinden, dass Jungs anders sind und vieles ganz anders kompensieren als Mädchen. Dass die so viel Bewegung brauchen. Und ganz andere Anreize, und so visuell sind und ich weiß nicht was. Und das *bin* ich alles nicht. (…) Die Zärtlichkeit zu einer Tochter hätte ich mir viel leichter vorgestellt als die Zärtlichkeit zu einem Sohn. Auf der einen Seite denke ich: ‚Na gut, das soll ein Mann werden.' Ich weiß nicht, vielleicht kommt was Schlechtes bei raus, wenn man den ebenso zärtlich behandelt, wie man es mit einer Tochter machen würde. Also das macht mir auch nach wie vor Sorgen. Wie zärtlich kann man mit einem Sohn sein? Wie wichtig ist es, dass man härter mit einem Sohn umgeht, damit der dann auch mit den anderen Jungs auf einer Ebene ist. Und dass man dann nicht so ein ganz zartes Kind hervorbringt, das sich dann in der Welt gar nicht zurechtfindet.

Einerseits rekurriert Alma auf das Common-Sense-Wissen eines wesenhaften Unterschieds zwischen Männern und Frauen. Der künftige Junge ist der Unbekannte, weil Geschlechtsfremde. Andererseits sieht sie sich (wie Judith) vor die Aufgabe gestellt, den Jungen zum ‚Mann' zu machen, was eher an eine ‚sozialkonstruktivistische' Perspektive erinnert. Für diese Aufgabe antizipiert sie Sozialisationsanforderungen, für die sie sich nicht gewappnet fühlt. Eine Beziehung zu einem Mädchen lädt dagegen zu Ähnlichkeitsunterstellungen ein und scheint ohne Rollenvorgaben auszukommen. Bei ihrem Partner vermutet Alma dagegen eine umgekehrte Codierung der Vater-Kind-Beziehung: Geschlechtsgleichheit wird mit Konkurrenz und der Herausforderung seines Mannseins assoziiert, während Geschlechtsdifferenz ihn entspannt und seinem emotionalen Wesen eher entspricht:

Er wollte auch eine Tochter lieber haben, weil er sich das leichter vorstellt mit einer Tochter. Eine Tochter ist vielleicht zartfühlender, und dass er sich selbst als Mann nicht so beweisen muss mit 'ner Tochter. (…) Ich glaub' er hat auch wenig Bilder von Vater-Sohn-Beziehungen. Und eben vor allem diese auf so einer sportlichen Ebene. Und er ist ein relativ emotionaler Typ, sehr künstlerisch, und das hat er sich glaub' ich mit einem Mädchen leichter vorgestellt.

Familie und Freunde preisen Alma die Mutter-Sohn-Beziehung als besonders innig an – doch genau darin liegt eines der Rollenbilder, die sie ablehnt:

Ich hab' dann auch gleich meine Eltern angerufen und gesagt: ‚Es wird ein Junge (langgezogen, traurig). Was mach' ich denn jetzt?! Was soll ich denn mit einem Jungen?' Ich wollte eigentlich mit meiner Mutter reden, aber es war nur mein Vater da, und der hat dann versucht mich zu trösten, er hat ja dann einen Sohn noch spät bekommen. Zwei Töchter und einen Sohn haben meine Eltern, und er wollte auch immer nur Mädchen, und meine Mutter eigentlich auch. Also wir sind eine Familie, die eher Mädchen mag (lacht). Und dann hat er versucht, mich zu trösten: Nein, heutzutage denkt er, dass man vielleicht doch mehr von einem Sohn als von einer Tochter hat (lacht). Das waren dann so Seitenhiebe auf uns (lacht). Und er ist Arzt, in seiner langjährigen Erfahrung mit Familien hätte er oft festgestellt, dass die Leute doch viel glücklicher mit Söhnen wären als mit Töchtern. (…) Die meisten finden eigentlich einen Jungen toll. In meinem Umkreis wollen mehr Leute einen Jungen als ein Mädchen. Ich wusste nicht, ob ich das erzählen sollte, dass ich so traurig darüber bin, dass es kein Mädchen ist. Ich wollte nicht, dass alle denken, ich hätte jetzt schon einen Knacks in der Beziehung zu dem Kind. (…) Ich empfinde es nun mal so, ich erzähle es auch so, wie's ist. Und viele reagieren doch mit Unverständnis, dass sie sagen: ‚Ach Quatsch, ist doch egal' und ‚ein Junge ist doch toll' und ‚du wirst sehen, das wird ganz super' und viele sagen: ‚Die Mutter-Sohn-Beziehung ist doch viel inniger als die Mutter-Tochter-Beziehung.' Aber gerade das will ich nicht. Ich will eben nicht dieses Klischee von der innigen Mutter-Sohn-Beziehung, sondern ich will eine Mutter-*Kind*-Beziehung und nicht so'n Kind, das das dann so fixiert auf mich ist. Das find ich ganz schrecklich. Ich will nicht, dass es mehr fixiert auf mich ist als auf meinen Partner. Andersrum hätte ich das auch nicht gern. Ich hätte auch nicht gern eine Tochter, die dann so ein Vater-Kind ist. – Und dann versuchen sie mich zu trösten, und das schreckt mich noch mehr ab, mich zu trösten, dass das Kind an mir hängen wird, so fixiert sein wird auf mich, dass mir das angepriesen wird als etwas Tolles. Dass ich jetzt *die* bin, die den engsten Draht zu dem Kind hat, also das entspricht nicht meiner Vorstellung von Familie. Ich will, dass so lange es drei sind, dass es ein Dreieck ist, so ausgeglichen ist. Also die Eltern-Beziehung soll natürlich 'ne andere Ebene haben, aber ich will, dass das Kind 'ne gleiche Beziehung zu beiden Elternteilen hat, (…) mein Kind soll mich nicht mehr lieben als seinen Vater. Ich will ja auch nicht, dass es den Vater mehr liebt als mich.

Welche Relevanz hat das Kindsgeschlecht für Alma und welche Gründe gibt es für ihre Abneigung gegenüber einem Jungen? Almas Enttäuschung und Sorge gelten wie gesagt nicht primär den unterstellten Geschlechtseigenarten des Kindes, sondern dem ‚Geschlecht der Beziehung' zu ihm. Sie hat ein ihr unähnliches Kind im Leib, dessen andere Geschlechtszugehörigkeit auf der einen Seite die Fremdheit des Ungeborenen als neues Wesen verstärken könnte, dadurch auf der anderen Seite aber auch eine bestimmte soziale Bindung, nämlich eine ungleiche Geschlechterbeziehung aufruft. Jedes Kind verschiebt ja insofern die Geschlechtssymmetrie eines (geschlechtsungleichen) Paares, als es eine Seite verstärkt und so eine ‚Minderheit' erzeugt. Darüber hinaus erweitert es die Paarbeziehung um eine geschlechtsgleiche (homosoziale) und um eine zweite geschlechtsungleiche (heterosoziale) Generationenbeziehung. Almas stereotype Vorstellung von einer innigen Mutter-Sohn-Beziehung, die von ihrem Umfeld noch massiv verstärkt wird, alarmiert sie auf der ganzen Linie. Warum ist diese zu große Nähe eines Kindes für sie ein Problem? Alma stellt klar, dass sie dieses Problem im Prinzip auch im Falle einer Tochter sähe: Es bestünde dann in einer überengen Bindung des Kindes zu seinem gegengeschlechtlichen Elternteil. Das Kind soll aber weder *Mutter*-Kind noch *Vater*-Kind sein. Gegen die Befürchtung einer solchen einseitigen Fixierung setzt Alma ihr Ideal einer familialen Triade: (1) die Eltern-Kind-Beziehung soll symmetrisch sein. Anstelle einer geschlechtlichen Schieflage im Beziehungssystem soll es ein gleichschenkliges Dreieck geben („ein Dreieck, so ausgeglichen"), bei dem die Geschlechterbeziehungen durch eine Äquidistanz beider Eltern zum Kind balanciert werden. (2) Die Elternbeziehung soll sich als solche auch von der Paarbeziehung unterscheiden; es sind zwei verschiedene „Ebenen", denn es kann nur *eine* heterosexuelle Beziehung geben: die Beziehung zu ihrem Partner.

Dieses Zukunftsszenario ist für Alma offenkundig nicht nur eine abstrakte Sorge (etwa um Elternbeteiligung oder Kindeswohl), sondern ein akut erlebter persönlicher Alarmzustand. Daher lässt sich vermuten, dass die beiden Aspekte der Triade – der Generationen- und der Geschlechteraspekt – in Almas aktueller leiblicher Bedrängnis miteinander interferieren: In ihrem Körper wächst jemand heran, der eine zu enge, geschlechtsverschiedene Beziehung reklamieren könnte – der ihr ‚zu nahe kommen' wird, während er ihr bereits de facto näher ist als je ein männliches Wesen zuvor. Insofern scheint Alma bei der Perhorreszierung der Mutter-Sohn-Beziehung auch mit der Distinktion zweier Liebesbeziehungen beschäftigt. Sie ist bereits ihr halbes Leben mit Ulli zusammen und kennt somit nur eine andersgeschlechtliche Liebesbeziehung, nämlich die Paarbeziehung. Nun bekommt sie ein männliches Kind, und da sie von dieser Beziehung keine Vorstellungen hat, außer einer negativen (ödipalen), und weil sie ‚Mutterliebe' zu einem Kind noch nicht kennt, sieht sie eine verwirrende Vermischung von Beziehungen und Affektlagen auf sich zukommen. Das Heranwachsen eines zweiten ‚kleinen Mannes' in ihrem Bauch und in ihrem Gefühlshaushalt lässt ihre Beziehung zu Ulli nicht unberührt. Die enge Mutter-Sohn-Beziehung ist für sie nicht problematisch, weil sie etwa ihre (berufliche) Autonomie einschränkt – eigentlich problematisch ist sie erst in Bezug auf Ulli: als eine Sonderbeziehung, die aus dem Paar ein schiefes Dreieck macht. Das ‚ausgeglichene Dreieck' erscheint so gesehen als eine Neutralisierungsformel und zielt auf die symmetrische Qualität der Beziehungen in der Triade ab.

Alma scheint die Schwangerschaft mit einem Jungen (noch viel ausgeprägter als Miriam, s.o.) wie eine heterosoziale Belagerung zu erleben, die nach Entmischungen und Distinktionen verlangt: a) von Geschlechtern (Männer sind anders), b) von Beziehungstypen (Mann/Frau vs. Eltern/Kind), c) von Elternschaften (Vater/Sohn vs. Mutter/Sohn), d) von Personen (die je nach Geschlecht und Alter im richtigen ,Abstand' sein müssen). Insofern zeigt der Fall ,ödipale' Grundstrukturen der Familienbildung: Das Ungeborene stellt ein bivalentes soziales Objekt dar – es ist das fremde Unbekannte und das eigene Vertraute zugleich. Es ist aber auch ,der Dritte', der eine heterosexuelle Paarbeziehung transformieren kann: „So lange zu zweit, jetzt zu dritt."
Gleichzeitig ist sich Alma bewusst, dass sie durch die offene Kundgabe ihrer Präferenz Gefahr läuft, die Beziehung zu ihrem Jungen erst recht zu erschweren, indem sie sich den Etikettierungen des sozialen Umfelds aussetzt. Sie kann den Wunsch nach einem Mädchen aber vor allem deshalb so frei äußern, weil sie ihn und die soziale Ferne zu einem Jungen mit ihrem Partner teilen kann. Wäre ihr Wunsch dem ihres Partners entgegengesetzt (wie bei Lore, s.o.), würde die starke Äußerung ihres Wunsches erst recht das Risiko bergen, ihr Symmetrieideal zu unterlaufen.

Das De-Gendering des Ungeborenen in der innerleiblichen Beziehung

Bislang war in Almas Erzählung die künftige Mutter-Sohn-Beziehung im Mittelpunkt, die stark geschlechtlich codiert ist und ihren Sohn als ein bereits vorhandenes, soziales Gegenüber entwirft. Die Frage nach der aktuellen innerleiblichen Mutter-Kind-Beziehung, die Alma aus einer zum Erzählzeitpunkt bereits vergangenen Zukunft in die Gegenwart zurückholt, löst nun aber einen Wendepunkt in der Erzählung aus:

> Also ich hatte so 'ne Angst, dass ich vielleicht unfruchtbar sein würde. Und als sich das Kind dann da einfach plötzlich so materialisiert hat, war ich vom ersten Moment an dem Kind unglaublich dankbar. Also ich dachte vom ersten Moment: Was für ein liebes Kind ist das! Ich hatte eher das Gefühl, dass die Dinge in meinem Leben schwierig sind, dass ich mir alles sehr schwer erkämpfen muss, dass ohne mein Zutun nichts geht. Ich dachte halt, das mit dieser Schwangerschaft wird eben jetzt auch so was/ dass das sehr schwer sein wird, dass es auf meine Kosten gehen wird. Und dass dieses Kind *einfach so* entstanden ist, ohne dass ich mir auch nur eine Sekunde Sorgen machen konnte oder so was. (…) Dass das Kind einfach so entstanden ist, da dachte ich von Anfang an: Was für ein liebes Kind einfach. Wie lieb, dass es mir das so einfach macht. Dass dieses Kind mir das alles abgenommen hat. Und so ist das Gefühl geblieben, das ist ein sehr *liebes* Kind. Die anderen Beschreibungen von den Bewegungen im Bauch, von den Empfindungen, die sind ganz anders als ich das empfinde. Weil ich hab' das Gefühl, ich hab' ein eher ruhiges Kind, die Bewegungen von dem Kind sind eher sanft und zart und das Kind hat seinen eigenen Rhythmus *jetzt schon*, das kommt mir manchmal schon so ordentlich vor. Und die anderen erzählen: ,Das tritt und das macht und bewegt sich wie verrückt', und das empfinde ich überhaupt nicht so. Ich hab' das Gefühl, das Kind probiert sich so aus, aber ganz sanft alles.

Alma beschreibt das Ungeborene bereits als ein eigenständiges Wesen mit spezifischen Charaktereigenschaften und individualisiert bzw. ‚entstereotypisiert' es dadurch. Auffallend sind in dieser Passage zwei Dinge: Zum einen wird die Beziehung zu ihm jetzt ohne jeden expliziten Rekurs auf Geschlecht geschildert. Das Ungeborene ist nicht mehr der Sohn oder der Junge, für dessen Umgang kein Skript vorliegt, sondern durchgängig ‚das (liebe) Kind', mit dem sie sich problemlos in ihrem Körper arrangiert. Zum anderen liegen die dem Kind zugeschriebenen Wesenszüge (lieb, ruhig, sanft und zart) fern von aller ‚Männlichkeit'.

Alma wirkt hier bereits wie versöhnt mit dem zu einem früheren Schwangerschaftszeitpunkt befürchteten Jungen, und zwar gerade auch versöhnt mit der befürchteten Innigkeit der Beziehung zu ihm. Diese wird nun als harmonische Mutter-Kind-Symbiose bejaht. Der kommende Sohn, der viel Bewegung braucht und dem man nicht zu viel Zärtlichkeit zukommen lassen darf, ist einem „lieben Kind" gewichen, das sanft und zart ist und demgegenüber sie sich dankbar zeigt für seine problemlose Entstehung und sein ruhiges Gemüt. Das vorher – in der Schwangerschaft wie in der Erzählung – so dominante Thema des Kindsgeschlechts hält Alma durch ein erstaunlich konsequentes *undoing gender* auf sprachlich-narrativer Ebene in Schach. Die innerleibliche Beziehung ist nicht problematisch (wie die zukünftige mit dem Jungen), eben weil sie unter Absehung von Geschlecht mit dem ‚Baby' bzw. ‚Kind' stattfindet. Die Beziehung zum Ungeborenen wird sprachlich geschlechtsindifferent gehalten und insofern gerade nicht als geschlechtsfremde (im Sinne einer heterosozialen Belagerung) geschildert. Der künftige Sohn wird gewissermaßen von der antizipatorischen Vorstellung ‚im Kopf' zu einem konkreten, individuellen Wesen im Bauch:

> Also ich reagiere fast immer darauf, wenn das Kind aufwacht und sich bewegt. Dann reagier' ich in Gedanken fast immer darauf, dass ich dem Kind irgendwie sage: ‚Ah bist du aufgewacht?' oder ‚Was machst du? Streckst du dich?' und so. Das sind so Momente, wo ich eigentlich immer mit dem Kind rede, und was mir Freude macht, das schick' ich oft dann so an das Baby weiter. Dann sag' ich: ‚Oh Babychen, guck mal, was wir gerade machen. Hör mal zu' und ‚wie spannend!' und ‚guck mal was wir Schlaues lernen' und so – ja.

Auch in der Schilderung der innerleiblichen Begegnung mit dem Ungeborenen wird die vormals hohe Relevanz von Geschlecht gänzlich durch Charaktereigenschaften verdrängt:

> Ich fühl' mich *schon* als zwei Personen. Also ich hab' schon das Gefühl, dass das Kind anders ist als ich. Die Vorstellung, die ich mir von dem Kind mache, ist definitiv anders als *ich* mich sehe. Ich hab' das Gefühl, das Kind hat wesentlich andere Charaktereigenschaften als ich. Und deswegen ist das schon jetzt ein eigenständiger Mensch eigentlich. Also das wird zunehmend stärker. Ich hab' auf jeden Fall immer mehr das Gefühl, dass das ein eigenständiger Mensch ist. Aber das war eigentlich von Anfang an, weil das eben so plötzlich *da* war. Irgendwie hatte ich das Gefühl, ja das kommt eben von *woanders* her. Das ist jetzt nicht einfach eine Erweiterung von

mir selbst, sondern das kommt von irgendwo her. Das ist irgendwie entstanden, natürlich auch durch mein Zutun, aber eben auch durch das Zutun von meinem Partner, und deswegen ist es schon von Anfang an was Eigenständiges. Je mehr ich das spüre, desto stärker wird das eben. Weil das, was ich spüre, eben nicht meiner Vorstellung entspricht, sondern mich überrascht, dass es sich so anders verhält als ich dachte; weil ich nur diese Klischees kenne, von diesen wilden Kindern, die boxen, sobald man sich hinsetzt. Und weil es eben so anders ist, hat sich dann diese Vorstellung, dass es was Eigenständiges ist, noch verfestigt. (...) Je unerwarteter das ist, was es macht, desto überraschter bin ich und desto mehr begreife ich das Kind als so was Eigenes.

Die Eigenständigkeit des Ungeborenen ist nicht – wie für viele Schwangere – Ergebnis eines leiblichen Dividuierungsprozesses, im Zuge dessen erst ein ‚inwändiger Anderer' konstituiert wird (s. Kap. 5), ihr Kind ist für Alma von Anbeginn der Schwangerschaft ein emergentes ‚Alter Ego' („das kommt von woanders her"), dem sie individuelle Charaktereigenschaften zuschreibt. Für die Beschreibung des Andersseins wird hier jedoch nicht das fremde Geschlecht herangezogen (wie man es erwarten würde). Alma begreift das Ungeborene vielmehr über die Wahrnehmung von ihr abweichender Verhaltensweisen als separate Person. Sie ‚entbindet' das Kind von ihren Erwartungen, individuiert es im Sinne seiner Verselbständigung von ihr.

Die Kindsregungen forcieren diese Individuierung und Personalisierung des Ungeborenen, denn sie überraschen Alma und festigen ihre Überzeugung, ein eigenständiges Wesen in sich zu haben. Je unerwarteter sie das Kind erlebt, je mehr es sich über ihre Erwartungen und mitgeführten Klischees hinwegsetzt, desto mehr wird es von ihr als eigenständige Person empfunden. In Bezug auf das Geschlecht ihres Kindes bietet Almas Erzählung daher ein starkes Kontrastprogramm: Einerseits hat das Kindsgeschlecht eine hohe Relevanz. Es verursacht ihre Enttäuschung und ist Basis ihrer für die Zukunft antizipierten Beziehungsklischees von Mutter und Sohn, andererseits scheint es restlos in ihrem allmählich entstehenden ‚Charakter-Bild' ihres ungeborenen Kindes zu verschwinden.

Die postnatale Rekonstruktion des Kindsgeschlechts

Im zweiten Interview, als Bela bereits fünf Monate alt ist, hat sich Alma im Hinblick auf ein mögliches zweites Kind vollständig von ihrem Geschlechtswunsch gelöst, während ihr Partner weiterhin daran festhält, allerdings mit einer modifizierten Begründung:

U: Das Thema ist immer noch so, dass man sich denkt: Wie wäre es, wenn es ein Mädchen wäre? Aber das ist es glaub' ich auch immer.
A: Also für mich überhaupt nicht. Für mich ab dem Moment der Geburt, wo das Baby raus kam und ich es gesehen hab', also für mich war das so, wie man das auch immer beschreibt, diese Liebe auf den ersten Blick. In dem Moment dachte ich: Das *ist* schon die größte Liebe und dann war das also – Junge oder nicht Junge oder – es hätte kein anderes Kind sein können als *dieses Kind*.

U: Ich würde sagen, das war bei uns beiden so ein bisschen zeitversetzt. Also ich hing da immer hintendran. Und jetzt hab' ich das ungefähr eingeholt.

Die Geburt löst Almas ursprünglichen Vorbehalt schließlich ganz in einem Gefühl der Liebe auf, die das Kind radikal individualisiert („kein anderes Kind als dieses Kind") und zur Person macht, zum einzigartigen Wesen, dessen Geschlecht in seiner Bedeutung verblasst oder als schlicht gegeben und zu ihm gehörig betrachtet wird. Lieben muss man bedingungslos: mit Haut und Haar und Genital. Ihre anfängliche Enttäuschung über den Jungen stellt Alma im Rückblick auch anders dar:

A: In dem Moment, wo ich es erfahren habe, war ich sehr traurig und sehr enttäuscht. Ich hatte mir wirklich ein Mädchen gewünscht. Es war schon ein bisschen gedämpft die Freude.
I1: Und wie verändert sich so die Beziehung zum Kind?
A: Also ich war dann einfach sorgenvoller. Als ich wusste, das ist ein Junge, auch gerade in der Kommunikation mit dem Baby, da hab' ich schon auch oft mit dem Baby irgendwie gedacht: ‚Uuuhh, ob du das so schaffst, Babychen?! Wie soll das denn werden? Jetzt bist du ein Junge! Und das wird ja vielleicht schwieriger für dich. Ja, vielleicht sorgenvoller.' (…)
I2: Wie haben Sie sich mit dem Geschlecht des Kindes abgefunden? Können Sie sich noch erinnern?
A: Das scheint mir eher eine Frage des Charakters zu sein. Gut, das ist dann so und dann ist es so. Also ich wusste, es ist ein Junge und dann ist das halt ein Junge. Ja gut, ich hab' dann vielleicht schon versucht, mir zu überlegen, was hat das vielleicht für Vorteile, dass man einen Jungen bekommt. Mir ist aber nach wie vor bis zum Schluss eigentlich wenig eingefallen. (…) Aber es war dann kein Weltuntergang. Sondern ich hatte mir Sorgen gemacht, wie das sein soll mit 'nem Jungen. Ich mach' mir nach wie vor auch Sorgen. Ich find's immer noch schwierig, dass es ein Junge ist, sehe es auch eher jetzt sogar schon, wo er noch ein Baby ist, bewahrheitet sich das jetzt auch schon, dass es ein bisschen problematischer ist für einen Jungen auf der Welt zu sein. Also die Jungs scheinen doch/ das, was ich befürchtet hatte/ dass die Jungs empfindlicher sind, das höre ich jetzt auch immer wieder und er scheint mir auch empfindlich zu sein. Aber ich hab' mich damit abgefunden, das war ja nun mal so. Man hat mir ja nicht gesagt, dass das ein krankes Kind ist oder sonst irgendwas, sondern es ist ja ein Junge.

Alma hält an ihrer Erwartung fest, dass Jungen anders als Mädchen sind („schwieriger"), wobei sie Belas "Empfindlichkeit" auf sein Geschlecht zurechnet. Mit Blick auf das Erstinterview werden eine Reihe von Umdeutungen und Verschiebungen deutlich: (a) Retrospektiv wird die Relevanz des Kindsgeschlechts im Vergleich zum Erstinterview (wo Alma „geschockt" war) weniger dramatisch geschildert. (b) Wurde in der Schwangerschaft vom Kind im Bauch unter sprachlicher Absehung vom Geschlecht erzählt und nur die Beziehung zum künftigen Jungen als schwierig antizipiert, scheint jetzt der Junge nachträglich wieder in der innerleiblichen Kommunikation zugelassen zu werden („ob du das schaffst Babychen, jetzt bist du ein Junge") - allerdings nur im Rahmen der ‚Sorge', die nun (c) nicht mehr um die Mutter zentriert ist (die es mit einem Sohn schwerer hat), sondern vielmehr um das Kind, das es im Leben schwerer haben wird. Statt einer Ablehnung des Jungen übernimmt Alma jetzt also die Kindsperspektive; ihre eigene Enttäuschung über das falsche Geschlecht tritt damit in den Hintergrund. (d) Das Geschlecht macht nicht länger das Wesen des Kindes aus, es wird durch den Vergleich mit einer Behinderung relativiert und als etwas dem Kind eher Äußerliches behandelt. (e) Es wird dadurch aber auch in die Nähe einer ‚Krankheit' bzw. Schwäche gerückt, die Alma durch mütterliche Fürsorge ausgleichen muss, d.h. es wird wieder in eine Geschlechterbeziehung eingebaut. Insgesamt ergibt sich eine Relevanzreduzierung, in der das Kindsgeschlecht zugleich umgedeutet und verschoben wird. Es bekommt eine geringere und qualitativ andere Bedeutung. Das Geschlecht wird von etwas vormals dem Kind Inhärenten zu etwas ihm Äußerlichen, das Alma dann aber zum Zentrum ihrer mütterlichen Sorge um das Kindeswohl macht. Diese Uminterpretation ermöglicht es ihr zudem, ihrer Mutterliebe (der „größten Liebe") freien Lauf zu lassen, ihr vielleicht gar (temporäre) Priorität vor der Liebe zu Ulli einzuräumen. Die Charaktereigenschaften von Bela werden von Alma sogar explizit korrigiert:

> Also je weiter die Schwangerschaft fortschritt, desto mehr hatte ich auch eine Vorstellung davon, wie das Kind sein würde. Und letztendlich hab' ich mich scheinbar völlig vertan. Also das Kind ist ganz anders als ich dachte, dass es wäre. Ich hatte die Vorstellung oder das Gefühl, dass es ein sehr ruhiges, gelassenes Kind ist – und jetzt hab' ich das Gefühl (lacht), dass es überhaupt kein ruhiges, gelassenes Kind ist. Sondern er ist, also ich finde ein ganz empfindliches Kind, also das Gegenteil von cool. Also ich dachte immer, es ist ein ruhiges Kind. Deswegen hatte ich auch oft das Gefühl, er ähnelt mir überhaupt nicht, deswegen hatte ich auch die Vorstellung, dass es ein eigenständiger Mensch ist, weil ich den so anders fand als mich selber. Ich fand den soooo gelassen, und mich würde ich auf keinen Fall als gelassen beschreiben. Und ihn fand ich, egal was ich gemacht hab' und so, der war sehr ruhig, der hat sich oft zu den gleichen Zeiten bewegt. Der hat mir nie wehgetan. Ich hatte von vielen anderen gehört, dass die Kinder so wild sind, dass die Mutter Schmerzen hat. Und das hatte ich nie, das Gefühl, dass er so unkontrolliert sich bewegt oder so was, oder dass er mir weh tut. Sondern ich hatte das Gefühl, dass er sehr sanft ist. Und dann dachte ich immer: ‚Ah ja, das ist ein ganz anderer Mensch als ich. Das ist ein sanfter Mensch, das ist ein ruhiger Mensch.' Solche Begriffe hatte ich irgendwie für ihn, solche Vorstellungen.

Während der Schwangerschaft war Belas ‚Gelassenheit' ein achtungsgebietendes Kriterium seines personalen Andersseins und auch ein beruhigendes Korrektiv für Almas Erwartungen an einen ‚Jungen'. Nach der Entbindung nun ist seine ‚Empfindlichkeit' eine Neuinterpretation seiner Jungenhaftigkeit, zugleich aber auch eine unmittelbare Korrektur von Almas früherer Charakterdiagnose. Auf die Frage, wie Alma und Ulli das Geschlecht des Kindes thematisiert haben, zeigen sich im Rückblick des zweiten Interviews deutliche Unterschiede:

> U: Also für mich war das immer so ein kleiner Mann gewesen, immer schon. Als

ich wusste, also es ist ein ‚er', seh' ich schon einen kleinen Mann da, ja ja.
A: Für mich überhaupt nicht. Für mich war das ‚das Baby', war's auch noch lange
nach seiner Geburt, auch jetzt noch manchmal, also oft sogar rede ich immer noch
von Baby. Jetzt am Samstag war ich in der Apotheke, wegen ihm (kichert) und
dann wusste ich nicht, wie ich ihn benennen sollte. Ich wollte nicht sagen: ‚Mein
Sohn' und ‚mein Baby' kam mir so kindisch vor. ‚Mein Baby', als ob das meine kleine Babypuppe ist. Und dann wusste ich überhaupt nicht, was ich sagen sollte.

Alma hat ihr ungeborenes Kind als ‚Baby' personalisiert, was aber allmählich
nicht mehr für das geborene Kind taugt (es zu klein hält), ohne dass sie sich
jedoch schon mit dem klischeebehafteten ‚Sohn' anfreunden könnte:

A: Das ist so ein Klischee finde ich: Sohn und Mutter. Und das mochte ich überhaupt nicht. Und mag's auch immer noch nicht.

Almas Ringen mit dem unpassenden Geschlecht ihres Kindes scheint ein
hochgradig zeitabhängiges Geschehen zu sein: Pränatal durfte Bela partout
kein Sohn sein, sondern nur ein „Baby" mit geschlechtsunabhängigen We-
senszügen, weil Alma sich postnatal eine problematisch gegenderte Mutterschaft zu ihm vorstellte. Postnatal erweist sich die Befürchtung dagegen als
unbegründet, so dass sich auch die Beschreibung der pränatalen Beziehung
etwas entspannter darstellt. Anders als Ulli, der schon früh einen "kleinen
Mann" kommen sieht, hat sich Alma ihr Kind also zunächst als ‚Baby' angeeignet und sein Geschlecht stark negiert (es sich sprachlich und mental ‚vom
Leib gehalten'), bevor sie dieses Baby als geliebtes Kind besetzen konnte,
wodurch dessen Geschlecht nach ihrer Auskunft nun völlig irrelevant ist:

A: das Thema (des Kindsgeschlechts) hat sich für mich auch erledigt. Sogar im Ge-
genteil, (…) also wir wollten eigentlich mehrere Kinder und wenn es ein zweites
Kind wird, kann ich mir überhaupt nicht vorstellen, dass es ein anderes Kind wer-
den soll, als noch mal genau das gleiche. Also dass ich ein anderes Kind haben soll-
te als dieses Kind, ist mir völlig unvorstellbar. Insofern ist das jetzt egal – Junge,
Mädchen, oder dieser Charakter oder ein anderer Charakter.
I1: Und das Geschlecht wäre jetzt auch bei einem zweiten Kind egal?
A: Ja. Total egal.
U: Wirklich? Echt?
A: Total. Also ich wüsste auch nicht mal mehr, ob ich lieber ein Mädchen will. Son-
dern ich kann mir immer nur vorstellen, wenn ich ein zweites Kind krieg', will ich
einfach noch mal dieses Kind. Ich kann mir nicht vorstellen, dass ich ein anderes
Kind haben soll und dass ich das dann genauso toll finden sollte irgendwie wie das
jetzige Kind.
U: Das sagt deine Schwester übrigens auch genauso.
A: Ja. Meine Schwester will nicht mal ein zweites Kind, weil sie sagt, das erste Kind
deckt ja alles komplett, das erste Kind hat ja alles, was soll mit 'nem zweiten Kind
mehr sein als mit dem ersten. Also so denke ich jetzt nicht. Aber ich denke, ein anderes Kind/ ist mir ein Rätsel, wie das sich anfühlen soll.

Im Hinblick auf das Verhältnis von Mutterliebe und Partnerliebe lässt sich
sagen: Alma hat mit ihrem (ersten) Kind bereits ‚das Kind fürs Leben' gefunden – analog wie jemand den ‚Partner fürs Leben' findet. Ihre „Liebe auf den

ersten Blick" bei der Geburt war keine flüchtige momentane Verliebtheit, sondern die (elterliche) ‚Liebe fürs Leben', die so besonders ist, dass sie auch nur einem Menschen entgegen gebracht werden kann: ‚nur du und kein anderer' – wie es in der Tradition der romantischen Liebe heißt (Tyrell 1987). Wie im Falle einer Partnerschaft Bigamie undenkbar wäre, so ist auch Almas Mutterliebe nicht teilbar, ohne sie dem Erstgeborenen zu entziehen. Deshalb spielt auch das Geschlecht eines möglichen weiteren Kindes keine Rolle mehr, denn egal was es wäre, diese Liebe und Begeisterung kann und darf es nur einmal geben. Und gerade weil Alma die Relevanz des Kindsgeschlechts bereits in einen mütterlichen Fürsorgebedarf verwandelt hat, muss sie auch nicht mehr fürchten, dass ihre Beziehung zum Kind mit der zu Ulli kollidiert. In Bezug auf das De-Gendering des Kindes zeigt der Fall Boltanskis ‚Singularisierung' des Ungeborenen (2007) als einen Vereinzigungsprozess in drei Stadien: In einem ersten Schritt hat Alma das Baby in ihrem Bauch durch Konzentration auf seine persönlichen Wesenszüge neutralisiert (in ihrem Körper hat es keine ‚Geschlechtsart', sondern eine schon etwas spezifischere ‚Wesensart'); in einem zweiten Schritt bei der Geburtsbegegnung hat sie es individualisiert („kein anderes Kind als dieses Kind"), es wurde zum einzigartigen Wesen, was sein Geschlecht weiter in den Hintergrund treten ließ, sodass auch der antizipierte ödipale Sohn keinen Raum mehr bekommen kann. Im Vergleich mit dem potentiellen zweiten Kind wird es nun in einem dritten Schritt zum ‚ewig einzigen' Kind stilisiert („wenn ich ein zweites Kind krieg', will ich einfach noch mal dieses Kind, dass ich ein anderes Kind haben sollte als dieses Kind, ist mir völlig unvorstellbar"). Eine Geschlecht transzendierende Individualisierung allein genügt also nicht, das Kind wird darüber hinaus singularisiert, was nicht nur eine weitere Indifferenz gegenüber der Geschlechtsfrage mit sich bringt („total egal"), es könnte damit auch durch kein anderes oder weiteres Kind ersetzt oder gar übertroffen werden.
Wie Sina ein ersehntes Geschenk (das rosa Fahrrad) nicht bekam, sondern eines, das sie nie wollte, muss auch Alma sich das ‚falsche' Kind aneignen und es als besonderes Kind herausstellen. Sie verliebt sich dabei so sehr, dass sie das Mädchen jetzt gar nicht mehr haben will. Würde sie es doch noch bekommen, kann sie keine Freude mehr antizipieren, denn sie hat den unpassenden Jungen mittlerweile so aufgewertet, dass mit dem Mädchen der ursprüngliche Mädchenwunsch erst wieder zugelassen werden müsste, was aber den Jungen erneut abwerten würde. Diese an das Geschlecht des Ungeborenen geknüpfte Erwartungs- und Aneignungsdynamik erfordert es schließlich, retrospektiv zu verhindern, dass es auch ein Mädchen hätte werden können – es konnte „nur dieses Kind" werden.
Alma kann mit ihrer radikalen Kehrtwende, sich bei einem potentiellen zweiten Kind kein Mädchen mehr zu wünschen, sogar ihren Partner überraschen („echt?"). Ulli befindet sich dagegen inmitten seiner Erwartungsambivalenzen und hält in verschiedenen Hinsichten an seinem Mädchenwunsch fest:

U: Weil wir sind mal in so einen Babyladen reingegangen. Rechts die Jungen, links die Mädels. Und die Mädels haben so schöne süße Klamotten, und bei den Jungs, ganz schlimm, also die sehen alle aus wie so kleine BWLer. Also die haben dann so kleine/ das ist kurz vor der Krawatte halt schon so. So kleine erwachsene Männer, aber dann trotzdem mit so Pumphosen, ganz schlimm. Und die Mädels sind dann so süß mit ihren Röckchen.

Zugleich öffnet er sich aber auch der Vorstellung von einem zweiten Jungen:

> U: Also ich hätte doch irgendwann mal noch gern ein Mädchen glaub' ich. Nicht, dass ich da unzufrieden bin, aber ich denke also wirklich aus praktischen Gründen, dass Bela, wenn es (ein zweites Kind) ein Junge wird, 'n Spielkameraden hat oder er dann der ältere Bruder ist, der ein bisschen auf seine Schwester aufpassen kann, und dass die halt viel miteinander machen können und die Eltern ein bisschen mehr Zeit haben für sich. Ich find's schon eigentlich ganz schön, wenn man mehrere Kinder im Haus hat. Nicht so langweilig für ihn. Aber ich glaube auch, wenn das ein zweiter Junge wird/ ich konnte mir ja auch nicht vorstellen, dass *er* halt *er* wird, und ich bin da auch sehr zufrieden. Und ich denke mir, wenn's jetzt noch ein Junge wird, dann werde ich mit dem bestimmt auch zufrieden sein.

Ullis Mädchenpräferenz richtet sich nicht wie bei Alma primär auf die Geschlechterbeziehung des Kindes zu ihm, sondern auf die Geschlechterkomposition der Geschwister. Dabei distanziert er sich (beim Thema Kleidung) einerseits von konservativer Männlichkeit, andererseits rekurriert er unbefangen auf Beziehungsstereotypen: Miteinander spielen können vor allem geschlechtsgleiche Geschwister, geschlechtsverschiedene teilen sich auf in weibliche Schutzbedürftige und männliche Beschützer. Auch für Ulli ist das Kind nach der Geburt zum Individuum geworden („ich konnte mir ja auch nicht vorstellen, dass *er* halt *er* wird"), allerdings nicht unter Absehung von Geschlecht: Der Junge hat ihn so überzeugt („ich bin da auch sehr zufrieden"), dass auch das zweite Kind einer werden dürfte.

Dennoch bringt auch Alma durch ihr De-Gendering die Geschlechtszuschreibung an ihr Kind nicht ganz zum Verschwinden. In der ersten Phase als ‚Baby' trägt Bela weiblich konnotierte Charaktereigenschaften (lieb, sanft, ruhig, gelassen etc.). Als er auf der Welt ist, werden diese zwar revidiert, dennoch bleiben sie ‚unmännlich': Er ist kein „cooles" Kind, sondern „sehr empfindlich". Dies wird weiterhin als männliche Geschlechtseigenschaft codiert, recodiert wird aber deren Bedeutung: als eine Art ‚Behinderung', auf die mit gesteigerter Fürsorge reagiert werden muss. Ferner wird Bela mit einem geschlechtsneutralen Kosenamen angesprochen (‚Gugu'), was ihn nicht nur weiter individualisiert, sondern auch verniedlicht. Und schließlich darf er nicht nur rosa Kleider tragen, auch sein langes, zum Zopf gebundenes Haar erinnert an ein Mädchen. Vielleicht lässt sich dieses Aussehen als eine äußerliche Negation auffassen, in der Belas Geschlecht signifikant bleibt. Es ist, als ob die ‚Äquidistanz' in dieser Phase der Familienbildung auch geschlechterästhetisch hergestellt wird. Jedenfalls bleibt die Geschlechterdifferenz dieser Familie bei aller verbalen Transzendierung bis auf weiteres als Thema erhalten.

7. Sprachliche Fixierungen: die pränatale Namensfindung

Neben der Geschlechtszugehörigkeit, die sich allmählich in den Imaginationen der Eltern, den Diagnosen der Ärzte und den kommunikativen Praktiken von Eltern und Schwangerschaftspublikum herausbildet, ist der Vorname des Kindes eine weitere zentrale persönliche Kennung. Auch das soziale Umfeld nimmt neben der Frage „Weißt Du schon was es wird?" mit eben dieser Frage „Wie soll es denn heißen?" an einer Schwangerschaft teil, oft schon kurz nachdem es durch das Coming Out zum Teilnehmer der Schwangerschaft gemacht worden ist. Warum ist der Kindsname von so großer sozialer Bedeutung?

Der Eigenname einer Person begleitet diese ein Leben lang und findet auf vielfältige Weise alltägliche Verwendung. Man stellt sich mit seinem Namen vor, unterschreibt mit ihm, weist sich mit ihm aus und wird mit ihm angesprochen. In Interaktionsritualen stiftet die soziale Konvention des wechselseitigen Bekanntgebens von Eigennamen die Grundlage der Institution der ‚Bekanntschaft' (Goffman 1971b; Kauppert 2010: 138ff.). Darüber hinaus haben Vornamen auch bei Unbekannten und in der schriftlichen Kommunikation eine Relevanz für soziale Kategorisierungen. Auch wenn man die Person noch nicht kennt, von der man namentlich hört oder liest, kann man sie sich anhand ihres Vornamens schon vorstellen. Denn Vornamen indizieren eine Vielzahl sozialer Zugehörigkeiten. Vor allem sind Vornamen kulturelle Träger der Geschlechterdifferenz: Zum einen haben sie selbst ein Geschlecht,[45] was – ähnlich wie die geschlechtliche Segregation von Bekleidungsgeschäften oder sanitären Anlagen – für eine institutionelle Dauerpräsenz der Geschlechterunterscheidung sorgt. Zum anderen bewirken sie als unvermeidliche Mittel der Bezeichnung und Adressierung von Personen eine beständige Katalyse von *deren* Geschlechterdifferenzierung (Hirschauer 2001). „Petra" ruft ein Mädchen auf, auch wenn man es aktuell gar nicht als solches, sondern z.B. als Mitglied einer Schulklasse ansprechen will.

Verglichen mit anderen amtlichen Kennungen, etwa der Passnummer, hat der Eigenname eine besondere *Identitätsrelevanz*. Er verweist nicht nur auf ein Individuum, er ist mit diesem auch besonders eng verbunden. Menschen haben

---

[45] Geschlechtsneutrale Namen gibt es in Deutschland nur in geringer Zahl (etwa: Kim, Kai oder Eike) und ihre Zulassung ringt nicht nur mit dem deutschen Namensrecht (s.u.), sondern auch mit einem Gendering in den Ohren von Hörern: Wie Lieberson/Mikelson (1995) für amerikanische Vornamen und Gerhards (2003) für deutsche zeigten, gibt es neben dem Erfahrungswissen von Personen auch ein implizit generalisiertes phonologisches Wissen, das bei unbekannten Namen zur Decodierung des wahrscheinlichen Geschlechts genutzt wird (Gerhards 2003: 158). Die Geschlechtsoffenkundigkeit eines Vornamens ergibt sich dabei stets aus der Perspektive des „native speakers" (Oelkers 2003: 65).

nicht nur einen Namen, sie *sind* auch der, den dieser Name bezeichnet. Personennamen stehen für die soziale Existenz einer Person, d.h. sie personalisieren ihren Träger, und dies auch noch lange nach dessen Tod, wenn sie auf seinem Grabstein symbolisch für ihn erhalten bleiben. Diese große identitäre Bedeutung des Namens steht in einem Spannungsverhältnis zu zwei Umständen: zum einen dazu, dass Personen oft nicht die einzigen Träger eines Namens (einer Kombination von Vor- und Nachnamen) sind; zum anderen dazu, dass sie sich ‚ihren‘ Namen i.d.R. eben nicht selbst ausgesucht haben. Eben dieser sozialweltlichen Bindung versuchen sich Künstler und Schriftsteller mit einem selbst verliehenen Alias-Namen zu entwinden. Einen Wechsel des sozialen Bezugsrahmens indizieren aber auch die *informellen* Umbenennungen des sozialen Alltagsverkehrs, die den amtlichen Namen verdrängen können und bei denen der Beziehungssinn der Anrede im Vordergrund steht: In Liebesbeziehungen indizieren privatsprachliche Kosenamen die Intimität der Beziehung (egal, wie viele Individuen zum ‚Schatz‘ werden), in Freundeskreisen markieren Spitznamen Informalität und Zugehörigkeit zu genau denen, die ihn kennen und gebrauchen („für meine Freunde bin ich Tobi“). Und schließlich machen zu Beginn des 21. Jahrhunderts immer mehr Menschen auch von Selbst(um)benennungen Gebrauch: bei familiären Zerwürfnissen, im Zuge von ethnischer Assimilation oder religiöser Konversion und im Falle des Geschlechtswechsels (Lindemann 1993: 155ff.). Vor allem Kinder und Jugendliche bekommen nicht mehr nur Spitznamen von anderen, sie wählen sich regelmäßig ‚Nick-Names‘ für die Kommunikation in den neuen Medien. Man macht sich zunehmend einen Namen, nicht mehr, indem man ihn nachträglich mit dem Gewicht der eigenen Biografie ausstaffiert, sondern indem man ihn als zukünftiges Markenzeichen entwirft.

Vor dem Hintergrund dieser engen Verbindungen zwischen Name und Personalität stellt das Ungeborene eine gravierende Anomalie dar: einen besonders schweren Fall von *Namenlosigkeit* – und zwar von einer Entität, deren Personenstatus ebenfalls noch eine Leerstelle ist. Gewöhnliche Unbekannte können wir in Vorstellungsritualen nach ihrem Namen fragen. Werden Unbekannte komatös, verwirrt oder tot aufgefunden, wird man schnell versuchen, ihren Namen über die Suche nach Papieren oder über Dritte in Erfahrung zu bringen. Und will man den Personenstatus überprüfen, so fragt man Kleinkinder wie sie heißen, um festzustellen, ob sie *schon* wissen, wer sie sind, und Ohnmächtige nach dem Aufwachen um festzustellen, ob sie *noch* wissen, wer sie sind. All dies ist bei Ungeborenen gleich dreifach ausgeschlossen, denn sie können sich nicht akustisch bemerkbar machen, sie verfügen noch nicht über Sprache, und vor allem: Sie haben noch gar keinen Namen, den sie sagen, verschweigen oder vergessen könnten, d.h. sie existieren als Individuen noch gar nicht in der Sprache. Ihre Namenlosigkeit ist nicht nur eine Unbekanntheit, sie ist eine elementare *Unbenanntheit* – so wie bei neu entdeckten Pflanzen, Tierarten und Weltgegenden.

Luc Boltanski (2007: 81) sieht die Personalisierung des Ungeborenen an eine zweifache ‚Zeugung' gebunden: durch eine passive, fleischliche Empfängnis und „durch das Wort", d.h. indem es in seiner Zugehörigkeit zur Gesellschaft aktiv aufgenommen und in symbolischen Akten anerkannt, gewissermaßen adoptiert wird. Diese Akte gehören zur *sozialen Geburt* des Kindes. Das entscheidende Wort und der simpelste symbolische Akt ist dabei die Namensgebung an das Ungeborene.[46] Sie lässt es in eine sprachlich verfasste Weltordnung eintreten und nimmt es in eine Gemeinschaft von Namensträgern – und damit von Personen – auf. Dies hat zwei Aspekte: Zum einen wird es über seinen Namen sprachlich präsent gemacht. Die pränatale Namensgebung ist die erste ‚*Anrufung*' (i.S. von Austin 1972), die ein namenloses Etwas zur Person werden lässt. Das Kind bekommt seine Personalität also wesentlich durch den sozialen Akt der Benennung, der es als Adresse für die Zuschreibung von Handlungen und Äußerungen herstellt. Zum anderen ist die Namensgebung auch ein Akt der *Aneignung* durch die Eltern. So wie in einer Schwangerschaft i.d.R. auch Sexualität impliziert ist, steckt in jedem Namen auch die soziale Beziehung zum Namensgeber. Im Namen, den ein Kind trägt, bleibt der Akt der Verleihung und die Beziehung zu den Verleihenden enthalten: Seine Eltern sind wesentlich die, die ihm den Namen gegeben haben.

Davor jedoch, und um diese Phase soll es in diesem Kapitel gehen, befinden sich Ungeborene in einer Art Niemandsland. Der Kindsname funktioniert in der Elternkommunikation oder in der Geburtsklinik ähnlich wie der Pass an einer Landesgrenze oder am Flughafen: als eine Eintrittskarte. Ist diese erst einmal ausgestellt, berechtigt sie zu Einreise und Grenzübertritt in die Gesellschaft. Wir wollen im Folgenden fragen, auf welche Weise das (Aus-)Suchen und Finden eines Namens die Personifikation des Ungeborenen vorantreibt. Wie hängt die Entstehung einer Person mit ihrer Benennung zusammen? Diese Frage hat zwei Aspekte, die analytisch unterschieden werden können: 1. den Prozess der Namens*findung* und -auswahl und 2. die (Erst-)Benennungs*praxis*, mit der ein Name verliehen wird, der zur Konstruktion einer Person beiträgt und dann mit ihr verschmilzt.

Die Bedeutung der Namensfindung lässt sich durch zwei Vergleiche veranschaulichen: Zum einen handelt es sich in Relation zu anderen ‚Erstausstattungen' – wie der Kleidung, dem Mobiliar, dem Kinderzimmer – um eine gewichtige, nicht revidierbare Entscheidung über die ‚Sache selbst'. Gemeinsam ist den Dingen wie den Namen dabei aber, dass sie auf innige Weise mit ihrem zukünftigen Inhaber verbunden sind.

---

[46] Historisch sind natürlich auch andere Gesten überliefert, darunter das erste Stillen, das Bekleiden (durch den Vater) oder dass das Kind (wie im alten Rom) dem Vater vorgelegt wurde, der das Lebensrecht des Neugeborenen anerkennen sollte (Macho 2013).

Doro kommt mit einem Stapel von Babykleidern an und anders als bei dem neulich geschenkten Strampler packt es mich diesmal: ein Schrecken über so viel Konkretheit! Wirklich eine beeindruckende Hülle, in die das Kleine nur noch hineinwachsen muss. Ich finde die Vorstellung absurd, es ohne Übergang aus dem Zustand seiner schleimigen Nacktheit in ein Produkt der Firma X zu stecken. Außerdem sind das doch auch Utensilien meiner Elternschaft – an diesen Knöpfen werden meine Finger verzweifeln! (Paul, 34, Ethnologe, Tagebucheintrag)

Absurd ist hier das Vorhandensein von ‚Leibeshüllen' ohne Leib. Es verkehrt den Sinn von ‚Besitztümern', denn diese hier sind schon vor ihrem Besitzer vorhanden. Die Ambivalenz des werdenden Vaters erinnert an die von Hinterbliebenen gegenüber den dinglichen *Relikten* eines Toten. Auch die dinglichen ‚Vorboten' gehören einem *zeitlich* Abwesenden. Sie teilen u.U. den Raum, aber nicht die Zeit i.S. eines Miterlebens. Insofern können die dinglichen wie sprachlichen Vorwegnahmen eines Kindes als *Prälikte* verstanden werden: nicht Zurückgelassenes, sondern Zurecht- und Bereitgelegtes, das wie der bereit stehende Kinderwagen und das Kinderzimmer ‚in Erwartung' sind.[47]

Zum anderen kann man die Namensfindung in Relation zur körperlichen Entstehung des Kindes sehen. Während dessen Sosein und Entstehenszeitpunkt keine Wahlentscheidungen im engeren Sinne implizieren, ist die pränatale Namensfindung ein gestalterischer Prozess, den die werdenden Eltern selbst in die Hand nehmen können und müssen – das Geschlecht stellt sich heraus, den Namen kann und muss man sich ‚aussuchen'.[48] In der Namensfindung kreuzen sich verschiedene zentrale Prozesse im Kontext der Fortpflanzungsgemeinschaft: die namentliche Personalisierung des Fötus und seine namentliche Aneignung als eigenes Kind (i.S. von Boltanski 2007), die Elternwerdung eines Paares in einer wichtigen gemeinsamen Entscheidung, die Herstellung kommunikativer Anschlussstellen für die Partizipation von Dritten (Gesprächsthemen, Anredeformen), aber auch Chancen des temporären Ausschlusses von Dritten (s. Kap. 3), mit dem sich ein Paar als Elternpaar konstituiert.

Die Erstbenennung beginnt dabei keineswegs mit der Verleihung des beim Standesamt einzutragenden Namens. Man kann sie sich vielmehr als praktischen Prozess in unterschiedlichen Stadien vorstellen. Es gibt erstmalige Verwendungen eines oder mehrerer Wörter in der Bezeichnung und in der Anrede des Ungeborenen (wir werden sie *Protonamen* nennen), einen erstmaligen öffentlichen Gebrauch dieser Bezeichnungen zur Referenzierung des Kindes gegenüber Dritten, die rechtliche Kodifizierung durch den Ge-

---

[47] Siehe zur Umgestaltung der Wohnumgebung durch Paare auch Schadler (2013: 289ff.).
[48] Die medizintechnischen Möglichkeiten der Geschlechtsdetermination (wie auch anderer Optionen des ‚körperlichen Designs') bewegen insofern beides aufeinander zu. Erreicht haben sie sich, wenn zu den Negativselektionen (Ausschluss genetischer Krankheiten) die ästhetische Gestaltung (etwa Haar- und Augenfarbe) kommt.

burtseintrag, evtl. eine religiöse Offizialisierung durch den Taufakt und schließlich wieder informelle Abwandlungen, die zugleich familiale ‚Anverwandlungen' sind. Die ‚sprachliche Geburt' des Kindes findet insofern gleich mehrfach zu unterschiedlichen Zeitpunkten statt.

Im Folgenden soll der Prozess der pränatalen Namensgebung Stück für Stück nachgezeichnet werden, um zu sehen, wie der Name des werdenden Kindes im Laufe der Schwangerschaft über verschiedenartige kommunikative Praktiken hervorgebracht wird und wie er zur Personifizierung des Ungeborenen beiträgt. Dazu beginnen wir mit der Namensfindung als sozialem Prozess und hier insbesondere mit der Frage, welche Akteure daran teilnehmen (7.1). Anschließend systematisieren wir einige Kriterien der Namenwahl und ihre Zielkonflikte (7.2). Dann untersuchen wir den zweiten oben genannten Aspekt: eine Benennungspraxis, die das Problem der Namenwahl gewissermaßen unterläuft und im Alltag der Schwangerschaft und der werdenden Familie auf zwanglose Weise ‚Protonamen' entstehen lässt, die unfertige Personen allmählich zur Sprache bringt (7.3).

7.1 Namensfindung als sozialer Prozess

Die Suche nach einem geeigneten Rufnamen für das kommende Kind ist genaugenommen ein ‚Aussuchen', denn die Eltern müssen ihn nicht erst erfinden, sondern sind zum einen mit einem riesigen Vorrat verfügbarer Namen konfrontiert, zum anderen mit einer irritierenden Freiheit der Benennung, wie sie Sprechende so kaum jemals haben, weil den Dingen normalerweise schon von Anderen ein Name gegeben wurde. Zwei formale Beschränkungen setzt lediglich das Namensrecht: Ein Vorname muss in Deutschland „geschlechtsoffenkundig" sein, also eindeutig einem der beiden Geschlechter zugeordnet werden können.[49] Und es muss das ‚Kindeswohl' gewahrt bleiben, was beliebige Wortkreationen, etwa den Gebrauch von Objektbezeichnungen (etwa ‚Apple') ausschließt (Coester 1986).

Der Prozess der Namensfindung kann zu unterschiedlichen Zeitpunkten starten. Manche Menschen haben bereits biografisch früh, lange vor einer

---

[49] Hier gibt es freilich Ausnahmen für Kinder von Migranten, wenn für diese ein Name eingetragen werden soll, der im Heimatland seiner Eltern ein für das Kindsgeschlecht gängiger Rufname ist. Außerdem wurde inzwischen bei einer Reihe von geschlechtsambigen Namensimporten der sich aus der ‚Geschlechtsoffenkundigkeit' ergebende Zwang zu einem Zweitnamen von verschiedenen Gerichten bestritten. Dass das Namensrecht insgesamt liberaler wird, kann im Übrigen auch daran liegen, dass persönliche Identität heute verlässlicher durch andere administrative Kennungen (etwa Fingerabdrücke und Sozialversicherungsnummern) fixiert werden kann.

Schwangerschaft, jeweils individuelle Namensfavoriten.[50] Auch manche Paare haben solche Favoriten und hegen sie als ein geheim gehaltenes Beziehungsprojekt. Am anderen Ende des Spektrums wird die Entscheidung für einen Namen bis zum Ende der Schwangerschaft vertagt oder sogar erst nach der Geburt getroffen – so wie bei der schon im letzten Kapitel zitierten Sarah: „Wir schauen uns das Kind erst mal an, und dann bekommt es einen Namen". Bei den meisten Eltern, die wir befragt haben, wurde die Wahl des Kindsnamens aber bei der Familienplanung oder im Laufe der Schwangerschaft zum Thema.

In diesem Zeitraum gibt es vier Schlüsselmomente: Erstens das erfolgreiche Überstehen der 12-Wochenfrist, in der das Abortrisiko noch hoch ist, weswegen viele unserer InformantInnen mit der Namenssuche zögern, da ein Name eben auch die Imagination einer Person unterstützt;[51] zweitens die ‚Entdeckung' eines Namens bzw. die Einigung und Festlegung auf ihn; drittens seine Veröffentlichung gegenüber Dritten, und viertens die Geschlechtsdiagnose, die einen elementaren Gabelungspunkt im Prozess der Namensfindung darstellt. Bei einigen Paaren beginnt die Suche nach einem passenden Namen erst nach dieser Diagnose, die dann eine Art ‚Startschuss' darstellt, um sich mit der Benennung des eigenen Kindes zu beschäftigen:

> I: Seit wann habt ihr euch Gedanken über den Namen gemacht?
> P: Nachdem wir wussten, dass es eben ein Junge wird. Vorher nicht. (Petra, 24, Versicherungskauffrau)

Die Geschlechtsdiagnose kann eine Namensfindung auch plötzlich obsolet werden und Eltern mit einer klaren Geschlechtspräferenz ‚namentlich unvorbereitet' dastehen lassen:

> Mit dem Namen war das so, dass wir uns, weil wir halt gesagt haben: ‚Oah! es gibt 'nen Jungen!', erst mal nur Gedanken nach 'nem Jungennamen gemacht haben. Weil irgendwie, keine Ahnung, naja, Mädchen können wir uns ja dann Gedanken machen, wenn wir wissen, es wird eines. Ja und als es dann ein Mädchen war, hatten wir den Namen bis dahin noch in der Schwebe und müssen wir uns jetzt doch mal allmählich Gedanken machen. (Simone, 33, Graphikdesignerin)

Darüber hinaus verändert das Ende der geschlechtslosen Frühphase des Kin-

---

[50] Eine aktuelle Umfrage der Gesellschaft für deutsche Sprache unter 244 Eltern mit Kindern unter 18 Jahren (http://www. gfds.de/presse/pressemitteilungen/220214) stellt fest, dass dies für ein knappes Fünftel der Eltern zutrifft.

[51] Historisch wurde die Namensvergabe vielerorts auch einige Zeit *nach* der Geburt hinausgezögert, weil man mit einer viel höheren Kindersterblichkeit rechnen musste. Für die Antike sprach Aristoteles von einer Wochenfrist, nach der man darauf setzte, dass die Kinder ‚durchkommen'. Der Name stand nicht nur für die soziale Integration, sondern auch für die Kraft, zu überleben (Macho 2013).

des aber auch die Ernsthaftigkeit der Namenssuche, da die Geschlechtsdiagnose die Konstitution des Ungeborenen als Person bereits angeschoben hat:

> Bei mir war das sehr stark in dem Moment, wo wir erfahren haben, dass es ein Junge wird, bei der zweiten großen Ultraschalluntersuchung, dass es, das Kind, plötzlich eine Person war. Also dass man auch nicht mehr so darüber gescherzt hat wie vorher und dadurch irgendwie eine andere Wahrnehmung hatte. Also man hatte das Gefühl, man kann das jetzt adressieren, theoretisch könnte man jetzt anfangen, den Namen zu finden, und weil aber, durch irgendeinen dummen Zufall einige meiner Freunde und meine Familie immer indirekt von einem Mädchen ausgegangen waren, war das gleichzeitig auch sozusagen eine neue Person. Weil/ also indirekt hatte ich die ganze Zeit damit gerechnet, dass es ein Mädchen wird. Das war dann so ein bisschen eine (lacht) verrückte Konstellation (lacht laut). (Viola, 39, Germanistin)

Ohne die Geschlechtsdiagnose lässt sich der Name nicht endgültig entscheiden. Man kann sich nur auf einen ‚Doppelnamen' festlegen, von dem dann der unpassende verworfen wird, sobald das Geschlecht feststeht. Die Suche behält daher bis zu diesem Zeitpunkt auch eine gewisse Vorläufigkeit. Solange für beide Geschlechter Namen gesucht werden, wechseln die Paare oft zwischen männlichen und weiblichen Bezeichnungen oder sie vermeiden geschlechtseindeutige Namen:

> Des war immer so, des is' halt einfach ‚unser Kind' (lacht). Also beim Kornelius, da wusst' i's ja wirklich, do hob' i's ja wirklich g'seh'n am Ultraschall, und die Ärztin, die wollt' mir des o net zeig'n, was es war, und dann hob' i mir gedacht, oh schad', jetzt hob' i's g'seh'n (lacht laut). Wobei i mir dann halt immer dacht' hob', wenn des jetzt net stimmt, net, dass i mi' dann do so fest fahr', und do war des für mi' dann eher so, dass i scho' 'wusst' hob', ja, des is' jetzt halt der Kornelius, aber i hob's dem Toni a net g'sagt, was es wird, weil er des einfach net wollt'. Also des war eigentlich immer so ‚unser Kind' ja. O koane Spitznamen, mm (nein). Oder halt ‚s'Baby' oder ‚unser Kind'. (Hanni, 35, Erzieherin)

Geschlechtsneutrale Bezeichnungen sollen hier nicht nur sicherstellen, dass Hanni den Wunsch ihres Mannes, das Kindsgeschlecht erst mit der Geburt zu erfahren, nicht übergeht, sie schützt sich auch selbst davor, mit dem Namen auf ein bestimmtes Geschlecht zu setzen und sich dadurch an ein Kind dieses Geschlechts zu gewöhnen („dass i mi dann do so fest fahr") mit dem Risiko, bei einer Fehldiagnose später enttäuscht zu werden.

Aber was heißt eigentlich ‚Namensfindung'? Einerseits impliziert Namensfindung einen aktiven Suchprozess, in dem man eine Lösung zu einem Problem oder einer offenen Frage (‚Wie soll unser Kind heißen?') sucht und dafür *Findigkeit* braucht. Man sucht nach Gründen, um einen Namen als passend oder unpassend zu beurteilen, man achtet dabei auf sein ‚Gefühl' bzw. ‚Empfinden' oder zieht Dritte zu Rat. Andererseits kann ‚finden' auch bedeuten, dass man eine zufällige Entdeckung macht, so wie man einen *Findling* findet. Wie man das Kind ‚empfängt', so empfängt man dann auch seinen Namen. Bei Olga wird diese Alternative vom erwarteten Kindsgeschlecht bestimmt.

Während ein Jungenname aktive Konstruktionsarbeit verlangt, ist der Mädchenname einem einzigen Entdeckungsmoment zu verdanken:

> Mit'm Jungen haben wir uns bis zum Schluss/ mit 'nem Jungennamen bis zum Schluss schwer getan. Wir wussten eigentlich bis eine Woche vor der Geburt nicht richtig/ wir ham so Kompromisse gefunden. Aber da waren unsere Meinungen sehr unterschiedlich. Also Viktor wollte sehr *klassische* Namen und ich wollte/ Also ich mag den Buchstaben J gerne bei Jungennamen und er fand den gar nicht so schön und fand (flüsternd:) halt so richtig klassische Namen schön. Und da sind wir nicht richtig auf einen Zweig gekommen. Bei Mädchennamen ging's erstaunlich schnell. Irgendwo waren wir auf der Piste unterwegs. Wir wissen nicht mehr, wer von uns den Namen aufgebracht hat und (seufzt) dann standen eigentlich drei Namen im Raum. Und's ging noch darum, wie wir das kombinieren und es war danach so (schnippt mit den Fingern): ,Joa *der* Name.' Es war schon irritierend schnell. Bei einer Autofahrt fiel uns dieser Name ein und seitdem stand der Name Frida und dann war nur die Frage, Frida Antonia oder Frida Sophie, und Frida Antonia ist es geworden (klingt stolz). (Olga, 32, Chemikerin)

Olga gehört zu den Eltern, die aus der Beobachtung ihres Namensfindungsprozesses Indizien für das zu erwartende Kindsgeschlecht gewinnen (s. Kap. 6). Alma, deren Ringen mit der Geschlechtszugehörigkeit ihres Kindes wir eben schon im Detail dargestellt haben, wird hingegen in der Erwartung, den Namen ihres Kindes einfach entdecken zu können, enttäuscht. Sie hatte ihr Kind zusammen mit einer biografisch frühen Namenspräferenz auch mit einem bestimmten Geschlecht imaginiert und vermag nun keinen Gefallen an einem andersgeschlechtlichen Namen zu finden:

> Also schon bevor wir jemals geplant hatten, wirklich ein Kind zu bekommen, hatte ich schon immer die Vorstellung von einem Mädchennamen. Ich hatte irgendwann schon mit 16 oder so einen Namen gehört, der mir so gut gefallen hatte, und den ich immer im Kopf hatte. Und dass/ wenn ich ein Mädchen bekomme, nenn' ich die so. Und er (ihr Partner) war nicht so ganz überzeugt von diesem Namen. Vorher schon nicht so ganz und als es dann so konkret wurde, jetzt ist tatsächlich ein Kind da, das wir benennen müssen, dann war er doch nicht so überzeugt und dann haben wir angefangen, nach Namen zu suchen. Schon nach Namen für Jungen und für Mädchen. Aber da uns von vornherein für Jungen überhaupt nichts eingefallen ist, war es dann nur/ es sind uns überhaupt sehr wenig Namen eingefallen und die paar Namen waren ausschließlich für Mädchen. Wo wir dann gehört haben, dass es ein Junge ist, suchen wir natürlich jetzt konkret einen Jungennamen, aber wir haben keine Idee, die uns gefällt. Und ja, es scheint viel schwieriger einen Namen zu finden, als ich dachte. (...) *Inzwischen* habe ich mir viele Gedanken gemacht (lacht) über Namen. Und das ist auch echt/ also das mutiert zu einem richtigen *Problem*. Also am Anfang dachten wir, es würde uns ein Name zugeflogen kommen. Da dachten wir, ein Name, der findet sich. (Alma, 32, Studentin)

Der Name, der sich von alleine findet, weil er den werdenden Eltern zugeflogen kommt, erfordert weder mühsame Suche noch langwierige Auswahl. Er ist plötzlich da. Tatsächlich ist die Namensfindung in den meisten Fällen aber weder eine Offenbarung noch eine einfache, einmalige Entscheidung. Sie stellt sich eher als ein kontinuierlicher Prozess dar, innerhalb dessen sich die beteiligten Akteure mittels einer aktiven Konstruktionsleistung Schritt für Schritt (inklusive Rückschritten) zu einer Entscheidung hinbewegen. Man muss sich gedanklich mit dem Kindsnamen beschäftigen, sich an ihn herantasten, und die werdenden Eltern müssen sich einig werden, indem sie ihn ausprobieren, überprüfen, aneignen und sich seiner vergewissern.

Für diese Konstruktionsarbeit bedienen sie sich unterschiedlicher *Methoden*. Viele versuchen, sich zunächst einen Überblick zu verschaffen, welche Namen überhaupt in Frage kommen. Zu diesem Zweck bringen sie die für sie attraktiven Namen in eine Rangordnung, fragen ihren Freundeskreis um Anregungen und Vorschläge oder es tagt der Familienrat. Andere wälzen Namenbücher, studieren Namenlisten im Internet oder nutzen die Geburtsanzeigen in der Tageszeitung, um Ideen zu bekommen. Auf diese Weise gesammelte und als geeignet erscheinende Namen werden oft schriftlich in Tagebüchern oder Listen fixiert, um sich mit dem Partner oder Dritten besser darüber austauschen zu können bzw. um die gewählten Favoriten zunächst einmal erinnerungsfähig zu halten. (Wir haben im letzten Kapitel bereits einen Fall zitiert). Da solche *Namenpools* in der Regel Vorschläge für beide Geschlechter enthalten, werden sie mit der Diagnose des Kindsgeschlechts sofort halbiert. Darüber hinaus bedienen sich Schwangere aber auch Techniken der Namensreduktion, um die vorhandene Menge möglicher Namen auf ein übersichtliches Maß einzugrenzen. So können z.B. die auf Listen gesammelten Namen nach wechselseitigen Absprachen durchgestrichen werden, bis nur noch wenige übrig bleiben:

> Jeder hat quasi dieses (Namens)Buch mal durchgeblättert, um einfach noch mal ein paar andere Namen vielleicht zu lesen als die, auf die man sowieso von selbst kommt und haben dann mal *die* aufgeschrieben, die uns gefallen. Jeder hat das halt selbst gemacht, zwar auf die gleiche Liste, aber am Ende haben wir dann gesagt: ,Okay, *den* find ich blöd, *den* find ich blöd, *den* find ich blöd.' Und haben dann wieder gestrichen. Wir haben's jetzt mal so auf vier, fünf Namen pro Geschlecht gekürzt, aber weiter sind wir noch nicht. (Regina, 28, Studentin)

Komplex ist der Prozess der Namensfindung aber nicht allein wegen des mehrtausendfachen Angebots für die individuelle Wahlentscheidung, er ist es auch in sozialer Hinsicht. Juristisch gesehen liegt das Recht, einem Kind einen Namen zu geben, bei seinen beiden Eltern. Würden sie darauf verzichten, könnte der Standesbeamte entscheiden.[52] In diesem formalen Rahmen haben Paare aber große Spielräume bei ihrer internen Verteilung des Namen-

---

[52] Standesbeamte rekurrieren auf internationale Namenlisten, auf denen durchaus auch „Schröder, Whisky, Schneewittchen" auftauchen. Wollen Eltern einen solchen Namen in Deutschland vergeben, können die Beamten aber ihre ,Eintragungsfähigkeit' beurteilen und die Eltern im Zweifelsfall an eine Namensberatung verweisen.

vergaberechtes und bei der Integration Dritter in den Auswahlprozess. Manche greifen nur auf einige Auserwählte zurück, mit denen sie sich absprechen, andere wiederum nutzen die Namenssuche als vergemeinschaftendes Gesprächsthema in ihrem Bekanntenkreis.

Der empirisch häufigste Fall ist der einer Namens-Koautorschaft, die nur das Paar einschließt. Die Bezeichnung eines Neubürgers beruht dann auf einer Fusionierungsbemühung des Paares, das ihn auch körperlich zuwege gebracht hat. Der Zellfusion folgt die Namensfusion: In einem Abgleich der individuellen Präferenzen werden Namensfavoriten gehandelt, Vetos eingelegt und Kompromisse gefunden. Als primäre Namengeber versuchen die beiden Eltern, ,sich selbst' in einem Namen wiederzufinden. Dabei gibt es auch einen Einigungszwang, freilich mit der Option, unvereinbare Favoriten auf Erst- und Zweitnamen aufzuteilen („Bushido-Horst").

Anstelle der Bemühung um Parität können Eltern aber auch gewisse individuelle Vorrechte bei der Namenwahl für sich reklamieren oder diese Rechte umgekehrt an den Partner mehr oder weniger abtreten. Bei Alma ist das dadurch motiviert, dass sie nach der Enttäuschung ihrer Geschlechtspräferenz zu Beginn ihrer Schwangerschaft auch am Namen des Kindes ,keine Aktien mehr' haben will:

> Ich hab' das Gefühl, dass ich mich auf Grund dessen, dass es ein Junge ist und ich eben keine/ nicht den perfekten Namen jetzt im Kopf hab', dass ich dann eher bereit wäre, einen Kompromiss einzugehen, als ich das bei einem Mädchen gewesen wäre. Weil bei einem Mädchen hatte ich doch so Vorschläge, von denen ich ganz überzeugt war und die mir selber so gut gefallen haben, dass ich versucht hätte, das durchzusetzen. Und jetzt, da ich selber nicht so überzeugt bin, von gar nichts, wäre ich eher dazu bereit zu sagen: ,Na gut. Wenn du (ihr Partner) wenigstens begeistert davon bist, dann ist wenigstens einer total glücklich damit.' (Alma, 32, Studentin)

Ganz anders motiviert ist die karriereorientierte Helga (40, Unternehmensberaterin), die das Namensvergaberecht der (nicht-traditionalen) paarinternen Arbeitsteilung unterordnet:

> I: Wenn Sie es nicht schaffen mit dem Heiraten, dann kriegt's trotzdem den Namen des Vaters?
> H: Joa. Ja, ja. Darf ,Frisch' heißen. Also der darf den Vornamen aussuchen und darf den Nachnamen vergeben. Also mich haben auch schon mehrere Kollegen gefragt: ,Wieso darf der das?' Und ich sag': ,Wenn der Elternzeit macht, darf der alles!' Dann ist der der Bestimmer am Ende. Also er ist sozusagen mein Innenministerium, also er hat da in vielerlei Hinsicht weitgehende Rechte und Kompetenzen (lacht), und wenn der das so macht und mir den Rücken da frei hält, dann darf der auch alles andere bestimmen.

Helga und ihr Partner sind sich noch unsicher, ob sie in nächster Zeit heiraten werden, weswegen die Namensgebung auch die Entscheidung für einen der beiden Familiennamen umfasst. Helgas Äußerung, dass das Ungeborene wie ihr Partner heißen „darf" und der Partner auch zu weiteren Entscheidungen berechtigt ist, verweist auch auf ihre Dominanz in der Beziehung. Die Entscheidungsbefugnis hat der Partner hier nicht aufgrund seiner Vaterschaft, er erhält sie erst durch Helgas Zugeständnis, mit der sie seine noch zu erbringende Betreuungs- und Beziehungsleistung bereits im Voraus vergütet. Das Namensvergaberecht ist hier also ein Tauschgut für seine Übernahme der Elternzeit.

Elternpaare können aber auch Dritte an der Namenwahl beteiligen bzw. sie können Einmischungen mitunter gar nicht vermeiden. Während die körperlichen Veränderungen der Schwangerschaft weitgehend unteilbar sind und die biografischen Brüche privat, ist die Namenssuche leicht sozial teilbar. Sie bietet ein noch stärkeres Einfallstor für die Teilhabe von Dritten als das Erraten der Geschlechtszugehörigkeit. Sie können aktiv integriert werden, indem man bei ihnen Vorschläge einholt, sie potentielle Namen bewerten oder einen ausgewählten Namen wissen lässt. Die Partizipationsofferten bewegen sich dabei auf einem Kontinuum: vom ungefragten Informiertwerden über das Eingeweihtwerden und die Bitte um kommentierende Meinungen bis zur Frage nach eigenen Vorschlägen. Oft können die Eltern die Teilhabeoptionen von Familienangehörigen und Freunden aber auch gar nicht steuern, denn Dritte nutzen oft schon kleinste Offerten für große Beteiligungsansprüche oder sie drängen sich ganz ohne Einladung in den Namensfindungsprozess:

> Viele fragen halt auch: ‚Wisst ihr jetzt, was es wird' und so, also weil die halt da doch nicht so häufigen Kontakt oder so mit uns haben und dann mal wissen wollen/ die sind natürlich alle furchtbar neugierig. Das ist das, wo man wirklich sich vorher eigentlich ganz klar überlegen sollte: Was möcht' ich eigentlich erzählen und was nicht. Und dann muss man das auch durchhalten. Wir haben halt manchen dann en bisschen was erzählt ja, so, was die Favoriten sind und so. Und dann diese Sprüche dazu/ da denk' ich mir so: Willst du's *wissen*, oder willst du's benennen? (Regina, 28, Studentin)

Regina und ihr Mann gestehen ihrem Umfeld zwar ein passives Recht auf Informiertheit oder Mitwisserschaft zu, müssen sich dann aber vor Versuchen unerwünschter aktiver Mitsprache schützen. Man kann ihrer Äußerung eine Erwartung aufs ‚Stillhalten' entnehmen: Die Bekannten wurden zwar über Namensfavoriten unterrichtet, aber ihre Kommentare waren schon nicht mehr erwünscht. In anderen Fällen spekulieren Eltern mit der Bekanntgabe von Präferenzen dagegen auf diskrete ‚Winke' eingeweihter Freunde oder Verwandter, ob ihre Namenwahl Zustimmung findet oder ob sie ‚daneben liegen' – der Einbezug Dritter ist also nicht nur ein Testlauf für den Namen, er prüft auch den (guten) ‚Geschmack' der Eltern.

Die Suche nach dem Kindsnamen eröffnet ein elterliches ‚Territorium des Selbst' (Goffman 1974) mit heiklen Grenzbestimmungen – ein Problem, das wir schon von der Schwangerschaftsmitteilung und von der Preisgabe des Kindsgeschlechts kennen. Werdende Eltern verbinden mit ihrer Zuständigkeit für die Namensvergabe oft die Erwartung einer ‚exklusiven Wirkzone':

> Wir haben einen Namen, der uns sehr gut gefällt, aber den weiß keiner, also beim Namen sind wir so ein bisschen geheimniskrämerisch, weil ich auch einfach denke,

es ist noch bisschen früh, also kann auch sein, dass ich in acht Wochen 'nen Namen hör', der mir total gut gefällt und der auch meinem Mann super gefällt und wir dann nochmal umschwenken und dann will ich halt einfach nicht die Diskussion haben: ‚Aber Ihr habt doch gesagt, er heißt so und so und jetzt heißt er anders.' Also ich muss mich nicht rechtfertigen, wie ich mein Kind nenne und das schalt' ich von vornherein aus. (Marie, 25, Finanzwirtin)

Eine gewisse Schließung ist (wie schon beim Schwangerschafts-Coming Out) i.d.R. Teil der Konstitution einer dyadischen Elternschaft. Wenn Dritten schon Zugang zu dieser Wirkzone gewährt wird, so haben sie sich auch entsprechend höflich zu benehmen, d.h. sie sollen Hoheitsrechte achten und Grenzübertretungen vermeiden. Sie können aber auch von vornherein außen vor gehalten werden:

I: Habt ihr schon einen Namen?

L: Ja, haben wir.

I: Darf man den erfahren? Also ich?

L: Ha, ja, was machst du denn damit? Also mit dem Namen/ die Namensgeschichte ist so ein bisschen sensibel bei uns, den geben wir nicht so gerne raus. (Lea, 27, Schreinerin)

Auf der anderen Seite lässt sich ein Name (anders als z.B. intime Vorlieben) nicht auf ewig geheim halten. Er wird irgendwann publik, weil er es muss, um als Name funktionieren zu können. Daher rekurrieren die meisten Eltern auch schon bei der Namensfindung auf ein ausgewähltes Publikum, in dessen Ohren sie ihre gewählten Spitzenreiter interaktiv ausprobieren können. Wie bei der Schwangerschaftsmitteilung sind die Erwartungen in diesem sozialen Resonanzraum auf freudige Reaktionen gerichtet, denn der Name des eigenen Kindes soll nicht nur einem selbst, sondern auch signifikanten Dritten gefallen. Dabei müssen Eltern mit zwei Mitteilungsrisiken rechnen.

Das erste ist ein gewisses Revisionsrisiko. Wie die Verkündung der Schwangerschaft und die Preisgabe des Geschlechts, so richtet sich auch die Mitteilung des Namens an ausgewählte Adressaten, deren Zustimmung man erheischen möchte. Deren gezeigte Freude über die namentliche Kenntlichmachung des Ungeborenen ist daher auch eine Gegengabe für die wertschätzende Auswahl als Rezipienten. Revisionen zwingen daher nicht nur dazu, alte kognitive Konstruktionen aufzulösen, sie würden auch eine Rücknahme der emotionalen Gegengabe verlangen. Das geht aber nicht, ohne dass der Rezipient der Mitteilung die Glaubwürdigkeit seiner empathischen Freude untergräbt: Er kann sich dann nicht wirklich noch einmal ‚genauso' über ein Mädchen freuen oder über einen ‚Max', ohne dass sein jetziges oder früheres Verhalten als Indifferenz oder als bloßer Gefallen kenntlich würde. Natürlich können beide Seiten im Bewusstsein der Konventionalität der Freude Dissonanzen und Korrekturen tolerieren. Aber es ist dennoch zu vermuten, dass dies nur in Maßen möglich ist, eben weil Mitteilung wie Reaktion singulär sein sollen. Man sollte sie nicht vermasseln.

Das zweite Mitteilungsrisiko besteht darin, dass man bei bestimmten Adressaten mit der Erwartung auf freudige Reaktionen einfach Pech haben kann:

> Als ich meiner Freundin den Namen gesagt hab', sagte sie: ‚Aber meine Tante heißt so, das find' ich, die mag ich net, also so würd' ich's net nennen.' Da denk' ich mir: Ist doch nicht *meine* Tante! Ja? Ist doch/ Halloo? Also so ganz blöde Kommentare dazu, die mir halt überhaupt nicht weiter helfen, die mir's irgendwie vermiesen so ein bisschen. (Regina, 28, Studentin)

‚Miesmachen' ist das Verweigern der Bestätigung des persönlichen Geschmacks. War der Name für Regina eben noch eine freudige Fantasie des künftigen Kindes, so ist er plötzlich eine schäbige Sache geworden, die auf den verirrten Geschmack der Urheberin zurückfällt und ihr nun auch selbst nicht mehr wirklich gefällt, ja nicht mal gefallen darf, weil das Kind vor dieser Schäbigkeit bewahrt werden muss. Der vermieste Name ist ein Vorgeschmack auf jene möglichen zukünftigen Situationen, in denen die Elternschaft in den Augen Dritter scheitert.

Auch angesichts dieses Risikos, dass ein eben noch klangschöner Name schnell unbrauchbar werden kann, praktizieren manche Paare eine weitgehende Geheimhaltung ihrer Namenspräferenzen, entziehen den Prozess der Namensfindung also dem Einfluss ihres Umfeldes, verzichten damit aber auch auf die Validierung ihres Geschmacks durch das Publikum. Die Geheimhaltung hat aber nicht nur den Grund, dass die Namenspreisgabe im Extremfall Zweifel an der elterlichen Kompetenz wecken kann (‚Wie können die nur?'; ‚Was tun sie dem Kind damit an?'), es gibt noch zwei andere Gründe, die im unsicheren Status ‚frei flottierender' Namen liegen. Zum einen ist der noch nicht mit einer Person verschweißte Name in seiner Arbitrarität hochgradig angreifbar. Anders als ein schon offiziell verliehener Name, der seinem Besitzer nicht nur anhängt, sondern auch vom Gewicht seiner Person ausgefüllt wird, ist ein ‚Name auf Probe' noch sehr leicht *austauschbar*. Daher wollen manche Paare das Geheimnis des Kindsnamens erst lüften, wenn das Kind bereits auf der Welt ist. Zum anderen ist der noch nicht an einem Kind befestigte Name vor einer Fremdverwendung für andere Kinder *ungeschützt*. Seine Preisgabe birgt die Gefahr eines ungewollten Anpreisens, das andere werdende Eltern auf den Geschmack bringen kann, ihn zu ‚annektieren'. Dieser Namensschutz funktioniert wie im Urheberrecht – nur, dass es bei Vornamen nicht wie bei Markennamen um freie Kreationen geht, sondern um die Auswahl aus einem gegebenen Repertoire. Dieses Motiv indiziert also eine latente Rahmung der Namensfindung als Namens*er*findung: eine beanspruchte Autorschaft.

Tatsächlich fürchten einige der von uns befragten Paare darum, sich bei der Entscheidung für einen Namen zu stark vom Umfeld beeinflussen, also ihre Autorschaft verfälschen zu lassen. Der Ausschluss anderer gewährleistet dann, die spätere Entscheidung als eigene wahrnehmen zu können:

> Es ist einfach so, dass man sich nicht ganz frei davon machen kann, dass wenn andere sagen: ‚Och was ist das denn für ein Name?' Oder dass die da einfach ihre As-

soziationen mit einbringen und man sich dann doch so'n bisschen davon beeinflussen lässt. (I: Und das wolltet ihr nicht?) Richtig, ja. Das wollten wir ausklammern. (Jeanette, 33, Chemikerin)

Den Namen für das eigene Kind ohne Einfluss von außen zu wählen, heißt, ihn selbst gewissermaßen ‚kreiert' zu haben: Wenn das Kind *seinen* Namen trägt, dann trägt es immer auch *meinen* Namen, nämlich den, den ich ihm gegeben habe. Die Nichtpreisgabe des Namens dient in diesem Sinne der Sicherung der *namensgenetischen Autorschaft*. Wie eingangs gesagt: Während Eltern alle sonstigen Merkmale, die ein Kind mit sich bringt, hinnehmen müssen (z.B. Haarfarbe, Körpergröße, die Form von Ohren und Augen, oder ‚Charaktereigenschaften'), tragen sie mit der Namensgebung unmittelbar selbst und aktiv zu den zukünftigen Merkmalen ihres Kindes bei. Mit einem bestimmten Namen *machen* Eltern auch ein bestimmtes Kind, die Namensgebung ist somit eine Art ‚gestalterischer Zeugungsakt'. Insofern replizieren die Kompromisse von Paaren, die ihre individuelle Namensautorschaft fusionieren, die vorgängige Fusion ihrer Körpersubstanzen. Das namentliche Machen von Kindern erscheint dabei wie eine aktivistische Kompensation des körperlichen Machens, das sich irgendwann in einer sexuellen Aktivität bloß unbewusst ereignete.

Michaela und Jan gehen bei der Sicherung ihrer Namensautorschaft noch etwas weiter. Sie versuchen auf seine Initiative hin nicht nur den Einfluss Dritter, sondern auch eine paarinterne, wechselseitige Beeinflussung auszuschließen. Deshalb schreiben sie unabhängig voneinander Namen auf Zettel, in der Hoffnung darauf, dass ein späterer Abgleich einen gemeinsamen Treffer erzielt.

Hintergrund ist der, dass/ und ich glaub', da hat er auch Recht, wir beeinflussen uns immer recht stark. Also die Meinung von dem jeweils anderen ist uns immer ziemlich wichtig und in dem Moment, wo der jeweils andere sagt: 'Och des fänd' ich doch ganz nett', dann ändert sich der eigene Standpunkt. Ich glaub', da sind wir ein bisschen extrem und er will das Ganze vermeiden, indem er sagt, wir sollen das getrennt überlegen und getrennt uns dann anschauen, was der Andere sagt und dann gucken wir mal, vielleicht gibt's 'ne Überschneidung. (Michaela, 30, Betriebswirtin)

Der Name dieses Kindes soll hier gerade nicht das Ergebnis von Verhandlungen und Kompromissen sein, sondern eine zufällige Kongruenz der Entscheidungen zweier Individuen, die sich auf das besinnen wollen, was sie *von sich aus* möchten. Sie wollen sichergehen, dass der jeweils andere das will, was er will, und nicht das, was man selbst will, dass er es wolle. In diesem Versuch der Authentifizierung ihrer Namensautorschaft praktizieren Jan und Michaela die Namensfindung nicht als eine bewusste Fusion, es ist vielmehr, als ob sie den Zufall der Befruchtung noch als *Namenszeugung* simulieren. Im Gegensatz dazu erzählte uns Susi von einer Erweiterung der Namensautorschaft:

Ja also ich bin auch nie der Meinung, ich krieg' das Kind, ich entscheide, was für einen Namen es gibt. Weil ich hab' gesagt/ ‚Ich bin Mutter, er ist Vater, wir sind eben beide da und es muss uns beiden gefallen.' Ich binde da auch ein Kind/ weiß nicht, die Luisa (das erste Kind) zum Beispiel, sollte man wenigstens fragen. Nicht, dass man sagt: ‚Du hast die Entscheidungskraft', weil da kommt dann irgend so ein komischer Name raus, weil die beste Freundin grad' so heißt, ja? Aber wir haben auch schon die Luisa manchmal gefragt, was würde sie gerne/ also die Luisa hätte gerne Paula gehabt. (Susi, 34, Erzieherin)

Für Susi sind in den Prozess der Namenssuche von vornherein auch weitere Personen integriert. Dabei differenziert sie zwischen der gleichberechtigten Partizipation beider Elternteile mit einem darin eingeschlossenen Vetorecht und einer abgeschwächten Mitsprache des vorhandenen Geschwisterkindes. Dieses wird zumindest angehört und scheinbar aktiv in die Suche integriert, auch wenn ihm keine Entscheidungsmacht zugestanden wird. Diese Teilhabe ihres Partners und ihrer Tochter an der pränatalen Namensfindung legitimiert sich für Susi durch deren Verhältnis zum Ungeborenen. Sie *kriegt* das Kind (im Sinne des körperlichen Gebärens), aber *bekommen* tun es auch die beiden anderen Familienmitglieder. Damit gestaltet sie diese Namensgebung anders als bei ihrem ersten Kind:

Ganz am Anfang war ja der Frank (der Vater des ersten Kindes) noch da. Und da wollte ich ja Lana oder Lisa oder so haben. Und da hat er gesagt, nee, das gefällt ihm nicht. Und da hab' ich gesagt: ‚Okay gut', da war ich auch da schon der Meinung, wenn, dann muss es beiden Parteien gefallen. Und dann haben wir ewig lang hin und her überlegt und da hab' ich auch da schon gesagt: ‚Komm, wir ham ja noch Zeit, wird sich schon irgendwas finden.' Und dann war es halt so, dass es dann (mit Frank) vorbei war. Und ich hab' da gesessen und hab' gesagt: ‚Okay', Lana, Lisa waren dann für mich ganz weg, war nicht mehr. Und dann hab' ich mit meiner Mutter überlegt und sie kam dann so auf Sina, und dann kam halt Luisa. Und doch, Luisa, Luisa ist schön. ‚Gut okay, nehm' ich Luisa.' Also das war halt für mich viel einfacher, weil ich diejenige war, die gesagt hat: ‚Okay ich kann jetzt alleine entscheiden, wie mein Kind heißt.' (Susi, 34, Erzieherin)

Nach der Trennung von ihrem Partner wird für Susi das bislang gemeinsame Kind zu *ihrem* Kind, weswegen auch nur noch sie für dessen Namensgebung zuständig ist. Zugleich ist mit der Trennung auch ihre ursprüngliche Namensidee (Lana oder Lisa) ‚verbrannt'. Mit ihrer Mutter als Partnerersatz schafft sie sich dann einen neuen Namen. Ein Problem, das auf diesem Wege mit erledigt wurde, ist die Einigung auf einen *Familien*namen, die für manche Paare ein Problem darstellt. Wir erinnern nur kurz an Viola (Kap. 6), die sich darauf eingelassen hatte, den Nachnamen des Kindes an sein Geschlecht zu binden und dabei ‚leer' ausging. In Bezug auf den Vornamen hat es Viola dagegen vor allem mit unerwünschten Einflussnahmen Dritter zu tun, sie findet dafür aber eine ganz andere Lösung als die Geheimhaltung:

Es mischen sich alle ganz schön ein. Also das ist interessanterweise vor allem die Familie, also seine und meine Eltern, die so Namenswünsche bekundet haben, und zwar sehr vehement von Anfang an. Und wir haben beim Freundeskreis so rumgefragt, also mit so einer Idee von/ also, wenn dann bringen die wahrscheinlich eher naheliegende Vorschläge (lacht laut) als unsere Eltern. Das war auch so. Da waren einfach ein paar Vorschläge dabei, die immer noch im Rennen sind sozusagen. Und ich glaub', wir sind eigentlich relativ gelassen und warten so ab und gehen davon aus, dass eines Tages in hoffentlich naher Zukunft dann automatisch klar ist, welcher Name es wird. Und von außen ist es schon so, wenn ich jetzt telefoniere, vor allem mit den Eltern, dass dann sehr schnell gefragt wird: ‚Wie soll er denn jetzt heißen? Langsam müsst ihr doch mal.‘ Und das reicht von Verboten, welche Namen wir auf keinen Fall nehmen dürfen, bis hin zu Vorschlägen, also dem Wunsch, keine Doppelnamen zu geben und solche Dinge.

Angesichts des Zeitdrucks und der aufgedrängten Vorschläge der eigenen Eltern und Schwiegereltern tritt das Paar die Flucht nach vorne an und stellt den Einflussnahmen ein soziales Gegengewicht entgegen, indem es auch seinen Freundeskreis, von dem es sich akzeptablere Vorschläge erhofft, zur aktiven Beteiligung auffordert. Gemeinschaftlich entsteht so ein Namenpool, der in einem zweiten Schritt minimiert wird, bis nur noch ein paar potentielle Namen „im Rennen sind". Im Schatten dieses Wettbewerbs vertraut Viola aber auf einen Automatismus der Namensklärung, der an die Kindsentstehung erinnert: Namen kommen, wie Kinder kommen.

Andere Schwangere in unserem Sample kombinieren die Beteiligung Dritter mit spielerischen Verfahren der Namensreduktion. So hat Simone (wie die eingangs dieses Abschnitts erwähnte Regina) eine ausgearbeitete Liste von Favoriten, die sie mit einer Punkteskala bewertet, wobei nur solche mit einem ‚hohen Wert' im Rennen bleiben. Da sie auf diese Weise nicht entscheidungsfähig wird, erweitert sie den Kreis der Teilnehmer:

> Und da haben wir so ein bisschen diskutiert und haben dann so zwei, drei Namen gehabt, aber auch noch nicht ausgesucht. Entweder würfeln wir oder keine Ahnung. Ich hab' dann schon mal so gefragt in der Familie, und der Name, der die meisten Punkte kriegt, wird dann genommen. Wir haben das auf eine sehr lustige Art und Weise gemacht, also es gab da keinen Krieg oder sonst irgendwas, aber natürlich hat jeder so auf seinen Namen gehofft. (Simone, 33, Graphikdesignerin)

Miriam elaboriert dieses Verfahren bei ihren beiden Kindern zu einem geselligen Spiel, das sie mit Familienmitgliedern und im Freundeskreis praktiziert. Die Namenssuche wird so zu einem gemeinsamen Event mit Unterhaltungscharakter, das Klarheit schaffen soll:

> Wir haben dieses Spiel auch schon bei Tobias (beim ersten Kind) gemacht und da war das ziemlich gut, da kam auch tatsächlich ‚Tobias' dabei raus und alle waren irgendwie froh damit. Diesmal war das Ergebnis nicht besonders eindeutig und jeder hatte den Eindruck schlecht vorbereitet in die Runde gegangen zu sein und wir haben beschlossen, es irgendwann noch mal zu machen. Das wird jetzt dann Zeit irgendwie. (I: Und wie geht das?) Jeder darf gerne so viele Namen einbringen, wie er mag. Also Richtwert sind so 3 bis 5 Namen pro Person. Die werden dann auf 'nem Zettel gesammelt und/ (I: Wer ist jeder? Deine Eltern, deine Schwester, dein Mann und du?) Ja, und der Hannes, der Freund von der Sabine hat auch mitgemacht. Also wer grad' so da ist, also das ist jetzt nicht so streng. Wobei von Hannes

nur so ‚Johann' oder so was kam und der Name ist gleich in der ersten Runde rausgeflogen. Ich glaub', wir hatten dann vielleicht so ungefähr 15 Namen in der ersten
Runde und jeder durfte irgendwie so zehn Stimmen vergeben und natürlich sind
die rausgeflogen, die keine Stimme bekommen haben, aber auch die, die nur ganz
wenig bekommen haben. Also da gibt es jetzt kein festgesetztes Procedere. Das
werden also immer weniger Namen und immer weniger Stimmen und wenn's gut
läuft, dann hat man am Ende also irgendwann einen Konsens. Wobei, also mit
Tobias haben wir das mit *meinen* Eltern gemacht, da war das sehr eindeutig und
auch mit Christians Eltern. Und jetzt kam irgendwie ein total gestreutes Ergebnis
raus. Da waren dann am Ende ungefähr drei oder vier Namen übrig mit ungefähr
gleich vielen Stimmen! Also das hätte also gar nichts/ also das war nicht zielfüh-
rend. (Miriam, 28, Studentin)

Die Namensfindung in ein ‚Spiel' zu wenden, unterläuft die Schwierigkeiten
einer kriteriengestützten Entscheidung, indem es einem Zufallsmoment
Raum gibt: Wer gerade anwesend ist, wer sich in den Vordergrund drängt,
wer spontane Zustimmung findet usw., der hat gute Chancen, sich durchzusetzen. Andererseits stellten uns Eltern zumindest in der Interviewsituation,
die zu einer Rationalisierung ihrer Entscheidung einlädt, ausgeprägte Kriterienkataloge vor. Woraus bestehen diese?

7.2 Die Kriterien der Namenwahl

Unabhängig von den jeweiligen Prozessen der Namensfindung brachten einige der von uns befragten Eltern ein *Entscheidungsproblem* zur Sprache. Sie
fragten sich, ob der gefundene Name zu dem späteren Kind passt, ob sie also
die richtige Entscheidung treffen und was sie tun, wenn sie schon einen Namen in Gebrauch haben, ihnen dann aber plötzlich ein anderer besser gefällt.
Dass es mitunter schwierig erscheint, einen Namen für das eigene Kind zu
finden, hat seine Gründe in vier Randbedingungen der elterlichen Namensfindung. Erstens findet der Prozess unter nicht gewählten *zeitlichen Restriktio-
nen* statt: Die werdenden Eltern werden während der Schwangerschaft mit
einem Zwang zur Namenssuche konfrontiert und müssen diesen Prozess abgeschlossen haben, wollen sie die Entscheidung nicht dem Standesbeamten
überlassen. Zweitens sind sie, wie bereits erwähnt, mit irritierenden Freiheiten der Namenwahl, mit großer *Kontingenz*, wenn nicht sogar Beliebigkeit der
Auswahl konfrontiert. Dies alles befindet sich in einer beträchtlichen Spannung zur im ersten Abschnitt dargestellten hohen sozialen Bedeutung der
Benennung von Personen. Drittens ist die Namenwahl mehr oder weniger *irreversibel*: Den Vornamen gibt man einem noch Unbekannten für seine Zukunft mit, und er wird ihn – wie ein Brandzeichen – kaum mehr los. Die letzt-
gültige Benennung eines Kindes stellt für werdende Eltern also eine
unwiderrufliche, zukunftsträchtige Entscheidung für einen noch Unbekannten dar. Dies ist, viertens, mit einer erheblichen *Verantwortung* verbunden,
weil diese Entscheidung das Kind auch schädigen kann: Man kann ihm mit
seinem Namen etwas antun, es durch ihn behindern und stigmatisieren. Und

dies ist auch durch Dritte vorwerfbar, denn das Resultat der Namensgebung kommt allen zu Ohren und die Wahl des Namens fällt letzten Endes auf die Kindseltern zurück. Der gesamte Prozess ist also nicht nur durch Wahlfreiheiten gekennzeichnet, sondern auch durch eine von Dritten beobachtete elterliche Verantwortung gegenüber dem Kind.

Einige unserer Informantinnen glauben, dass der Name als identitätsbildender Faktor auch direkten Einfluss auf spätere Einstellungen des Kindes haben kann bzw. dass der Name auf die Eigenschaften des Kindes „abfärben" oder Einfluss auf dessen späteres Leben haben kann,[53] weil man abhängig von seinem Namen von seinem Umfeld unterschiedlich behandelt werde:

> Nico – das ist ein ganz Netter. Hilfsbereiter Mensch, lieb, gut, Intelligenz nicht, das glaube ich nicht, dass ein Name so was/ entweder das ist man oder nicht, das liegt in den Genen. Aber so Charakterzüge, ob jemand jetzt liebevoll ist oder/ Ja, uns hätte ja auch Luca gefallen. Luca ist ein ganz toller Mensch, so von den Eigenschaften. Und ich kenn' auch viele. (Bianca, 33, Betriebswirtin)

Machen wir uns kurz klar, dass dieses Entscheidungsproblem und seine Abarbeitung durch Kriterienkataloge und die Beteiligung Dritter historisch jungen Datums sind. Anstelle kontingenter Wahlentscheidungen fanden sich lange relativ einfache Ableitungen aus Vornamen früherer Personen. Das Namensrepertoire entstammte der Bibel, griechischen und römischen Heldengeschichten, Heiligenlegenden und Ahnenregistern. Bei der Praxis der *Nachbenennung* wurde ein und derselbe Name über mehrere Generationen hinweg vergeben und aufrechterhalten – besonders an den jeweils erstgeborenen männlichen ‚Stammhalter'. (Frühere Namensspender waren also – wie heute Keimzellenspender – deutlich überproportional männlich.) Eine andere Praktik war die *Widmung*, bei der eine ausgewählte Person (ein enger Angehöriger, Freund oder ein Vorbild) – oft auch posthum – durch die Weitergabe ihres Vornamens an das eigene Kind geehrt werden soll. Der Kindsname diente so als Symbol der Bewunderung oder Dankbarkeit und als Abbild einer Sozialbeziehung. Die Widmung war dabei oft eingebunden in das religiöse Patensystem, das Täuflingen einen christlichen Beistand zur Seite stellte, nach dem sie benannt wurden und dadurch auch dauerhaft erkennbar mit dem Taufpaten verbunden waren.

Solche familientraditionellen ‚Vorbestimmungen' der Namenwahl haben beträchtlich an Bedeutung verloren. Sie passen nicht zur Idee des Individuums, die von der modernen Gesellschaft vorangetrieben wurde. In der Vergabe von Vornamen spiegeln sich deren Entwicklungen. Jürgen Gerhards (2003),

---

[53] Diese Teilnehmertheorien sind vergleichbar mit dem Glauben daran, dass das mit einem Geburtstermin verbundene Sternzeichen Einfluss auf das eigene Kind haben könne. So wie Jungfrauen, Löwen oder Stiere für bestimmte Charaktereigenschaften stehen, können dies auch Namen tun.

der die Vornamenwahl als Indikator kulturellen Wandels betrachtet, sieht in dieser makrosoziologischen Perspektive Tendenzen zur Säkularisierung, Enttraditionalisierung, Individualisierung und Transnationalisierung der Namensgebung (s. dazu auch Gugutschkow/Hengst 1999: 201) sowie eine Beschleunigung von Namenmoden. Diese resultieren wie alle Moden aus einer beständigen Distinktions- und Nachahmungspraxis. Nach dem Abtreten der Generation, zu deren Zeit ein Name modern war, kann dieser wieder ,modern' werden – ein historisches Recycling.[54] Insgesamt halten sich Namenmoden auch deshalb nur wenige Jahre, weil Häufungen nur innerhalb eines stark wachsenden Gesamtpools von Namen auftreten. Der Trend zur Individualisierung ist inzwischen so stark, dass der jeweilige Spitzenreiter nur noch knapp 1% der Mädchen oder der Jungen eines Jahrgangs verliehen wird (Nübling et al. 2012: 119).[55]

Die Zeiten haben sich also geändert und das Tempo der Änderung beschleunigt sich. In unserem Sample fanden sich dementsprechend auch nur mehr einige Widmungen i.S. der traditionellen Nachbenennungen und diese auch nur für den Zweitnamen des Kindes.[56] Den Fall Lores, der eine Nachbenennung ihres Kindes in der italienischen Herkunftsfamilie ihres Mannes drohte, haben wir bereits dargestellt (s. Kap. 6). Schauen wir uns einmal an, welche Kriterien stattdessen für unsere Informantinnen bei der Namenwahl ihrer Kinder von Bedeutung sind. Wir interessieren uns dabei für tatsächliche Kriterien der Namensgebung und nicht für Verteilungen vorgegebener Kriterien einer fiktiven Namenwahl (wie etwa bei Rudolph/Böhm/Lummer 2007). Wonach wählen werdende Eltern den Kindsnamen aus und welche Überlegungen spielen dabei eine Rolle? Die Antwort lautet, kurz gefasst, so: Der richtige Kindsname muss 1. gefallen, 2. individualisieren, 3. gängig sein und 4. passen. Was heißt das genau?

Erstens soll ein potentieller Kindsname ästhetisch *gefallen*, wie ein Klang oder Farbton. Ob ein Name schön oder nicht so schön ist, wird zunächst durch das eigene *Klangempfinden* entschieden.[57]

---

[54] Im Gegensatz dazu können bei ,transnationalem Recycling' neue Namen entstehen, indem ausländische Namen nach ihrer akustischen Wahrnehmung eine deutsche Schreibart bekommen, etwa wenn Eltern den aufgeschnappten englischen Eugen als ,Jutschin' eintragen lassen möchten.

[55] Daher nimmt die Namensbeständigkeit durch Modetrends nicht ab. Es setzen sich weniger Einzelnamen als bestimmte „Zeitgeschmäcker", Namencluster und Strukturen durch (Nübling et al. 2012: 119).

[56] Immerhin zeigt die schon erwähnte Umfrage der Gesellschaft für deutsche Sprache, dass noch ein Viertel der Eltern ihr Kind nach einer bestimmten Person benannte, darunter Familienangehörige, prominente oder historische Persönlichkeiten und fiktive Figuren. Am häufigsten waren die Großeltern die Namenspatrone.

[57] Vereinzelt wiesen unsere InformantInnen auch auf andere ästhetische Aspekte hin, etwa darauf, wie der Name in geschriebener Form aussieht. Repräsentative Studien zum Namensgeschmack (u.a. Lieberson/Bell 1992; Shine 1980) finden, dass Befragte im Allgemeinen die

Also, der Name gefiel mir gut, das ist einfach nur 'ne Geschmackssache. Ich fand Samuel, Sammy, das fand ich halt einfach schön. Klingt ganz süß so. Aber es hat keinen besonderen Grund sonst. (Kristin, 29, Hotelkauffrau)

Ich find's blöd, wenn man sagt: ‚Ach, das ist 'ne Soffie.' Das finde ich klingt furchtbar. Sophia ist okay, aber Soffie finde ich furchtbar. (Nina, 34, Publizistin)

Der Name soll nicht nur für sich allein schön sein, sondern gelegentlich auch zusammen mit einem Zweitnamen („Maximilian-Kurt"?), dem Familiennamen (geht ‚Geronimo' mit ‚Schmitt'? ‚Pia' mit ‚Halmackenreuter'?) oder mit den Namen der Eltern und vorhandener Geschwister eine wohlklingende Einheit bilden (z.B. per Alliteration: ‚Ben Becker'). Das werdende Kind soll als neues Familienmitglied also auch *hörbar* in die Familie integriert werden.

Neben dem Klang bestimmt aber auch das *Image* eines Namens, ob er werdenden Eltern gefällt. Dieses wird stark durch seinen Gebrauch durch Prominente beeinflusst und kann auch explizit gesucht werden, z.B. durch eine Aufladung mit Glamour (‚Paris'). Es ist umgekehrt aber auch wichtig, dass der Name frei von falschen Assoziationen ist. So wird ‚Gertrud' als altmodisch empfunden, ‚Adolf' ist hierzulande aus geschichtlichen Gründen ausgeschlossen, ‚Heidi' kommt vom Lande und ‚Kevin' gilt in Akademikerkreisen eher als Unterschichtenname. Das schlechte Image eines Namens entsteht aus sozialen Bekanntschaften, oder es werden mit dem Namen bestimmte Generationen, Schichten oder regionale Herkünfte verbunden. Vor allem assoziiert man mit Namen bestimmte *Alters*gruppen, zu deren Geburt bestimmte Namenmoden herrschten. Sie werden als ‚altmodisch' vermieden und durch ‚zeitgemäße' bzw. ‚zeitlose' Namen ersetzt.[58]

Zweitens darf ein guter Name im sozialen Umfeld nicht bereits zu oft vorhanden sein. Das eigene Kind ist ein ‚Produkt eigener Art', ein Name soll dementsprechend kein ‚Sammelbegriff' sein, sondern *individualisierend* wirken und das Kind als etwas Besonderes und Einzigartiges markieren. Dafür ist es wichtig, dass es den Namen gerade auch ‚für sich' hat, ihn also nicht mit vie-

---

Klangästhetik und Distinktion bei Mädchennamen relevanter finden und bei Jungennamen auch Traditionsbindungen zählen.

[58] Rudolph/Böhm/Lummer (2007) legten 146 Befragten (vorwiegend Studierenden) 60 Namen zur fiktiven Namenwahl vor. Sie unterschieden ‚moderne' Namen (die aktuell häufig und vor 50 Jahren selten vergeben wurden), ‚altmodische'(mit umgekehrter Verteilung) und ‚zeitlose' (die in jedem der fünf Jahrzehnte mindestens zweimal zu den beliebtesten zählten). Sie fragten, welche Assoziationen der Name einer Person auslöst. Dabei zeigte sich ein Primat der Alterswahrnehmung, an die Zuschreibungen von Attraktivität und sogar Intelligenz geknüpft werden. Knapp pointiert lautet die Assoziationskette: Je ‚moderner' der Name, als desto jünger, attraktiver und intelligenter gilt jemand. Dieser Effekt ist freilich zugleich an das (jüngere) Alter der Befragten gebunden, er indiziert also nicht mehr als die generationelle Reklamation positiver sozialer Eigenschaften.

len gleichnamigen Anderen teilen muss.[59] Dieses Kriterium steht freilich im Konflikt mit dem Versuch, ‚moderne' Namen zu wählen, da deren Auswahl durch andere ja erst den ‚Modenamen' geschaffen haben. Wenn Eltern daher ‚moderne, aber nicht modische' Namen suchen, so verhalten sie sich antizyklisch zu den Namenshitlisten der Vorjahre. Deren Veröffentlichung wirkt also (zumindest für einen Teil der Eltern) paradox, nämlich *self-defeating*, was die Kurzlebigkeit von Namenmoden plausibel macht.

Eine weitere Beschränkung einer individualisierenden Namenwahl liegt darin, dass auch aktuell selten gebrauchte Namen den Eltern oft bereits als Bezeichnungen anderer Individuen bekannt sind. Namen unterscheiden sich auch hier von der sonstigen Erstausstattung für ein Baby. Da sie zwar frei vergeben, aber nur selten neu geschaffen werden, sind sie im Gegensatz zu Kleidern und Möbeln fast immer *second hand*. Man wählt aus dem vorhandenen Namenpool einen schon gebrauchten und getragenen Namen. Dieser kann dann aber bereits durch andere Träger ‚personell besetzt' und gegebenenfalls auch desavouiert worden sein.

Gerade Menschen, die mit vielen Kindern in Kontakt stehen wie Erzieher oder Lehrerinnen, tun sich mit diesem Umstand schwer, da für sie erheblich mehr Namen bereits besetzt bzw. ‚kontaminiert' sind, weil sie an Personen erinnern, die man nicht leiden kann:

Ja man hat so Namen wo einem gefallen. Also, da gefällt mir Louis, das ist ganz gut. Aber Marco sagte: ‚Nein! Louis nicht! Ich kenn' einen, um Gottes Willen, da kommt so dieser Hallo-Effekt ganz stark raus.' Und das ist echt oft so, dass du deinem Kind nicht 'nen Namen gibst, wo du jemand kennst, der fürchterlich ist. Das machst'e nicht. Das ist so der Hallo-Effekt, den man da unterbewusst hat, auf jeden Fall. Ist bei mir aber auch so, dass der Marco irgend 'nen Namen gesagt hat und ich: ‚Um Gottes Willen bloß nicht den Namen, da fällt mir der und der wieder ein.' Das schon. Und das war auch bei den Mädchen so, ich hätte meinem Kind nie 'nen Namen gegeben, wo ich nur Zicken kenne oder nur Leute, die ich nicht mag. (Bianca, 33, Betriebswirtin)

Also ich fand diese Lina jetzt schon sympathisch. Also wenn ich die jetzt doof gefunden hätte, wäre ich jetzt nicht unbedingt auf die Idee gekommen, den Namen schön zu finden. Also was Sympathisches muss jetzt mit dem Namen schon verbunden sein. Und ich arbeite oder hab' halt im Kindergarten gearbeitet und da ist es natürlich besonders schwierig, weil man mit den Namen/ also Lilly, wie muss das Kind aussehen, blond muss 'ne Lina sein, oder keine Ahnung. Aber man verbindet doch viel mit so 'nem Namen, dass man sagt: ‚Stefan darf es auf keinen Fall werden, weil da hatte ich ja nur Üble, die so hießen.' (Soraya, 26, Kindergärtnerin).

---

[59] Und in der Tat steigt die Namensvarianz bzw. -singularität. 2012 wurden in Deutschland schon 50.000 verschiedene Vornamen eingetragen, darunter Raider, Belmondo oder Amsel, Maybee und Hedi-Rocky – und dies trotz vorhandener Studien, die negative Effekte außergewöhnlicher Vornamen belegen. Kinder werden heute quasi stärker mit Singularität belastet.

Drittens sollte ein Name *gängig* sein. Das hat zwei Aspekte. Der erste steht in einem Spannungsverhältnis mit dem Kriterium der Namensoriginalität:

Man will dann nicht unbedingt so 'nen exotischen Namen, den kein Mensch aussprechen kann, das muss es jetzt auch nicht unbedingt sein. (Jana, 37, Medizinisch-Technische Assistentin)

So ein Name könnte das spätere Leben des Kindes erschweren, geradezu schädlich sein. Ein Name ist gängig oder praktikabel, wenn er im Vergleich zu anderen Namen keinen ‚Mehraufwand' verursacht. Er sollte daher z.B. verständlich sein, also einfach auszusprechen und zudem nicht erklärungs- oder buchstabierbedürftig. Dies kann für binationale Paare und solche mit Migrationshintergrund implizieren, dass der Name in zwei Sprachen bzw. Ländern praktikabel sein muss.

Ein zweiter Aspekt der Gängigkeit ist, dass der gewählte Name auch verwendet und nicht durch Spitznamen oder Kürzungen abgelöst wird. Manche unserer InformantInnen legten großen Wert darauf, dass ein Name gewählt wird, der nicht zu späteren Transformationen Anlass gibt. Aus diesem Grund soll er auch nicht schon bei der Vergabe ‚altmodisch' sein, und er soll morphologisch nicht zur Abwandlung einladen. Der Name soll also unveränderbar sein, was eher kurze Namen (z.B. Tom oder Mia) versprechen. Außerdem soll er kein Verunglimpfungspotential enthalten, also auch durch seine Form dem Träger keinen Schaden zufügen:

Also bei den Jungs hab' ich eigentlich nur einen (Namen), der mir gefällt. Das ist Luca. Aber der gefällt meinem Mann überhaupt nicht. Weil er halt sagt, im Italienischen ist Luca so ein Name, den kann man so verschrotten. Da gibt's so 'nen Verschrottungsspruch und deswegen sagt er halt, jeder, der eben Luca heißt in Italien, wird dann halt so genannt und des ist dann halt was Schlechtes. Deswegen will er nicht, dass der Sohn auch so heißt, weil der dann auch so verarscht wird. (Lore, 31, Erzieherin)

Ein viertes Kriterium, das Eltern bei der Namenwahl berücksichtigen, ist die *Passung*. Ein Name darf den Eltern nicht nur gefallen wie ein Klang, er muss ihnen auch so gefallen wie ihr Kind. Man kann auch sagen: Er muss sowohl zu den Eltern, die ihn auswählen, passen, als auch zu *diesem* Kind, das ihn bekommt. Was das bedeutet, beschreibt Karin mit folgenden Worten:

Es ist halt schwierig, *den* Namen zu finden. Und ich denk', wenn dann das Kind mal wächst und man noch mehr Bezug und so bekommt, dann wird sich das auch noch mal ändern vom Gefühl her. So dass man intuitiv sagt: ‚Nee, das ist keine Karolina, der Name passt nicht.' Mal sehen, also. Ich suche den Namen intuitiv, den hab' ich jetzt natürlich nicht. Eine Schwangere hat mir mal erzählt, die habe ich kennengelernt und gefragt: ‚Na? Wie soll es denn heißen?' Ja, sie weiß es noch nicht so recht, sie hat sich den Namen ausgedacht, aber sie merkt, das ist das Kind nicht. Sie spürt's einfach nicht, dass der Name passt. Also sie muss noch ein bisschen warten. Aber irgendwann kommt dann der passende Name, der kommt ihr dann irgendwann in den Kopf, sie merkt das dann. Ja, das kann ich mir vorstellen, dass das so ist. (Karin, 24, Studentin)

Karin bezieht sich auf den Erlebnisbericht einer ebenfalls schwangeren Bekannten, bei der der Wahl des Namens unterschiedliche Phasen vorausge-
gangen sind. Während in einer ersten Phase der Name ausgesucht wird, indem man zunächst nach unterschiedlichen Kriterien entscheidet, wird in
einem zweiten Schritt dieser Name in eine Art Passungsverhältnis auf der Ge-
fühlsebene gesetzt. Dabei kann er sich in dem Bild, das man sich vom Kind
macht, spiegeln oder eben nicht. Dieses Gefühl („Sie spürt's einfach nicht,
dass der Name passt") lässt sich als ‚Bauchgefühl' im doppelten Sinne beschreiben: Einerseits erklärt Karin das „Spüren" der Namenspassung als Intuition, andererseits setzt sie es mit der Bindung zum Kind in Beziehung. Die
wird wiederum von der Materialität des Kindskörpers beeinflusst, d.h. je
mehr das Kind wächst, desto intensiver ist die Beziehung zu ihm und desto
besser lässt sich dann auch die Stimmigkeit des gewählten Namens überprüfen.

Bei der Passung eines Namens finden oft Spekulationen über das spätere
Aussehen des Kindes (‚Typ', Haarfarbe, Gesicht) oder Vermutungen über seinen Charakter Berücksichtigung. Für manche Eltern ist das ein Anlass, mit
der Namensgebung bis nach der Geburt zu warten. Einige Schwangere ziehen
aber auch Kindsregungen als Grundlage für die Entscheidung heran, z.B. ob
das Ungeborene als ruhiges oder temperamentvolles Kind empfunden wird.

Zusammengenommen stellt sich das Entscheidungsproblem der elterlichen
Namensfindung als ein mehrdimensionaler Zielkonflikt dar. Will man sein
Kind mit einem Namen bezeichnen, der einem ganz persönlich gefällt, so
kann das in Konflikt mit anderer Leute Geschmack geraten. Will man den
neuen Erdenbürger in seiner Novität von allem Altmodischen distinguieren,
dann bedrohen Namenmoden das Bestreben, seine Singularität zum Ausdruck zu bringen. Außerdem kann die namentliche Stilisierung des kindlichen Unikats dieses auch schädigen, wenn es ‚sich' ständig erklären muss.[60]
Es kann dann leichter sein, allen Problemen einer ‚rationalen Entscheidung'
auszuweichen und auf eine spontan erlebte ‚individuelle Passung' zu hoffen,
mit der das Kind an seiner eigenen Benennung partizipiert.

---

[60] In diesem Zielkonflikt von Originalität und Gängigkeit dürfte der Geburtenrückgang (das
Schwinden von Geschwistern) zugunsten der Pluralisierung von Namen wirken: Das eine und
einzige Kind kann und soll auch einen besonderen, wenn nicht einmaligen Namen haben, der es
auf Individualität verpflichtet.

7.3 Protonamen: Benennungspraktiken für Personenanwärter

Jenseits aller Entscheidungsprobleme finden sich in der elterlichen Kommunikation mit dem Ungeborenen und über dieses aber noch ganz andere Bezeichnungen. Unsere Informantinnen sprachen etwa von „unser Baby,
s´Baby, Würmchen, Gummibärchen, Mausebärchen, das Kleine, Floh, Maus,
Flips, Motte, Zecke, Prinz, Hexe, Bütje, Murkel, Wutzel, kleines Biest, John-
Boy, Kleintyp, Bubbelschen, Sir Lanzelot", usw. Mit solchen Benennungs-
praktiken, die das Problem der Namenwahl gewissermaßen unterlaufen, entstehen im Alltag der Schwangerschaft und der werdenden Familie auf
zwanglose Weise Bezeichnungen, die wir unsererseits *Protonamen* nennen
wollen. Sie werden nicht zur formalen Basis des offiziellen Namens. ‚Proto‘
sind sie vielmehr als *praktische Vorläufer* personeller Benennungen. Diese Vorläufigkeit hat (mindestens) vier Aspekte:
Erstens können werdende Eltern durch den Gebrauch von Protonamen dem
Findungs- und Entscheidungsproblem effektiv ausweichen. Sie tauchen in
der Alltagspraxis mit dem Ungeborenen unter dem Entscheidungsproblem
hindurch und benennen einfach, frei von jedem Endgültigkeitsdruck ‚drauf-
los‘. Benennungen im Vorläufigkeitsmodus sind temporäre sprachliche Stabi-
lisierungen, die – wie Arbeitstitel literarischer Produkte – gegenüber finalen
Festlegungen zeitlichen *Aufschub* gewähren. Diesen Aufschub gibt es auch gerade für die geschlechtliche Identifizierung des Ungeborenen. Nicht nur „das
Baby" oder „das Kind" ist ein geschlechtsindifferenter Platzhalter, auch die
phonologische Struktur anderer Protonamen – wie die u-Konstruktionen
„Murkel" und „Wutzel" – bieten die Möglichkeit einer Kommunikation mit
dem und über das Kind, auch ohne sein Geschlecht schon kennen zu müssen
oder wissen zu wollen:

I: Was hast du denn in deinem Schwangerschaftstagebuch immer angegeben? Hast
du ‚sie‘ geschrieben?
B: Nee, ich wusste bei Julia ja nicht was es wird, ich hab's nur vermutet. Ich habe
immer ‚das Baby‘, ich habe immer ‚Hallo Baby‘ geschrieben. Das ist ja neutral. (Bianca, 33, Betriebswirtin)

Zweitens indizieren Protonamen Vorläufigkeit, weil sie oft nicht als einzelne
Bezeichnungen einzelner Wesen auftauchen, sondern als *variables Set*: Eltern
sagen „Murkel oder Wutzel", „Maus oder Motte", „Früchtchen, Würmchen,
das Kleine". Diese Mehrzahl von Bezeichnungen, die bei den Namenlisten ein
Problem der Unentschiedenheit darstellt, ist hier gerade kein Problem, eben
weil sie für den tastend-suchenden Charakter von Benennungen steht, die e-
her etwas umschreiben, als dass sie es schon bezeichnen könnten oder wollten.
Drittens liegt der transitorische Charakter von Protonamen schon in ihrer
Entstehungsgeschichte begründet. Stellt sich die Wahl amtlicher Vornamen
teleologisch dar – als eine zukunftsorientierte, kriteriengestützte Entscheidung – so entstehen Protonamen offenbar oft aus der unbeschwerten Gegen-

wart von Momenten. Sie rekurrieren nicht auf Vorschläge von Dritten, auf endlose Namenlisten oder Hitlisten, sondern auf ersten persönlichen Erfahrungen mit dem je einzigen Ungeborenen, auf die bestimmte Begriffe ‚passen'. Sie entstehen (wie Spitznamen) situations- statt entscheidungsgebunden. Sie werden nicht ausgesucht, sie finden sich ein. Vor allem zwei Quellen der erfahrungsgebundenen Begriffsschöpfung sind uns aufgefallen, die an die beiden Kontaktformen bei der Konstitution inwändiger Anderer anschließen. Da sind zunächst die visuellen Erfahrungen bei Ultraschalluntersuchungen, die namentliche Spuren hinterlassen können:

> Also man konnte nicht wirklich viel sehen, es war ja eher noch so ein kleiner, ja so ‚Klumpen' find' ich so unliebevoll. So manche sagen ‚Erdnuss' oder/ also mir fiel ein: ‚Das ist unser kleiner Floh.' Das war dann eigentlich so der erste Kosename: ‚Unser kleiner Floh.' (Simone, 33, Graphikdesignerin)

Die visuell geprägten Protonamen beschreiben entweder die geringe Größe des Fötus („kleiner Floh, „Wurm", „Zwerg") oder nehmen auf dessen Form Bezug („Pünktchen", „Klumpen", „Erdnuss"). Dagegen verweisen „Racker", „Tanzbär", „Strampler", „Aggro-Baby", „Parasit" oder „Zecke" auf leibliche Erfahrungen insbesondere der Schwangeren: mit den Veränderungen des eigenen Körpers und mit den unmittelbar gefühlten Kindsbewegungen. Diese Bezeichnungen entstehen offenbar aus einer situativen Körperlichkeit heraus, denn sie verbalisieren eine ganz private Leiblichkeit der Schwangeren und werden so zu kommunikativen Schnittstellen zwischen dem Ungeborenen und der Außenwelt:

> Man fühlt sich, als wäre ein Parasit in einem. Und das sagen wir auch so. Also das ist wirklich kein schöner Name, das ist auch wirklich nicht bös' gemeint. Aber das ist wirklich so, manchmal denkt man, jetzt hat der kleine Parasit schon wieder Kohldampf, du musst schon wieder essen, schon wieder trinken, du musst schon wieder für Energie, für Nachschub sorgen. Aber das ist wirklich, trotz alledem schon liebevoll gemeint. (Nadja, 27, Zahnarzthelferin)

Der Wechsel von „einem Parasiten" (einem Substantiv, das einen Fötus biologisch treffend beschreibt) zu „dem" (nett gemeinten) „kleinen Parasiten" (einem Protonamen) verläuft hier offenbar über ein ‚mütterliches' Kennen des eigenen Kindes, das man (sich) auch trotz seiner garstigen Eigenschaften zu lieben verspricht.

Viertens schließlich sind Protonamen auch vorläufig, weil sie sich auf *transitorische Objekte* beziehen, deren ontologischer Status im Wandel bzw. unklar ist. Erscheinen manche Protonamen – etwa die dem Tierreich („Maus" oder „Motte") oder aus Märchen entlehnten („Prinz" oder „Hexe") – als Vorgriffe auf Kosenamen,[61] wie sie auch später im familiären Alltag benutzt werden, so

---

[61] Das Spektrum von Kosenamen in Paarbeziehungen weist im Übrigen durchaus ein paar Überlappungen mit Protonamen auf. Eine aktuelle Studie („Kosenamen in Paarbeziehungen") der

muss man sich klarmachen, dass Schwangere zu Ungeborenen zwar Körperkontakt haben und diesen als liebevolle kommunikative Geste rahmen können (vgl. Kap. 5), doch sie können das Ungeborene noch nicht auf gleiche Weise ‚kosen' (also streicheln) wie das Kind, das sie künftig in Händen halten werden. Wenn Protonamen erste Kosenamen sind, dann solche, die sich gerade auf nicht direkt berührbare Objekte richten. Vielleicht wird genau dies durch die leibliche Qualität mancher Bezeichnungen („Floh, Zecke, Hüpfer, Racker" usw.) kompensiert.

Versuchen wir, dem Referenzobjekt von Protonamen auf die Spur zu kommen, indem wir ihre Verwendung in Relation zum amtlichen Namen einmal im Zeitverlauf beobachten. Viktoria macht eine doppelte Trennung zwischen Protonamen und Eigennamen: eine soziale (der Eigenname bleibt paarintern) und eine zeitliche, die durch die Geschlechtsdiagnose markiert ist:

> Die anderen sollten's nicht wissen, aber wir haben ihn untereinander Carlos genannt. (I: Und was habt ihr davor gesagt?) ‚Das Baby, das Würmchen, das Kleine, die Frucht, manchmal, die kleine Frucht.' Ja, das war aber auch so/ erst als wir's wussten, das war auch ungefähr die Zeit, wo er sich das erste Mal bemerkbar gemacht hat, mit Tritten und vorher ist man zwar schwanger, aber das ist nicht so präsent. Man sieht's nicht am Bauch und man steht noch nicht so im Kontakt mit dem Baby. Man sieht keine Kindsbewegungen, oder spürt die – von daher war das eigentlich immer so: ‚Na wie geht's dir denn?' Hm. Eher so ein bissl eher anonym, halt mit Frucht, Würmchen, der Kleine, das Kleine. Ich dachte ja immer, das ist ein Mädel, hab' manchmal auch schon die Kleine gesagt. Irgendwie waren sich ganz viele ganz sicher, dass es ein Mädchen wird und haben immer schon gesagt: ‚Die Johanna.' – Also unser Baby war Johanna bis wir wussten, dass es ein Junge wird. (I: War das euer Wunschname für ein Mädchen?) Nee, nee gar nicht. Das haben meine Schwiegereltern gesagt: ‚Die kleine Johanna.' Und dann als es hieß, es wird ein Junge, dann haben sie immer Johann gesagt, – dann wurde das also abgewandelt (lacht) auf die männliche Version. (Viktoria, 23, Sekretärin)

Das vage Objekt vor der Empfindung von Kindsregungen hat nur eine diffuse Präsenz, die mit einem ganzen Set von Protonamen umschrieben wird. Dies ändert sich für Viktoria schlagartig mit der Geschlechtsdiagnose:

> Und dann waren wir auf der Liege und haben also gesehen, dass es ein Junge war

---

Universität Augsburg (http://www.philhist.uni-augsburg.de/lehrstuehle/germanistik/ sprachwissenschaft/projekte/kosennamen) nennt neben ‚klassischen' Kosenamen, die auch für aufeinander folgende Beziehungspartner verwendet werden können (Schatz, Bär, Süße) individualisierte Kosenamen, die an Eigenschaften eines Partners oder an beziehungsbiografische Erlebnisse anknüpfen. Die Begriffe entstammen häufig dem Tierreich (z.B. Hase, Äffchen, Biene), seltener der Botanik (Blümchen, Möhre), teils sind sie an Fiktionales (literarische oder filmische Figuren) angelehnt, teils zielen sie direkt auf bestimmte körperliche oder charakterliche Eigenschaften des Partners (Dicke/r, Große/r; Chefin, Teufel). Einige sind auf Sinneseindrücke, vor allem solche der Wahrnehmung des Schmeckens (Honey, Süße/r, Zuckertier) bezogen, aber auch Taktiles geht in die Wahl von Kosenamen ein (Pelznase, Zuckerkrümel).

und als ob ich mir nicht vorher noch gewünscht hätte, ich hätte ein Mädchen gekriegt, hab' ich mich unglaublich gefreut. Einfach zu wissen, welches Geschlecht
dein Kind hat. Das ist dann einfach völlig egal, was du dir gewünscht hast. Du bist
deinem Kind einfach ein Stück näher. Du weißt jetzt, es ist nicht nur dein Baby,
nein, es ist ein Junge. Und wir wussten auch schon, dass wir ihn Carlos nennen
wollten. Das war also schon bevor ich schwanger war, – hatten wir den Jungsnamen schon. Ja und auf einmal hat dieses niedliche kleine Lebewesen in deinem
Körper ein Geschlecht – und es heißt Carlos. Und da waren wir total glücklich.

Die Geschlechtsdiagnose macht aus dem „Würmchen" schlagartig einen
„Carlos", als habe sich dieser aus dem Kokon seines Protonamens entpuppt
und namentlich vereindeutigt. Carlos Protoname war insofern nur ein Platzhalter – wie ein Pseudonym, dessen Schleier gelüftet wird, sobald sein Geschlecht zutage trat. Der Name Carlos kann dem Kind nun gegeben werden,
weil es dafür an nichts mehr fehlt.

Darüber hinaus war das „Würmchen" ohne Geschlecht aber auch noch kein
möglicher ‚echter Namensträger' für Viktoria. Wenn sie Bezeichnungen wie
„Frucht, Würmchen, der Kleine, das Kleine" als „anonym" bezeichnet, scheint
sie sich darauf zu beziehen, dass sie weniger als Individualbezeichnungen
denn als Sammelkategorien erscheinen. „Anonym" ist außerdem die soziale
Beziehung, die sie zu dem relativ fremden Wesen unterhält. Erst durch die
Geschlechtsdiagnose wird Viktorias Beziehung zum Kind auf eine andere
Ebene gehoben, sie ist nun „dem Kind einfach ein Stück näher". Diese engere
Beziehung kommt dann einem doppelten Präsenzwechsel des Kindes gleich.
Zum einen wird Johanna von Carlos verdrängt, zum anderen wird das neue
Wesen eine namentlich bekannte Person, deren Identität man dem Umfeld
verschweigen kann.

Auf eine ähnliche Weise machen auch Olga und ihr Partner in der zweiten
Schwangerschaft eine klare Unterscheidung zwischen Protonamen und Eigennamen. Letzterer soll erst nach der Geburt gebraucht werden. Was die
durch die Namen bezeichneten Objekte unterscheidet, ist zunächst auch hier
die Bekanntheit bzw. Unbekanntheit des Geschlechts. Das Paar wollte sich in
beiden Schwangerschaften vom Kindsgeschlecht überraschen lassen. Das erste Kind wurde erst nach der Geburt benannt („Frida") und ungeboren – in
Anlehnung an die schnell wahrgenommenen Bewegungen auf dem Ultraschall – als „Hüpfer" bezeichnet, was für das Paar eine geschlechtsindifferen-
te Bezeichnung war, das Umfeld aber auf einen Jungen spekulieren ließ
(„weil Hüpfer so männlich klingt"). Beim zweiten Kind wissen sie durch das
„Verplappern der Ärztin", dass sie erneut ein Mädchen erwarten, aber auch
hier soll der vorgesehene Eigenname erst postnatal Verwendung finden:

Also jetzt heißt das kleine Baby im Bauch noch Strampelinchen. Und das ist eben
Strampelinchen und ist halt noch nicht geboren und es muss erst mal noch geboren
werden und dann kriegt es 'n richtigen Namen. Es kann noch so viel passieren. Es
ist vielleicht irgendwie noch so'n Schutzreflex, keine Ahnung was. Jetzt ist es noch
im Bauch und jetzt ist es irgendwie das Baby in meinem Bauch und da ist es (atmet

ein) hat noch keinen/ ist es noch nicht auf der Welt. Und auf der Welt bekommt es den richtigen Namen. Wenn die Geburt überstanden ist, dann kriegt es den richtigen Namen. Also Viktor und ich sagen den Namen schon, so ist es nicht, es ist jetzt nicht ideologisch streng (lacht) ne? Man nimmt auch mal den andern Namen, aber es ist eigentlich jetzt noch Strampelinchen und später kommt der richtige Name. (I: Aber der steht auch fest, da wird auch nicht mehr dran gerüttelt, oder?) Das wissen wir nicht (lacht), das sehen wir dann wenn die/wenn das Kind auf der Welt ist. Aber ich nehme es nicht an, weil wir sind sehr zufrieden mit dem Namen. (Olga, 36, Chemikerin)

Olga sträubt sich, das Ungeborene schon während der Schwangerschaft mit seinem „richtigen" Namen zu benennen. Auch die Interviewerin darf nur den Protonamen „Strampelinchen" erfahren. Wie bei der Geschichte um Rumpelstilzchen, das durch die Macht angreifbar wird, die mit dem Wissen um seinen Namen einhergeht, schützt Olga ihr Kind durch den sprachlichen Ausschluss Dritter. Olga erklärt sich diesen „Schutzreflex" mit der Ungewissheit möglicher Schwangerschaftsrisiken. Vielleicht ahnt sie, dass eine vorzeitige Personalisierung durch Verwendung des „richtigen Namens" sich ‚rächen' kann, wenn sie das Kind verliert (verliert man ein Kind mit Namen, verliert man nicht *ein* Kind, sondern *dieses* Kind), oder sie fürchtet, dass diese ‚voreilige' Personalisierung gar (auf magischem Wege) zu einem Abort beitragen könnte.[62] Andererseits schützt sie möglicherweise aber auch das Kind. „Es muss erst noch mal geboren werden" heißt ‚es braucht Zeit' – ähnlich wie manche Eltern Zeit für die Geschlechtsentpuppung ihres Kindes reklamieren (s. Kap. 6). Insofern stehen Protonamen und Eigennamen in einem ähnlichen zeitlichen Abstand wie die Verkleinerungsformen der Kindheit (‚Wolfi'), die irgendwann abgestreift werden, wenn jemand in seinen amtlichen Namen (‚Wolfgang') ‚hineingewachsen' ist und sein volles Gewicht auch tragen kann. Noch wichtiger erscheint für Olga jedoch, dass die vorzeitige Verwendung des Eigennamens nicht mit dem erwarteten Wechsel der Präsenz des Kindes vereinbar ist. Das geborene Kind „auf der Welt" stellt für sie ein anderes Wesen dar als das aktuell vorhandene und bereits vertraute „Strampelinchen" im Bauch. So wie die Schwangerschaftsmitteilung mit der Schwangeren und ihrem Umfeld etwas macht (s. Kap. 3), kann auch der Name eines Kindes Ver-

---

[62] Insofern haben Protonamen einen historischen Vorläufer in den sogenannten ‚Milchnamen' für Ungeborene und Kleinkinder. Dieser Kinderkosename (z.B. ‚Hund' oder ‚Küken') ist ein vorläufiger persönlicher Name, der unter anderem in China dem Baby innerfamiliär gegeben wurde (Wilhelm 2009). Er wurde gewechselt, sobald das Überleben des Kindes wahrscheinlich war. Der Milchname hielt böse Geister von den Kindern fern, weil diese sich nicht für ‚niedere Kreaturen' interessieren. Auch bei den Yanomami Südamerikas werden Neugeborene und Kleinkinder nicht mit ihrem Eigennamen, sondern nur mit den Kosenamen ‚kleiner Penis' bzw. ‚kleine Vagina' angesprochen. Hier gelten sie freilich selbst als unheimliche Fremde, denen durch geschlechtsdifferenzierende Anrede- und Stillpraktiken ihr Geschlecht noch beigebracht werden muss (Herzog-Schröder 2003).

änderungen hervorrufen. Das Timing spielt deswegen auch hier eine entscheidende Rolle. Das Namensfaktum soll an das Geburtsfaktum gebunden werden, womit das (neue) Kind und sein Name zeitgleich auf die Welt kommen. Olga *synchronisiert* damit die materielle/körperliche und nominelle Geburt ihres Kindes.

In beiden Fällen ist es eine klare zeitliche Zäsur (die Geschlechtsdiagnose und die Geburt), die der Namensgebung ein anderes Referenzobjekt gibt. Diese zeitliche Ordnung muss nicht der Regelfall sein. Ein Ausschnitt aus dem Tagebuch eines werdenden Vaters zeigt vielmehr die komplexe Imagination einer *Zeitschleife* bei der Verwendung eines Protonamens:

,Da ist Jemand!' sagt Doro, um mir zu erklären, warum es unangenehm ist, auf dem Bauch zu liegen. Sie sagt nicht: ,Da IST Jemand', sondern ,Da ist JEMAND!' Sie vernimmt nicht einfach irgendwie die Anwesenheit eines Unbekannten, sondern sie verortet genau ,da' einen namentlich Bekannten, den man nicht vergessen darf. Auf diese Weise z.B. ,kennen' wir unser Kind, indem wir aus dem Verlegenheitswort, mit dem man bezeichnet, was man nicht namentlich bezeichnen kann, einen Namen gemacht haben, dessen Verwendung Wiedererkennbarkeit beansprucht. In etwa drei Monaten, stelle ich mir vor, wenn wir und unser Kind uns (genauer) kennen lernen werden, werden wir denken oder sagen: ,Ach DU bist das gewesen!', der/die diese Beule auf Doros Bauch gemacht hat. Ich stelle mir also vor, wie dieser Jemand der gewesen sein wird, dem wir jetzt mit jenem Verlegenheitswort die Urheberschaft der Beulen zurechnen (während wir die eine, große Beule einfach nur der Anwesenheit von jemandem zuschreiben). Es wird unmöglich sein, die Beule (und all die Beschwerden) jemand anderem oder einer Vorform von Jemand oder auch Niemandem zuzuschreiben: Jemand wird es gewesen sein, immer schon, und das macht weniger ihn (oder sie) verantwortlich für seine Taten – nein nein, wir werden es gerade deshalb lieben, ,weil es doch nichts dafür konnte!' – als dass es UNS irgendwie dazu verpflichtet, schon jetzt deren Urheberschaft anzuerkennen. – Wir können nicht mehr zurück – und wir wollen es auch nicht, sonst würden wir nicht Jemand sagen. (Paul, 34, Ethnologe, Tagebucheintrag)

Fazit

Protonamen bieten eine Lösung für das Ausgangsproblem dieses Kapitels: die eklatante Namenlosigkeit von Ungeborenen. Ungeborene sind Wesen, die erst zu Personen gemacht werden müssen, und zu diesen werden sie u.a. eben, indem man sie benennt. Protonamen leisten dies im Modus der Vorläufigkeit, indem sie das Ungeborene spontan bezeichnen, ohne dass sein Name schon in gewichtigen symbolischen Akten gewählt, entschieden und verliehen werden muss. Diese unscheinbaren sprachlichen Formen reichen für die praktischen kommunikativen Zwecke aus: die Anrede eines nur innerleiblich erfahrbaren Inwändigen und den Einbezug Dritter in die Kommunikation über einen visuell Abwesenden. Über seinen Namen wird das Ungeborene bereits innerleiblich für andere sozial sichtbar. Wie das Vorzeigen eines Ultraschallbildes einen optischen Eindruck vermittelt, so fängt der Protoname oft eine leibliche Erfahrung ein und trägt sie kommunikativ nach außen.

Darüber hinaus sind Protonamen auch Ausdruck der unterschiedlichen Stadien der Personalisierung des Ungeborenen. Während sie ein Kind bezeichnen (wie es jetzt ist), kann der spätere Eigenname ein völlig anderes Kind bezeichnen (wie es sein wird). Daher markiert der Wechsel von einem Protonamen zum Eigennamen auch den Wechsel einer Präsenz. Der Protoname ist auch hier ein Vorläufer: Er bezeichnet einen *Personenanwärter*. Interessant ist dabei das beschränkte Repertoire der Bezeichnungen: Wie bei Kosenamen steht auch hier der *Beziehungssinn* gegenüber der Bezeichnungsfunktion ganz im Vordergrund. Dies macht deutlich, dass der Personenanwärter aus eben dieser Beziehung seine Personalität gewinnt: Diese ist zunächst nichts als eine Leihgabe der Individualität und Personalität des Bezeichnenden.

Mit der Etablierung dieser Beziehung löst sich am Ende alle Arbitrarität und Austauschbarkeit auf:

I: Sie sind schwanger?
B: Ja, es wird ein Paul. (Britta, 35, Steuerberaterin)

Brittas Namensnennung wirkt wie eine (unaufgeforderte) Publikation, die auf die Bestandskraft des Namens verweist und den eigenen Anspruch an diesem symbolisiert. Auch ‚Paul' ist so bereits namentlich in der Welt. Denn wurde das Ungeborene sprachlich schon in die Gesellschaft eingeführt, so ist es als Kind genau dieses Namens bereits vorhanden. Das Kind kann nur noch ein Paul werden, weil es sprachlich bereits als Paul geboren wurde.

Blicken wir kurz zurück auf die beiden Mechanismen der Formierung einer Person, die wir in den letzten beiden Kapiteln betrachtet haben. Einerseits, so hatten wir festgestellt, ist der Nexus von Geschlecht und Personalität durch das deutsche Namensrecht besonders eng. Daher fungiert das Geschlecht als äußere Restriktion und Trigger der Namenssuche. Andererseits fragt sich, ob dies noch lange der Fall sein wird. Sprachwissenschaftliche Studien zeigen, dass die geschlechtliche Segregation von Namen hinter den rechtlichen Kulissen durch zwei Prozesse unterminiert wird. Zum einen durch einen starken historischen Trend zur phonologischen Androgynisierung (Nübling 2009), der sich u.a. in einer Verkürzung von Mädchennamen und einer Verlängerung von Jungennamen ausdrückt. Nübling spricht von einer „massiven Entgenderung der Namen" (2014: 15). Zum anderen durch die spätere Verwendung von Spitz- und Kosenamen (etwa ‚Uli' oder ‚Schatz'), die wie die frühere Verwendung von Protonamen das Geschlecht vollständig absorbieren kann. Der soziologische Unterschied, den Spitz- und Kosenamen gegenüber Protonamen machen, liegt darin, dass sich Menschen mit den Kosenamen ihrer Paarbeziehungen und den Spitznamen ihrer Peers der namensgenetischen Autorschaft ihrer Eltern schließlich entwinden können.

8. Schluss: Soziale Schwangerschaft und inwändige Personen

Wir haben unsere Soziologie der Schwangerschaft in den letzten sechs Kapiteln entlang der Daten aus unserer Studie – Narrativen, Tagebuchaufzeichnungen und Beobachtungsprotokollen – entwickelt. In diesem abschließenden Kapitel wollen wir die empirisch gestützten Theoretisierungen dieser Studie an einigen Punkten konzeptuell zuspitzen und zu einer Theorie der Schwangerschaft weiterentwickeln.

Begonnen haben wir dieses Buch mit zwei Darstellungen der Schwangerschaft als einer ‚Frauensache'. Dies war die historische Sicht auf eine in der Alleinzuständigkeit von Frauen angesiedelte Reproduktion, die der Feminismus deren ‚medizinischer Enteignung' entgegenhielt. Und dies ist ebenso die populäre Sicht der Ratgeberliteratur, in der biomedizinische Annahmen über die Schwangerschaft verbreitet werden. Sie bestehen vor allem aus drei Axiomen: 1. ‚Frauen kriegen Kinder', weil dies einfach zum Frausein gehört, also weil ihre Geschlechtsklassifikation dies impliziert. 2. ‚Die Frauen kriegen die Kinder' – sind nämlich in Paarbeziehungen vorrangige Adressaten einer Fortpflanzungserwartung. 3. Eine Schwangerschaft findet in Frauen statt, sie hat ihren Sitz und ihre materielle Form in einem weiblichen Körper.

Die Leitfrage unserer Studie – was für ein Zustand ist das Schwangersein, soziologisch gesehen? – war darauf angelegt, mit dieser Perspektive zu brechen. Wir wollen in diesem Kapitel eine Antwort auf diese Frage geben, indem wir einen Begriff *sozialer Schwangerschaft* vorstellen, der diesen Zustand in verschiedenen Hinsichten neu konzipiert. In den folgenden beiden Abschnitten werden wir zuerst an die biomedizinische Perspektive anschließen, uns dann zunehmend von dieser fortbewegen, um am Ende unter neuen Prämissen auf die Beteiligung des Körpers an der Schwangerschaft zurückzukommen. In Abschnitt 8.1 wollen wir soziale Schwangerschaft ausgehend von einem mehrfach devianten Körperzustand zum einen als kommunikativ hergestellte Tatsache fassen, zum anderen als einen kollektiven Erwartungszustand, in den Frauen hineingeraten. Im Abschnitt 8.2 betrachten wir unterschiedliche Schwangerschaftsrollen – Austragende, Ko-Schwangere, Mitwisser u.a. – und die zeitlich angespannte Überlagerung körperlicher, psychosozialer und kommunikativer Prozesse. Im Abschnitt 8.3 schließlich wollen wir das Ergebnis unserer soziologischen Embryonenforschung formulieren: Wie entsteht denn nun, ausgehend von einem sich teilenden Leib, in den Interaktionen der Austragenden und dem Inwändigen eine neue Person?

8.1 Vom Körperzustand zum Erwartungsbogen

Lassen wir uns zunächst auf die biomedizinische Perspektive ein, dass die Schwangerschaft vor allem ein körperlicher Zustand ist. Vieles bietet sich dafür an, sie entweder als eine Form von Behinderung oder als einen besonde-

ren Krankheitszustand zu betrachten. In beiden Perspektiven stoßen wir freilich auf hoch spezifische gesellschaftliche Codierungen dieses Körperzu-
stands.

Ein mehrfach devianter Körperzustand

Im Hinblick auf die Veränderungen des Leibesumfangs und die wachsende
Einschränkung von Mobilität kann man eine Schwangerschaft als eine Form
von Behinderung sehen, bei der eine Person auf ein signifikantes Körperteil
(hier: den Bauch) reduziert wird. Es gibt allerdings drei Besonderheiten dieser
Rahmung: Erstens ist die Behinderung *progredient*: Sie ist ein extremer Fall
von Körperveränderung, viel schneller als in der Pubertät oder durch Diät
oder Mast.[63] Die Abmessungen des Leibesvehikels verändern sich rapide, der
Bauch nimmt vorher unbekannte Dimensionen an, er ‚wuchert', noch weniger
kontrollierbar als ein Tumor. Schon der Beginn dieser Deformierung lässt
Schwangere von weiblichen Attraktivitätsnormen abweichen (Bailey 2001),
am Ende der Schwangerschaft bezeichneten sich manche unserer Informantinnen als „Wal", „Seekuh" oder „umgekippter Maikäfer".[64] Dieser körperlichen Behinderung begegnet auch eine gewisse Rücksichtnahme, die man
Schwangeren entgegenbringt, etwa in Form von Höflichkeiten und Mutter-
schutzgesetzen. Zweitens ist die Schwangerschaftsbehinderung *temporär*. Sie
ist eine Lebensabschnittsbehinderung, die die Schwangere vorübergehend in
‚andere Umstände' bringt. Es handelt sich also um einen reversiblen Zustand,
dies freilich nicht ganz von allein: Schwangere sollen an ihrem Körper arbeiten, um dauerhaften Schäden vorzubeugen, etwa durch Hautkosmetik oder
prä- und postnatale Gymnastik. Drittens ist eine Schwangerschaft natürlich
eine ‚*erwünschte* Behinderung'. Sie bietet sich zwar phänomenologisch durchaus für die Disability-Studies an, ist aber gesellschaftlich nicht primär so codiert. Dennoch mag das Oxymoron die emotionalen Widersprüche einfangen,
denen Schwangere ausgesetzt sind: Sie sollen mehr oder weniger massive
Einschränkungen ihres Wohlbefindens (Übelkeit, Immobilität, Schlafentzug,
Schmerzen etc.) als Preis einer am Ende winkenden Belohnung stoisch in
Kauf nehmen. Das Erleben der Behinderung unterliegt damit Affektnormen,

---

[63] Cornelia Schadler (2013: 272ff.) macht darauf aufmerksam, dass die körperlichen Veränderungen während der Schwangerschaft nicht nur ein Effekt biologischen Wachstums sind, sondern
auch symbolisch dargestellt werden: wenn Paare etwa das Anwachsen fotografisch dokumentieren, oder wenn Frauen es sich im Vergleich mit ‚schrumpfenden' Kleidern oder mit dem relativ
unveränderten Partnerkörper *anzeigen*.
[64] Schwangere geraten dadurch in einen Geschlechtszustand von prekärer Feminität. Eine
Schwangerschaft wird von vielen Frauen als Attraktivitätsverlust, Enterotisierung oder Defemi-
nisierung erfahren, sie kann andererseits aber auch gerade als entlastende ‚Auszeit' von solchen
Normen erlebt werden (Sha/Kirkman 2011, Nash 2011). Zur Ausdehnung von Feminitätsnormen
bis hin zu einer ästhetischen Gebärdisziplin s. Martin (2003).

denen nicht immer leicht zu entsprechen ist: Schwangere dürfen ‚Beschwerden' haben, aber sie haben sich eigentlich nicht zu beschweren, sondern sollen sich freuen. Außerdem impliziert die Erwünschtheit der Schwangerschaft, dass sie nicht unbedingt wie ein Stigma verborgen werden muss. Sie kann modisch vielmehr ästhetisiert werden, so dass sie sich gerade stolz demonstrieren lässt. Von dieser besonderen Leibesdeformation werden intime Fotos fürs Familienalbum angefertigt, aber auch öffentliche Fotos von ‚prominent' gewordenen Prominentenbäuchen. Überhaupt tritt der gewölbte Bauch als ein kulturgeschichtlich altes Weiblichkeitssymbol in Blickfang-Konkurrenz zu anderen Körperpartien, sagen wir: Er wird zum ‚Busen der Schwangeren'.[65]
Die ersten beiden Merkmale der Schwangerschaftsbehinderung – das Progrediente und Temporäre – empfehlen sie für eine verwandte Rahmung: als *Krankheit*. Eine Schwangerschaft ist ein vorübergehender, aber auch relativ lange andauernder und krisenhaft fortschreitender, anomaler (nicht alltäglicher) Körperzustand, der mit mancherlei gesundheitlichen Einschränkungen und Risiken verbunden ist. Es verwundert daher nicht, dass er seit der Neuzeit massiv unter medizinische Regie genommen wurde. Als Krankheit betrachtet hat die Schwangerschaft aber wieder drei signifikante Besonderheiten. Erstens gilt die Besorgnis hier nicht nur der Schwangeren und meist nicht einmal in erster Linie: Es ist vor allem der in ihr wachsende Organismus, deretwegen ihr Körper gewissermaßen *stellvertretend* überwacht, vermessen und medikamentiert wird. Die ‚Patientin' steht also nur scheinbar im Zentrum, das Objekt des Interesses ist ein anderes.[66] Zweitens wird sie nicht nur in einer geduldig dienenden Funktion beansprucht, sie kann sich vielmehr trotz der empfangenen medizinischen Leistungen als eigentliche *Leistungsträgerin* begreifen, als hart Arbeitende, die für ihre körperlichen und seelischen Anstrengungen nicht Mitleid, sondern Anerkennung erwarten darf. Drittens ist das Management der Schwangerschaft als Krankheit natürlich wegen der allgemeinen Erwünschtheit des Zustands starker Deutungskonkurrenz ausgesetzt. Die politische Kritik der Medikalisierung durch die Frauenbewegung (und durch die Profession der Hebammen) widerspricht der Rahmung als

---

[65] Im Rahmen dieser Ambivalenzen des Körpererlebens können Personen sehr verschiedene Haltungen entwickeln: Auf der einen Seite fanden wir Schwangere, die ihre körperlichen Veränderungen in erster Linie als Beeinträchtigung und leibliche Fremdbestimmung erleben und als Mittel zum Kindszweck über sich ergehen lassen. Auf der anderen Seite verschrieben sich manche Informantinnen einer regelrechten Schwangerenidentität und kultivierten diese um ihrer selbst willen weit über die neun Monate hinaus, bis hin zu einem imaginierten euphorischen Dauerzustand ‚zwischen den Geburten'.
[66] Im Kontext von Risikodiskursen führt dies, wie Sänger et al. (2013: 57) feststellen, sogar zu einer paradoxen Positionierung Schwangerer: Einerseits sollen sie ihre Lebensführung zugunsten des Ungeborenen optimieren, andererseits pränatale Screenings nutzen, die die Option des Schwangerschaftsabbruchs implizieren.

Krankheit. *Familiale* Erwartungen auf Elternschaft und Nachwuchs sollen die primären Deutungsmuster bleiben. So entstanden spannungsreiche Kompromisse: Einerseits soll sich die Schwangere den ärztlichen Maßnahmen zum Schutz des Ungeborenen fügen, andererseits sollen sich aber auch diese Maßnahmen als präventiv bereitstehende Begleitung einem familialen Ereignis unterordnen. Wir haben diese wechselseitige Durchdringung medizinischer und familialer Perspektiven etwa bei der klinischen Herstellung und beim privaten Gebrauch von Ultraschallbildern feststellen können (Kap. 4).

Das aus den drei Besonderheiten resultierende Verhältnis ist spannungsgeladen: Zwar ist die Medikalisierung der Schwangerschaft mit deren Verlauf progredient (die Überwachungsdichte steigt zum Schluss an) und Schwangere können dadurch an Autonomie *verlieren*, sie können aber auch um so mehr davon *abtreten*, wie es am Ende auf sie selbst ankommt: nämlich passiv und bewusstlos per Kaiserschnitt ‚entbunden werden' (wie aktuell jede dritte Schwangere in Deutschland). Insgesamt betrachtet ist eine Schwangerschaft also zweifellos ein bemerkenswerter körperlicher Zustand, allerdings einer, der sich den Basisschemata der Medizin nicht leicht subsumieren lässt. Würde man sie vollständig auf einen körperlichen Zustand reduzieren, so würde es auch reichen, von der ‚Trächtigkeit' und dem ‚Brüten' von Frauen zu sprechen – wie bei der Schwangerschaft von Tieren. Aber eine Schwangerschaft ist soziologisch eben weit mehr als ein mehrfach devianter Körperzustand.

Eine kommunikativ erzeugte Tatsache: Zeichen und Mitteilungen

Zunächst ist eine Schwangerschaft als Körperzustand nicht einfach ‚da', sie muss erst vermutet, entdeckt und diagnostiziert werden, sie wird verschwiegen oder mitgeteilt und weitererzählt. Soziale Schwangerschaft hat damit von vornherein eine andere Stofflichkeit als ein Körperzustand: Sie ist eine *kommunikative* Tatsache. Vor der Entstehung dieser Tatsache ist ein Ungeborenes relativ ortlos: in diffusen gesellschaftlichen und elterlichen Erwartungen, in den unsicheren Begegnungschancen, die Keimzellen in Reagenzgläsern oder in sexueller Aktivität bekommen, in den Windungen des Eileiters und im Dunklen des erlebbaren Leibes. Eine Schwangerschaft als *semiotisch* konturiertes Phänomen muss erst mal kommunikativ zur Welt gebracht werden.

Diese soziale Geburt der Schwangerschaft geschieht, wie wir in Kap. 2 und 3 gezeigt haben, in zwei Stadien: zunächst als Etablierung einer kleinräumig kommunizierten Tatsache, die ein Elternpaar konstituiert, dann in der kommunikativen Verbreitung einer Schwangerschaft über soziale Netzwerke, die ein Publikum schafft. Das erste Stadium besteht aus einem mehrstufigen Evidenzierungsprozess, der meist mit einer biochemisch vermittelten Ahnung beginnt, mit der sich der schwangere Körper der Schwangeren (oder ihrer Umgebung) mitteilt. Dessen leibliche Zeichen werden allerdings erst vor dem Hintergrund eines ausgeprägten Erwartungszustandes von Paaren zu *Schwangerschafts*zeichen. Anschließend werden eindeutige Testergebnisse gesucht, deren lebensweltliche Lesarten aber von der zweifelsfreien Repräsentation eines neuen Familienmitglieds über die relative Bedeutungslosigkeit bis hin zur ‚unmöglichen' Tatsachenbehauptung reichen. Die Ergebnisse müssen oft erst durch mehrfache Wiederholungen in einer zähen Praxis der Selbstüberredung glaubhaft gemacht werden.

Der Partner kann an dieser allmählichen Schwängerung des Paares direkt beteiligt sein, so dass die ‚Entdeckerschaft' von Beginn an kollektiviert wird, die Schwangerschaft kann aber auch einsam entdeckt und damit zum individuellen ‚Eigentum' gemacht werden, wodurch Spielräume für kleine Mitteilungsinszenierungen entstehen. Jedenfalls wird mit der Sequenz von Schwangerschaftszeichen, ‚feststellendem' Testgebrauch und paarinterner Mitteilung eine Schwangerschaft sukzessive kommunikativ angeschoben. Wenn sie dann weiterhin durch eine ärztliche Diagnose autoritativ bestätigt wird, wird für das Paar damit weniger ein Körperzustand festgestellt als ein neuer Familienstand – sowohl im zivilrechtlichen Sinne als auch i.S. des ‚Stands der Dinge' seiner Familienwerdung.

Anschließend wird die Schwangerschaft von Paaren entweder signifikanten Anderen mitgeteilt oder aber (mit Blick auf das Risiko des Abortes) kommunikativ zurückgehalten. Diese Mitteilung hat auf der einen Seite autosuggestive Wirkungen, die den Prozess der psychischen Realisierung der Schwangerschaft fortsetzen und so deren Tatsächlichkeit festigen. Auf der anderen Seite schafft die Selbstauskunft des Paares vermittels einer sozialen Staffelung ausgewählter Adressaten ein Publikum, in dessen Reihen eine Schwangerschaft auch noch dann kommunikativ weiter getragen werden kann, wenn sie körperlich vorzeitig an ein Ende kommt. Bei der ‚kommunikativen Entbindung' der Schwangerschaft bekommt diese eine soziale Selbstläufigkeit, in der Schwangere Kontrolle an ihr Publikum verlieren können, wenn der kommunikative Prozess ihrer psychischen Realisierung enteilt. In ihrer Spätphase schließlich gibt sich eine Schwangerschaft visuell jedermann zu erkennen: über den gewölbten Bauch als offenkundiges Schwangerschaftszeichen.

Ohne solche kommunikativen Prozesse wäre eine Schwangerschaft sozial inexistent. Und Fälle verheimlichter oder auch von der Schwangeren selbst gar nicht bemerkter Schwangerschaften verweisen darauf, wie weit sich ein solcher Zustand der sozialen Inexistenz trotz aller körperlichen Veränderungen treiben lässt. Aber auch in weniger dramatischen Fällen sind körperliche und kommunikative Prozesse in einer Schwangerschaft nur lose miteinander verknüpft und nicht deckungsgleich. Sie laufen in eigenen Rhythmen und Logiken, so dass es eben dazu kommen kann, dass Paare z.B. einen Realisierungsrückstand auf ihre Schwangerschaft haben oder deren Evidenz verschleppen. Sie können den körperlichen Prozess nicht nur verschieden bewerten, ihn etwa emotional ablehnen, sie können ihn auch in einer Konsequenz negieren, die eine soziale Schwangerschaft einfach nicht entstehen lässt, bevor irgendwann eine Geburt über das Paar hereinbricht.

Ein akuter Erwartungsbogen: Konkurrierende innere Zeiten

Die Schwangerschaft als kommunikative Tatsache ist also vorstrukturiert von der Schwangerschaft als einem *Erwartungszustand,* der sowohl in Schwangeren als auch um sie herum herrscht. ‚In Erwartung' zu sein, bedeutet auf die Zukunft gerichtet zu sein. Dies prägt eine Schwangerschaft so stark, dass man sie als Zustand gar nicht angemessen erfassen kann, sondern nur als Prozess, also als etwas, das wegen seiner Entwicklung gar nicht mit sich identisch bleiben kann. In Schwangerschaft, Fötalentwicklung und werdender Elternschaft geht es um das *Werden* von Personen und Beziehungen. Eine Schwangerschaft hat einen Spannungsbogen und ihre ganz eigenen Phasen, Rhythmen, Schwellen und Verläufe.

Von den erwartbaren Stationen der Schwangerschaft haben wir in diesem Buch einige kapitelweise betrachtet. Zu den Stationen gehören die Vorgeschichte der biografischen Projektierung eines Kindes (die Partnersuche und Schwangerschaftsplanung), die Entdeckung und Feststellung, die Entscheidung für das Abbrechen oder Aufrechterhalten der Schwangerschaft (ihre Aneignung), ihre Mitteilung an das soziale Umfeld, die Erstbegegnungen mit dem Ungeborenen (über dessen Regungen und über Ultraschallbilder), die planerische Vorwegnahme des neuen Familienmitglieds (über die Namenssuche, die Erstausstattung und den ‚Nestbau') und schließlich der Höhepunkt der Entbindung und ‚Entpuppung'.

Neben dieser halbwegs geordneten Sequenz von Phasen gibt es aber auch zwei Sorten markanter *Schwellen,* die eine Schwangerschaft in sozialer Hinsicht nicht so linear verlaufen lassen wie die körperliche Entwicklung des Ungeborenen. Diese Schwellen stellen sich dramatischer dar als bloße Phasen, nämlich als Überschreitung von ‚points of no return'. Auf der einen Seite sind diese Schwellen drei (der Befruchtung folgende) *Überlebenszeitpunkte,* nach denen es ‚geschafft' bzw. ‚zu spät' ist: die körperliche Einnistung des Embryos, die rechtlich gewährte Frist für eine indikationslose Abtreibung und die technisch leistbare extrauterine Lebensfähigkeit des Ungeborenen. Nach diesen Überlebenszeitpunkten wird eine Schwangerschaft jeweils neu erlebt: Sie gewinnt an Realität, an Unausweichlichkeit und an Erwartungssicherheit. Ähnlich wirken auf der anderen Seite *Schwellen psychischer Aneignung.* Dazu zählen die Entscheidung für die Schwangerschaft, das Coming Out und die Namensgebung, aber auch die besonderen Momente persönlicher Begegnung wie sie im Rahmen von Ultraschallterminen oder bei ersten Kindsregungen erlebt werden können, wenn diese so etwas wie ‚Liebe auf den ersten Tritt' schaffen. Solche Momente tragen dazu bei, die Schwangerschaft als werdende Elternschaft irreversibel zu machen. Vergleicht man diese Schwellen mit der biologischen Zeit der Fötalentwicklung, so kann man sagen: Ein Fötus wächst, eine Schwangerschaft *springt.*

Neben den Phasen und den Schwellen gibt es schließlich aber auch noch ein alles umgreifendes, *medizinisches Zeitregime* mit seinen eigenen Terminierungslogiken und Normwerten. Dieses unterwirft die Schwangerschaft seinen eigenen Phasierungen ('Trimester') und Untersuchungsrhythmen und diszipliniert die Erwartungen der werdenden Eltern. Das medizinische Zeitregime ist dabei wiederum ganz auf die *Eigenzeit* der körperlichen Entwicklung des Ungeborenen abgestimmt, setzt ihr aber auch eigensinnige 'erzieherische' Taktungen (Vorsorgetermine und rechnerische Entbindungszeitpunkte) entgegen.

Die psychische Zeit der Schwangeren kann unter diesen Bedingungen nicht linear verlaufen. Erwartungen werden prospektiv-retrospektiv mit der Zeit aufgebaut und in der Zeit rekonstruiert, sie wenden sich z.T. weit zurück auf Ausgangswünsche und laufen weit voraus auf ersehnte oder befürchtete Ereignisse. So ist eine Schwangerschaft zu Beginn oft ein Zustand besorgter Vorfreude, die sich zügeln muss, nicht 'zu früh' sein zu dürfen – gewissermaßen eine Gewinnaussicht ohne Gewähr: Nach der Feststellung ist man sicher schwanger, aber wie sicher ist die Schwangerschaft, dauert sie an? An ihrem Ende werden die Erwartungen dramatisch zugespitzt. Vor dem irreversiblen, alles ändernden Ereignis der Geburt wird die Zeit komprimiert, letzte Erledigungen verlangen ein 'Jetzt oder nie!'.[67]

Wenn eine Schwangerschaft als Erwartungsbogen nur auf die Zukunft gerichtet verstanden werden kann, so gehört zu ihrem Erleben, dass sie sich in *unterschiedlichen Tempi* auf diese Zukunft zubewegt. Es gibt sehr verschiedene Zeiten, die um eine Schwangerschaft konkurrieren. In ihr überlagern sich nicht nur biografische und historische Zeit (etwa Behandlungsmoden oder technische Möglichkeiten der Datierung), sondern auch zwei Berufsbiografien mit einer Paarbiografie, selbst geweckte drängende Erwartungen eines mitfiebernden sozialen Umfelds, das medizinische Zeitregime und die Eigenzeit der Entwicklung des Ungeborenen, einschließlich des biologischen Eigensinns von 'Frühgeborenen' oder von 'Verspäteten', die auf sich warten lassen. Unter diesen Bedingungen einer Verdichtung gegenläufiger Erwartungen ist ein zentrales Thema von Schwangeren die *Zeitsouveränität*, die sie der Eigenzeit der Fötalentwicklung (die sie 'mitnimmt'), dem Erwartungsdruck des Umfelds (der sie antreibt) und dem Zeitregime der Medizin (das sie dirigiert) noch abtrotzen können.

---

[67] Der prospektiv-retrospektive Charakter der Schwangerschaft stellte sich in unserer Studie insofern als weit mehr heraus als die von uns erwartete methodische Herausforderung narrativen Materials. Wir fanden nicht nur umgedeutete Vergangenheit wie in biografischen Narrationen, sondern zugleich umgeworfene Zukünfte in einer äußerst (be)drängenden Gegenwart. Dass sich eine Schwangerschaft grundlegend mit dem Zeitpunkt ihrer Mitteilung verändern kann, verweist auf den temporal 'treibsandartigen' Charakter dieses sozialen Phänomens.

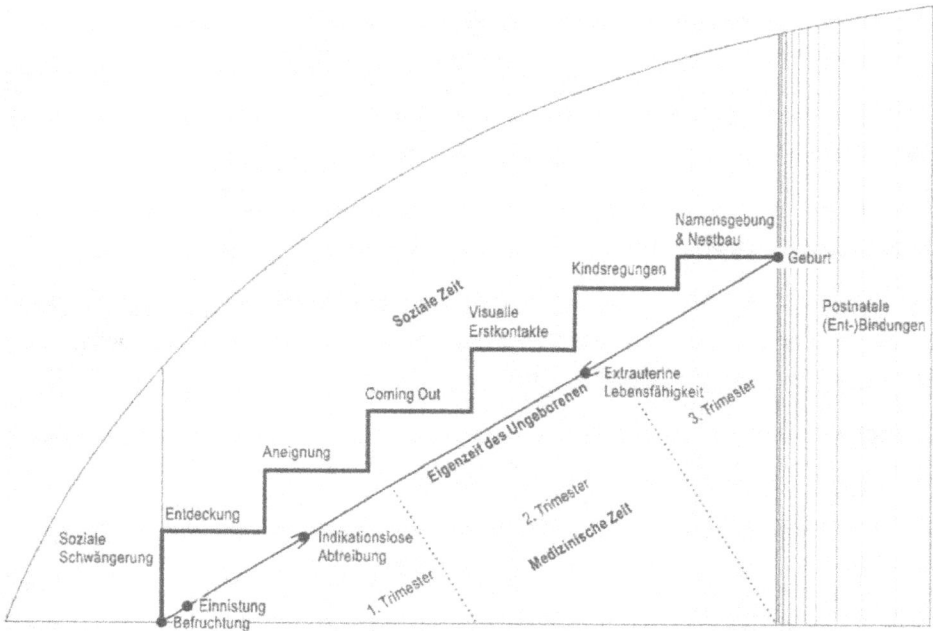

Der Erwartungsbogen sozialer Schwangerschaft[68]

Eine latente Erwartungshaltung: Soziale Schwängerung

Eine Schwangerschaft hat aber nicht nur konkurrierende innere Zeiten, die sich auf ihren gut neun Monaten drängen, sie hat auch *äußere zeitliche Rahmen*. Sie ist zunächst ein limitierter Abschnitt in der Biografie, der sich wiederholen kann oder nicht, und der an frühere Phasen – Kindheit, Jugend, Paarbildung – anschließt und späteren vorausgeht (Elternschaft, mögliche Großelternschaft und Alter). Dieser Lebensabschnitt kann verschiedene Grade biografischer Dramatik erreichen: Nur für wenige ‚Routiniers' ist die Schwangerschaft wie eine Zusatzbeschäftigung, die eine freundliche Parallelwelt zum beruflichen und familialen Alltag eröffnet; für viele ist sie ein abrupter Rollenwechsel; und für die meisten Erstgebärenden ein absoluter Ausnahmezustand und eine krisenhafte Statuspassage (Davis-Floyd 1992), die die Identität umwälzt wie es sonst nur schwere Krankheiten und Konversionen schaffen.

In dieser biografischen Sequenzordnung ist eine Schwangerschaft als sozialer *Erwartungszustand* aber schon viel früher da denn als körperlicher Prozess.

---

[68] Die idealtypische Stufenlinie in der Grafik bezieht sich nicht auf spezifische Zeitpunkte und hat nicht immer dieselbe Sequenz. Überschreitungszeitpunkte der Schwellen können je nach individuellem Verlauf unterschiedlich ausfallen. Die extrauterine Lebensfähigleit des Ungeborenen steigt ab der 23. Woche kontinuierlich an.

Die Schwangerschaftserwartung ist nicht nur etwas, das Schwangere haben, es ist auch etwas, das sie ‚hat', nämlich auf sie gerichtet ist. Dies gilt zunächst für spezifische biografische Phasen, in denen der Erwartungsdruck steigt: ein Alter, in dem man, wie es heißt, die „biologische Uhr ticken hört" (es gibt also ein Zeitfenster)[69], ein Beziehungsstatus, der „verlässliche Verhältnisse" und evtl. auch materielle Sicherheit verspricht, ein soziales Umfeld, in dem „endlich" Enkel gewünscht werden und auch Freundinnen schon angefangen haben, Kinder zu bekommen. Wir haben im zweiten Kapitel darauf hingewiesen, dass eine Schwangerschaft ein ‚ansteckender Zustand' zwischen Erwartungen ist, der nicht nur durch sexuellen Verkehr, sondern auch durch sozialen Verkehr entsteht. Kinderwünsche wachsen biografisch heran und werden durch Erwartungen Anderer sowie durch Schwangerschaften im sozialen Umfeld groß gezogen.

Dieser Phase liegt wiederum eine *Vorgeschichte* zugrunde, in der vor allem Frauen schon länger als Fortpflanzungsagenten in den Blick genommen und ‚in Erwartung gehalten' wurden. Sie werden sehr früh unter dem Aspekt ihrer Fortpflanzung ins medizinische Visier genommen, schon ihre Geschlechtskategorisierung bei der Geburt ist wesentlich dadurch bestimmt (wie Entscheidungskriterien bei Intersexualität zeigen). Ab der Pubertät werden sie durch regelmäßige gynäkologische Untersuchungen in dieser Körperfunktion angesprochen. Ihre gesamte Biografie wird anhand dieser gesellschaftlichen Erwartung ‚gedrittelt': Frauen sind entweder *noch nicht* ‚geschlechtsreif', *im* ‚gebärfähigen Alter' oder *nicht mehr* fruchtbar, nämlich wenn die Erwartungen in den ‚Wechseljahren' zu anderen (jüngeren) Frauen wechseln, während sie womöglich ‚kinderlos' geblieben sind. Der Eintritt ins und der Austritt aus dem Erwartungsfenster sind gravierende biografische Zäsuren. Tatsächlich wirkt die Tatsache, Kinder zu haben oder nicht zu haben, unter Frauen wie ein zweiter Geschlechtsunterschied. Ein analoger Erwartungsdruck existiert für Männer nicht.[70] Die Gesellschaft adressiert die stillschweigende aber mächtige Erwartung ihrer eigenen generationellen Fortsetzung primär an Frauen, und umgekehrt wird das Frausein wesentlich durch diese Erwartung bestimmt: Eine Frau ist, wer Kinder kriegen kann und kriegen wird.

Schon lange vor einer Befruchtung gibt es also eine biografisch weit vorgreifende *soziale Schwängerung* von Frauen, die zugleich die Fortpflanzung *femini-*

---

[69] Zu den jüngeren technischen Innovationen der Reproduktionsmedizin gehört, dass Frauen dieses biografische Zeitfenster manipulieren können: Wem der Partner fehlt oder der Beruf nicht genug Zeit lässt, kann durch das prophylaktische Einfrieren von Eizellen (‚social free-zing') seine Fruchtbarkeit noch effektiver und deutlich weiter hinausschieben als durch die etablierten Maßnahmen der Reproduktionsmedizin.

[70] So zählt die Statistik und debattiert die Öffentlichkeit die Kinderlosigkeit von Frauen, aber nicht die (viel ausgeprägtere) von Männern. Die ‚Kinderlosigkeit' bleibt ebenso weiblich konnotiert wie die ‚Arbeitslosigkeit' männlich (Hirschauer 2007).

siert. Das Schwangersein ist unter diesem Aspekt eine komplex angelegte Erwartungsstruktur, die institutionell von vielen Seiten aufrechterhalten wird: nicht nur von der Medizin, die die Körperfunktionen von Frauen überwacht und ihre evtl. ‚Kinderlosigkeit‘ behandelt, sondern auch durch ein soziales Umfeld, das sie in dieser Hinsicht ‚in Erwartung‘ hält, durch Arbeitgeber, die sie ‚unter Schwangerschaftsverdacht‘ stellen, und durch einen öffentlichen Moraldiskurs, der Schwangerschaftskonflikte in Frauen lokalisiert.[71] Die Schwangerschaftserwartung ist aber nicht nur ein Druck, der auf Seiten der Frauen mit Kinderwünschen harmoniert oder nicht, sie steckt auch in den Vermeidungsversuchen: in den Mahnungen besorgter Eltern, die bei ihren Töchtern Schwängerungsängste wach halten, und in auf Frauen zugeschnittenen Verhütungsmitteln, die ihnen das Gros der Schwangerschaftsunterbindung aufbürden.

Im Sinne eines latenten gesellschaftlichen Erwartungszustandes, in den Frauen *hineingeraten,* ist eine Schwangerschaft also zum einen schon früh angelegt, zum anderen ist sie feminisiert. Diese Erwartungsstrukturen zielen alle auf eine postnatale Zuständigkeit der ‚Mutter‘, die sich in soziologisch gut bekannten Phänomenen niederschlägt: in einer hochgradigen Moralisierung weiblicher Elternschaft (Vinken 2001), einer hartnäckig asymmetrischen familialen Arbeitsteilung, im ‚Erziehungsmatriarchat‘ der professionellen Kleinkindbetreuung oder in asymmetrischen Sorgerechtsregelungen (Gildemeister u.a. 2003).[72]

Vieles trägt zur Zentrierung der Schwangerschaft auf Frauen bei, darunter Delegationen von Zuständigkeiten in Paarbeziehungen oder die diskursiven Extensionen einer begrenzten biografischen Phase (die im Leben von Frauen immer kürzere Bruchteile ausmacht) auf eine vorgängige Verhütungs- und nachgängige Ernährungs- und Betreuungsverantwortung.[73] Blicken wir nur kurz auf einen weiteren Faktor: die *semantische Feminisierung* der Schwangerschaft. Das Vokabular der Schwängerung, Empfängnis und Entbindung enthält eine wirkmächtige Alltagstheorie von der *Agency* des Schwangerseins:

---

[71] Auch Luc Boltanskis Soziologie der Abtreibung (2007) trägt zu deren moralischer Feminisierung bei. Natürlich haben primär die als ‚Frauen‘ platzierten Gesellschaftsmitglieder Schwangerschaftskonflikte zu durchleiden, aber eine Soziologe der Abtreibung müsste eben auch fragen, wie diese Konflikte auf ‚die Frauen‘ projiziert und in ihnen gebunden werden.

[72] Welche Aspekte der geschlechtlichen Differenzierung der Elternschaft bereits im Geschehen rund um die Schwangerschaft angelegt sind, ist Gegenstand unseres seit 2013 laufenden Forschungsprojektes „Geschlechtliche Differenzierung und Entdifferenzierung pränataler Elternschaft". Es wird im Rahmen der DFG-Forschergruppe ‚Un/Doing Differences. Praktiken der Humankategorisierung‘ an der Universität Mainz bearbeitet.

[73] So stellten bereits Lupton/Barclay (1997) und Walzer (1998) fest, dass die ärztliche Rhetorik von der Wichtigkeit des Stillens Erwartungen an Frauen weckt und zur Naturalisierung der Mutter-Kind-Bindung beiträgt, während sie die Erwartungen an den Vater schmälert und ihn aus der Elternschaft entlässt.

einen ‚schwängernden' Mann (der sie womöglich ‚entjungferte'), eine passiv ‚empfangende' Frau (die einem Kind das Leben ‚schenkt') und einen sie ‚entbindenden' Professionellen (hierzu: Winnick 2004). Schwangere werden durch eine *Passivierung* ihres Beitrags zur Fortpflanzung gewissermaßen zu Frauen *gemacht*.[74]

Präzise herausgefordert wird diese Geschenksemantik durch die Frau, die sich per ‚Samenraub' zur Single-Schwangeren macht. Frauen, die ohne Wissen eines Sexualpartners versuchen, schwanger zu werden, schwängern sich selbst (mit seiner unfreiwilligen Zutat). Denken wir uns dazu, dass sie sich im Sexualakt keineswegs ‚penetrieren' ließ, sondern ihn invaginierte, und dass sie im Gebärakt nicht entbunden wurde und ihr Kind aus den Händen einer Hebamme empfing, sondern es sich – kniend oder aufrecht – selber holte, dann befinden wir uns in einer Beschreibung von Schwangerschaft mit invertierter Agency. In Bezug auf die Geschlechterasymmetrie könnten wir sagen: Hier wurde nicht eine Frau ‚geschwängert', sondern ein Mann ‚gevatert', nämlich zum Vater von Mutters Gnaden gemacht, und sogleich wieder ‚entvatert', nämlich seines Nachwuchses still entledigt. Eine solche Beschreibung hat einige analytische Relevanz. Es geht aber soziologisch nicht darum, die Geschlechterverteilung der Agency umzudrehen. Es geht vielmehr darum, die Vorstellung solch starker Akteure (die in solchen Fällen – aber auch in Schwangerschaften, die durch Vergewaltigungen entstehen – fallweise durchaus berechtigt ist), durch ein Akteure *dezentrierendes* Modell zu ersetzen, in dem alle möglichen Teilnehmer, inklusive der Zentralfiguren, nur partizipieren.

Schon die Schwängerung beginnt in einem solchen Modell wie gesagt viel früher als die Befruchtung: wenn Mädchen und Frauen in Erwartung versetzt und in Erwartung gehalten werden (ob sie nun Kinder austragen oder nicht), so dass eine kinderlos bleibende Frau als ‚fruchtlos Geschwängerte' erscheint.[75] Unser Begriff der *sozialen Schwängerung* zielt also darauf, die Befruchtung als eine Zutat in einem längeren Prozess mit vielen Teilnehmern zu verstehen. Dieser umfasst neben dem erfolgreichen Spermatransfer a) die massiven gesellschaftlichen Erwartungen an Frauen, die sie auf das Gleis einer ‚Vorempfängnis' von Kindern setzen; b) wie sie sich selbst in Erwartung versetzen, sich motivieren, in Schwangerschaftsspannung bringen und eigene

---

[74] Solche Passivierungen finden sich auch in biologischen Beschreibungen des Befruchtungsmoments als Begegnung eines ‚heroischen Spermiums' mit einem passiven Ei (Martin 1991) und in der theoretischen Konzeption des Fortpflanzungsgeschehens als ‚Reproduktion' statt als arbeitsteilige Produktion.

[75] Die unmittelbare Identifizierung von Schwangerschaft und Frausein weckt natürlich auch starke Motive, in Fällen von Unfruchtbarkeit die Strapazen künstlicher Befruchtung auf sich zu nehmen. Die dauerhaft ausbleibende Schwangerschaft ist gerade für Frauen als ein Geschlechtsversagen kodiert (Sandelowski 2002).

Erwartungen auf ihren Körper richten (sich etwa für Schwangerschaftszeichen sensibilisieren); c) wie sie das Schwangersein realisieren, subjektiv aneignen und performativ verkörpern (‚doing being pregnant'); d) wie sie ihre Schwangerschaft durch ihre Verkörperungen und Mitteilungen an ihr Umfeld zurückgeben und auch dieses in gesteigerte Erwartung versetzen; und e) wie dieses Publikum durch seine kommunikative Anteilnahme und affektives Feedback wiederum die soziale Schwängerung vorantreibt. Soziale Schwängerung bezeichnet also einen wechselseitigen Erwartungsaufbau zwischen Frauen bzw. werdenden Eltern und dem Schwangerschaftspublikum: Das soziale Umfeld hegt Erwartungen an ein Paar, die es sich in einem ‚elterlichen Projekt' (Boltanski 2007) zu eigen macht, was wiederum im vorgeschwängerten Umfeld Informationsansprüche befriedigt und Erwartungserfüllung in Aussicht stellt, und damit ein Publikum schafft, das es im Gegenzug in seinem Projekt bestätigt. Kurz: eine Schwängerung ist ein Vorgang, der nicht nur zwischen zwei Personen stattfindet.

8.2 Die Teilnehmer: Austragende, Ko-Schwangere, Publikum

Bis zu diesem Punkt haben wir die Vorstellung von Schwangerschaft in zwei Hinsichten verschoben: In *stofflicher* Hinsicht haben wir neben die chemischen und biologischen Prozesse Kommunikationen, Erwartungen und Emotionen gestellt. In *zeitlicher* Hinsicht ist dieser Erwartungszustand ein vielschichtiges Geschehen, das zum einen anders strukturiert ist als die lineare Entwicklung des Ungeborenen, zum anderen zeitlich weit über den körperlichen Zustand hinausreicht. Betrachten wir nach den Dimensionen der Stofflichkeit und der Zeitlichkeit nun einen dritten Aspekt, nämlich die Frage der Teilnehmerschaft. Wer sind die sozialen Träger einer Schwangerschaft?

In der Einleitung dieses Buches haben wir festgestellt, dass eine biomedizinische Sichtweise die Schwangerschaft in Frauen verortet und auf sie zentriert. Sie konzipiert Frauen als hormonell bestimmte Gattungswesen, die durch die Schwangerschaft gewissermaßen zu ihrer natürlichen Bestimmung kommen, also zu dem werden, was ihre Geschlechtszugehörigkeit für sie vorsieht. Wir sind stattdessen unter dem Arbeitstitel ‚Pränatale Sozialität' von einem Geflecht sozialer Beziehungen ausgegangen: dauerhafte persönliche Beziehungen von Paaren als werdenden Eltern und zu ihrem privaten sozialen Umfeld (werdenden Großeltern, Onkeln und Tanten); ihre vorübergehenden unpersönlichen Beziehungen zu mehr oder weniger fernen Dritten (Geburtshelfern verschiedener Professionen, aber fallweise auch Keimzellenspender); sowie werdende Beziehungen zum Ungeborenen, um das sich alles dreht: elterliche Erwartungen wie professionelle Aufmerksamkeiten. Wir sind also von einer Serie von Teilnehmern ausgegangen, die sich mal mehr im Zentrum, mal mehr in der Peripherie einer fallweise variierenden sozialen Einheit befinden. Nach unserer empirischen Betrachtung des Erwartungsaufbaus und der kommunikativen Beziehungen rund ums Schwangersein können wir diesen

Ausgangspunkt begrifflich zuspitzen: Neben dem körperlichen Zustand einer Frau, auf den die biomedizinische Rahmung das Schwangersein reduziert, gibt es eine *soziale Schwangerschaft,* die sich über eine Reihe von Teilnehmern *distribuiert.* Das Konzept tut zunächst etwas Ähnliches wie der Begriff ‚soziale Elternschaft‘, der für Adoptiv- und Patchwork-Familien entwickelt wurde. Dieser verweist darauf, dass die sozial signifikanten Eltern diejenigen sind, die ein Kind als ‚ihres‘ behandeln und von diesem als seine Eltern wahrgenommen werden, und das sind die Erwachsenen, mit denen es aufwächst, die es lieben, Sorge für es tragen, es sozialisatorisch prägen – und nicht die, die die Zutaten seiner genetischen Ausstattung beigesteuert haben. Von sozialer Elternschaft spricht man also, um die Praktiken zu beleuchten, die Elternschaft tatsächlich vollziehen, und die lange im Schatten der biologischen Abstammung standen.

Der Begriff der sozialen Schwangerschaft muss aber noch mehr leisten als die Fokussierung eines Elternpaares anstelle eines anderen. Er muss mit der Zentrierung der Schwangerschaft auf einen Körper brechen, mit ihrer Fixierung auf die Menschen, die ein Kind austragen. Während die Medikalisierung der Schwangerschaft als Regime einer Profession schon lange kritisch beobachtet wird, gehört die mit ihr einhergehende Zuweisung an Frauen zu den unhinterfragten kulturellen Selbstverständlichkeiten. Wie werden die Austragenden auf den Status der einzig Schwangeren fixiert, der alles an ihnen aufsaugt?

Die Soziologisierung der Schwangerschaft besteht wesentlich in ihrer *konzeptuellen Dezentrierung* von den Schwangeren, in deren Körpern sie biologisch, medizinisch und alltagsweltlich verortet wird. Dies folgt im Prinzip bekannten soziologischen Programmen der Dezentrierung sozialer Phänomene von den Individuen, denen sie zugeschrieben werden: So wie das 19. Jahrhundert Gesetzesverstöße in ‚Kriminellen‘ lokalisierte, das 20. Jahrhundert die geschlechtsgleiche Liebe in einer rätselhaften ‚Homosexualität‘ von Personen verwurzelte (Conrad/Schneider 1980), und so wie auch noch das 21. Jahrhundert Behinderung nicht primär als Ergebnis von gesellschaftlich errichteten Barrieren und Partizipationshindernissen (Jacob et al. 2010) begreift, sondern als eine körperliche Eigenschaft von ‚Behinderten‘ – so ist es lebensweltlich fest etabliert, eine Schwangerschaft in den Körpern der sie austragenden Menschen zu verorten und ihren Bauch so zu fokussieren wie das ausgefallene Körperteil einer Behinderung.

Die kulturelle Feminisierung der Fortpflanzung mündet so in eine *Gynisierung* der Schwangerschaft. Dies geschieht nicht allein durch die Medizin oder durch eine geschlechtliche Arbeitsteilung, die den Frauen das Schwangersein *zuschreiben,* es geschieht auch durch werdende Mütter und durch eine kritische Frauenforschung, die das Schwangersein für Frauen *reklamieren.* Wer die Schwangerschaft demedikalisieren und stattdessen soziologisch verstehen will, muss sie aber nicht *für* die Frauen zurückgewinnen, sondern *von* den Frauen distanzieren. In ihrer Kritik der Medikalisierung hat die Frauenforschung das Frausein als bedrohte Voraussetzung eines technisierten Fortpflanzungsgeschehens beschworen und es so implizit naturalisiert. Man kann die Schwangerschaft einer Frau aber genauso wenig durch ihr Frausein verstehen wie ihre Lebenslage.[76] Also fragen wir einmal in größerer Offenheit: Welche Teilnehmer hat eine Schwangerschaft? Lassen wir ihr Personal vom Zentrum zur Peripherie in seinen unterschiedlichen Schwangerschaftsrollen Revue passieren – wobei wir das Ungeborene noch einen Moment zurückstellen (s. 8.3).

In ihrem Zentrum stehen – wie die Symptomträger einer Familie – die *Austragenden*, deren Körper das Phänomen durchleben und artikulieren. Dass diese Figur, die alltagsweltlich als Schwangere oder Mutter bezeichnet wird, kein einfaches Element, sondern bereits ein Kompositum unterschiedlicher Rollen darstellt, wird aktuell durch die Reproduktionsmedizin demonstriert. Sie hat Patchwork-Schwangerschaften geschaffen, in denen das Geschehen nicht nur über Rollen, sondern auch über Körper verteilt wird. Die ‚Mutter' wird dabei potentiell in vier verschiedene Figuren dekomponiert: in a) die Eizellenspenderin (die genetische Verwandte des Kindes), b) die Austragende (seine Blutsverwandte), c) die Auftraggeberin, und d) die soziale Mutter (die Adoptierende). Diese Figuren werden durch professionelles Personal (Agenturen, Ärzte, Juristen, Sozialarbeiter) fusioniert.[77] Vereinfachen wir diese Vierteilung im Sinne des häufigsten Falles der Reproduktionsmedizin, können wir biologische Mütter (a und b) und soziale Mütter (c und d) unterscheiden. Vereinfachen wir noch weiter im Sinne des empirisch häufigsten Schwangerschaftsfalles, sprechen wir in obigem Sinne von Austragenden. Diese sind meist die werdenden Mütter (wenn sie sich das Kind aneignen und es nicht zur Adoption freigeben) und es sind fast immer Frauen – wenn es sich nicht um werdende Väter handelt, die ihren Uterus oder ihre Bauchhöhle für eine Schwangerschaft nutzen.[78]

---

[76] Das Thema der Schwangerschaft ist nach allen feministischen und kulturwissenschaftlichen Dekonstruktionen der Geschlechterdifferenz tatsächlich der hartnäckigste Hort einer natürlichen Zweigeschlechtlichkeit. Wenn es um die Fortpflanzung geht, scheinen wir das 19. Jahrhundert noch nicht hinter uns gelassen zu haben, das die Essenz des Frauseins in den Eierstöcken suchte und Frauen auf deren Funktionsweise verpflichtete (Laqueur 1992, Hirschauer 2003).

[77] Eine weitere (biogenetische) Aufspaltung der Mutterschaft – die Zusammensetzung der Eizelle aus Bestandteilen von zwei verschiedenen Frauen (Kern und Mitochondrien) – sei nur am Rande erwähnt. Generell zu der entsprechenden Komplizierung von verwandtschaftlichen Beziehungen: Knecht (2007).

[78] Der schwangere Mann ist im 21. Jh. mehr geworden als eine kulturhistorische Figur, mit der volkstümliche Erzählungen sich darüber lustig machten, wie die christliche Theologie von Evas Schöpfung aus Adams Rippe die weibliche Gebärfähigkeit zu usurpieren versuchte (Zapperi 1984). Bauchhöhlenschwangerschaften sind schon öfter von transsexuellen Frauen angestrebt, aber wegen ihrer hohen Risiken kaum medizinisch unterstützt worden. Transsexuelle Männer machen zunehmend von einem verbliebenen Uterus Gebrauch, um ihre Wünsche nach Familien-

Historisch ältere Formen der Entkopplung von Schwangerschaft und Mutterschaft – etwa das Ammenwesen und die stellvertretende Elternschaft – werden heute reproduktionsmedizinisch umgestaltet und vorangetrieben. Die Dezentrierung, die wir hier gerade auf theoretischem Wege betreiben, hat also einen gesellschaftlichen Vorläufer in medizintechnischen Dezentrierungen der mütterlichen Schwangeren. Die Reproduktionsmedizin holt die Schwangerschaft sozusagen aus den Frauen heraus. Damit führt sie dem gesellschaftlichen Publikum einerseits das kulturelle Axiom der ‚Kinder kriegenden Frau‘ in seiner Kontingenz vor Augen, andererseits bestätigt sie stur, dass Kinderwünsche an den Körpern von Frauen vollbracht werden sollen.[79] Die soziologische Dezentrierung kann die technische in ein klareres Licht rücken: Erst wenn man die soziale Schwangerschaft ins Auge fasst, wird verständlich, in welchem Maße die menschliche Fortpflanzung technisiert werden konnte: weil die *physischen* Beiträge zu einer Schwangerschaft zwar notwendige, aber immer schon klar begrenzte Zutaten gewesen sind, die streckenweise auch durch Keimzellenspender, Leihmütter und Brutkästen beigesteuert werden können.

Aber betrachten wir eine zweite Schwangerschaftsrolle. Man kann sie als *Ko-Schwangere* bezeichnen – so wie Sucht-Mediziner von Ko-Süchtigen und lesbische Paare von Ko-Müttern sprechen. Ko-schwanger sind Personen, die auf intensive Weise am Spannungsbogen einer Schwangerschaft teilnehmen, die emotional ‚mitgehen‘, Informationsträger und Sorgenträger sind und auch körperlich Mitbetroffene sein können (etwa weil sie ihre Ernährung mit umstellen und an Gewicht zulegen). Die körperliche Teilnahme am Prozess sozialer Schwangerschaft ist kulturell variabel. Männern wird sie in solchen Gesellschaften vorgeschrieben, die neben bestimmten Ernährungspflichten auch das Erleben von Geburtsschmerzen (die Couvade) vorsehen (Meerabeau 1991). Dies würde hierzulande als ebenso überflüssig wie imaginiert angesehen. Medizinisch messbar sind aber auch hier eine Gewichtszunahme und hormonelle Umstellung, mit denen Männer an Schwangerschaften körperlich teilhaben (Masoni 1995; Storey et al. 2000). Für eine *affektive* Involviertheit, die das Schwangersein ganz ‚besetzen‘ kann, sei hier nur an Ko-Mutter Johanna (S. 40) erinnert.

Die Rolle kann von unterschiedlichen Personen ausgefüllt werden: von werdenden Vätern oder Ko-Müttern, aber im zweiten Fall eben auch von ‚dritten

---

gründung zu erfüllen. Der erste öffentlich bekannt gewordene Fall war 2008 Thomas Beatie. Uterustransplantationen bei (ohne Uterus geborenen) Frauen wurden erstmals 2014 in Schweden vorgenommen.

[79] Diese Ambivalenz teilt die Reproduktionsmedizin mit den sog. ‚Geschlechtsumwandlungen‘ für Transsexuelle, die die Kontingenz der anatomischen Bindung von Geschlecht zugleich dementiert und renoviert (Hirschauer 1993). Zum Verhältnis von technischer und kulturwissenschaftlicher Dekonstruktion s.a. Hirschauer (2004a).

Elternteilen' (etwa Samenspendern), die das Zeugungspersonal triadisch erweitern. Wichtiger als der Zeugungsaspekt ist aber die *Mit-Elternschaft*, die Personen zu Ko-Schwangeren macht. Dies kann im Falle geschlechtsgleicher Paare eine juristisch eingetragene Elternschaft oder die notarielle Verpflichtung eines Dritten sein (etwa eines Samenspenders als ,Onkelfigur'). Es kann im Falle geschlechtsungleicher Beziehungen die beste Freundin sein, die ,Tante' wird und zur Geburt begleitet, oder ein Vater, der sich nicht aus der Schwangerschaft heraushalten und frühzeitig ent-binden lässt, sondern in sie hineindrängt. Eine Schwangerschaft ist eine mehr oder weniger partizipationsoffene Angelegenheit. Väter (oder Ko-Mütter) sind nicht automatisch ko-schwanger – sie sind genauso variabel engagiert und einstimmungsbedürftig wie die Austrägerin auch.[80]

Angesichts dieses Partizipationskontinuums scheint es sinnvoll, von einem *Feld* der Ko-Schwangerschaft auszugehen, an dessen Rändern Teilnehmer zum bloßen Publikum werden. Auf der einen Seite bewegt ein Paar sich in den Mittelpunkt dieses Feldes in dem Maße, wie es seine soziale Elternschaft entwickelt: Je mehr es sich die Schwangerschaft *als Elternpaar* aneignet, eine Beziehung zum Ungeborenen aufbaut und dieses als ihr Kind ,adoptiert', rückt es auch erst ins Zentrum der sozialen Schwangerschaft. Das gilt auch für die Austragende: Nachdem sie durch die Auskunft von Teststreifen und Arzt zum ersten Mitglied des Publikums ihrer Schwangerschaft wurde, wird sie im Prozess der Elternwerdung von einer ,Leihmutter', die ein Kind für andere austrägt, zu deren Zentralfigur.

Auf der anderen Seite ist das Feld offen für die Erwartungen anderer Menschen, die sich auf ein kommendes Kind richten: werdende Großeltern, werdende Onkel und Tanten, PatInnen und weitere Menschen, die persönliche Beziehungen zu dem Kind haben werden. Sie alle ,kriegen' das Kind auch, nämlich als Gegenüber ihrer zukünftigen sozialen Beziehungen. Ko-schwanger werden sie also in dem Maße, in dem sie sich als Teil einer erweiterten Elternschaft begreifen wollen und als solche zugelassen werden. Wenn Paare entscheiden, wem sie die Schwangerschaft (oder das Kindsgeschlecht und den Namen) prioritär mitteilen, dann handelt es sich auch um ,familienpolitische' Entscheidungen: Wer wird zur Partizipation eingeladen und auf Anteilnahme verpflichtet? Wer gehört ,dazu'? Im Kommunikationsmanagement des Paares werden Territorialgrenzen der werdenden Familie gezogen.

---

[80] Die Möglichkeiten Ko-Schwangerer, ins Zentrum einer Schwangerschaft vorzustoßen, steigen, wenn Austragende das Schwangersein nicht wahrhaben oder sich nicht aneignen wollen. Auch eine Frau, die seit Jahren vergeblich versucht, ein Kind zu bekommen, kann viel intensiver schwanger sein, als eine, in der ein Kind heranwächst: All ihre Gedanken kreisen nur noch um dieses Thema, das Kinderzimmer ist schon lange eingerichtet, steht aber leer und ,verwaist'.

Über deren Ausdifferenzierung werden Personen in die Schwangerschaft hineingezogen.

Von diesen Teilnehmern im sozialen Zentrum und im ‚Mittelfeld' einer Schwangerschaft kann man diejenigen unterscheiden, deren Erwartungen sich nicht auf eine dauerhafte Beziehung zum Kind richten, sondern deren temporäre Aufmerksamkeit nur der Schwangerschaft gilt, die sie auf verschiedene Weise teilen: als Dienstleister, als bloßes Publikum oder als Leidensgenossin. Die Dienstleister (Ärzte und Hebammen) sind einerseits *professionelle Erfüllungsgehilfen* einer Schwangerschaft, die man in Anlehnung an elterlich nicht weiter beanspruchte Keimzellenspender als ‚Rat- und Tatspender' betrachten kann. Andererseits muten sie neue Zuständigkeiten zu und nehmen andere ab, so dass sie auch zu *Mitverantwortlichen* werden.

Ebenfalls in der Peripherie einer Schwangerschaft befindet sich ihr *Publikum*. Anders als die Ko-Schwangeren, die das Geschehen unmittelbar teilnehmend aus der ersten Reihe verfolgen, besteht das Publikum ohne besondere Teilhaberechte aus *Mitwissern* der Schwangerschaft, die nicht prioritär informiert oder auch von einem Paar durch Diskretion auf Abstand gehalten wurden. Wir hatten gesehen, dass das scheitern kann: Besonders die Geschlechtszugehörigkeit des Kindes wird vom Publikum gern als seine öffentliche Seite reklamiert, und auch seine Namensfindung lädt nicht nur zu freundlichen Erkundigungen, sondern auch zu unerwünschten Einmischungen ein. In seiner Gratwanderung zwischen erwarteter Diskretion und gewünschter Partizipation findet das Publikum beim Geschlecht wie beim Namen ein Einfallstor in die Territorialgrenzen der entstehenden Familie. Die Territorialgrenzen der werdenden Mütter wiederum kann es überschreiten, wenn es distanzlos auf ihren Bauch zugreift, als gehöre der nicht mehr nur ihr bzw. nicht mehr zu ihr. Noch weiter an der Peripherie des Geschehens finden sich im Publikum schließlich reine *Beobachter*, die ihre Teilnahme erfolglos aufdrängen und sich ungefragt zu Mitverantwortlichen machen, z.B. indem sie das Kind in der Öffentlichkeit vor der rauchenden Mutter beschützen, mit Beratungszwängen Unverantwortlichkeit unterstellen oder in Amtsstuben Fortpflanzungsstatistiken führen.

Wieder stärker im Zentrum einer Schwangerschaft stehen dagegen die *Leidensgenossinnen*, die eine Schwangerschaft als körperliche Erfahrung und biografische Phase teilen. Sie finden sich in temporären Schicksalsgemeinschaften in der Geburtsvorbereitung, auf Verwandtschaftstreffen und in Internetforen zusammen. Als Patientengemeinschaften laden sie zur unvermittelten Veröffentlichung intimer Leiblichkeit ein, sie erlauben etwa Gebärgeschichten wie heroische Krankengeschichten zu erzählen. Als Gemeinschaft von Vormüttern und werdenden Mitmüttern tragen sie als Sozialisationsinstanz auch zur Feminisierung der Elternschaft bei. Aus unseren kursorischen Beobachtungen von Internetforen haben wir den Eindruck gewonnen, dass sich die sozialen Beziehungen ‚unter Müttern' in spe wie die professionellen Beziehungen über ein Wissensgefälle konstituieren. Beim gemeinsamen Deuten von Zyklusblättern, Schwangerschaftstests und Kindsbewegungen steigen die Schwangerschaftserfahrenen nicht nur in jene Position auf, die sonst den ÄrztInnen vorbehalten ist, sie verbreiten auch Gefühlsnormen, erforderliche Gestimmtheiten und neue Aufstiegswege bis hin zur Gebärveteranin. Dass ‚die Frau‘ vor der Medikalisierung autonom gewesen sei, muss man wohl als feministische Verklärung betrachten: Eine Schwangere war ‚den Frauen‘ ausgesetzt.[81]

Wie kann man die sozialen Beziehungen dieser unterschiedlichen Teilnahmepositionen an einer Schwangerschaft soziologisch präziser fassen? Zunächst bietet sich eine Bühnenmetapher an, um das Verhältnis zentraler und peripherer Teilnehmer zu umreißen: Das Personal einer Schwangerschaft besteht aus einem Ensemble mit drei[82] Protagonisten (von denen einer aus den anderen eine Familie macht), aus einer Reihe mehr oder weniger engagierter Mitspieler, aus Bühnenpersonal (den Professionellen im Hintergrund) und dem Publikum. Formalsoziologisch gesprochen beginnt pränatale Sozialität mit *Netzwerken*, also mit losen und oft indirekten Sozialbeziehungen: Ihre Teilnehmer sind Paare, die sich finden, Bekanntenkreise, die sie mitbringen und die fusionieren, Verwandtschaftsnetzwerke, die zur Verfügung stehen, professionelle Kontakte, die man hat und Mitgebärende, die sich bei der Hebamme oder im Internet einfinden. Das Ungeborene stiftet darüber hinaus aber *gemeinschaftliche Vertiefungen* dieser Beziehungen. Aus den Gebärgenossinnen können (via Krabbelgruppe, Nachbarschaft und geteilter Mutterschaft) langjährige Freundinnen werden, die ihre Alterungsprozesse synchronisieren, indem sie nicht ihr Kind, aber die Erfahrung der Elternschaft teilen. Vor allem aber macht das Ungeborene aus einem Paar eine Kleinfamilie und dadurch aus zwei Verwandtschaftskreisen *eine* Gruppe von Verwandten.

Vergegenwärtigt man sich all diese Teilnehmer und ihre soziale Beziehungen untereinander, so erkennt man umso klarer das seltsame Phänomen, dass das Schwangersein nur denen zugewiesen wird, die ein Kind austragen. Eine Schwangerschaft ist ein kollektiver Erwartungszustand, der zu seiner Verkörperung bestimmte Personen rekrutiert, sie in einen singulären Fokus rückt und als ‚Schwangere‘ fixiert. ‚Schwangerschaft‘ ist der Name einer massiven Vergesellschaftung von Kindsausträgern, ein hochsozialisierter Zustand ver-

---

[81] Ein interessanter Topos in diesem Zusammenhang ist der Geburtsschmerz, den manche Schwangerschaftsveteranin in souveränem Gleichmut oder in einschüchternden ‚Splatter-Stories‘ zu ertragen beansprucht. Er trägt offenbar zur Dramatisierung der Geburt als geschlechtsexklusivem Akt und Erfahrung bei. Vielleicht muss man die Geburt als die ‚Mutprobe‘ der weiblichen Biografie auffassen: eine mit körperlichen Strapazen verbundene Statuspassage. Dann muss es so lange höllisch wehtun, wie Frauen einen nachholenden Heroisierungsbedarf gegenüber Männern erleben. In dem Maße, in dem sie Karriere, Leistungssport und Kriegsdienst machen, dürften Verfahren medizinischer Schmerzreduktion normalisiert werden.

[82] Wir abstrahieren hier sowohl von Geschwistern als auch von Mehrlingsgeburten.

tieften Alleinseins, in den Frauen durch ihre Schwängerung hineingeraten und in dem ihre körperlichen Erlebnisse als sie beherrschende biologische Gesetze gedeutet werden.

Körperliche und soziale Schwangerschaft

Wenn man Schwangerschaft als werdende Elternschaft in Bezug auf Kind und Partner fasst, den dramatischen Beziehungswandel fokussiert und ihre Stofflichkeit, ihre Zeitlichkeit und ihre Teilnehmerschaft erweitert, kann man aus einer neuen Perspektive fragen, wie daran eigentlich die körperlichen Prozesse beteiligt sind, auf die sich die Medikalisierung des Geschehens fixiert. Körperteile und -substanzen sind als Partizipanden sozialer Prozesse (Hirschauer 2004b) soziologisch ernst zu nehmen. Sie entfalten eine Eigenaktivität, die die menschlichen Teilnehmer zum Anschließen oder Dagegenhalten anstößt.

Neue Gesellschaftsmitglieder entstehen in einer produktiven *Koaktivität*, in der sich ontologisch heterogene Partizipanden gegenseitig mitnehmen und anschieben, verstärken oder blockieren, und zu verschiedenen Zeitpunkten die Führung übernehmen. Versuchen wir eine symmetrische Beschreibung.[83] Da sind zunächst eine kollektive Erwartungshaltung und gesellschaftliche Aktivitäten (exemplarisch: die gynäkologische Überwachung des Mädchenkörpers), die die Fortpflanzung als einen Wert etablieren und sich schleichend im Erwartungshaushalt potentieller Eltern einnisten. So wachsen individuelle Kinderwünsche und entsprechende private Aktivitäten heran: langfristige Paarbeziehungen mit Familienperspektive. In diesen kommt es zur sexuellen Mobilisierung des gemeinsamen Organhaushaltes eines Paares (oder zu seiner organischen Ergänzung durch Dritte). In den Körpern wiederum entfaltet sich eine Aktivität von Keimzellen – Ovulation, Befruchtung, Einnistung – und von Hormonen, begonnen mit der, die die Körper zeugungsfähig bzw. empfängnisbereit machte bis zu der, die den schwangeren Körper beträchtlich umgestaltet. Sie induzieren auch eine ‚kommunikative' Aktivität des Körpers, der seiner Bewohnerin Schwangerschaftszeichen gibt, die diese ausblendet oder aufnimmt und ihre Erwartungen wachsen lässt. Es starten Aufklärungsaktivitäten, die in die Schwangerschaftsfeststellung münden, sowie Verbreitungsaktivitäten der werdenden Eltern, deren Mitteilungen an ausgewählte Dritte die Schwangerschaft sozial etablieren und ein Publikum formieren. Dieses Publikum trägt umgekehrt ebenso wie die Wachstumsaktivität

---

[83] Eine solche Beschreibung miteinander verschränkter Koaktivitäten ist u.E. die Alternative zur Schwangerschaftssoziologie als „Lassens-Soziologie" (Fischer 2011: 35) wie sie sich in leibesphänomenologischer Perspektive anbietet. Die ausgeprägte Passivität des Schwangerseins, die ein anthropologischer Denkstil zur Prämisse macht, erscheint uns, wie oben skizziert, eher als problematischer Diskurseffekt.

des Ungeborenen, das sich in Interaktion mit dem ihn ‚fütternden‘ Körper entwickelt, zu einer psychosozialen Aneignungsaktivität bei, in der sich werdende Eltern aufs Schwangersein und die Familiengründung emotional einlassen, sich als Personen in bereitstehende Rollen fügen, ihre Biografien und Lebenspläne umschreiben und ihre Erwartungen weiter wachsen lassen. Zum Ende der Schwangerschaft wuchert auf der einen Seite eine intrakorporale Kommunikation, in der das Ungeborene auf sich aufmerksam zu machen scheint und allmählich als familienkonstituierender Dritter integriert wird. Auf der anderen Seite eskaliert das Bauchwachstum, über das sich die Schwangerschaft öffentlich mitteilt, bis sie in einem gewaltigen technophysischen Austreibungsgeschehen endet, in dem sich die gestalthafte Einheit eines schwangeren Körpers teilt und das Geteilte seine sozialen Bindungen verdichtet.

Die Agency, die Handlungsträgerschaft, konzentriert sich im gesamten Geschehen punktuell und wandert zwischen Sexualpartnern, Keimzellen, Föten, Angehörigen, Ärzten, Gebärmüttern usw. hin und her. Die Prozesse laufen teilweise gleichzeitig, teilweise nacheinander oder auch zeitversetzt (‚verspätet‘) ab. Man kann im Dickicht ihrer Koaktivität behelfsweise drei Ebenen unterscheiden, auf denen jeweils eigendynamische Prozesse stattfinden: 1. eine korporale Schwangerschaft (wesentlich eine Schwangerschaft der Embryonal- und Fötalentwicklung), die sich irgendwann leise bemerkbar macht, sich progredient fortentwickelt bis sie als Körperbehinderung dominant wird, mitunter aber auch mit ihrem vorzeitigen Ende droht; 2. eine kommunikative Schwangerschaft, die, einmal entfesselt, das persönliche Erleben befeuern, ihm aber auch enteilen kann; 3. eine psychosoziale Schwangerschaft, die lange vor der körperlichen ‚da‘ sein, aber auch trotz Befruchtung und sich wölbendem Bauch ausbleiben und verdrängt werden kann. Sie besteht wesentlich aus dem Erwartungszustand einer werdenden Elternschaft, die ein Kind emotional aneignet, das aus der Dyade eine Triade macht.

Das Erleben einer Schwangerschaft hängt offenbar wesentlich an der verwirrenden Gleichzeitigkeit und strapaziösen Ungleichzeitigkeit dieser Prozesse. Es kommt unvermeidlich zu *time lags* zwischen ihnen. Wenn sich die Schwangerschaftserwartungen ganz konventionell an das Lebensalter, den Beziehungsstatus, die Wohnform und eine Heirat knüpfen, dann *folgt* die biologische Fusionierung von Zellen der symbolischen von Personen. Diese überlassen sich dann mit dem Aussetzen der Verhütung der Selbsttätigkeit körperlicher Prozesse. Wenn Schwangerschaftsentdeckungen aber als böse Überraschung hereinbrechen, die nicht auf vorgeformte individuelle Erwartungen treffen, dann sind körperliche Prozesse vorgeprescht und psychische hinken hinterher. Sie haben einen Realisierungsrückstand und manchen bleibt nur übrig, sich ein Kind eilig dann zu wünschen, wenn es sich gar nicht mehr verleugnen lässt. Umgekehrt können bei lang ersehnten Schwangerschaften psychische Prozesse weit vorauseilen, aber durch ein verfrühtes Schwangerschafts-Coming Out auch wieder ins Hintertreffen geraten, weil sich unter dem Erwartungsdruck des Umfeldes die passenden Gefühle nicht einstellen, oder weil der Ultraschall die leibliche Erfahrung abgehängt hat. Die verschiedenen Prozesse können aber auch gut synchronisiert und paarweise miteinander verklammert sein. So wird die sexuelle Aktivität des Paares entweder zeitlich auf die zyklische Eigenaktivität der Eizellen abgestimmt (etwa durch Führen eines Kalenders) oder die Interaktion beider Prozesse wird durch Verhütungsmaßnahmen gezielt unterbunden.

Überhaupt kann man Zeugung und Verhütung als exemplarisch für die Interaktion von Prozessen sozialer und körperlicher Schwangerschaft betrachten: Man folgt einer angenehmen Gewohnheit (gelegentlich miteinander zu schlafen), unterlässt dann die Verhütung (also die Unterbindung körperlicher Eigenaktivität) und ‚lässt es drauf ankommen' oder man ‚legt es drauf an' (wenn man auch noch Fruchtbarkeitszeitpunkte kalkuliert) bzw. überlässt sich nur passiv dem Lauf der Dinge, die da kommen mögen oder auch nicht. Zwei Personen arbeiten ein Stück weit auf sie hin und lassen sie dann geschehen, im Vertrauen darauf, dass ihre geteilten Erwartungen schon irgendwie auffangen werden, was da kommen könnte. Auch ein so entstehendes Kind wächst in einer lose gekoppelten Parallelität von korporalen, psychosozialen und kommunikativen Prozessen heran. Es wächst parallel im Bauch *und* mit den Erwartungen seiner durch ihn werdenden Eltern *und* mit der kommunikativen Klärung und Verdichtung seiner Bedeutung, z.B. als „Mädchen" namens „Sophie".

8.3 Territorien des ungeborenen Selbst: Wie Personen entstehen

Eine dezentrierende Sicht auf die Schwangerschaft lässt diese als eine Statuspassage erkennen, die während sie soziale Beziehungen und Identitäten umbricht, auch auf spezifische Weise Körper beansprucht, verbindet und teilt. Betrachten wir nach dieser Dezentrierung nun die seltsame soziale Beziehung der beiden Teilnehmer einer Schwangerschaft, die in einer medizinischen und alltagsweltlichen Sicht als deren Zentralfiguren gelten – die Austragende und das Ungeborene. Die Schwangerschaft stellt sich hier nicht als eine kommunikativ hergestellte Tatsache oder als ein sich zwischen vielen Teilnehmern anspannender Erwartungsbogen dar, sondern als ein hochspezifischer Interaktionsraum, eine bizarre soziale Beziehung. Wir haben sie in der Einleitung dieses Buches bereits als eine soziologische Anomalie skizziert, denn hier begegnen sich nicht zwei *Gegenüber* ‚face-to-face', sondern ein *Inwändiges* und ein *Auswändiges*.[84]

---

[84] Mit diesem Begriff sei die Differenz der Welten hervorgehoben, in denen sich Ungeborenes und Austragende mit ihren Wahrnehmungen und Aktivitäten bewegen. Diese Differenz wird von einer innen/außen-Unterscheidung bestimmt, die das Ungeborene bereits *in* der Welt, aber noch

Eben haben wir hervorgehoben, wie stark Schwangere in der Behauptung ihrer Zeitsouveränität gefordert sind. Die Austragende ist aber, weit elementarer, schon in der *Einheit ihrer Person* herausgefordert. Dies beginnt damit, dass eine Schwangerschaft sie in eine extrem widersprüchliche Lage manövriert: einerseits in einen biografisch exzeptionellen (und oft einmalig bleibenden) Zustand, andererseits in eine allgemein-weibliche Lebenslage, von der es heißt, sie sei menschheitsgeschichtlich ‚das Normalste von der Welt', und die einer gewaltigen Vergemeinschaftungsdynamik ausgesetzt ist – darunter der, dass die Austragende sich zu einer jener ‚Mütter' entwickeln könnte, von denen sie sich zuvor u.U. generationell distinguierte. Als *Individuum* schwanger zu werden erscheint schon insofern als eine atavistische Zumutung: ein Rückfall auf das Gattungswesen.

Damit nicht genug geraten Personen, die ein Kind austragen, in eine doppelt ‚siamesische' Lage, die sowohl ihrem Selbstverständnis als auch ihrer soziologischen Konzeption als Akteure oder Entscheidungssubjekte noch stärker entgegensteht: Erstens müssen sie biografische Entscheidungen über Familiengründung oder Abtreibung als Teil einer Paarbeziehung in dieser Beziehung treffen – und dies unter Mitleidenschaft beider Teilnehmer von den je individuellen Entscheidungen des Anderen. Sie sind also damit konfrontiert, dass die Entscheidung über Elternschaft eine Entscheidung über die Entwicklung der beiden Entscheider ist. Eine solche, subjekttransformierende Entscheidung kann eigentlich kein ‚Ich' treffen, sondern nur jener Andere, der ich sein werde, sobald ich sie – mit Rücksicht auf den Anderen – getroffen habe (s.a. Burkart 2002: 28).

Zweitens erfahren sie auf vielfältige Weise eine ganz außerordentliche innerkörperliche Präsenz eines Anderen. Dabei geht es nicht nur um einen Prozess der Transformation persönlicher Identität, sondern um die noch elementarere Frage, ob eine Schwangere eigentlich noch eine Einzelne darstellt oder vielmehr ein *Dividuum*, eine soziale Entität von eigentümlicher Zwieheit in einem Zustand leibschematischen Irreseins: ‚Ist da noch wer? Was bin noch ich?' Die Austragende ist zuerst ‚befallen' von etwas, das sie schwanger macht, dann ‚besetzt' von einem Fremdkörper, der sie allmählich einnimmt, dann ‚bewohnt' von einem blinden Passagier und ‚belebt' von einem Untermieter, mit dem sie sich zu teilen hat, um schließlich von diesem ‚verlassen' zu werden. Ihre doppelt siamesische Lage besteht also darin, dass sie sich zugleich ‚verdoppelt und halbiert' vorkommen kann. Zu *wem* sagt sie eigentlich noch „ich"?

Und wen oder was beginnt sie im Verlauf ihrer Schwangerschaft zu duzen?

---

nicht *auf* der Welt sein lässt. Leibesphänomenologisch gesehen, ist die Schwangere, wie in Kap. 5 gezeigt, eher eine ‚Umwändige' auf der leiblichen Schnittstelle zwischen Ungeborenem und Dritten.

Wie wird *etwas* Unbekanntes, das als ein Außerweltlicher auftaucht, zu *einem* Unbekannten, der sich nur unter äußerst schwierigen kommunikativen Bedingungen kennenlernen lässt, und schließlich zu einem seltsam (auf ganz unvertraute Weise) vertrauten Bekannten? Im Hinblick auf diese kommunikativen Bedingungen ist eine Schwangerschaft ein Ausnahmezustand von historisch wachsender Außeralltäglichkeit. Im Maße der Zunahme ganz selbstverständlicher Telekommunikation mit Nahestehenden wird es zur Anomalie, dass gerade jemand, den man noch *nicht* kennt, in extremer *Proximalkommunikation* erfahren wird. Das Wesen im Bauch hat kein Handy und schreibt keine Mail. Es ist zugleich maximal nah und doch nicht ohne Weiteres kommunikativ erreichbar. Das Ungeborene präsentiert sich in einer ganz eigenen – der medialen Kommunikation diametral entgegengesetzten – Kombination aus Nähe und Ferne.

Einerseits ist ein Ungeborenes also gewissermaßen der Prototyp des Unbekannten, nämlich dessen, *was* wir nicht kennen, und dessen, *den* wir noch nicht kennen. Andererseits hockt dieses Wesen inwändig in der Austragenden. Mit Simmel (1908: 764ff.) könnte man sagen, dass es in zwei Hinsichten ein Fremder ist: in seiner verwirrenden Kombination von Nähe und Ferne und als eine Gestalt, die wie ein Zuwanderer zugleich innerhalb und außerhalb der Gemeinschaft ist, nämlich der Gesellschaft, der er zuwächst und der Familie, die erst durch sein Erscheinen entsteht. Dieses Wesen ist ein *inwändiger Auswärtiger*, oder ganz kurz und sinnwidrig: ein *Inwärtiger*. Und auf der anderen Seite zerren an dieser Inwändigkeit des Ungeborenen, an seinem Inbegriffensein in einer Person diese ungeheure öffentliche Aufmerksamkeit, das hohe gesellschaftliche Interesse und die Einflussnahme so vieler Schwangerschaftsteilnehmer. Aus Sicht der austragenden Auswändigen ist ein Ungeborenes in ihr verschlossen (sie sind zu zweit allein), es öffnet sie aber auch für die ganze Welt. Aus ihrer Sicht besteht pränatale Sozialität aus einer Mischung aus körperlicher und sozialer Bedrängnis, in der Einsamkeit, Zweisamkeit und soziale Vereinnahmung zugleich vertieft werden.

Versuchen wir, die Beziehung von Inwändigem und Auswändiger einmal systematisch zu rekonstruieren. Wie werden aus einem schwangeren Körperzustand zwei aufeinander reagierende Körper und aus diesen zwei interagierende Lebewesen und womöglich kommunizierende Personen? Dies ist zugleich eine Frage nach den sich verändernden Existenzweisen des Ungeborenen. Welche Schritte der graduellen Entstehung einer Person liegen *zwischen* der pränatalen ‚Ontogenese' der Biologie und der postnatalen ‚Sozialisation' der Erziehungswissenschaft? Diese Frage zielt, so meinen wir, auf verschiedene *Formen der sozialen Präsenz* von Ungeborenen, in die – gemessen an der Präsenz Geborener – immer je spezifische Absenzen (Defekte eines ‚noch nicht') eingeschrieben sind. Auf welche Weise also ist ein Ungeborenes in den verschiedenen Stadien seiner Genese sozial ‚da'?

Soziale Präsenzen von Ungeborenen

1. Vor dem Hintergrund unserer Rekonstruktion (paar)biografischer Erwartungen können wir sagen, dass Kinder zunächst in zwei Bedeutungen *präkonzipiert* sind. Erstens sind sie durch gesellschaftliche Erwartungen ‚vorempfangen‘. Präkonzeption meint hier die soziale Schwängerung, die Personen erst in Empfängnisbereitschaft versetzt. Sie können sich vorstellen, einmal ein Kind zu haben und dessen Elternteil zu sein. Konkretisiert sich diese Vorstellung im Rahmen einer Paarbeziehung, so ist eine der frühesten Existenzformen ungeborener Personen, ein magischer Spiegel der Zukunft seiner Eltern zu sein (s. Kap. 2). Das Ungeborene wird prospektiv in der Zukunft des Paares wahrgenommen, das es einmal zur Familie machen soll. Dass das Kind dies selbst tut, ist für solche werdenden Eltern wichtig, die sich von der Planbarkeit einer Schwangerschaft distanzieren, um ihrem Kind einen Raum für die Unverfügbarkeit neuer Personen zu geben: Kinder kommen wie sie kommen, man hat sie nicht (selbst) geschaffen. Solche Eltern räumen ihren Kindern bereits zum frühestmöglichen Zeitpunkt etwas ein, ohne das es in sozialen Beziehungen keine Personen geben kann: Territorien des Selbst (Goffman 1974: 54ff.).[85] Aber auch Eltern, die geplant haben wollen, um dann dennoch von Testergebnissen ‚überrascht‘ zu sein, markieren eine Rationalitätslücke, gewissermaßen einen mystischen Graben, aus dem Kinder auftauchen. Präkonzeption von Kindern heißt aber auch, dass sie als *spezifische* Personen imaginiert werden. Es bilden sich Erwartungen an ihre Wesenszüge (prominent: ihr Geschlecht), ihre Namensträgerschaft und vor allem ihre zukünftigen Beziehungsqualitäten. Werdende Eltern stellen sich Ähnlichkeiten mit sich selbst vor und fantasieren Situationen familialen Zusammenlebens. Auch das ungeplante Kommen des Kindes kann in eine Präkonzeption seiner Charaktereigenschaften münden. Wir erinnern an den Fall Petras, die nach der anfänglichen Rahmung ihrer Schwangerschaft als ein unfallartiges Ereignis, das über sie hereinbrach, irgendwann ein willensstarkes Kind imaginierte, das seine Chance nutzte, um sich gegen die Widerstände seiner Eltern durchzusetzen und selbst über seine Existenz zu entscheiden.

2. Auf die Imaginationen des Kindes folgen dinglich-anorganische Formen seiner Präsenz: die *materiellen Spuren* der Testergebnisse und Ultraschallbilder. Das Besondere an diesen Spuren ist, dass sie auf etwas aktuell Manifestes im eigenen Körper verweisen, das seine Bedeutung aber erst aus seinem Po-

---

[85] Goffman nennt so die vielfältigen Räume, die Körper brauchen, um Personen zu beherbergen, sie also von Dingen oder Unpersonen unterscheidbar zu machen. Seine deskriptive Typologie umfasst: den persönlichen Abstandsraum, der sich mit einem Körper bewegt, die Box, auf die Individuen temporär Anspruch erheben können (etwa einen Sitzplatz), den Benutzungsraum für ihre aktuellen Aktivitäten, ihre zeitliche Reihenposition, ihre Hülle aus Haut und Kleidung, ihre Besitzterritorien, ihr Informationsreservat sowie Gesprächsreservate.

tential in der Zukunft bekommt. Sie sind sozusagen ‚Spuren aus der Zukunft'. Ihre spezifische Verweisungskraft wird deutlich, wenn man sie mit den materiellen *Prälikten* vergleicht, die die Existenz des Kindes nicht bezeugen, sondern erwarten: seine Kleidungsstücke, sein Kinderzimmer, sein Bett usw. Während diese *in* die Zukunft verweisen, verweisen die Spuren auf Teststreifen und Bildschirmen von der Zukunft auf etwas gegenwärtig Präsentes.[86] Vor allem die Ultraschallbilder, deren Wirkung wir im 4. Kapitel diskutiert haben, geben der Imagination ein rudimentäres Objekt, sie schaffen eine technisch vermittelte Präsenz des Ungeborenen, die das vorgestellte Kind vage – und abhängig vom Zeitpunkt, zu dem sich die Kindsentwicklung und die Bildkonstruktion kreuzen – ‚vor Augen führt' und als ein unabhängiges Objekt behauptet. Die Fötalfotografie bereitet so das Erleben eines Anderen, das die Austragende noch nicht spüren kann, maßgeblich vor. Zunächst muss dieses Objekt allerdings durch kommentierende Sehhilfen visuell verortet werden: Es ist ein lebensweltlich verbrämtes epistemisches Ding. Umgekehrt aktiviert aber gerade die Abstraktheit und imaginative Ergänzungsbedürftigkeit der Bilder auch die Vorstellungskraft der Eltern. Sichtbares und Vorstellbares induzieren sich gegenseitig. Das ‚anschauliche' Ultraschallbild ist eine ‚Vergegenständlichungshilfe' (Mozygemba 2011: 172), es ergänzt die elterliche Imagination um eine *bildliche Suggestion*.

3. Präkonzeptionelle Imagination und materielle Spuren sind frühe extrakorporale Präsenzformen des Ungeborenen. Die innerkörperlichen Präsenzen beginnen mit der körperlichen *Mitbetroffenheit* eines innerleiblichen Mit-Essers von der Nahrungs- und Genussmittelaufnahme der Austragenden (Alkohol, Nikotin, Medikamente). Der leibliche Untermieter bringt sie in die ganz außergewöhnliche Lage, dass sie nicht mehr nur für sich selbst essen kann, sondern für jemand anderen essen muss. Und eine Schwangerschaftsdiagnose kann sie auch retrospektiv in die Position eines Aggressors versetzen, der einen Anderen bereits unwissentlich geschädigt hat. Das Ungeborene wirft hier den Schatten einer werdenden Person voraus, die körperliche Rücksichtnahme verlangt. Das spezifische Moment ihrer Präsenz liegt hier in etwas, das Goffman (1974: 318ff.) auch für kopräsente Interaktionspartner betont hat: in ihrer Vulnerabilität. Diese besteht auch für die Auswändige. Das Ungeborene ist ein Parasit, der von ihr zehren und ihr auch schaden wird. Das Besondere an diesem Parasiten ist, dass man ihm von vornherein mit einer *Schutzhaltung* begegnen will oder soll, (je nachdem, ob er erwünscht ist oder nicht).

---

[86] Mit dem Oxymoron ‚Spuren aus der Zukunft' sei auf die Zeitschleifen-Struktur von Erwartungen an Schwangerschaftszeichen verwiesen: Als Spuren bezeugen sie etwas Gegenwärtiges oder Vergangenes, als orakelhafte Zeichen künden sie von etwas Zukünftigem. ‚Spuren aus der Zukunft' besagen daher: Da ist jetzt etwas Winziges und Diffuses, das einmal etwas Großes und Bedeutsames gewesen sein wird.

4. Das Inwändige wird im Verlauf der Schwangerschaft aber auch als ein Objekt mit Sinneswahrnehmungen wahrgenommen und behandelt, als ein *Miterlebendes*. Inwieweit dies tatsächlich der Fall ist, wissen wir nicht, denn über das Erleben der inwändigen Seite kann man soziologisch nichts wissen. Wir können nur - mit George Herbert Mead formuliert - eine Übernahme von ‚Einstellungen' versuchen: Wir versetzen uns in die Auswändige hinein, die ihrerseits versucht, sich in den hineinzuversetzen, der sich in sie ‚hineinversetzte'. Ihre Wahrnehmung seines Miterlebens ist dadurch vorstrukturiert, dass sie mit ihm dauerhaft zwei Räume teilt: den engen leiblichen und den weiteren situativen, in dem sie sich jeweils bewegt. Sie kann annehmen, dass einige ihrer auswändigen Wahrnehmungen - z.B. Helligkeit oder laute Musik – auch inwändig *zeitgleich* erlebt werden. Wir haben entsprechende Schutzvorkehrungen, musikalische Erziehungsmaßnahmen und Besorgnisse um schmerzhafte Hörerlebnisse beim Ultraschall geschildert. Auch in dieser Hinsicht ist die Auswändige bereits zu zweit: geteilter Leib – geteilte Zeit.

Im letzten Fall (dem für das Kind zu lauten Ultraschall) ist allerdings bereits antizipiert, dass das Inwändige etwas ander(e)s wahrnehmen kann als die Auswändige. Es ist auch ein *Fremderlebendes*. Als solches könnte es aber auch die es austragende Person aus einer eigenen Perspektive wahrnehmen. Das Schwangersein besteht auch aus einer diffusen Einstellung darauf, selbst von jemandem aus einer Nähe wahrgenommen zu werden, die jede bekannte Intimbeziehung übersteigt. Die Fremdwahrnehmung ist verglichen mit der Begegnung von Geborenen zugleich viel schwächer, da sensuell unscharf und kognitiv primitiv, als auch stärker – da maximal proximal und ununterbrochen. Wenn Simmel in seiner Soziologie der Sinne (1908: 722ff.) meinte, das Ohr müsse anders als das Auge, das sich schließen lässt, wahllos alles hinnehmen, so kann ihm die Auswändige berichten, dass sie ihre Ohren leicht zuhalten kann, ihre kinästhetische Wahrnehmung dagegen aufdringlich unabstellbar ist. Insofern können sich Auswändige ‚unter Beobachtung' wähnen, zwar längst nicht so präzise wie durch die Augen eines sehgeschulten Geborenen, aber so wie unter der eines scheu versteckten Tieres, das nach Achtsamkeit und leisem Auftreten verlangt. Man könnte auch sagen: Auswändige *stellen* ihr Verhalten (mehr oder weniger) unter Beobachtung. Davon zeugt Almas Sorge darum, dass ihre Stimmungen von ihrem Ungeborenen miterlebt werden (S. 152f.), ebenso wie Doros Befangenheit, dass ihr Sexualleben von einem Dritten gestört scheint (S. 162). Beide nehmen sich selbst als wahrgenommen wahr, und zwar von einem Wesen, das nicht wegdämmert wie Komapatienten und Demente, sondern allmählich herandämmert.

5. Umgekehrt bieten sich der Wahrnehmung der Auswändigen allmählich die Kindsregungen an, die im Rahmen der körperlichen Mitbetroffenheit des um den knappen Platz konkurrierenden Leibesbewohners zunehmend spürbar werden. Das Inwändige wird zum *Eigenbeweglichen*, dessen Positionsänderungen und Gewichtsverlagerungen - wie beim Tandemfahren, wenn sich fremde Kräfte über das geteilte Fahrgestell vermitteln - am eigenen Körper

wahrnehmbar werden. Die primäre Bedeutung der Kindsregungen liegt darin, Lebenszeichen zu sein. Die körperliche Präsenz des Untermieters wird dabei von der Auswändigen nicht bloß passiv registriert, sie wird perzeptiv erarbeitet, nämlich aufgespürt. Dies impliziert, wie wir im 5. Kapitel gezeigt haben, zum einen seine innerleibliche *Ortung:* Wo ist der Andere, wo beginnt sein Territorium, und wie ist seine körperliche Lage zwischen den eigenen Organen, die man sonst kaum spürt? Zum anderen braucht es eine *Unterscheidung* des inwändigen (anderen) vom auswändigen (eigenen) Körper. Die fetomaternale Zweieinigkeit der Schwangerschaft ist eine körperliche *Ununterschiedenheit:* Der ungeborene Körper kann nur vermittels des eigenen Körpers wahrgenommen werden. Die ursächliche Zuschreibung des neuen Körpererlebens an ein Eigenbewegliches beruht also auf einer perzeptiven Teilungsleistung der Auswändigen.

Diese Zweiteilung ist Basis für die Herstellung eines primitiven *körperlichen Interaktionspartners.* Die Auswändige muss davon ausgehen, dass die Positionsänderungen und Gewichtsverlagerungen beider Körper *füreinander* spürbar sind. Es kommt zu einer fortlaufenden Adjustierung zweier Körper, in der sich rudimentäre Reaktionsrhythmen herausbilden. Die zeitliche Synchronisierung von Mit- und Gegenbewegungen bekommt Ähnlichkeit mit der Koaktivität von Tanz- und Sexualpartnern.[87] Bereits an diesem Punkt erscheint es wenig aussichtsreich, auch nur die körperliche Seite der Schwangerschaft medizinisch in den Griff zu bekommen. Sie ist viel mehr als ein körperlicher Zustand von zwei Organismen, sie ist ein zugleich *intra*korporales und *inter*korporales Geschehen.

6. Dieses verdichtete und grob rhythmisierte Motilitätsgeschehen evoziert eine weitere Steigerung der Binnenwahrnehmung der Auswändigen. Wenn sie sich ‚unter Beobachtung' wähnt, so reagiert sie darauf, indem sie auch umgekehrt in sich hineinhorcht und dem Inwändigen auflauert. Da dieses nur vermittels des eigenen Körpers wahrgenommen werden kann, wird dieser unter erhöhte Spannung gesetzt und zu einem Resonanzboden gemacht, der wie ein Seismograph auch die leisesten Regungen aufzeichnet. Die scheue Präsenz des Inwändigen braucht eine Lautverstärkung, seine Wahrnehmung setzt Rücknahme der eigenen Dominanz voraus. In dieser rezeptiven Zuwendung dehnt die Auswändige ihre ‚Empfängnisbereitschaft' auf etwas Neues aus: nicht mehr nur auf den Empfang von Lebenszeichen, sondern von Zeichen dessen, was das Inwändige gerade *erlebt* (Schlafen, Aufwachen, Schluckauf, Unwohlsein, Platznot, Freude?). Das Ungeborene gerät unter Kommuni-

---

[87] Auch eine entsprechende affektive Tönung dürfte durch die Eigenbeweglichkeit nahelegt werden: Wenn etwas eigenrhythmisch Lebendiges in sich zu haben, kein Horror sein soll, gibt es wenig Alternativen zu einer liebenden Grundeinstellung – wobei lieben hier nicht viel mehr heißen muss, als jemanden zu sich selbst gehörig wahrzunehmen.

kationsverdacht, es wird als *Signalgeber* wahrgenommen. Zur Ortung und Unterscheidung kommt die Dechiffrierung.

7. In dieser kommunikativen Achtsamkeit kann das Ungeborene schließlich auch umgekehrt zum *Adressaten* von dialogischen Kommunikationsversuchen werden. Die verbale Kontaktaufnahme hat dabei einen besonderen Status, da sie als Austausch eine ähnliche Einseitigkeit – oder aber imaginierte Reziprozität – besitzt wie ein Gebet. Wenn die Auswändige sagt „Hallo da drin" adressiert sie jemand Spezifischen, aber ohne ihn zu kennen, und auch ohne zu wissen, ob er überhaupt erreichbar ist. Solange sie die innerleibliche Teilung noch nicht vollzogen hat und das Inwändige einfach als Teil von sich erlebt, kann sie diese Erreichbarkeit einfach so unterstellen wie in einem Selbstgespräch, das auch in einem wortlosen ‚inneren Dialog' vonstatten gehen kann. Sobald sie das Inwändige aber als einen eigenbeweglichen Signalgeber wahrnimmt, wird die Erreichbarkeitsunterstellung stärker belastet, um überhaupt weiter sprechen zu können – und vielleicht bricht sie ab, um sich nicht albern vorzukommen. Wir fanden wegen dieses Fiktionalitätsvorbehaltes der Adressierungsversuche (wie im 5. Kapitel dargestellt) zum einen eine Reihe von eingeschränkten Formen verbaler Adressierung: nur in der Familie oder nur allein, oder auch nur schriftlich im Tagebuch oder gar in ‚telepathischen' Gedanken. Zum anderen wurde das Inwändige auch taktil (etwa durch das ‚Fangen' der Füße) und akustisch (etwa durch beruhigenden Gesang) ‚angesprochen' und damit Reaktionserwartungen ausgesetzt. Eben diese Reaktionserwartungen räumen dem Inwändigen eine *Antwortlücke* ein, in der erneut ein kleines Territorium des Selbst entsteht. So wie die Unvollständigkeit der Ultraschallbilder den Eltern Raum für die Imagination einer Person ließ, so eröffnet jede Pause nach einer Adressierung einen Raum für die Äußerung eines Anderen.[88]

8. Angesichts der Diffusität der Zeichen und der Unsicherheiten ihrer Deutung als kommunikative Reaktionen ist die Öffnung des Dialogs für triadische Kommunikation ein weiterer Schritt in der Herstellung einer Person (Lindemann 2009: 244ff.). Zum Ende der Schwangerschaft wird auch die Oberfläche des Bauches zu einem Display, auf dem Körperteile des Inwändigen episodisch Spuren hinterlassen, so dass auch Dritte in ihr Erleben einbezogen werden können. Das Inwändige wird hier zu einer in die elterliche Kommunikation eingelassenen *familialen Figur*, die in diversen Momenten des alltäglichen Miteinanders in unterschiedlichen Formen ihren Auftritt hat. Wenn Fabian seinem Kind in Sarahs Bauch vor dem Fernseher flüsternd Rudi

---

[88] Es ist ein Territorium des Selbst, das Goffman übersehen hatte. Solche Antwortlücken sind natürlich auch in der postnatalen Arbeit an Personen hochbedeutsam („Ja wie geht's dir denn?" – – „Na?"), um Kleinkinder zu Sprechern zu erziehen, die im turn-taking für sie vorgesehene Subjektpositionen vorfinden.

Völler vorstellt, so evoziert er ähnlich wie die Ärztin im Ultraschall eine solche Figur – in seinem Fall die eines Vertrauten, mit dem der werdenden Mutter seine Exklusion aus der fetomaternalen Symbiose gespiegelt wird (s. Seite 158). Weitere Formen konnten wir Pauls Tagebuch (s. Seite 161f.) entnehmen: Das Inwändige wird als gruß- und entschuldigungspflichtiges Wesen behandelt und als Objekt elterlichen Stolzes in Szene gesetzt. Es ist dabei freilich etwas mehr als die inszenierte kindliche Figur der Ärztin. Zum einen ist seine Inszenierung anders motiviert und auch nicht auf den Moment beschränkt, sie ist eine praktische Vorwegnahme seiner zukünftigen Existenz an diesem Ort; zum anderen ist sein Auftauchen als mittäglicher Ruhestörer, verwechselbarer Adressat und als Quelle von Unterbrechungen nicht mehr bloß inszeniert: Ungeborene Kinder *bestehen* auch aus kommunikativen Einsatzpunkten werdender Familienmitglieder – aus Antwortlücken und Unterbrechungen.

9. Weitere Konturen bekommt die Person des Ungeborenen durch elterliche Vermutungen über sein Geschlecht, das seine Bedeutung im geschlechtlichen *Beziehungsgefüge* der familialen Triade erhält. Das Geschlecht als Aspekt von Personalität ist uns dabei in zwei Varianten begegnet. Auf der einen Seite kann es als eine vertraute Personalität ‚von der Stange' genommen werden. Dann ist es so wie die Prälikte der Kleidung und des Kinderzimmers eine bereitgestellte, schon vorhandene Form, ein fertiger sozialer Platz, der auf das Ungeborene wartet und den es nur einnehmen muss. Diese Passformen sind vor allem Beziehungsklischees: Man wünscht sich z.B. einen Jungen, weil man sich *sich* mit einem Mädchen nicht vorstellen kann oder man stellt eigene fantasierte Beziehungen zum Kind auf die Beziehungswünsche des Partners ein, verschmilzt sie also in das antizipierte familiale Beziehungsgefüge. Auf der anderen Seite können Eltern die Geschlechtszugehörigkeit als ein zu hütendes Geheimnis ihres Kindes auffassen, das gegen neugierige Fragen, diagnostische Übergriffe und gesellschaftliche Vorgriffe auf dessen ganz persönliche Entwicklungschancen als seine innere Angelegenheit zu verteidigen ist. Dann ist es Aspekt eines Raums informationeller Integrität, in dem Personen entstehen – ein weiteres Territorium des Selbst.

10. Schließlich gewinnt ein Ungeborenes an Präsenz, sobald es zum *Namensträger* wird, also eine exklusiv nur für es selbst gedachte Präsenz in der Sprache bekommt. Eine Person ist auch jemand, den ein Eigenname bezeichnet. Die vorgängigen kommunikativen Zustände des Ungeborenen sind noch nicht personalisiert. Es sind bloße Ankündigungen: ein kaum auszusprechender Verdacht, ein gehütetes Geheimnis, eine freudige Eröffnung, ein Geschlechtstitel. Die Namensgebung hat zwei Aspekte der Personalisierung. Zum einen wird eine werdende Person mit dem Namen auf einen Begriff gebracht. Die Kommunikation seiner werdenden Eltern bekommt ein eindeutiges Referenzobjekt und das Inwändige selbst wird als Adresse ansprechbarer gemacht. Zum anderen trägt das Kind mit seinem Namen immer auch den, den seine Eltern ihm gegeben haben. Wie bei der Geschlechtszuschreibung, so

steht auch hier der *Beziehungssinn* gegenüber der Bezeichnungsfunktion im Vordergrund. Der mit Protonamen erhaschte Personenanwärter gewinnt aus eben dieser Beziehung seine Personalität.

Darüber hinaus hatten wir gesehen, dass werdende Eltern den Namensträger mitunter auch als Teilnehmer der Namensfindung sehen. Viele suchen nach einer ‚Passung‘ des Namens zu ihrem einzigartigen Kind und manche sehen in ihren Namensfindungsschwierigkeiten auch einen vom Inwändigen ausgehenden Passungsvorbehalt, d.h. sie verstehen diese Schwierigkeiten im Rahmen ihrer gesteigerten kommunikativen Empfangsbereitschaft als Zeichen des Ungeborenen. Die Suche der Eltern nach kommunikativen Zeichen des Kindes gilt erneut Spuren aus der Zukunft – nicht testamentarisch nachgesandten Botschaften, sondern pränatal vorausgeschickten Zeichen: ‚Vorbotschaften‘ einer seltsam zeitversetzten Kommunikation.[89]

Fassen wir zusammen: Die soziale Präsenz von Ungeborenen wird hergestellt in Akten der Imagination, der technischen Detektion von Spuren, der leiblichen Individuierung als ein Objekt, der Kategorisierung und namentlichen Singularisierung, vor allem aber dadurch, dass Ungeborene in Interaktionen eingebaut werden: als vital Mitbetroffene, als diffus Miterlebende, als leibliche und häusliche Mitbewohner und als ungeübte, aber einzubeziehende kommunikative Mitspieler – kurz: als Teilnehmer am sozialen Spiel, das Personen schafft. Viele dieser Präsenzformen funktionieren, ganz im Sinne von Goffman, wie ein Territorium: Personalität wird *eingeräumt*. So minimal der Abstandsraum auch ist, der sich mit dem Körper des Ungeborenen bewegt: Seine Bewegungen bekommen mitunter zeitliche Priorität (nehmen also eine Reihenposition ein), der Bauch wird auch als sein Besitzterritorium geachtet, das versuchte Zwiegespräch wird auch als sein Gesprächsreservat eingerichtet, und in kommunikativen Schutzvorkehrungen für seine Geschlechtszugehörigkeit und seinen Namen wird ein Informationsreservat errichtet. Hinzu kommt die Einrichtung der materiellen Besitzterritorien (wie das ‚wartende‘ Kinderzimmer in der Wohnung) und die Bereitstellung jener kleinen Bühnen aus Aufmerksamkeit, die wir als ‚Antwortlücke‘ bezeichnet haben. Das Modell dafür wird aus der Zukunft reprojiziert: Kindern eine Bühne zu bereiten, indem man ihnen volle visuelle und akustische Aufmerksamkeit schenkt, gehört auch postnatal zur elementaren erzieherischen Praxis, die ihren Äußerungen sozialen Raum gibt, um sie zu Personen zu machen.[90]

---

[89] Die Vorstellung, das Kind könne in den Schwierigkeiten der Namensfindung eine Spur hinterlassen, scheint uns der verwandt, dass es durch die unreine Haut der Schwangeren auf sein Geschlecht verweist, oder auch der, dass es (beim Schwangerschaftstest) in ihrem Urin seine Spuren hinterlasse. Ethnologisch betrachtet, handelt es sich um drei verwandte Mythen.
[90] Natürlich verfügen Eltern auch über das entgegengesetzte Repertoire: jene Unpersonenbehandlungen, mit denen man Kinder zur Requisite macht und in die Kulisse drängt, indem man über sie spricht als seien sie gar nicht da.

Interagieren und Kommunizieren mit Inwändigen

Bis zu diesem Punkt haben wir die Begriffe Interaktion und Kommunikation in einem deskriptiven, dem Erleben der Auswändigen angepassten Sinne gebraucht. Fragen wir abschließend noch einmal stärker aus Beobachterperspektive, was für soziale Prozesse hier stattfinden. Wir hatten die Frage, inwiefern Auswändige mit Inwändigen kommunizieren, zum Ende des 5. Kapitels vorläufig so beantwortet: Es ist eine introspektive Vorform von Kommunikation, mit der Schwangere eine Haltung kommunikativer Bereitschaft einnehmen, die auf das *Ausfindigmachen* eines Adressaten und seiner Zeichen gerichtet ist. Offenkundig ist, dass die Kindsregungen von den meisten Auswändigen irgendwann als Interaktion bzw. Kommunikation – also als kommunikative Initiative oder Reaktion des Ungeborenen – gedeutet werden. Das stellvertretende Sprechen – „Was dringst du in meinen Bereich ein?!" – ‚übersetzt' dabei eine als Reaktion oder Antwort gedeutete Kindsregung ins Verbale.

Die Kommunikation mit einem Ungeborenen ist aber nicht nur als Proximalkommunikation außeralltäglich, sie ist auch noch mehrfach gestört. Wir hatten oben von einem Fiktionalitätsvorbehalt gesprochen. Schauen wir ihn uns noch einmal genauer an. Erstens ist es eine Kommunikation unter Abnahmevorbehalt, der Kontakt ist ungesichert („Ist da wer?"). Das Kommunizieren steht unter dem Vorbehalt, einseitig zu bleiben. Es ist, als ob in einem Telefonat plötzlich nichts mehr zu hören ist und man nicht weiß, ob der akustische Kontakt auch für den Anderen abriss. Dann kann man nur ‚ins Leere sprechen', nämlich trotz fraglicher Resonanz mitzuteilen versuchen, dass man ihn nicht hört und ihn bitten, dass er wieder anrufen möge. Zweitens ist das Medium der Verständigung wenig elaboriert – so wie die Klopfzeichen, die benachbarten Zelleninsassen zur Verfügung stehen. Ungeborene sind wie Taubblinde, die nur über ein innerleibliches ‚Lormen'[91] erreichbar sind – eine Beschränkung, die erst mit der Geburt schlagartig aufgehoben wird, wenn Blicke und Töne beiden Seiten symmetrisch zur Verfügung stehen. Drittens gibt es auch noch eine Antwortunsicherheit so wie sie Betende in Erwartung eventueller göttlicher Zeichen erleben. Das Kommunizieren mit Ungeborenen braucht deshalb implizite oder explizite Reziprozitätsunterstellungen.

Es ist klar, dass unter diesen Prämissen nicht das stattfinden kann, was wir in der sprachlichen Kommunikation wohlartikulierter Geborener erwarten und was die soziologische Theorie als erfolgreiche Kommunikation definiert hat (etwa Luhmann 1995). Auf der anderen Seite enthalten solche Kommunikationsbegriffe aber auch Prämissen, die zu wenig auf unseren empirischen Fall – die pränatale Sozialität – eingestellt sind. Einen anderen Anknüpfungspunkt,

---

[91] Dieses Tastalphabet auf der Handinnenfläche öffnet Taubblinden seit dem 19. Jh. ein Tor zur Außenwelt.

der nicht auf sprachliche, sondern auf visuelle Kommunikation abstellt, bietet die Feststellung (bei Goffman 1971b: 41, Watzlawick et al. 1969: 53 oder Luhmann 1987: 561), dass man nicht nicht kommunizieren könne. Der Grund ist, dass man nicht aufhören kann, sich zu verhalten und alles Verhalten unter Beobachtung als Zeichen wahrgenommen werden kann (s.a. Hirschauer 2014a). Insofern ist es für Auswändige schwer vermeidbar, auch bei einer gesteigerten *Binnenwahrnehmung* in Körperregungen des Inwändigen *keine* Zeichen zu sehen. Aber wie ist es umgekehrt? Wenn Auswändige beginnen, sich ‚unter Beobachtung' zu wähnen, dann sind sie vor der Nuanciertheit tatsächlicher Beobachtung ihres Verhaltens durch das Ungeborene doppelt geschützt: durch seine Inwändigkeit und seine kognitive Primitivität. Dennoch scheinen auch die Auswändigen nicht nicht kommunizieren zu können. Wenn dies so ist, so dürfte es aber einen anderen Grund haben als den in der visuellen Kommunikation: nämlich den, dass ein maximal enger, unfreiwilliger körperlicher Kontakt ohne kommunikativen Kontakt für die Personalität der Auswändigen schwer erträglich ist. Worte verbinden Menschen nicht nur, es sind auch Abstandhalter. Es ist äußerst schwierig, das Kommunizieren in größter körperlicher Enge zu unterlassen, also nimmt es einer der Anwesenden auf und macht den Anfang.[92]

Was kommt dabei zustande? Welche *response presence* (Goffman 1983) haben Ungeborene? Inwiefern lassen sich ihre physischen Regungen als Reaktionen, Interaktionszüge oder kommunikative Handlungen wahrnehmen? Dies schwankt empirisch natürlich mit der Phase der Schwangerschaft und auch mit der Person der Austragenden. Die meisten von ihnen unterstellen weniger als eine kommunikative Beziehung, aber mehr als ein Reiz-Reaktionsverhältnis. Versuchen wir einmal, das zu bestimmen. Wenn es zwischen Auswändiger und Inwändigem um *mehr* geht als um eine Reaktion auf einen Reiz (also einen unidirektionalen Impuls), aber um *weniger* als eine Antwort auf ein Wort (also um den reziprok wahrgenommenen Sinn eines Symbols), dann könnte es um etwas gehen, dessen Responsivität dazwischen liegt: wie eine *Resonanz* auf einen Laut. Eine Resonanz ist weniger als die klare Konsonanz oder Dissonanz, in der musikalische Zeichen einen sprachähnlichen (denotativen) Sinn haben, aber sie ist auch mehr als ein bloßes Geräusch, das musikalisch sinnlos ist. Und eine Resonanz ist weniger als ein konzertiertes Zusammenspiel, aber doch mehr als ein Monolog. So wie ein Echo einerseits weniger ist als eine Antwort, weil in ihm die eigene Stimme mitschwingt, so ist es andererseits auch mehr als eine bloße Kopie des eigenen Lautes, weil sich in ihm die eigene Stimme mit etwas Fremdem ver-

---

[92] Ein ganz alltägliches Beispiel für ein solches Anschieben von Kommunikation durch körperliche Bedrängnis ist eine Fahrstuhlfahrt (Hirschauer 1999) – und hier sollen die Unbekannten unbekannt *bleiben* und nicht zu Familienmitgliedern werden.

mischt. Wenn nun die Auswändige, wie oben festgestellt, ihren eigenen Körper als Resonanzboden zur Lautverstärkung der schwachen Personalität des Inwändigen anbietet, so tut sie dies offenbar in der Erwartung, aufgezeichnete Reaktionen als eine Resonanz auf sich selbst erleben zu können. Einen Blick für ihr ‚Mirror-Self' kann ihr das Inwändige nicht bieten, nur eine Art Widerhall ihres auf einen Anderen ausgerichteten Selbstgesprächs.

Es gibt aber noch einen weiteren Grund, warum dieses Resonanz-Verhältnis als eine Art von Kommunikation wahrgenommen wird: weil es im Rahmen einer Interaktion stattfindet. Eine einmalige Anpassung eines Körpers an einen anderen kann man als *Reiz-Reaktions-Verhältnis* fassen, eine wiederholte Adjustierung beider Körper als eine *Wechselwirkung*, aber eine sich regelmäßig wiederholende wechselseitige Adjustierung in Reaktion aufeinander wird zur *Interaktion* – auch ohne (!) dass man schon von zeichenvermittelter Kommunikation sprechen könnte – denn in einem wiederholten Reagieren zweier Körper auf den je anderen entsteht ein *Aufeinander* (reagieren), also ein elementares, wortloses ‚Wir'.[93] So wie die zeitgenössische Kommunikationstechnik dem Interagieren neue Formen von Teleinteraktion hinzufügte und dabei den Interaktionsbegriff herausforderte (Knorr 2009), so stiftet auch die uralte Proximalkommunikation mit Ungeborenen Formen von Interaktion, an die die Soziologie bislang noch nicht dachte.[94]

Es ist nicht zwingend, die Begriffe Interaktion und Kommunikation neu anzusetzen, um das Resonanzverhältnis der Schwangerschaft erfassen zu können – genauso wenig wie es zwingend ist, sie auf die sprachlichen Verhaltensweisen von Erwachsenen zu beschränken. Die Auswändige (und nur von dieser können wir hier sprechen) zeigt einfach ein Spektrum kommunikativen Verhaltens, das so wie verwandte Formen der Kommunikation mit Sprachlosen (Blumen, Tiere oder Götter) schwer von außen zu beobachten und zu beurteilen ist. Einerseits sind die Defizite gegenüber soziologischen Kommunikationsbegriffen leicht zu erkennen, andererseits macht das Verhaltensspektrum auf Prämissen dieser Begriffe aufmerksam (bei Luhmann die Orien-

---

[93] Es ist ein empirischer Glücksfall, dass Almas Tagebuch (s. Seite 152f.) uns in Worte gefasst hat, wie ein in wiederholten Interaktionsversuchen erprobter Anderer fantasievoll zu einem Beziehungspartner verlängert wird: zu einem Bündnispartner gegen die Außenwelt, zu einem miterlebenden Begleiter und zum Mitspieler bei der Geburt.

[94] Hier könnte im Übrigen auch ein systematischer Vergleich lohnen. Wenn wir eingangs feststellten, dass die pränatale Proximalkommunikation in Zeiten wachsender Telekommunikation an Außeralltäglichkeit gewinnt, so haben beide andererseits auch Ähnlichkeiten: in der Entkopplung der Kommunikation vom ‚Gegenüber' und in der vergleichsweise diffusen Präsenz eines Anderen (s. Hirschauer 2014b). Weitere Herausforderungen des Interaktionsbegriffs liegen in kulturellen Deviationen (Meyer 2014a) und anderen schwachen Interaktionspartnern, etwa Dementen (Meyer 2014b). Globalisierung, Alterung, Telekommunikation und pränatale Sozialität sind sehr verschiedene, aber in die gleiche Richtung weisende Gründe dafür, den Interaktionsbegriff im Sinne Meyers niedrigschwelliger anzusetzen als bisher und zu gradualisieren.

tierung an Sprache, bei Goffman an Blicken). Die empirische Frage ist nicht, ob hier Kommunikation stattfindet, sondern inwieweit sich ein Verhalten als kommunikativ versteht. Die Auswändigen wissen, dass sie Vieles unterstellen: Erreichbarkeit (dass sie irgendwie wahrgenommen werden), Adressierbarkeit (dass es jemanden gibt, an den sie sich richten können), Responsivität (dass Regungen Antworten sind, also in einem zeitlich-sinnhaften Zusammenhang mit ihrem Handeln stehen) und Symbolizität (dass ein Zeichen für zwei Wahrnehmende dieselbe Bedeutung hat).

Es gibt aber einen guten Grund, den soziologischen Begriff der Kommunikation für jene Erfahrungen zu öffnen, die sich in der Schwangerschaft machen lassen. Auswändige kommunizieren – wie es bei erzieherischem Handeln generell geschieht – ‚auf Kredit‘, im Vorgriff auf Zukunft. Ihre Kontaktversuche zum Ungeborenen werden in der Perspektive *werdender* Interaktionen, Kommunikationen und sozialer Beziehungen vollzogen. Diese sind genauso ‚groß zu ziehen‘ wie die Person, an deren Entstehung man eben damit arbeitet. So wie man alte Bekannte immer auch retrospektiv, also im Hinblick auf ihre und unsere Vergangenheit wahrnimmt, nehmen wir ungeborene wie geborene Kinder in einer Entwicklung auf ihre Zukunft wahr. Sie werden *prospektiv* – im Vorgriff – personalisiert. Sie werden also Personen, indem andere so tun, als seien sie es bereits, z.B. indem sie so zu ihnen sprechen, als könnten sie die ihnen gebotenen Antwortlücken schon füllen.

Vielleicht kommt man auf der Basis des wortlosen ‚Wir‘ von Auswändiger und Inwändigem auch der eigentümlichen Bekanntschaft näher, die Mütter mit ihren Neugeborenen unterhalten (oder zu haben beanspruchen). Natürlich würden die meisten Menschenmütter – anders als Vögel in Brutkolonien – ihr Kind auf einer Station voller Neugeborener nicht erkennen.[95] Auch deshalb werden Neugeborene mit Namensarmbändern gekennzeichnet, um klinischen Kindsverwechslungen vorzubeugen. Andererseits scheinen sie doch ‚auf unvertraute Weise vertraut‘, ähnlich diffus wie beim Eindruck eines *déjà vu*, bei dem man nicht in der Lage ist, einen Ort der Erstbegegnung zu spezifizieren. Wie kann man dieses ‚sich Kennen‘ verstehen? Es setzt sich wohl aus verschiedenen Elementen zusammen: Da ist die körperliche Teilhaberschaft, die es ganz unabweisbar machte, sich auf diesen Fremden einzulassen, ihm also in der Haltung eines Kennenlernens zu begegnen. Da sind die angestauten Emotionen – das Zugehörigkeitsgefühl, die Liebesbereitschaft, die Sorge – die sich endlich an einem sichtbaren und greifbaren Objekt festmachen können. Da ist die bloße (auf andere vertrauende) Unterstellung, dass dieses Objekt mit jenem Wesen identisch ist, das den eigenen Körper über neun Monate hinweg bewohnt hat. Und da ist eine Suche nach Ähnlichkeiten – nicht nur

---

[95] Jedenfalls nicht im Sinne von Goffmans auf Visualität abstellender Definition von kognitivem Erkennen und Bekanntschaft (1971: 111ff.).

mit den Gesichtszügen der Eltern, sondern nach Erinnerungsbrücken zu Regungen des inwändigen Wesens. Wie in einer Zeitschleife werden die gemeinsam gehabten Erlebnisse auf das aktuell entpuppte Gegenüber reattribuiert. Man ‚kennt' sich schon einige Monate, die Geburt ist nur visuell eine Erstbegegnung, wie ein *blind date* nach einer langen Brieffreundschaft. ‚Sich kennen' heißt hier: Man hat ein intimes, durch und durch vorsprachliches Wissen aus einer anderen (inneren) Welt voneinander, und doch muss man den Neubürger *auf* der Welt, jene zutiefst unfertige Person, erst ‚richtig' kennenlernen, allein deshalb, weil er an seinem biografischen Nullpunkt weder sich selbst kennt noch etwas zu erzählen hat. Es sind seine Eltern, also andere, die ihm später, wenn seine Personwerdung weiter vorangeschritten ist, von den ersten Jahren seines Lebens und seiner vorgängigen inwändigen Existenz erzählen werden.

Blicken wir noch einmal kurz zurück auf die Figur des Ungeborenen so wie sie in öffentlichen Diskursen verhandelt wird. In der Einleitung dieses Buches hatten wir festgestellt, dass es zwei solche Diskurse gibt. Auf der einen Seite gelten Embryonen Medizinern als biologische Zellstrukturen, auf der anderen Seite urteilen Juristen, Kleriker und Ethiker über ihren moralischen Status. Soziologische Embryonenforschung, so hatten wir gesagt, muss die Frage, ob ein Fötus eine Person ist, als eine empirische Frage an Prozesse familialer Personalisierung richten. Die primäre Frage lautet dann, was ein ungeborenes Wesen für seine Eltern ist, und wann es warum in ihren Augen zu einer Person wird. Personen sind Objekte, denen signifikante Andere einen solchen Status zuschreiben.

Welche Position hat unsere Studie nun erarbeitet? Zunächst tut die soziologische Embryonenforschung gut daran, ihren Grundbegriff anders zu wählen. Ein ‚Embryo' ist eine *faktische* Zellstruktur in utero, über deren *normativen* Status coram publico gestritten wird. Ein ‚Ungeborenes' ist dagegen eine *sinnhafte* Entität, die nur im familialen Erwartungsaufbau existiert: als Noch-nicht-Person, die begriffsimmanent (‚un-geboren') auf jene Zukunft verweist, die ihr ihr unmittelbares körperliches und soziales Umfeld gibt oder nicht gibt. Während der öffentliche moralische Diskurs den Embryo nur als etwas ‚Zu Schützendes' entwirft – ein eigenständiges Objekt, das Bedrohungen durch Andere ausgesetzt ist – wächst das Ungeborene in lebensweltlichen Erwartungen als ein ‚Zu Liebendes' heran: als ein gebundenes Objekt, das emotionale Investitionen von signifikanten Anderen verlangt.[96] Insofern erscheint es seltsam an ethischen Debatten über den Embryonenschutz, wer sich dort ein Mandat als signifikanter Anderer erteilt, als öffentlicher Fürsprecher von

---

[96] So diagnostizierte schon die Kulturanthropologin Marilyn Strathern (1992: 47ff.), als sie feststellte, dass ihre Gesellschaft die Beziehung zweier Wesen als Relation voneinander unabhängiger Entitäten begreift und nicht als ein Inbegriffensein und eine gegenseitige Abhängigkeit.

Embryonen auftritt und sie diskursiv verkindert, wo nur Privatpersonen mit ihrer individualisierenden Liebesbereitschaft Personalität zuerkennen und interaktiv herstellen können.

Derselbe soziologische Einwand trifft auch die Biologie der Schwangerschaft: Die organische Teilung von Körpern ist Voraussetzung einer *sozialen Bindung*, also der Herstellung einer sozialen Einheit. Biologisch gesehen ist die Schwangerschaft eine enge Symbiose von zwei Organismen, die mit der Geburt getrennt werden – eine Wachstumsphase zwischen der Verschmelzung zweier Keimzellen und der Teilung in zwei Organismen. Soziologisch gesehen ist es umgekehrt: Schon in der Schwangerschaft werden die Teilungen vollzogen, indem die elterliche Deutung der Kindsregungen zwei Personen voneinander differenziert, während die Geburt die Fusionierung der Personen erheblich verstärkt. Wo zwei Organismen sich trennen, entstehen zugleich soziale Beziehungen. Das Ergebnis unserer ,soziologischen Embryonenforschung' lautet also: Ein Ungeborenes, also ein erwartetes Kind, wird personifiziert, indem mit der organischen *Teilung* von Körpern zugleich eine soziale *Bindung* konstituiert wird. Niemand kann eine kindliche Person werden, ohne zuvor jemandes persönliches Kind gewesen zu sein.

Ausblick: Postnatale Sozialität

Der Untertitel dieses Buches spricht von einer Exploration, weil man weder in einem Buch noch in nur einem Forschungsprojekt beanspruchen kann, eine vollständige Soziologie der Schwangerschaft zu begründen. Es wird weitere Forschungen brauchen, die die Beschränkungen unserer Studie aufheben. Sie liegen vor allem in der Konzentration auf Interviewdaten, die wir nur punktuell im Hinblick auf die Kommunikation werdender Elternpaare und die diagnostischen Praktiken von Ärzten vertiefen konnten. Es fehlt aber auch an weiterführenden Fragestellungen nach spezifischen Schwangerschaftsschwellen (vor allem der Entscheidung über ihren Abbruch), besonderen Verläufen (etwa bei Fehl- und Totgeburten) und besonderen soziotechnischen Konstellationen (etwa der Keimzellenspende, der Leihmutterschaft, der lesbischen Elternschaft).

Was sind die Perspektiven einer solchen Soziologie der Schwangerschaft? Was kann die Soziologie an so einem Gegenstand lernen? Einige Antworten auf diese Frage haben wir gegeben, indem wir auf die Bedeutung des Themas Schwangerschaft für die soziologische Theorie und die Allgemeine Soziologie hingewiesen haben. Besonders in der *Verschränkung* körperlicher, kommunikativer und psychosozialer Prozesse scheint uns eine wichtige Lektion zu liegen. Ein Aspekt, den wir noch nicht erwähnt haben, sei abschließend genannt. Wenn wir in diesem Kapitel festgestellt haben, dass ein wesentlicher Teil der Schwangerschaft im Hinblick auf Erwartungsstrukturen bereits vor einer Befruchtung existiert, so ist ebenso festzustellen, dass ein wichtiger anderer Teil auch die Geburt *überdauert*. Diese ist zweifellos eine Zäsur, in der ein Mensch das Licht der Welt erblickt und Eltern ihrem Kind begegnen. Aber zum einen werden Aspekte dieses Momentes durch elterliche Erwartungen und ärztliche Diagnosen vorgezogen (wie etwa das Wissen ums Kindsgeschlecht), zum anderen gibt es auch Prozesse, die man als ‚nachgelagerte Entbindungen' sehen kann, legt man die Charakteristika des Schwangerseins zu Grunde. Im Sinne einer körperlich fundierten und nicht ohne Weiteres kündbaren Nahbeziehung, die viel stärker von Abhängigkeit bestimmt ist als die souveränen Akteure der soziologischen Handlungstheorie annehmen, geht eine Schwangerschaft über die Geburt hinaus: Diese ent-bindet ja nur physisch, sozial bindet sie erst richtig, und zwar so, dass zunächst auch körperliche Anforderungen in diese Bindung eingearbeitet sind: das Stillen, Füttern, Tragen und Versorgen. Die auch diese Phase überdauernde elterliche Sorge – die ängstlichen Fantasien und die Sprungbereitschaft – setzt in gewisser Weise auch die Gravidität der Schwangerschaft fort. Man trägt die Kinder weiter und spürt ihr Gewicht.

Vor dem Hintergrund ihrer Entstehensgeschichte lässt die elterliche Sorge also nur ein sich über Jahre hinziehendes mehrfaches ‚Abnabeln' zu, bei dem ein Kind zu bestimmten Übergabepunkten in die Verantwortung je anderer übergeht: z.T. schmerzliche Trennungen beim Abstillen, in der Kinderkrippe, bei der Einschulung und beim Auszug aus dem Elternhaus. Die medizinische Schwangerschaftsbegleitung erscheint aus der Perspektive dieser späteren Ent-Bindungen wie eine erste, partielle Übergabe aus dem Bauch in die Hände der Eltern.

Wenn man den Gebärakt auf diese Weise in eine Serie von sozial äquivalenten Ereignissen einordnet, eröffnet das umgekehrt, soziale Beziehungen auch unabhängig von den spezifischen Bindungen zwischen Eltern und Kindern als *postnatale Sozialität* ernst zu nehmen. Das hieße, Beziehungen einmal nicht, wie soziologisch eingeübt, aus der Perspektive sich mündlich oder vertraglich aufeinander beziehender Individuen zu sehen, sondern aus einer emotionssoziologischen Perspektive: als zur Ent-Bindung anstehende affektive Verbindungen. Als die Soziologie die abhängigen Wesen mit dem Sonderphänomen der ‚Sozialisation' parzellierte und weitgehend der Erziehungswissenschaft überließ, um mit der Prämisse rationaler Individuen fortzufahren, hat sie auch den Sinn für das Symbiotische verloren. Sie ist darüber gewissermaßen adultozentrisch geworden. Das Symbiotische ist dabei nicht auf intergenerationelle Beziehungen beschränkt: Auch in anderen Nahbeziehungen, etwa bei Paaren, sind leibliche Verbindung, Sorge und Abhängigkeit Aspekte, die sich unter der Prämisse rational handelnder Individuen nicht rekonstruieren lassen. Das paradigmatische Objekt einer solchen anderen Konzeptualisierung sozialer Bande wäre nicht der Vertrag, es wäre die Nabelschnur.

Literatur

Akrich, M. & B. Pasveer, 2004: Embodiment and Disembodiment in Childbirth Narratives. Body & Society 10: 63-84.

Alturu, A., K. Appleton & P. Kupesic, 2012: Maternal-Fetal-Bonding: Ultrasound Imagining's Role in enhancing this Important Relationship. Journal of Ultrasound in Obstetric and Gynecology 6(4): 408-411.

Annandale, E. & J. Clark, 1996: What is gender? Feminist theory and the sociology of human reproduction. Sociology of Health & Illness 18(1): 17-44.

Arnold, F., S. Kishor & T.K. Roy, 2002: Sex-Selective Abortions in India. Population and Development Review 28: 759-785.

Austin, J.L., 1972: Zur Theorie der Sprechakte. Stuttgart: Reclam.

Bailey, L., 2001: Gender Shows: First-Time Mothers and Embodied Selves. Gender & Society 15: 110-129.

Baillie, C., J. Hewison & G. Mason, 1999: Should ultrasound scanning in pregnancy be routine? Journal of Reproductive and Infant Psychology 17(2): 149-157.

Balen F. van & M.C. Inhorn, 2003: Son Preference, Sex Selection, and the 'New' New Reproductive Technologies. International Journal of Health Services 33(2): 235-252.

Barbian, E. & G. Berg, 1997: Die Technisierung der Zeugung. Pfaffenweiler: Centaurus.

Basu, A. & M.D. Gupta, 2001: Family systems and the preferred sex of children. S. 5350-5357 in: N.J. Smelser & P.B. Baltes (Hg.): International Encyclopedia of the Social & Behavioral Sciences 8, Amsterdam: Elsevier.

Bauer, D. 2010: Schwangerschaft in der Ratgeberliteratur. Diplomarbeit am Fachbereich Sozialwissenschaften der Universität Mainz.

Beauvoir, S. de, 1951: Das andere Geschlecht. Hamburg: Rowohlt.

Becker, G.S., 1991: A treatise on the family. Harvard Univ. Press.

Beck, S., N. Çil, S. Hess, M. Klotz & M. Knecht (Hg.) 2007: Verwandtschaft machen. Reproduktionsmedizin und Adoption in Deutschland und der Türkei. Berliner Blätter 42.

Bergmann, J., 1980: Ethnomethodologische Konversationsanalyse. S. 9-51 in: P. Schröder & H. Steger (Hg.), Dialogforschung. Düsseldorf: Schwann.

Bergmann, J.R., 1987: Klatsch. Zur Sozialform der diskreten Indiskretion. Berlin: De Gruyter.

Bergmann, J.R., 1998: Geheimhaltung und Verrat in der Klatschkommunikation. S. 139-148 in: A. Spitznagel (Hg.), Geheimnis u. Geheimhaltung. Göttingen: Hogrefe.

Bohn, C., 2006: Inklusion, Exklusion und die Person. Konstanz: UVK

Boltanski, L., 2007: Soziologie der Abtreibung. Frankfurt/M.: Suhrkamp.

Boucher, J., 2004: The Politics of Abortion and the Commodification of the Fetus. Studies in Political Economy 73: 69-88.

Boukydis, C.F.Z., M.C. Treadwell, V. Delaney-Black, K. Boyes, M. King, T. Robinson & R. Sokol, 2006: Women's Responses to Ultrasound Examination During Routine Screens in an Obstetric Clinic. Journal of Ultrasound in Medicine 25(6): 721-728.

Breidenstein, G., S. Hirschauer, H. Kalthoff & B. Nieswand, 2013: Ethnografie. Die Praxis der Feldforschung. Konstanz: UVK.

Brockmann, H., 2001: Girls Preferred? Changing Patterns of Sex Preference in the Two German States. European Sociological Review 17: 189-202.

Bronshtein, M. & E.Z. Zimmer, 1997: Prenatal ultrasound examinations: for whom, by whom, what, when and how many? Ultrasound in Obstetrics and Gynecology 10(1): 1-4.

Browner, C.H. & C.F. Sargent, 1996: Anthropology and Studies of Human Reproduction. S. 215-234 in: C.F. Sargent & T. Johnson (Hg.), Medical Anthropology, Contemporary Theory and Methods. Westport: Praeger.

Burkart, G., 2002: Entscheidungen zur Elternschaft revisited. S. 23–48 in: N.F. Schneider & H. Matthias-Bleck (Hg.), Elternschaft heute. Opladen: Leske+Budrich.

Cadoret, A., 2000: Homosexual Families, Construction of New Familiy Structure. Anthropologie et Societes 24: 39-52.

Campbell, S., 2002: 4D, or not 4D: that is the question. Ultrasound in Obstetrics & Gynecology 19(1): 1-4.

Campbell, S., 2006: 4D and prenatal bonding: still more questions than answers. Ultrasound in Obstetrics & Gynecology 27(3): 243-244.

Casper, M.J., 1998: The Making of the Unborn Patient. New Brunswick: Univ. Press.

Chabot, J. M. & B.D. Ames, 2004: ,It Wasn't Let's Get Pregnant and Go Do It': Decision Making in Lesbian Couples Planning Motherhood via Donor Insemination. Family Relations 53: 348-356.

Claes, T., 2010: Passkontrolle! Eine kritische Geschichte des sich Ausweisens und Erkanntwerdens. Berlin: Vergangenheitsverlag.

Clarke, V., 2002: Sameness and Difference in Research on Lesbian Parenting. Journal of Community & Applied Social Psychology 12: 210-222.

Coester, M, 1986: Vornamensrecht – international, S. 5-17 in: O. Nüssler (Hg.), Internationales Handbuch der Vornamen. Frankfurt/M.: Verlag für Standesamtwesen.

Collier, J.F. & S.J. Yanagisako, 1987: Gender and Kinship. Stanford Univ. Press.

Conolly, C., 2002: Lesbian and Gay Parenting: A Brief History of Legal and Theoretical Issues. Studies in Law, Politics, and Society 26: 189-208.

Conrad P. & J. Schneider, 1980: Deviance and medicalization – from badness to sickness. London: Columbus.

Corea, G., 1986: MutterMaschine: Reproduktionstechnologien – von der künstlichen Befruchtung zur künstlichen Gebärmutter. Berlin: Rotbuch.

Cosslett, T., 1994: Women writing childbirth. Manchester Univ. Press.

Cox, D.N., B.K. Wittman, M. Hess, A.G. Ross & S. Lindah, 1987: The Psychological Impact of Diagnostic Ultrasound. Obstetrics and Gynecology 70(5): 673-676.

Crow, B.L., 2010: Bare-sticks and rebellion: The drivers and implications of China's reemerging sex imbalance. Technology in Society 32: 72–80.

Cussins, C.M., 1998: ,Quit Sniveling, Cryo-Baby. We'll Work Out Which One's Your Mama!' S. 40-66 in: R. Davis-Floyd & J. Dumit (Hg.), Cyborg Babies: From Techno-Sex to Techno-Tots. London: Routledge.

Dahl, E., M. Beutel, B. Brosig & K.-D. Hinsch, 2004: Die präkonzeptionelle Geschlechtswahl zu nichtmedizinischen Zwecken: Ergebnisse einer repräsentativen Bevölkerungsumfrage in Deutschland. Journal für Reproduktionsmedizin und Endokrinologie 1(1): 20–23.

Davis-Floyd, R., 1992: Birth as an American Rite of Passage. Univ. of California Press.

Davis-Floyd, R., 2002: Der technokratische Körper: Geburt in den USA als kulturelle Ausdrucksform. S. 319-358 in: B. Duden & D. Noeres (Hg.), Auf den Spuren des Körpers in einer technogenen Welt. Opladen: Leske+Budrich.

Douglas, M., 1986: Ritual, Tabu und Körpersymbolik. Frankfurt/M.: Fischer.

Draper, J., 2002: 'It was a real good show': the ultrasound scan, fathers and the power of visual knowledge. Sociology of Health & Illness 24(6): 771-795.

Duden, B., 1987: Geschichte unter der Haut. Ein Eisenacher Arzt und seine Patientinnen um 1730. Stuttgart: Klett.

Duden, B., 1992: Die ,Geheimnisse' der Schwangeren und das Öffentlichkeitsinteresse der Medizin. Zur sozialen Bedeutung der Kindsregung. S. 117-128 in: K. Hausen & H. Wunder (Hg.), Frauengeschichte – Geschlechtergeschichte. Frankfurt/M.: Campus.

Duden, B., 2002: Die Gene im Kopf, der Fötus im Bauch. Hannover: Offizin.

Duden, B., 2002: Entkörperungen in der Moderne – Zur Genese des diagnostischen (Frauen-)Körpers zwischen Nachkrieg und heute. S. 121-133 in: E. Kuhlmann (Hg.), Konfiguration des Menschen: Biowissenschaften als Arena der Geschlechterpolitik. Opladen: Leske+Budrich.

Duden, B., 2002: Zwischen wahrem Wissen und Prophetie. Konzeptionen des Ungeborenen. S. 11-48 in: B. Duden, J. Schlumbohm & P. Veit (Hg.), Geschichte des Ungeborenen. Zur Erfahrungs- und Wissenschaftsgeschichte der Schwangerschaft, 17.-20. Jahrhundert. Göttingen: Vandenhoeck & Ruprecht.

Dworkin, R., 1994: Die Grenzen des Lebens. Hamburg: Rowohlt.

Feichtinger, W. & G. Reiger, 1991: Die Wunschkind Diät. Junge oder Mädchen. Wien: Kremayer & Scheriau.

Fischer, J., 2011: Gesellschaftskonstitution durch Geburt – Gesellschaftskonstruktion der Geburt. Zur Theorietechnik einer Soziologie der Geburt. S. 22-38 in: P.-I. Villa, S. Moebius & B. Thiessen (Hg.), Soziologie der Geburt. Diskurse, Praktiken und Perspektiven. Frankfurt/M.: Campus

Fleck, L., 1935/1999: Entstehung und Entwicklung einer wissenschaftlichen Tatsache. Frankfurt/M.: Suhrkamp.

Fletcher, J.C. & M. Evans, 1983: Maternal Bonding in Early Fetal Ultrasound Examinations. New England Journal of Medicine 308(7): 392-393.

Foltys, J., 2008: Geburt als körperliches und mediales Ereignis. S. 127-144 in: C. Wulf, B. Althans, J. Foltys, M. Fuchs, S. Klasen, J. Lamprecht & D. Tegethoff: Geburt in Familie, Klinik und Medien. Opladen: Budrich.

Fox, B., 2001: The Formative Years: How Parenthood Creates Gender. The Canadian Review of Sociology and Anthropology 38: 373-390.

Franklin, S., 1995: Postmodern Procreation: A Cultural Account of Assisted Reproduction. S. 323-345 in: F.D. Ginsburg & R. Rapp (Hg.), Conceiving the New World Order. The Global Politics of Reproduction. Univ. of California Press.

Franklin, S., 2013: Biological relatives. IVF, stem cells, and the future of kinship. Durham: Duke Univ. Press.

Franklin, S., J. Edwards, E. Hirsch, F. Price & M. Strathern (Hg.), 1993: Technologies of Procreation Kinship in the Age of Assisted Conception. Manchester Univ. Press.

Franklin, S. & S. McKinnon, 2000: New Directions in Kinship Studies: A Core Concept Revisited. Current Anthropology 41: 275-279.

Garcia, J., L. Bricker, J. Henderson, M.A. Martin, M. Mugford, J. Nielson & T. Roberts, 2002: Women's Views of Pregnancy Ultrasound: A Systematic Review. Birth 29(4): 225-250.

Garfinkel, H., 1967: Studies in Ethnomethodology. Cambridge Polity Press.

Gebauer-Sesterhenn, B. & T. Villinger, 2001: Schwangerschaft und Geburt. München: Gräfe und Unzer.

Gélis, J. & C. Wilhelm, 1989: Die Geburt. Volksglaube, Rituale und Praktiken von 1500 - 1900. München: Diederichs.
Gerhards, J., 2003: Die Moderne und ihre Vornamen. Eine Einladung in die Kultursoziologie. Wiesbaden: Westdt. Verlag.
Gildemeister, R., 2003: Geschlechterdifferenzierungen im Horizont der Gleichheit. Wiesbaden: Westdt. Verlag.
Glaser, B.G. & A.L. Strauss, 1967: A Discovery of Grounded Theory. Chicago: Aldine.
Goffman, E., 1959: Wir alle spielen Theater. München: Piper.
Goffman, E., 1971a: Interaktionsrituale. Über das Verhalten in direkter Kommunikation. Frankfurt/M.: Suhrkamp.
Goffman, E., 1971b: Verhalten in sozialen Situationen. Gütersloh: Bertelsmann.
Goffman, E., 1974: Das Individuum im öffentlichen Austausch. Frankf./M.: Suhrkamp.
Goffman, E., 1976a: Gender Advertisements. Harvard Univ. Press.
Goffman, E., 1976b: Replies and Responses. Language in Society 5(3): 257-313.
Goffman, E., 1977: The Arrangement between the sexes. Theory and Society 4: 301-331.
Goffman, E., 1980: Rahmen-Analyse. Ein Versuch über die Organisation von Alltagserfahrungen. Frankfurt/M.: Suhrkamp.
Goffman, E., 1983: The Interaction Order. American Sociological Review 48: 1-17.
Goffman, E. 1963: Behavior in Public Places. Notes on the Social Organization of Gatherings. New York: Free Press.
Goffman, E. 1967: Stigma: Notes on the management of spoiled identity. Frankfurt/M.: Suhrkamp.
Grainger, K., 2004: Verbal play on the hospital ward: Solidarity or power? Multilingua 23(1/2): 39-59.
Granovetter, M.S., 1973: The Strength of Weak Ties. American Journal of Sociology 78(6): 1360-1380.
Gray, E. & H. Evans, 2005: Parity Progression in Australia: What Role Does Sex of Existing Children Play? Australian Journal of Social Issues 40(4): 505-520.
Gugerli, D. & B. Orland (Hg.), 2002: Ganz normale Bilder. Zur visuellen Herstellung von Selbstverständlichkeit. Zürich: Chronos.
Gugutschkow, S. & K. Hengst, 1999: Vornamengebung in Deutschland und interkulturelle Kontakte. Onoma 34: 197-214.
Habermas, J., 2001: Die Zukunft der menschlichen Natur. Frankfurt/M.: Suhrkamp.
Haimes, E., 1993: Issues of Gender in Gamete Donation. Social Science & Medicine 36: 85-93.
Hammersley, M. & P. Atkinson, 1995: Ethnography. Principles in Practice. London: Routledge.
Hank, K. & H.-P. Kohler, 2000: Gender preferences for children in Europe: Empirical results from 17 FFS Countries. Demographic Research 2(1): 133-144.
Hank, K. & H.-P. Kohler, 2003: Sex Preferences for Children Revisited: New Evidence from Germany. Population 58: 133-144.
Hank, K., 2007: Parental Gender Preferences and Reproductive Behaviour: A Review of the Recent Literature. Journal of Biosocial Science 39: 759.
Hank, K., G. Andersson & H.-P. Kohler, 2008: Sohn oder Tochter, Natur oder Kultur? Geschlechterpräferenzen für Kinder im europäischen Vergleich. S. 1671–1679 in: K.S. Rehberg (Hg.), Die Natur der Gesellschaft. Verhandlungen des 33. Kongresses der Deutschen Gesellschaft für Soziologie in Kassel 2006. Frankfurt/M.: Campus.
Harpel, T.S.A., 2004: 'You Can See Your Future': Ultrasound and the Pregnancy Experience. Dissertation Abstracts Intern., Humanities and Social Sciences 64: 4223-A.

Hauser, A., 1994: Unfruchtbarkeit – Fruchtbarkeit: Annäherungen an die kulturellen Konstruktionen des ‚Geschlechtlichen' im volkskundlichen und medizinischen Wissenschaftsdiskurs. KEA. Zeitschrift für Kulturwissenschaften 7: 149-170.

Häuser-Schäublin, B. & V. Kalitzkus, 2001: Der geteilte Leib. Frankfurt/M.: Campus.

Heimerl, B., 2006: Choreografie der Entblößung: Geschlechterdifferenz und Personalität in der klinischen Praxis. Zeitschrift für Soziologie 35(5): 372-391.

Heimerl, B., 2013: Die Ultraschallsprechstunde. Eine Ethnografie pränataldiagnostischer Situationen. Bielefeld: Transcript.

Heimerl, B., A. Hoffmann, P. Hofmann & S. Hirschauer, 2009: Soziologische Embryonenforschung. Ein Aufbruch und ein Abbruch. Soziologische Revue 32: 30-38.

Hertz, R., 2006: Single by chance, mothers by choice. How women are choosing parenthood without marriage and creating the new American family. Oxford Univ. Press.

Herzog-Schröder, G., 2003: Okoyõma – die Krebsjägerinnen: vom Leben der Yanomamï-Frauen in Südvenezuela. Münster: Lit.

Hirschauer, S., 1991: The Manufacture of Bodies in Surgery. Social Studies of Science 21: 279-319.

Hirschauer, S., 1993: Die soziale Konstruktion der Transsexualität. Frankfurt/M.: Suhrkamp.

Hirschauer, S., 1994: Die soziale Fortpflanzung der Zweigeschlechtlichkeit. Kölner Zeitschrift für Soziologie und Sozialpsychologie 46: 668-692.

Hirschauer, S., 1999: Die Praxis der Fremdheit und die Minimierung von Anwesenheit. Eine Fahrstuhlfahrt. Soziale Welt 50: 221-246.

Hirschauer, S., 2001: Das Vergessen des Geschlechts. Zur Praxeologie einer Kategorie sozialer Ordnung in: B. Heintz (Hg.), Geschlechtersoziologie. Kölner Zeitschrift für Soziologie und Sozialpsychologie, Sonderheft 41: 208-235.

Hirschauer, S., 2003: Wozu ‚Gender Studies'? Geschlechterdifferenzierungsforschung zwischen politischem Populismus und naturwissenschaftlicher Konkurrenz. Soziale Welt 54: 461-482.

Hirschauer, S., 2004a: Social Studies of Sexual Difference. Geschlechtsdifferenzierung in wissenschaftlichem Wissen. S. 19-42 in: C. Rosenthal, T. Steffen & A. Väth (Hg.), Gender Studies. Wissenschaftstheorien und Gesellschaftskritik. Würzburg: Königshausen & Neumann.

Hirschauer, S., 2004b: Praktiken und ihre Körper. Über materielle Partizipanden des Tuns. S. 73-91 in: K. Hörning & J. Reuter (Hg.), Doing Culture. Zum Begriff der Praxis in der gegenwärtigen soziologischen Theorie. Bielefeld: Transkript.

Hirschauer, S., 2007: Arbeit, Liebe und Geschlechterdifferenz. Über die wechselseitige Konstitution von Tätigkeiten und Mitgliedschaften. S. 23-41 in: S. Biebl, V. Mundt & H. Volkening, Working Girls. Zur Ökonomie von Liebe und Arbeit in der Moderne. Berlin: Kadmos.

Hirschauer, S., 2014a: Verhalten, Handeln, Interagieren. Zu den mikrosoziologischen Grundlagen der Praxistheorie. In: H. Schäfer (Hg.), Praxistheorie. Ein Forschungsprogramm. Bielefeld: Transkript.

Hirschauer, S., 2014b: Intersituativität. Teleinteraktionen jenseits von Mikro und Makro. Zeitschrift für Soziologie, Sonderheft ‚Interaktion, Organisation u. Gesellschaft'.

Hirschauer, S. & K. Amann (Hg), 1997: Die Befremdung der eigenen Kultur. Frankfurt/M.: Suhrkamp.

Hockey, J. & J. Draper, 2005: Beyond the Womb and the Tomb: Identity, (Dis)embodiment and the Life Course. Body and Society 11(2): 41-57.

Hofmann, H., 1999: Die feministischen Diskurse über Reproduktionstechnologien. Positionen und Kontroversen in der BRD und den USA. Frankfurt/M.: Campus.

Hofmann, P., 2007: Vaterschaft auf dem Prüfstand. Eine ethnografische Studie zu Vaterschaftstests im sozialen Kontext. Diplomarbeit am Fachbereich Sozialwissenschaften der Ludwig-Maximilians-Universität München.

Hofmann, P. & S. Hirschauer, 2012: Schwangerschaftstagebücher. Produktionsbedingungen und Nutzungschancen eines Datentyps. Transnationale Vergesellschaftungen. Der 35. Kongress der DGS. Verlag für Sozialwissenschaften.

Hollen, C. van, 1994: Perspectives on the Anthropology of Birth. Culture, Medicine and Psychiatry 18(4): 501-512.

Holy, L., 1996: Anthropological Perspectives on Kinship. London: Pluto Press.

Holzgreve, W., 2002: Ultraschalluntersuchungen in der Schwangerschaft. Ultraschall in der Medizin 23(1): 9-10.

Hummel, D. & U. Winkler, 1994: Reproduktionsmedizin: Die Technologisierung der Mutterschaft. Beiträge zur feministischen Theorie und Praxis 17: 97-104.

Hvistendahl, M., 2013: Das Verschwinden der Frauen. Selektive Geburtenkontrolle und die Folgen. München: DTV.

Isaacson, N., 1996: The ‚Fetus-Infant': Changing Classifications of in Utero Development in Medical Texts. Sociological Forum 11: 457-480.

Jacob, J., S. Köbsel & E. Wollrad (Hg.), 2010: Gendering Disability: intersektionale Aspekte von Behinderung und Geschlecht. Bielefeld: Transcript.

Jacobsen, R., H. Møller & G. Engholm, 1999: Fertility rates in Denmark in relation to the sexes of preceding children in the family. Human Reproduction 4: 1127–1130.

Jordan, B., 1993: Birth in Four Cultures: A Crosscultural Investigation of Childbirth in Yucatan, Holland, Sweden, and the United States. Waveland Press.

Jungwirth, I., 2007: Zum Identitätsdiskurs in den Sozialwissenschaften. Eine postkolonial und queer informierte Kritik an George H. Mead, Erik H. Erikson und Erving Goffmann, Bielefeld: Transkript.

Kalitzkus, V., 2003a: Intime Fremde. Organspende und Organtransplantation im Spannungsfeld von Körper und Leib. Berliner Blätter 29: 43-51.

Kalitzkus, V., 2003b: Leben durch den Tod. Die zwei Seiten der Organtransplantation. Eine medizinethnologische Studie. Frankfurt/M.: Campus.

Kaplan, E.A., 1994: Look Who's Talking, Indeed: Fetal Images In Recent North American Visual Culture. S. 121-137 in: E.N. Glenn, G. Chang & L.R. Forcey (Hg.), Mothering: Ideology, Experience, and Agency. New York: Routledge.

Karnein, A., 2010: Zukünftige Personen. Eine Theorie des ungeborenen Lebens von der künstlichen Befruchtung bis zur genetischen Manipulation. Berlin: Suhrkamp.

Kauppert, M., 2010: Erfahrung und Erzählung. Zur Topologie des Wissens. Wiesbaden: VS-Verlag.

Kelle, H., 2001: Ethnographische Methodologie und Probleme der Triangulation am Beispiel der Peer Culture Forschung bei Kindern. Zeitschrift für Soziologie der Erziehung und Sozialisation 21(2): 192-208.

Klasen, S. & C. Wink, 2003: Missing Women: Revisiting the Debate. Feminist Economics 9: 263–299.

Klasen, S., 2008: Missing Women. Some Recent Controversies on Levels and Trends in Gender Bias in Mortality. Diskussionsbeiträge 168. Georg-August-Univ. Göttingen.

Klaus, D. & A. Steinbach, 2002: Determinanten innerfamilialer Arbeitsteilung. Eine Betrachtung im Längsschnitt. Zeitschrift für Familienforschung 14: 21–43.

Kneuper, E., 2004: Mutterwerden in Deutschland. Eine ethnologische Studie. Münster: Lit.

Knorr-Cetina, K., 2000: Objectual practice. S. 175-188 in: T.R. Schatzki, K. Knorr-Cetina & E. v. Savigny (Hg.), The Practice Turn in Contemporary Theory. London: Routledge.

Knorr-Cetina, K., 2009: The Synthetic Situation. Interactionism for a Global World. Symbolic Interaction 32: 61-87.

Kolip, P., 2000: Frauenleben in Ärztehand. Die Medikalisierung weiblicher Umbruchphasen. S. 9-30 in: P. Kolip (Hg.), Weiblichkeit ist keine Krankheit. Die Medikalisierung körperlicher Umbruchphasen im Leben von Frauen. Weinheim: Juventa.

Kovacevic, M., 1993: The impact of fetus visualization on parents' psychological reactions. Pre- and Perinatal Psychology Journal 8(2): 83-93.

Krieger, V., 1995: Der Kosmos-Fötus. Neue Schwangerschaftsästhetik und die Elimination der Frau. Feministische Studien 12(2): 8-24.

Kr[ø]lokke, C.H., 2009: Look and feel those chubby cheeks: An intersensory approach to seeing the ultrasound image. S. 123-144 in: E.H. Olesky & D. Golanska (Hg.), Teaching visual culture in interdisciplinary classrooms. Feminist (re)interpretations of the field. Stockholm Univ. Press.

Kr[ø]lokke, C.H., 2011: Biotourist Performances: Doing Parenting during the Ultrasound. Text and Performance Quarterly 31(1): 15-36.

Kunze, K., 1998: dtv-Atlas Namenkunde, Vor- und Familiennamen im deutschen Sprachgebiet. München: Dt. Taschenbuch Verlag.

Labouvie, E., 2000: Andere Umstände. Eine Kulturgeschichte der Geburt. Köln: Böhlau.

Länger, C., 2002: Im Spiegel von Blindheit: eine Kultursoziologie des Sehsinnes. Stuttgart: Lucius.

Laqueur, T., 1992: Auf den Leib geschrieben. Zur Inszenierung der Geschlechter von der Antike bis Freud. Frankfurt/M.: Campus.

Layne, L.L., 2009: The Home Pregnancy Test: A Feminist Technology? Women's Studies Quarterly 37: 61–79.

Leavitt, S.A., 2003: A Thin Blue Line. The History of The Pregnancy Test Kit. Online verfügbar unter: http://history.nih.gov/exhibits/thinblueline/index.html. (Abrufdatum: 08.05.2014)

Lenz, K., 1998: Romantische Liebe – Ende eines Beziehungsideals? S. 65-85 in: K. Hahn & G. Burkart (Hg.), Liebe am Ende des 20. Jahrhunderts. Opladen: Leske+Budrich.

Lieberson, S. & E.O. Bell, 1992: Children`s First Names: An Empirical Study of Social Taste. American Journal of Sociology 98(3): 511-554.

Lieberson, S. & K. Mikelson, 1995: Distinctive African American Names: An Experimental, Historical and Linguistic Analysis of Innovation. American Sociological Review 60: 928–946.

Lindemann, G., 2002: Die Grenzen des Sozialen: zur soziotechnischen Konstruktion von Leben und Tod in der Intensivmedizin. München: Fink.

Lock, M. & P.A. Kaufert (Eds.), 1998: Pragmatic women and body politic. Cambridge Univ. Press.

Luckmann, T., 1980: Über die Grenzen der Sozialwelt. S. 56-92 in: Ders.: Lebenswelt und Gesellschaft. Paderborn: Schöningh.

Luhmann, N., 1987: Soziale Systeme. Grundriss einer allgemeinen Theorie. Frankfurt/M.: Suhrkamp.

Luhmann, N., 1995: Was ist Kommunikation? S. 113-124 in: Ders.: Soziologische Aufklärung, Band 6. Opladen: Westdt. Verlag.

Lundin, S., 1999: The Boundless Body: Cultural Perspectives on Xenotransplantation. Ethnos 64(1): 5-31.

Lupton, D. & L. Barclay, 1997: Constructing Fatherhood. Discourses and Experiences. London: Sage.

Lupton, D. & J. Fenwick, 2001: ‚They've Forgotten That I'm the Mum': Constructing and Practising Motherhood in Special Care Nurseries. Social Science & Medicine 53: 1011-1021.

Luthra, R., 1994: A Case of Problematic Diffusion: The Use of Sex Determination Techniques in India. Knowledge 15: 259-272.

Macho, T., 2013: Mein Name sei ich. Wir tragen unsere Vornamen wie ein Kleid, von dem wir hoffen, dass es zur Haut wird. Neue Zürcher Zeitung Folie, http://folio.nzz.ch/2013/april/mein-name-sei-ich (Abrufdatum: 08.05.2014)

Maher, J., 2002: Visibly pregnant: toward a placental body. Feminist Review 72: 95-107.

Marleau, J.D. & J.F. Saucier, 2002: Preference for a First-Born in Western Societies. Journal of Biosocial Science 34: 13-27.

Martin, E., 1987: The Woman in the Body: A Cultural Analysis of Reproduction. Boston: Beacon Press.

Martin, E., 1991: The Egg and the Sperm: How Science has Constructed a Romance based on Stereotypical Male-Female Roles. Signs, 16(3): 485-501.

Martin, K.A., 2003: Giving Birth like a Girl. Gender & Society 17: 54-72.

Meerabeau, L., 1991: Husband's participation in fertility treatment: They also serve who only stand and wait. Sociology of Health an Illness 13: 396-410.

Meier, M., 2003: Eigengeschichten von homosexuellen Paaren. S. 183-206 in: K. Lenz, (Hg.), Frauen und Männer. Zur Geschlechtstypik persönlicher Beziehungen. Weinheim: Juventa.

Merkel, R., 2002: Forschungsprojekt Embryo. München: DTV.

Meyer-Timpe, U., 2014: Die drei rätselhaften Stunden der Andrea Rühmann. Die Zeit (Wissensmagazin) http://www.zeit.de/zeit-wissen/2014/02/schwangerschaft-unbemerkt (Abrufdatum: 08.05.2014)

Mitchell, L.M., 2001: Baby's First Picture: Ultrasound and the Politics of Fetal Subjects. Univ. of Toronto Press.

Mitchell, L.M. & E. Georges, 1998: Baby's First Picture. The Cyborg Fetus of Ultrasound Imaging. S. 105-124 in: R. Davis-Floyd & J. Dumit (Eds.), Cyborg Babies: From Techno-Sex to Techno-Tots. New York: Routledge.

Mohn, E., 2002: Filming Culture: Spielarten des Dokumentierens nach der Repräsentationskrise. Stuttgart: Lucius.

Nash, M., 2011: "You don't train for a marathon sitting on the couch": Performances of pregnancy 'fitness' and 'good' motherhood in Melbourne, Australia. Women's Studies International Forum 34: 50-65.

Nave-Herz, R., C. Onnen-Isemann & U. Oßwald, 1996: Die hochtechnisierte Reproduktionsmedizin. Strukturelle Ursachen ihrer Verbreitung und Anwendungsinteressen der beteiligten Akteure. Berlin: Springer.

Neckermann, S. & H. Felder, 2001: Frauen beim Übergang zur Mutterschaft: Präpartale Vorstellungen werdender Mütter über ihr erwartetes Kind. S. 213-244 in: E. Brähler & U. Unger, (Hg.), Schwangerschaft, Geburt und der Übergang zur Elternschaft. Gießen: Psychosozialverlag.

Nübling, D., 2011: Von *Monika* zu *Mia*, von *Klaus* zu *Nico*: Die Vornamen werden androgyner. S. 62-74 in: K. Bielefeld (Ed.), Beliebte Vornamen. Jahrbuch 2011. Norderstedt: Books on Demand GmbH.

Nübling, D., 2014: Emotionalität in Namen. Spitznamen, Kosenamen, Spottnamen – und ihr gendernivellierender Effekt. In: Vankova, Lenka et al. (Hg.), Emotionalität im Text. Frankfurt/M.: (im Erscheinen).

Nussbaum, L., 2014: Schwangere Paare und die Prozesse der Elternwerdung. Diplomarbeit am Fachbereich Sozialwissenschaften der Universität Mainz.

Oakley, A., 1980: Women Confined: Towards a Sociology of Childbirth. Oxford: Robertson Publ.

Oelkers, S., 2003: Naming gender. Empirische Untersuchungen zur phonologischen Struktur von Vornamen im Deutschen. Frankfurt/M.: Europäischer Verlag der Wissenschaften.

Orland, B., 2003: Der Mensch entsteht im Bild. Postmoderne Visualisierungstechniken und Geburten. S. 21-32 in: H. Bredekamp, M. Bruhn & G. Werner (Hg.), Bildwelten des Wissens. Kunsthistorisches Jahrbuch für Bildkritik 1(1).

Oudshoorn, N., 1994: Beyond the natural body. An archeology of sex hormones. New York: Routledge.

Palmer, J., 2006: Sonography and Family Photography Online. S. 230-238 in: R. Pelan (Hg.), Feminisms: Within And Without. Papers delivered at the Women's studies conference, National Univ. of Ireland, Galway, July 2005: Women's Studies Centre.

Palmer, J., 2009: The placental body in 4D: everyday practices of non-diagnostic sonography. Feminist Review 93: 64-80.

Parsons, T., 1958: Struktur und Funktion der modernen Medizin. S. 10–57 in: R. König & M. Tönnesmann (Hg.), Probleme der Medizinsoziologie. Opladen: Westdt. Verl.

Peng, X. & J. Huang, 1999: Chinese Traditional Medicine and Abnormal Sex Ratio at Birth in China. Journal of Biosocial Science 31: 487-503.

Petechsky, R., 1987: Foetal Images: the Power of Visual Culture in the Politics of Reproduction. S. 57-80 in: M. Stanworth, (Hg.), Reproductive Technologies. Gender, Motherhood and Medicine. Cambridge: Polity Press.

Pizzini, F., 1991: Communication hierarchies in humour: gender differences in the obstetrical/gynaecological setting. Discourse and Society 2(4): 477-488.

Pollard, M.S. & S.P. Morgan, 2002: Emerging Parental Gender Indifference? Sex Composition of Children and the 3rd Birth. American Sociological Review 67: 600–613.

Ragone, H., 1994: Surrogate Motherhood: Conception in the Heart. San Francisco: Westview Press.

Rapp, R., 1997: Real-Time Fetus. The Role of Sonogram in the Age of Monitored Reproduction. S. 31-48 in: G.L. Downey & J. Dumit (Eds.), Cyborgs and Citadels. Anthropological Interventions in Emerging Sciences and Technologies. Santa Fe: School of American Research Press.

Regan, L. & L. Singerhoff, 2006: Meine Schwangerschaft Woche für Woche. Medizinischer Hintergrund und praktischer Rat. Starnberg: Dorling Kindersley.

Reimann, R. 1997: Does Biology Matter? Lesbian Couples' Transition to Parenthood and Their Division of Labour. Qualitative Sociology 20: 153-185.

Righetti, P.L., M. Dell'Avanzo, M. Grigio & U. Nicolini, 2005: Maternal/paternal antenatal attachment and fourth-dimensional ultrasound technique: A preliminary report. British Journal of Psychology 96(1): 129-137.

Risman, B.J., 1998: Gender Vertigo: American Families in Transition. Yale Univ. Press.

Roberts, E.F.S., 1998: 'Native' Narratives of Connectedness. Surrogate Motherhood and Technology. S. 193-211 in: R. Davis-Floyd & J. Dumit (Eds.), Cyborg Babies: From Techno-Sex to Techno-Tots. New York: Routledge.

Roberts, J., 2012: 'Wakey wakey baby': narrating four-dimensional (4D) bonding scans. Sociology of Health & Illness 34(2): 299-314.

Rodenstein, M., 1984: Somatische Kultur und Gebärpolitik. Tendenzen in der Gesundheitspolitik für Frauen. S. 103-132 in: J. Kickbusch & B. Riedmüller, Die armen Frauen. Frauen und Sozialpolitik. Frankfurt/M.: Suhrkamp.

Rothman, B., 1989: Recreating Motherhood: Ideology and Technology in a Patriarchal Society. New York: Norton.

Rothman, B., 1994: Beyond Mothers and Fathers: Ideology In A Patriarchal Society. S. 139-157 in: E.N. Glenn, G. Chang & L.R. Forcey (Ed.), Mothering: Ideology, Experience, and Agency. New York: Routledge.

Rudolph, U., R. Böhm & M. Lummer, 2007: Ein Vorname sagt mehr als 1000 Worte – Zur sozialen Wahrnehmung von Vornamen. Zeitschrift für Sozialpsychologie 38(1): 17-31.

Saetnan, A.R., 2000: Thirteen Women's Narratives of Pregnancy, Ultrasound, and Self. S. 331-354 in: A.R. Saetnan, N. Oudshoorn & M. Kirejczyk (Hg.), Bodies of Technology. Women's Involve-ment with Reproductive Medicine. Ohio: Univ. Press.

Sandelowski, M., 1994: Separate, but Less Unequal: Fetal Ultrasonography and the Transformation of Expectant Mother/Fatherhood. Gender & Society 8(2): 230-245.

Sandelowski, M.& P.B. Black, 1994: The epistemiology of expectant parenthood. Western Journal of Nursing Research, 16(6): 601-622.

Sandelowski M. & S.D. Lacey, 2002: The Uses of ‚Disease': Infertility as Rhetorical Vehicle. S. 33.51 in: M.C. Inhorn & F. v. Balen (Eds.), Infertility around the Globe. Berkeley: Univ. of California Press.

Sänger, E., 2010: ‚Einfach so mal schauen, was gerade los ist'. Biosoziale Familiarisierung in der Schwangerschaft. S. 43-61 in: K. Liebsch & U. Manz (Hg.), Leben mit den Lebenswissenschaften. Wie wird biomedizinisches Wissen in Alltagspraxis übersetzt? Bielefeld: Transcript.

Sänger, E., 2011: Sonograms that matter. Zur Sichtbarmachung des Fötus in der Schwangerschaft. S. 123-141 in: E. Scheich & K. Wagels (Hg.), Körper, Raum, Transformation. Münster: Dampfboot.

Schadler, C., 2013: Vater, Mutter, Kind werden. Eine posthumanistische Ethnographie der Schwangerschaft. Bielefeld: Transcript.

Scharf, A., M.F. Ghazwiny, A. Steinborn, P. Baier, C. Sohn 2001: Evaluation of Two-Dimensional versus Three-Dimensional Ultrasound in Obstetric Diagnostics: A Prospective Study. Fetal Diagnosis and Therapy 16(6): 333-341.

Schindler, L., 2011: Kampffertigkeit. Eine Soziologie praktischen Wissens. Stuttgart: Lucius.

Schmidt, M.M. & L.J. Moore, 1998: Constructing a ‚Good Catch', Picking a Winner. The Development of Technosemen and the Deconstruction of the Monolithic. S. 21-39 in: R. Davis-Floyd & J. Dumit (Eds.), Cyborg Babies: From Techno-Sex to Techno-Tots. New York: Routledge.

Schröder, I., 2002: Die kulturelle Konstruktion von Verwandtschaft unter den Bedingungen der Reproduktionstechnologien in Deutschland (Dissertation). Göttingen: Georg-August-Universität.

Schülein, J.A., 1990: Die Geburt der Eltern. Über die Entstehung der modernen Elternposition u. den Prozess ihrer Aneignung u. Vermittlung. Opladen: Westdt. Verlag.

Schütze, Y., 1986: Die gute Mutter. Zur Geschichte des normativen Musters ‚Mutterliebe'. Bielefeld: Kleine.

Seibicke, W., 2002: Vornamen. Frankfurt/M.: Verlag für Standesamtswesen.

Seidel, H.-C., 1998: Eine neue ‚Kultur des Gebärens': die Medikalisierung von Geburt im 18. und 19. Jahrhundert in Deutschland. Stuttgart: Steiner.

Sen, S., 2002: The Savage Familiy: Colonialism and Female Infanticide in Nineteenth-Century India. Journal of Women's History 14: 53-79.

Sensibaugh, C.C. & P.E. Yarab, 1997: Newlyweds' Familiy-Formation Preferences. The Journal of Psychology 131: 530-540.

Sha, J. & M. Kirkman, 2009: Shaping Pregnancy. Australian Feminist Studies 24: 359-371.

Shin, K.S. 1979: Schichtenspezifische Faktoren der Vornamengebung. Europäische Hochschulschriften Reihe 1(346). Frankfurt/M.: Lang.

Simmel, G., 1908/1968: Soziologie. Untersuchungen über die Formen der Vergesellschaftung. Berlin: Duncker und Humblot.

Simmel, G., 1908/1992: Exkurs über den Fremden, S. 764-771 in: Ders.: Soziologie. Untersuchungen über die Formen der Vergesellschaftung, Gesamtausgabe Bd.11, Frankfurt/M.: Suhrkamp.

Stabile, C., 1998: Shooting the Mother. Fetal Photography and the Politics of Disappearance. S. 171-197 in: P.A. Treichler, L. Cartwright & C. Penley (Hg.), The visible Woman. Imaging Technologies, Gender and Science. New York Univ. Press.

Stadelmann, I., 2005: Die Hebammensprechstunde. Wiggensbach: Stadelmann Verlag.

Stange, A., 2010: K/ein Kind erwarten. Eine kleine empirische Soziologie der Abtreibung. Diplomarbeit am Fachbereich Sozialwissenschaften der Universität Mainz.

Star, S.L. & J.R., Griesemer, 1989: Institutional Ecology, Translations and Boundary Objects: Amateurs and Professionals in Berkeley's Museum of Vertebrate Zoology, 1907-39. Social Studies of Science 19(3): 387-420.

Strathern, M., 1992a: After Nature: English Kinship in the Late Twentieth Century. Cambridge Univ. Press.

Strathern, M., 1992b: Reproducing the Future: Essays on Anthropology, Kinship and the New Reproductive Technologies. Manchester Univ. Press.

Strathern, M., 1995: Displacing Knowledge: Technology and the Consequences for Kinship. S. 346-363 in: F.D. Ginsburg & R. Rapp (Eds.), Conceiving the New World Order. The Global Politics of Reproduction. Univ. of California Press.

Strathern, M., 2005: Kinship, Law and the Unexpected: Relatives are Always a Surprise. Cambridge Univ. Press.

Strauss, A., 1991: Grundlagen qualitativer Sozialforschung. München: Fink.

Strauss, A., S. Fagerhaugh, S., B. Suczek, B. & C. Wiener, 1980: Gefühlsarbeit. Kölner Zeitschrift für Soziologie und Sozialpsychologie 32(4): 629-651.

Taylor, J.S., 1992: The Public Fetus and the Family Car: From Abortion Politics to a Volvo Advertisement. Public Culture 4(2): 67-80.

Taylor, J.S., 2000: Of Sonograms and Baby Prams: Prenatal Diagnosis, Pregnancy, and Consumption. Feminist Studies, 26: 391-418.

Taylor, J.S., 2004: A Fetish is Born. Sonographers and the Making of the Public Fetus. S. 187-210 in: J.S. Taylor, L. Layne & D.F. Wozniak (Hg.), Consuming Motherhood: London: Rutgers Publ.

Taylor, J.S., 2008: The Public Life of the Fetal Sonogram. Technology, Consumption, and the Politics of Reproduction. London: Rutgers Publ.

Tegethoff, D., 2008: Das Ungeborene sehen. Ultraschallbilder von ungeborenen Kindern im Unterhaltungsfernsehen. S. 187-205 in: C. Wulf, B. Althans, J. Foltys, M. Fuchs & S. Klasen, J. Lamprecht & D. Tegethoff (Hg.), Geburt in Familie, Klinik und Medien. Eine qualitative Untersuchung. Opladen: Budrich.

Tegethoff, D., 2011: Bilder und Konzeptionen vom Ungeborenen. Zwischen Visualisierung und Imagination, Opladen: Budrich.

Teman, E., 2009: Embodying surrogate motherhood: pregnancy as a dyadic body-project. Body & Society 15(3): 47-69.

Teusen, G. & I. Goze-Hänel, 1999: Wie Mutter und Kind sich vor der Geburt verständigen. Prä-natale Kommunikation. Berlin: Urania-Ravensburger.

Tober, D.M., 2001: Semen as Gift, Semen as Goods: Reproductive Workers and the Market in Altruism. Body & Society 7: 137-160.

Treusch D.G., 1990: Von der sexuellen Rebellion zur Gen- und Reproduktionstechnologie. Tübingen: Konkursbuch.

Turner P.K., 2002: Is Childbirth with Midwives Natural? The Gaze of the Feminine and the Pull of the Masculine. Qualitative Inquiry, 8: 652-669.

Tyrell, H., 1987: Romantische Liebe – Überlegungen zu ihrer quantitativen Bestimmtheit. S. 507-599 in: D. Baecker (Hg.), Theorie als Passion. Niklas Luhmann zum 60. Geburtstag. Frankfurt/M.: Suhrkamp.

Van Dijck, J., 2001: Bodies without borders. The endoscopic gaze. International Journal of Cultural Studies 4(2): 219-237.

Vinken, B., 2001: Die deutsche Mutter. Der lange Schatten eines Mythos. München: Piper.

Walzer, S., 1998: Thinking about the Baby: Gender and Transitions into Parenthood. Philadelphia: Temple Univ. Press.

Watzlawick P., J.H. Beavin & D.D. Jackson, 1969: ‚Menschliche Kommunikation'. Formen, Störungen, Paradoxien. Stuttgart: Hans-Huber.

Weiner, A.B., 1995: Reassessing Reproduction in Social Theory. S. 407-424 in: F. Ginsburg & R. Rapp (Eds.), Conceiving the New World Order. The Global Politics of Reproduction. Univ. of California Press.

Wetterer, A., 2002: Arbeitsteilung und Geschlechterkonstruktion. ‚Gender at Work' in theoretischer und historischer Perspektive. Konstanz: UVK.

Wilhelm, R., 2009: Die Seele Chinas. Wiesbaden: Marixverlag.

Winnick T.A., 2004: Delivery: Gender and the Language of Birth. Advances in Gender Research, 8: 51-85.

Wulf, C., 2008: Die Geburt der Väter. S. 59-125 in: C. Wulf, B. Althans, J. Foltys, M. Fuchs, S. Klasen, J. Lamprecht & D. Tegethoff (Hg.), Geburt in Familie, Klinik und Medien. Opladen: Budrich.

Zachmeister, I., 2001: Foetal Images: The Power of Visual Technology in Antenatal Care and the Implications for Women's Reproductive Freedom. Health Care Analysis 9(4): 387-400.

Zadoroznyj, M., 2001: Birth and the 'Reflexive Consumer': Trust, Risk and Medical Dominance in Obstetric Encounters. Journal of Sociology 37: 117-139.

Zimmermann, B., 1993: Wie Schwangere zu Patientinnen werden. S. 95-106 in: E. Fleischer & U. Winkler (Hg.), Die kontrollierte Fruchtbarkeit: neue Beiträge gegen die Reproduktionsmedizin. Wien: Verlag für Gesellschaftskritik.

Die AutorInnen dieses Buches

Birgit Heimerl, geb. 1967: 1989 – 2006 Berufstätigkeit in der stationären und ambulanten Krankenpflege, Intensivpflege und Anästhesie. 1999 – 2005 Soziologiestudium an der LMU München, Diplom 2005. Seit 2006 wissenschaftliche Mitarbeiterin am Institut für Soziologie der JGU Mainz, von 2009 – 2013 im DFG-Projekt ‚Pränatale Sozialität‘, danach im DFG-Projekt ‚Geschlechtliche Differenzierung und Entdifferenzierung pränataler Elternschaft‘. Promotion 2013 (‚summa cum laude‘). Seit 2014 wissenschaftliche Mitarbeiterin am Deutschen Jugendinstitut, München. Publikationen u.a.: Choreographie der Entblößung: Geschlechterdifferenz und Personalität in der klinischen Praxis (Zeitschrift für Soziologie 2006). Die Ultraschallsprechstunde. Eine Ethnografie pränataldiagnostischer Situationen (Transcript 2013).

Stefan Hirschauer, geb. 1960: Soziologiestudium in Bielefeld, Diplom 1979, Promotion 1991, Habilitation 1998. Gastprofessuren am Centre de Sociologie de l'Innovation (Paris), an der Universität Wien und an der Cornell University. 2002 – 2006 Prof. für Soziologie und Gender Studies an der LMU München. Seit 2006 Prof. für Soziologische Theorie und Gender Studies an der Universität Mainz. Seit 2012 Sprecher der DFG-Forschergruppe ‚Un/doing differences. Praktiken der Humandifferenzierung‘. Forschungsschwerpunkte: Praxistheorien, Qualitative Methoden, Soziologien des Wissens, des Körpers und der Geschlechterdifferenz. Buchpublikationen: Die soziale Konstruktion der Transsexualität (Suhrkamp, 4. Auflage 2010), Die Befremdung der eigenen Kultur (Suhrkamp 1997, Mit-Hg.), Theoretische Empirie. Zur Relevanz qualitativer Forschung (Suhrkamp 2008, Mit-Hg.). Ethnografie. Die Praxis der Feldforschung (UTB 2013, Koautor).

Anika Hoffmann, geb. 1983: Soziologiestudium an der JGU Mainz, Diplom 2007. Von 2009 – 2012 wissenschaftliche Mitarbeiterin im DFG-Projekt ‚Pränatale Sozialität‘, seit 2012 wissenschaftliche Mitarbeiterin am Institut für Kriminologie des Fachbereichs Rechts- und Wirtschaftswissenschaften der JGU Mainz. Publikationen u.a.: Frohe Botschaften! Adressatenselektion und kommunikative Netzwerke beim Schwangerschafts-Coming Out (in R. Ayaß/C. Meyer (Hrsg.) Sozialität in Slow Motion. Theoretische und empirische Perspektiven. Springer 2012).

Peter Hofmann, geb. 1979: Soziologiestudium an der LMU München und der University of Copenhagen. Diplom 2007. Seit 2007 wissenschaftlicher Mitarbeiter am Institut für Soziologie der JGU Mainz, von 2009 – 2013 im DFG-Projekt ‚Pränatale Sozialität‘, seit 2013 im DFG-Projekt ‚Geschlechtliche Differenzierung und Entdifferenzierung pränataler Elternschaft‘ im Rahmen der DFG-Forschergruppe ‚Un/Doing Differences. Praktiken der Humankategorisierung‘. Publikationen u.a.: Die konstruktivistische Wende in der Wissenschaftssoziologie (in S. Maasen/M. Kaiser/M. Reinhart (Hg.): Handbuch Wissenschaftssoziologie, VS Verlag 2012). Schwangerschaftstagebücher. Produktionsbedingungen und Nutzungschancen eines Datentyps (in H.G.Soeffner (Hg.): Transnationale Vergesellschaftungen. VS Verlag 2012).

Qualitative Soziologie

Jörg R. Bergmann, Stefan Hirschauer, Herbert Kalthoff (Hrsg.)

Band 17: Stephan Kirchschlager

‚Natürlich is=es vorsondiert'

Eine konversationsanalytische Studie zu Vorgesprächen in Organisationen

2013. X/250 S., kt. € 44,-. ISBN 978-3-8282-0592-5

Vorgespräche zählen zu den Interaktionen, die weder im Formalprogramm von Organisationen niedergelegt sind, noch ausschließlich informell gehandhabt werden. Dieses Buch fragt aus der Forschungsperspektive der ethnomethodologischen Konversationsanalyse nach den konstitutiven Strukturmerkmalen der weit verbreiteten sozialen Form „Vorgespräch". Der Autor identifiziert, beschreibt und analysiert auf der Basis transkribierter Gespräche diejenigen Praktiken, durch die das Phänomen in methodischer Art und Weise im Organisationsalltag hergestellt wird. Der Autor zeigt, dass Vorgespräche eine in mehrfacher Hinsicht paradoxale Struktur aufweisen und kategorial gesehen nur unscharf von anderen Besprechungsformen unterschieden werden können, wie Organisationsmitglieder diese Grenzdurchlässigkeit situativ auszunutzen wissen und welche antizipatorischen, präventiven aber nur schwer zu instrumentalisierenden Qualitäten Vorgespräche auszeichnen.

Band 18: Frank Oberzaucher

Übergabegespräche

Interaktionen im Krankenhaus
Eine Interaktionsanalyse und deren Implikationen für die Praxis

2014. VIII/266 Seiten, kt. € 44,-. ISBN 978-3-8282-0593-2

Diese Studie beschäftigt sich mit Übergabegesprächen im Krankenhaus und den Implikationen der Analyse für die Praxis. Übergabegespräche sind ein zentraler Aufgabenbereich des Pflegepersonals mit rituellem Charakter hinsichtlich des Ablaufs, des Gesprächszeitpunkts und des Gesprächsortes. Jeder Schichtdienst beginnt und endet mit dem Übergabeereignis, an dem das Pflegepersonal zu Beginn als ÜbernehmerIn und zu Dienstende als ÜbergeberIn teilnimmt. Im Rahmen einer ethnomethodologisch informierten Ethnografie untersucht Frank Oberzaucher basierend auf Audio- und Videodaten das Interaktionsverhalten des Pflegepersonals. Was kennzeichnet die Ablaufstruktur von Übergabegesprächen? Wie wird über abwesende Dritte gesprochen und welche Kategorisierungen werden hierfür eingesetzt? Wie bewältigen die TeilnehmerInnen die für Übergaben typische Asymmetrie der unterschiedlichen Erfahrungsinhalte? Und wann macht es Sinn, die Konversationsanalyse als Methode der Gesprächssupervision einzusetzen?

LUCIUS
LUCIUS   Stuttgart

www.ingramcontent.com/pod-product-compliance
Lightning Source LLC
Chambersburg PA
CBHW050336270326
41926CB00016B/3477